灵素新编

赵明山　朱鹏举　著

中国中医药出版社

·北 京·

图书在版编目（CIP）数据

灵素新编 / 赵明山，朱鹏举著 . —北京：中国中
医药出版社，2020.7
ISBN 978 – 7 – 5132 – 5684 – 1

Ⅰ . ①灵⋯　Ⅱ . ①赵⋯　②朱⋯　Ⅲ . ①《灵枢经》—
注释　②《素问》—注释　Ⅳ . ① R221

中国版本图书馆 CIP 数据核字（2019）第 177307 号

中国中医药出版社出版

北京经济技术开发区科创十三街 31 号院二区 8 号楼
邮政编码　100176
传真　010-64405750
河北仁润印刷有限公司印刷
各地新华书店经销

开本 787×1092　1/16　印张 39.25　字数 805 千字
2020 年 7 月第 1 版　2020 年 7 月第 1 次印刷
书号　ISBN 978 – 7 – 5132 – 5684 – 1

定价　139.00 元
网址　www.cptcm.com

社 长 热 线　010-64405720
购 书 热 线　010-89535836
维 权 打 假　010-64405753

微信服务号　zgzyycbs
微商城网址　https://kdt.im/LIdUGr
官 方 微 博　http://e.weibo.com/cptcm
天猫旗舰店网址　https://zgzyycbs.tmall.com

如有印装质量问题请与本社出版部联系（010-64405510）

前言

《素问》和《灵枢》（早期称《九卷》）是我国现存最古老的两部医经类著作。两书皆由多篇医学论文组成，篇间的时代气息、学术背景、医学理论和技术水平多有不同，不会出自一时一人的手笔。其汇编成书的时间，书中未予明示。可以肯定的是：两书曾作为东汉末年问世的《伤寒杂病论》的理论先导，西晋时期的《脉经》在标明材料来源时也多次提到《素问》和《九卷》之名，即表明其书在东汉时期业已流传，并具有很大影响。追溯两书的源头，西汉末年由刘向、刘歆父子组织专业队伍，大规模整理图书而成的我国第一部图书目录《七略》，以及东汉初班固据《七略》"删其要，以备篇籍"而成的《汉书·艺文志》，未尝见《素问》之名。《汉书·艺文志·方技略》所载医经著作达七家之多——《黄帝内经》《黄帝外经》《扁鹊内经》《扁鹊外经》《白氏内经》《白氏外经》《旁篇》，若此时已有名为《素问》的巨著，不予著录实不可能。已著录于《方技略》的医学图书除医经七家外，还有经方十一家、神仙十家、房中八家，这批医书皆未能以原名原貌传世，很可能焚荡于两汉之间的战火，或流散于民间。魏晋人皇甫谧认为："按《七略》《艺文志》《黄帝内经》十八卷。今有《针经》（即《九卷》）九卷，《素问》九卷，二九十八卷，即《内经》也。"（《针灸甲乙经·序》）唐人王冰次注《素问》时也竭力附和此说，云："《黄帝内经》十八卷，《素问》即其经之九卷，兼《灵枢》九卷，乃其数焉。"所撰之书即以《黄帝内经素问》为名。唐宋以后千余年来，此说竟成医界的共识，惜无人拿出确凿的证据，更没有交代《黄帝内经》是如何一分为二的。对此，古代已有人提出疑问。晚近学者，凿迹寻踪，认真求索，重新评价了两书与古本《黄帝内经》的关系，认为更大的可能是，东汉及魏晋医家见到的《素问》和《九卷》，当为东汉一朝社会又趋稳定后，一些有识之士大力收罗整理前朝散佚的医学理论文献，分别汇编成《素问》和另一部九卷本未定名的论著，后人以卷数暂代其书名。两书所收录的古经佚文，不会仅限于《黄帝内经》一家。否则，无法解释书中何以出现扁鹊学派的脉学理论，亦无法解释书中为何大量载有通常认为属于"外经"的技术层面的内容。有鉴于此，本书不依惯例名"内经新编"，而按各种传本皆未隐去的《素问》和《灵枢》之本名，名为《灵素新编》。

前人整理及注释《黄帝内经》，大抵有三种方式：一是逐篇通注，二是摘要选注，三是分类编排经文并予注释。分类注释的大家一为唐·杨上善，所撰《黄帝内经太素》分经文为19大类；另一为明·张介宾，所著《类经》分经文为12大类。分类编辑经文有利于对同类内容的总体把握，便于学习和记忆，在注重《黄帝内经》理论体系的当今，尤为教学和研究者所重视。故步武前贤之举而稍加翻新，以适应中医学术发展的新形势，即本书名为"新编"之义。而具体言之，则其"新"主要有三：一是借鉴中医学术研究的新成果，根据所选经文的主要内容，全书分设哲理篇、藏象篇、经络篇、病理篇、诊法篇、论治篇、刺法灸法篇、疾病篇和养生篇，各篇视具体情况再分若干专题，有助于读者更好地把握两经的理论体系；二是重视校勘与训诂，在文本校勘、语词训释方面有不少新的认识，可为读者研读两经文本提供极大的便利；三是可为读者理解、贯通经义提供新的思路。

最后需要交代的是对于王冰补入《素问》的"七篇大论"文字取舍的问题。因著者认同"七篇大论"撰著于东汉中晚期之说，并认为其与《素问》《灵枢》有一定的血缘关系（详附录中《"七篇大论"是〈素问〉与〈灵枢〉的后续之作》），故酌情选录七篇之中有关阴阳五行、病机、病候、药性、制方等理论的内容；又因著者认为其理论主体五运六气学说自成体系，与两经主旨显然不同，则不予收录。

书稿草成，存在主观臆断及诸多不完善之处。作为引玉之砖，诚望方家斧正。

赵明山　朱鹏举

2020年6月

凡例

一、原文

1. 本书辑录原文以人民卫生出版社1956年影印顾从德本《素问》、赵府居敬堂本《灵枢》为据，采用简化字排印，古字、习见之异体字径改，通假字予以保留。

2. 若所辑原文段落内文字有省略者，删去的文字以省略号（……）标示。

3. 为保持理论体系的完整性，个别原文有重复选录者。

二、校注

1. 校勘采用对校、本校、他校、理校相结合的方法，若一处文字能用以对校、他校的版本或书籍较多，则择其要者列其一二，以省篇幅。

2. 校勘所引文献中，虽《针灸甲乙经》成书最早，但因皇甫谧在撰著时曾"删其浮辞"，且屡经刊刻，版本质量较差，而唐初杨上善所篡《黄帝内经太素》未经前人校改，版本价值较高，故本书于此二书重视后者。

3. 校勘时尽量少改动底本文字（改动则出校），主要以罗列异文并写明校勘意见的方式表明著者的主张，难以取舍者则仅录异文以供参考。

4. 注释不求全面，但尽可能全面吸收学界的最新研究成果。

5. 对于影响较大而不尽妥当的校注观点，或有所辩驳，以期学问越辩越明。

6. 凡予校勘、注释的文字，以①②③……的形式在原文右上角标注序码，具体校注内容则置于当页下方，以便检阅。

三、简评

"简评"置于相关章节之后，内容以表述对经文意蕴的体悟为主，间或为对相关观点的评议。一得之见，不求面面俱到。

四、本书校勘所引主要文献及版本

1. 元代元年至元五年胡氏古林书堂刊刻《新刊补注释文黄帝内经素问》，国家图书馆出版社2006年"中华再造善本"，简称"古林书堂本"。

2. 元代读书堂刊刻《新刊黄帝内经素问》，国家图书馆出版社2006年"中华再造善本"，简称"读书堂本"。

3. 金代无名氏刊刻《黄帝内经素问》（存卷三、四、五、十一、十二、十三、十四、十五、十六、十七、十八、二十等12卷，另存"亡篇"1卷），国家图书馆出版社2004年"中华再造善本"，简称"金残本"。

4. 明代万历二十九年吴勉学刻《古今医统正脉全书》本《补注

黄帝内经素问》，中华书局1991年影印《丛书集成初编》本，简称"医统正脉本"。

5.元代元年至元五年胡氏古林书堂刻至元六年印本《新刊黄帝内经灵枢》，国家图书馆出版社2005年"中华再造善本"，简称"古林书堂本"。

6.明代万历二十九年吴勉学刻《古今医统正脉全书》本《黄帝内经灵枢》，中华书局1991年影印《丛书集成初编》本，简称"医统正脉本"。

7.《脉经》，晋·王叔和，人民卫生出版社1956年影印元代广勤书堂本。

8.《针灸甲乙经》，晋·皇甫谧，人民卫生出版社1956年影印古今医统正脉本，简称"《甲乙经》"。

9.《诸病源候论》，隋·巢元方等，人民卫生出版社影印清代周氏医学丛书本。

10.《黄帝内经太素》，唐·杨上善，日本东洋医学研究会1981年"东洋医学善本丛书"影印仁和寺古钞本，简称"《太素》"或"仁和寺本《太素》"。

11.《备急千金要方》，唐·孙思邈，人民卫生出版社1955年5月影印日本江户医学本，简称"《千金要方》"。

12.《千金翼方》，唐·孙思邈，人民卫生出版社1955年影印元代大德本。

13.《外台秘要》，唐·王焘，人民卫生出版社1955年影印清代程衍道本。

14.《读素问钞》，元·滑寿，明·汪机，齐鲁书社1995年"四库全书存目丛书"子部第38册影印明代嘉靖刻本。

目录

哲理篇

藏象篇

经络篇

病理篇

诊法篇

论治篇

养生篇

附 录

哲理篇

一、天人观

黄帝曰：夫自古通天者，生之本，本于阴阳。天地之间，六合之内，其气九州[①]、九窍[②]、五脏、十二节，皆通乎天气。其生五，其气三，数犯此者，则邪气伤人，此寿命之本也。

苍天之气，清净[③]则志意治，顺之则阳气固，虽有贼邪，弗能害也，此因时之序。故圣人传[④]精神，服天气，而通神明。失之则内闭九窍，外壅肌肉，卫气散解，此谓自伤，气之削也。

（《素问·生气通天论》）

故积阳为天，积阴为地。

·哲理篇·

---

①九州：九州建制，古籍记载颇有异同。据《尚书·禹贡》，夏世九州为冀州、兖州、青州、徐州、扬州、荆州、豫州、梁州、雍州；据《帝王世纪》，尧世九州与此同。《尔雅·释地》载殷世九州，无青、梁而多幽、营；《周礼·夏官》载周世九州，无徐、梁而多幽、并。《灵枢》所言九州具体指何，今已难以确指。

②九窍：俞樾《读书余录·内经素问》云：" 《尔雅·释兽》篇：'白州，骟。'郭注曰：'州，窍也。'……是古谓窍为州。此云九州，不必更言九窍，'九窍'二字，疑即古注之误入正文者。"今人多从其说，或谓"九州"为衍。然考马王堆汉墓帛书《五十二病方》"人州出"指脱肛，《尔雅·释兽》："白州，骟。"晋·郭璞注云："州，窍也。"宋·邢昺疏曰："谓马之白尻者为骟。"说明"州"本指后阴，引申之则可指尻部，郭注"州，窍也"非泛言"州"有窍义，乃特指肛门而言，故俞氏之说恐难奉为定论。

③净：通"静"，安静。古林书堂本、《太素·卷三·调阴阳》并作"静"，所用是其本字。

④传：通"专"，专一。《论语·学而》："传不习乎？"郑注："鲁读'传'为'专'。"《太素·卷三·调阴阳》作"搏"，杨上善注云："搏，附也。"今谓杨注虽亦可通，然据《素问》作"传"，疑《太素》本作"抟"，"抟"亦通"专"，如《史记·秦始皇本纪》："普天之下，抟心揖志。"司马贞《索隐》云："抟，古'专'字。"是其例也。

故清阳为天，浊阴为地。

天有四时五行，以生长收藏，以生寒暑燥湿风。人有五脏化五气，以生喜怒悲忧恐。

天不足西北，故西北①方阴也，而人右耳目不如左明也。地不满东南，故东南②方阳也，而人左手足不如右强也。帝曰：何以然？岐伯曰：东方阳也，阳者其精并于上，并于上则上明而下虚，故使耳目聪明而手足不便也。西方阴也，阴者其精并于下，并于下则下盛而上虚，故其耳目不聪明而手足便也。故俱感于邪，其在上则右甚，在下则左甚，此天地阴阳所不能全也，故邪居之。

故天有精，地有形，天有八纪，地有五里③，故能为万物之父母。清阳上天，浊阴归地，是故天地之动静，神明为之纲纪，故能以生长收藏，终而复始。惟贤人上配天以养头，下象地以养足，中傍人事以养五脏。天气通于肺，地气通于嗌，风气通于肝，雷气通于心，谷气④通于脾，雨气通于肾。六经为川，肠胃为海，九窍为水注之气⑤。以天地为之阴阳，阳之汗，以天地之雨名之；阳之气，以天地之疾⑥风名之。暴气象雷，逆气象阳⑦。故治不法天之纪，不用地之理，则灾害至矣。

（《素问·阴阳应象大论》）

天为阳，地为阴，日为阳，月为阴，大小月三百六十日成一

---

① 北：《太素·卷三·阴阳大论》无此字，可据删。
② 南：《太素·卷三·阴阳大论》无此字，可据删。
③ 里：通"理"。《太素·卷三·阴阳大论》正作"理"，所用是其本字。
④ 谷气：山谷之气。
⑤ 气：通"器"。《逸周书·官人》"其气宽以柔"，《大戴礼·文王官人》"气"作"器"。
⑥ 疾：《太素·卷三》首篇无，可据删。
⑦ 阳：通"旸"，久旱不雨之义。《礼记·祭义》："殷人祭其阳。"郑注："阳读为'曰雨曰旸'之旸。"

岁，人亦应之。

（《素问·阴阳离合论》）

黄帝问曰：人有四经十二从，何谓？岐伯对曰：四经应四时，十二从应十二月，十二月应十二脉。

（《素问·阴阳别论》）

黄帝问曰：余闻天以六六之节，以成一岁，人①以九九制会，计人亦有三百六十五节以为天地，久矣。不知其所谓也？岐伯对曰：昭乎哉问也。请遂言之。夫六六之节，九九制会者，所以正天之度、气之数也。天度者，所以制日月之行也；气数者，所以纪化生之用也。天为阳，地为阴；日为阳，月为阴；行有分纪，周有道理，日行一度，月行十三度而有奇焉。故大小月三百六十五日而成岁，积气余而盈闰矣。立端于始，表正于中，推余于终，而天度毕矣。

帝曰：余已闻天度矣。愿闻气数何以合之。岐伯曰：天以六六为节，地以九九制会，天有十日②，日六竟而周甲，甲六复而终岁，三百六十日法也。夫自古通天者，生之本，本于阴阳，其气九州、九窍，皆通乎天气。故其生五，其气三，三而成天，三而成地，三而成人，三而三之，合则为九，九分为九野，九野为九脏。故形脏四，神脏五，合为九脏以应之也。

帝曰：余已闻六六九九之会也。夫子言积气盈闰，愿闻何谓气。请夫子发蒙解惑焉。岐伯曰：此上帝所秘，先师传之也。

帝曰：请遂闻之。岐伯曰：五日谓之候，三候谓之气，六气谓

·哲理篇·

---

① 人：涉下文而误，当据下文"地以九九制会"改作"地"。
② 天有十日：古人以十天干计日，故曰天有十日。王冰注："十日，谓甲乙丙丁戊己庚辛壬癸之日也。"

之时，四时谓之岁，而各从其主治焉。五运相袭，而皆治之。终期之日，周而复始。时立气布，如环无端。候亦同法。故曰：不知年之所加，气之盛衰，虚实之所起，不可以为工矣。

帝曰：善。余闻气合而有形，因变以正名，天地之运，阴阳之化，其于万物，孰少孰多，可得闻乎？岐伯曰：悉哉问也。天至广不可度，地至大不可量，大神灵问，请陈其方。草生五色，五色之变，不可胜视。草生五味，五味之美，不可胜极。嗜欲不同，各有所通。天食人以五气^①，地食人以五味。五气入鼻，藏于心肺，上使五色修明，音声能彰。五味入口，藏于肠胃，味有所藏，以养五气，气和而生，津液相成，神乃自生。

（《素问·六节藏象论》）

正月二月，天气始方^②，地气始发，人气在肝。三月四月，天气正方，地气定发，人气在脾。五月六月，天气盛，地气高，人气在头。七月八月，阴气始杀^③，人气在肺。九月十月，阴气始冰^④，地气始闭，人气在心。十一月十二月，冰复^⑤，地气合，人气在肾。

（《素问·诊要经终论》）

灵素新编

---

①五气：王冰以臊、焦、香、腥、腐五臭释之，吴崑以自然界风、暑、湿、燥、寒五气释之。按：王、吴之间，今人多从吴说。考《素问·金匮真言论》有将臊、焦、香、腥、腐五臭并举之事，汉唐经师有五臭即五气之明训，而《素问·阴阳应象大论》"阳为气、阴为味"之后一大段文字即是以气味阴阳理论论述食物对人体的滋养作用，与此处"天食人以五气，地食人以五味"之说相类。至于吴崑提出"五气，非徒臊、焦、香、腥、腐而已，此乃地气，非天气也"以驳王说，但实际上，《灵枢》《素问》中皆无臊、焦、香、腥、腐属于地气之说，而按照气属阳、天亦属阳的观点，则五臭自然可以称为"天之五气"，由此可知吴说无理。故笔者于此二说宁从王氏。

②方：通"放"，发也。《庄子·天地》："有人治道若相放。"《释文》"相放"作"相方"。

③杀：衰减。

④冰：凝也。《说文·仌部》："冰，水坚也。……凝，俗冰从疑。"考此处王冰注云："阴气始凝。"说明其尚知"冰"为"凝"之古字。

⑤复：通"腹"，厚。孙诒让《札迻》云："'复'与'腹'通。《礼记·月令》……郑注云：'腹，厚也。'"

黄帝问曰：余闻《九针》于夫子，众多博大，不可胜数。余愿闻要道，以属子孙，传之后世，著之骨髓，藏之肝肺，歃血而受，不敢妄泄，令合天道①，必有终始，上应天光星辰历纪②，下副四时五行，贵贱更立③，冬阴夏阳，以人应之，奈何？愿闻其方。岐伯对曰：妙乎哉问也！此天地之至数。

帝曰：愿闻天地之至数，合于人形血气，通决死生，为之奈何？岐伯曰：天地之至数，始于一，终于九焉。一者天，二者地，三者人，因而三之，三三者九，以应九野。

《素问·三部九候论》）

黄帝问曰：天覆地载，万物悉备，莫贵于人。人以天地之气生，四时之法成。

岐伯曰：夫人生于地，悬命于天，天地合气，命之曰人。人能应四时者，天地为之父母；知万物者，谓之天子。天有阴阳，人有十二节；天有寒暑，人有虚实。能经天地阴阳之化者，不失四时；知④十二节之理者，圣智不能欺也；能存⑤八动之变⑥，五胜更立；能达虚实之数者，独出独入，呿吟至微，秋毫在目⑦。

（《素问·宝命全形论》）

---

①令合天道：新校正云："按全元起本云：令合天地。"可据改。
②天光星辰历纪：天光，明星；星辰历纪，指一年之中日月星辰运行在天体各有其规律和标志。
③立：原作"互"，据古林书堂本、读书堂本改。
④知：此前《太素·卷十九·知针石》有"能"字，可据补。
⑤存：存念，存想。
⑥变：此后《太素·卷十九·知针石》有"者"字，可据补。
⑦呿吟至微秋毫在目：典出《吕氏春秋·重言》。据该书记载，东郭牙通过管仲口型"呿而不唫"（开而不闭），成功判断出其"所言者'莒'也"，进而推测出管仲与齐桓公是在谋划讨伐莒国之事。呿，张口；唫，通噤，闭口。

善言天者，必有验于人；善言古者，必有合于今；善言人者，必有厌于己。如此，则道不惑而要数极，所谓明也。

（《素问·举痛论》）

善言天者，必应于人；善言古者，必验于今；善言气者，必彰于物；善言应者，同天地之化；善言化言变者，通神明之理。

（《素问·气交变大论》）

夫圣人之起度数，必应于天地，故天有宿度，地有经水，人有经脉。天地温和，则经水安静；天寒地冻，则经水凝泣[①]；天暑地热，则经水沸溢；卒风暴起，则经水波涌而陇起。夫邪之入于脉也，寒则血凝泣，暑则气淖泽，虚邪因而入客，亦如经水之得风也。经之

---

①泣：类似用法的"泣"字，学者认识不尽一致：一、明·马莳《黄帝内经素问注证发微·五脏生成》云："泣，同涩。"元代古林书堂本、读书堂本《素问·宣明五气》音释云"泣音涩"（顾从德本卷末音释无"音"字），皆是以"泣"通"涩"之意。二、朱骏声《说文解字通训定声》谓"泣"通"立"。三、俞樾《读书余录·内经素问·五脏生成论》"凝于脉者为泣"条云："'泣'疑'沍'字之误。《玉篇·水部》：'沍，胡故切，闭塞也。''沍'右旁之'互'，误而为'立'，因改为'立'而成'泣'字。"四、史常永据《医心方》引《刘涓子鬼遗方·痈疽论》与宋刊本《刘涓子鬼遗方》认为"泣"是"涩"字之误，而"'涩'字之所以致讹的原因"，是因为"唐书'涩'常省写成'渋'，如《医心方》即是这样书写，'泣'和'渋'形近似，故致讹"。（《素问新考·五脏生成论》"凝于脉者为泣"条）五、郭霭春云："《隶释》卷七《张寿碑》'濇'作'𠦝'。'𠦝'字烂去回旁，主、立形误，遂成'泣'字。据此，以'涩'为'泣'，是由隶书的误写。"（《黄帝内经素问校注语译·五脏生成》）今考郭氏云《张寿碑》'濇'作'𠦝'，误，其字实为"稸"字之借，对此宋人洪适已早有明论。而"泣"通"涩"、通"立"，皆少旁证，不足为训。考诸《太素》，不但《素问》《灵枢》中类似用法的"泣"字皆如二书（《灵枢·阴阳二十五人》不见于《太素》残卷，兹忽略不论），且《灵枢·百病始生》"凝涩""涩渗"之"涩"在《太素·卷二十七·邪传》亦并作"泣"字，而脉学中的涩脉字皆作"濇"绝不作"泣"，故疑"泣"为"涩"误之说亦非。再考《管子·内业》有"骨枯而血沍"之语，"沍"字用法与《灵枢》《素问》两经"泣"字用法相合，而"凝沍"一语在晋唐典籍中习见，故"泣"字之训当以俞说为是。

灵素新编

动脉，其至也亦时陇起，其行于脉中循循然，其至寸口中手①也，时大时小，大则邪至，小则平，其行无常处，在阴与阳，不可为度，从而察之，三部九候，卒然逢之，早遏其路。

（《素问·离合真邪论》）

帝曰：地之为下，否乎？岐伯曰：地为人之下，太虚之中者也。帝曰：冯②乎？岐伯曰：大气举之也。燥以干之，暑以蒸之，风以动之，湿以润之，寒以坚之，火以温之，故风寒在下，燥热在上，湿气在中，火游行其间，寒暑六入，故令虚而生化也。

（《素问·五运行大论》）

黄帝坐明堂，召雷公而问之曰：子知医之道乎？雷公对曰：诵而颇③能解，解而未能别，别而未能明，明而未能彰，足以治群僚，不足至④侯王。愿得受⑤树天之度，四时阴阳合之⑥，别⑦星辰与日月

· 哲理篇 ·

---

①中手：《太素·卷二十四·真邪补泻》无，可据删。
②冯：通"凭"，依凭。
③颇：守山阁本校作"未"。考此校与《太平御览》卷七百二十一《方术部》引文合，且与下文"未能明""未能别""未能章"文例一致，近来学者多采信此说或与此有关。今谓"颇"有稍微之意，于义亦属可通，或不烦改字。
④至：守山阁本校作"治"字，梅花本从之。可参。
⑤得受：同义复词。《广雅·释诂三》："受，得也。"郭霭春《黄帝内经素问校注》云："'得''受'二字义重，疑'受'乃'得'之旁注，误入正文。"似不可从。
⑥四时阴阳合之：《素问吴注》乙作"合之四时阴阳"，钱超尘《内经语言研究》云："依韵当作'合之四时阴阳'。"可参。
⑦别：新校正云："按《太素》'别'作'列'字。"疑古医经本作"列别"，《太素》脱"别"而《素问》脱"列"字。《素问·阴阳应象大论》有"列别脏腑"，可为助证。

光，以彰经术，后世益明，上通神农，著①至教，疑②于二皇③。

帝曰：善。无失之，此皆阴阳表里、上下雌雄相输应也。而道上知天文，下知地理，中知人事，可以长久，以教众庶，亦不疑殆，医道论篇，可传后世，可以为宝。

（《素问·著至教论》）

人之合于天道也，内有五脏，以应五音、五色、五时、五味、五位也；外有六腑，以应六律，六律建阴阳；诸经而合之十二月、十二辰、十二节、十二经水、十二时。十二经脉者，此五脏六腑之所以应天道。

（《灵枢·经别》）

经脉十二者，外合于十二经水，而内属于五脏六腑。

天至高，不可度；地至广，不可量。

此人之所以参天地而应阴阳也，不可不察。足太阳外合清水，内属膀胱，而通水道焉④。足少阳外合于渭水，内属于胆。足阳明外合于海水，内属于胃。足太阴外合于湖水，内属于脾。足少阴外合于汝水，内属于肾。足厥阴外合于渑水⑤，内属于肝。手太阳外合淮

---

①著：此前《太素·卷十六·脉论》有"若"字，可据补。
②疑：通"拟"，比拟。新校正云："全元起本及《太素》'疑'作'拟'。"今本《太素·卷十六·脉论》同新校正，然杨注云"疑，当为'拟'者也"，知作"拟"乃抄者据杨注所改。
③二皇：旧注谓二皇指伏羲、神农，然上文已云"上通神农"，若此指伏羲、神农，则有叠床架屋之感，故不可从。东汉应劭《风俗通义·皇霸》引《春秋运斗枢》以伏羲、女娲、神农为三皇，曹植《女娲赞》云"或云二皇，人首蛇身"，则二皇当以指伏羲与女娲为是。
④而通水道焉：《太素·卷五·十二水》无此五字，疑是古注误入正文，可据删。
⑤渑水：渑，《太素·卷五·十二水》作"沔"，可据改。杨上善注："沔水出武郡番冢山，东流入江也。"

水，内属小肠，而水道出焉①。手少阳外合于漯水，内属于三焦。手阳明外合于江水，内属于大肠。手太阳外合于河水，内属于肺。手少阴外合于济水，内属于心。手心主外合于漳水，内属于心包。凡此五脏六腑、十二经水者，外有源泉而内有所禀，此皆内外相贯，如环无端，人经亦然。故天为阳，地为阴，腰以上为天，腰以下为地。故海②以北者为阴，湖以北者为阴中之阴，漳以南者为阳，河以北至漳者为阳中之阴，漯以南至江者为阳中之太阳，此一隅③之阴阳也，所以人与天地相参也。

（《灵枢·经水》）

故曰：日中而阳陇为重阳，夜半而阴陇为重阴。故太阴主内，太阳主外，各行二十五度，分为昼夜。夜半为阴陇，夜半后而为阴衰，平旦阴尽而阳受气矣。日中为阳陇，日西而阳衰，日入阳尽而阴受气矣。夜半而大会，万民皆卧，命曰合阴，平旦阴尽而阳受气，如是无已，与天地同纪。

（《灵枢·营卫生会》）

黄帝问于岐伯曰：余闻刺法于夫子，夫子之所言，不离于营卫血气。夫十二经脉者，内属于腑脏，外络于肢节，夫子乃合之于四海乎？岐伯答曰：人亦有四海、十二经水。经水者，皆注于海。海有东西南北，命曰四海。

黄帝曰：以人应之奈何？岐伯曰：人有髓海，有血海，有气

---

①而水道出焉：《太素·卷五·十二水》作"而通水道焉"，详其文例，疑皆古注误入正文者，当删。
②海：《太素·卷五·十二水》作"清"，可据改。
③隅：《太素·卷五·十二水》作"州"。

海，有水谷之海。凡此四者，以应四海也。

（《灵枢·海论》）

　　黄帝问于岐伯曰：余闻针道于夫子，众多毕悉矣。夫子之道应若失，而据未有坚然者也，夫子之问学熟乎[1]？将[2]审察于物而心生之乎？岐伯曰：圣人之为道者，上合于天，下合于地，中合于人事，必有明法，以起度数，法式检押[3]，乃后可传焉。故匠人不能释尺寸而意短长，废绳墨而起平水[4]也；工人不能置规而为圆，去矩而为方。知用此者，固[5]自然之物，易用之教，逆顺之常也。

（《灵枢·逆顺肥瘦》）

　　黄帝曰：余以小针为细物也，夫子乃言上合之于天，下合之于地，中合之于人。余以为过针之意矣，愿闻其故。岐伯曰：何物大于天乎？夫大于针者，惟五兵者焉。五兵者，死之备也，非生之具。且夫人者，天地之镇也，其不可不参乎？夫治民者，亦唯针焉。夫针之与五兵，其孰小乎？

（《灵枢·玉版》）

　　黄帝问于伯高曰：愿闻人之肢节以应天地，奈何？伯高答曰：天圆地方，人头圆足方以应之。天有日月，人有两目。地有九州，人

---

①夫子之问学熟乎：《太素·卷二十二·刺法》杨注云："夫子所问所学，从谁得乎？"或经文本作"夫子之问学熟得乎"。熟，通"孰"，谁。
②将：选择连词，抑或。
③法式检押：检式；模式；法度；规矩。俗书"才""木"不分，"押"即"柙"。《说文·木部》："柙，检柙也。"段注云："检柙皆函物之称，然则柙亦谓函物之器也。"引申为检式、模式、法度、规矩。
④平水：原作"平木"，据古林书堂本、医统正脉本改。《太素·卷二十二·刺法》作"水平"，疑倒。
⑤固：《太素·卷二十二·刺法》作"因"，可据改。

有九窍。天有风雨，人有喜怒。天有雷电，人有音声。天有四时，人有四肢。天有五音，人有五脏。天有六律①，人有六腑。天有冬夏，人有寒热。天有十日，人有手十指。辰有十二，人有足十指、茎、垂以应之；女子不足二节，以抱人形②。天有阴阳，人有夫妻。岁有三百六十五日，人有三百六十③节。地有高山，人有肩膝。地有深谷，人有腋腘。地有十二经水，人有十二经脉。地有泉脉，人有卫气。地有草蓂④，人有毫毛。天有昼夜，人有卧起。天有列星，人有牙齿。地有小山，人有小节。地有山石，人有高骨。地有林木，人有募筋。地有聚邑，人有䐃肉。岁有十二月，人有十二节。地有四时不生草，人有无子。此人与天地相应者也。

（《灵枢·邪客》）

人与天地相参也，与日月相应也。故月满则海水西盛，人血气积⑤，肌肉充，皮肤致，毛发坚，腠理郄⑥，烟垢着。当是之时，虽遇贼风，其入浅不深。至其月郭空，则海水东盛，人气血虚，其卫气去，形独居，肌肉减，皮肤纵，腠理开，毛发残，膲理薄，烟垢落。当是之时，遇贼风则其入⑦深，其病人也卒暴。

（《灵枢·岁露论》）

----

①六律：古音乐十二律中，阳声六称六律，即黄钟、大簇、姑洗、蕤宾、夷则、无射。
②抱：怀胎。
③三百六十：此后《太素·卷五·人合》有"五"字，可据补。
④蓂：《太素·卷五·人合》作"蓲"，可据改。蓲，草也。《广雅·释草》："苏、莱、芥、莽、蓲、毛，草也。"王念孙《疏证》："蓲，草之转声也。字或作'苣'。《管子·地图篇》'苣草林木蒲苇之所貌'，《灵枢经·痈疽篇》'草蓲不成，五谷不殖'。"
⑤积：《太素·卷二十八·九宫八风》作"精"，可据改。
⑥郄："郄"乃间隙之义，置于此处文义不属。考"郄"与"却"之别体"卻"相近，其别体"卻"则与"却"的另一写法"卻"相近，故疑此处本作"卻"或"卻"，后误作"郄"。
⑦入：此后《太素·卷二十八·三虚三实》有"也"字，可据补。

【简评】

天人关系是中国古代哲学的一个核心问题。对于头顶上的天，古人有两种互不相同的看法：一是将天与天帝、天神划等号，认为上天有意志，支配着人间的一切，这是远古先民原始宗教延续下来的观念，至国家形态出现后，王权与神权相结合使之更加制度化了；另一是将天看作是自然的存在，它有自身的规律，与人间的王朝更替及吉凶祸福并无关系，这种看法萌生于西周灭亡后思想空前活跃的春秋战国时期。天道自然观出现后，天命观并未隐退，仍在强势地存在着、延续着。

战国至秦汉时期陆续成篇、于西汉整理汇编成书的医经著作中，郑重地提出："余闻善言天者必有验于人，善言古必有合于今。"（《素问·举痛论》）无独有偶，汉武帝在诏问贤良文学以求国策时也钦点了相同的题目："盖闻善言天者必有征于人，善言古必有验于今。"（《汉书·董仲舒传》）"余闻""盖闻"者，表明所言之事已属一时的公议。世人虽皆关注"天人之应"，但其指向却不尽相同。帝王的目的是"受天之祜，享鬼神之灵"，以保江山稳坐，传之无穷。大儒董仲舒在策论中大谈"天命""天意""天瑞""天符"，倡"圣人法天以立道"，颇合武帝之意，故采其说而独尊儒术。有汉一代，天命观一直是主流的观念形态。而众多有为的医家，直面的是人类的生命与健康、疾病的发生与防治，必须据实求证生存环境与人的关系，包括天象、气象、地理及社会、心理诸方面给人的各种影响，摒弃那些先巫鬼神致病论等不切实际的主张和做法，自觉接受进步的天道自然观。《灵枢》和《素问》两经中都载有大量关于天道和天人关系的文字，所论广泛而深入，其主旨可概括为如下三个方面。

一、天是实在之物。"天有精，地有形"，头上的苍天，充满着精气；脚下的大地，坚实有形。"天至高，不可度；地至广，不可量"，天地高远无极，古人是无法测量的。"积阳为天，积阴为地"，或"清阳为天，浊阴为地"，是对天体形成的认识，清阳之气上升积聚而为天，浊阴之物沉降凝聚而为地。天空有日月众星；大地分五方，且据闻见所及，有"天不足西北""地不满东南"之论，谓大地呈西北高、东南低的地形，实为秦汉一统后中华大地的大体地势。

由于天有形质，故两经中带"天"字的术语，如天文、天气、天时、天光、天道、天度、天忌，为天的自身状态与规律，而天年、天寿、天命、天真、天癸、天宦等亦赋自然之义。

二、天地生万物，万物应天道。"天有八纪，地有五里，故能为万物之父母"，"天覆地载，万物悉备，莫贵于人。人以天地之气生，四时之法成"。天地依其特殊的气候、地理等物质条件，在时空的运转中，产生了万物，而人居万物之首。"天之在我者德也，地之在我者气也，德流气薄而生者也"，天德不等于天意，而是天有肇生万物的特质。天德地气相合而产生了"应四时""知万物"的天之骄子——人。人身获得了天地自然的属性，因而必须"法天则地，随应而动"，生命活动必须顺应天地自然，"不法天之纪，不用地之理，则灾害至矣"。

"人与天地相参，与日月相应"，与董仲舒的"天人感应"不同，《灵》《素》两经的大量记述表明，宇宙天地是以其内在规律支配着万物的，人的生命活动规律及各种生命现象，归结于日月运行、四时更迭、昼夜交替、气象变化、地理环境多方面的影响，全然不涉天命。在技术层面上，《灵》《素》吸收并运用了当时的天文学、地理学和生物学成就，提出天体以其运行周期、四时阴阳直接影响人的脏气和经气的盛衰、营卫气血的运行，并形成生命活动的若干种节律，此即天人同律。还须看到，在个别篇章也有将天地与人在结构上作简单比附的现象，如"天圆地方，人头圆足方以应之。天有日月，人有两目。地有九州，人有九窍"云云，读之颇有荒唐之感。将自然界的一些常数，与人体简单比附，如根据一年有十二月，三百六十五日，大地有十二经水（河流），就认为人身当有十二经脉，腧穴数当有三百六十五个，这只会引起局人眼界的作用。应该说，将人身视为一个小天地的天人同构论，不会产生正面的理论意义。

三、摒弃巫术，力倡无神论。长期的医疗实践，证明了巫术只能对部分疾病起有限的作用，"先巫者，因知百病之胜，先知其病之所从生者，可祝而已也"（《灵枢·贼风》），"当今之世不然，忧患缘其内，苦形伤其外……小病必甚，大病必死，故祝由不能已也"（《素问·移精变气论》）。抛开巫术，医学才能走上健康发展的道路。医家的立场非常鲜明："道无鬼神，独来独往"，"拘于鬼神者，不可与言至德"。此中道家思想的影响是明显的，也就是说，众多医家在医疗实践中接受了道家无神论的传统，"道法自然"的天道自然观遂成为《灵》《素》两经的主导思想之一。

二、气、阴阳、五行

（一）气

1. 天地之气

天气清净①光明者也，藏德不止，故不下也。天明②则日月不

明，邪害空窍，阳气者闭塞，地气者冒明，云雾不精，则上应白露①不下。交通不表，万物命故不施，不施则名木多死。恶气不②发，风雨不节，白露不下，则菀槁不荣。贼风数至，暴雨数起，天地四时不相保，与道相失③，则未央绝灭。唯圣人从之，故身无奇④病，万物不失，生气不竭。

（《素问·四气调神大论》）

苍天之气⑤，清净则志意治，顺之则阳气固，虽有贼邪，弗能害也，此因时之序。故圣人传精神，服天气，而通神明。失之则内闭九窍，外壅肌肉，卫气散解，此谓自伤，气之削也。

（《素问·生气通天论》）

夫自古通天者，生之本，本于阴阳。其气九州、九窍，皆通乎天气。故其生五，其气三，三而成天，三而成地，三而成人，三而三之，合则为九，九分为九野，九野为九脏，故形脏四，神脏五，合为九脏以应之也。

（《素问·六节藏象论》）

万物之外，六合之内，天地之变，阴阳之应。彼春之暖，为夏之暑；彼秋之忿，为冬之怒。四变之动，脉与之上下，以春应中规，

---

①白露：《太素·卷二·顺养》作"甘露"，杨上善注云："言作'曰露'者，恐后代字误也。"今谓"白""曰"皆"甘"字俗体（相关用例可参看北魏神龟二年《元祐墓志》、东汉建武年间的秥蝉县平山神祠碑、东汉元初四年的祀三公山碑、建宁元年杨统碑、北魏永安二年《尔朱袭墓志》、北齐武平七年《赵奉伯妻傅华墓志》等碑刻文献），故"白露""曰露"亦即"甘露"。学者校《太素》，或主张据《素问》改杨注"曰露"为"白露"，亦不可从。
②不：《太素·卷二·顺养》无，可据删。
③相失：相离。
④奇：胡澍《内经素问校义》云："'奇'当为'苛'，字形相似而误。"可从。
⑤苍天之气：本段校勘参看本篇"一、天人观"。

夏应中矩，秋应中衡，冬应中权。是故冬至四十五日，阳气微上，阴气微下①；夏至四十五日，阴气微上，阳气微下②。

（《素问·脉要精微论》）

故物生谓之化，物极谓之变，阴阳不测谓之神，神用无方谓之圣。

太虚廖廓，肇基化元，万物资始，五运终天，布气真灵，总统坤元。九星悬朗，七曜周旋，曰阴曰阳，曰柔曰刚，幽显既位，寒暑弛张，生生化化，品物咸章。

（《素问·天元纪大论》）

气始而生化，气散而有形，气布而蕃育，气终而象变，其致一也③。

（《素问·五常政大论》）

正气者，正风也，从一方来，非实风，又非虚风也。邪气者，虚风之贼伤人也④，其中人也深，不能自去。正风者，其中人也浅，合而自去，其气来柔弱，不能胜真气，故自去。

（《灵枢·刺节真邪》）

帝曰：其升降何如？岐伯曰：气之升降，天地之更用也。

---

① 冬至四十五日……阴气微下：指从冬至到立春这四十五天的时间里，自然界阳气开始微微上升，阴气开始微微闭藏。

② 夏至四十五日……阳气微下：指从夏至到立秋这四十五天的时间里，自然界阴气开始微微上升，阳气开始微微潜藏。

③ 其致一也：它们的道理是相同的。致，理致，事理。

④ 贼伤人也：《太素·卷二十九·三气》作"贼伤者也"疑古医经本作"贼伤人者也"，《灵枢》脱"者"字，而《太素》脱"人"字。

帝曰：愿闻其用何如？岐伯曰：升已而降，降者谓天；降已而升，升者谓地。天气下降，气流于地；地气上升，气腾于天。故高下相召，升降相因，而变作矣。

（《素问·六微旨大论》）

2. 人身之气

阳气者，若天与日，失其所①，则折寿而不彰，故天运当以日光明。是故阳因而上，卫外者也。

故阳气者，一日而主外，平旦人气生，日中而阳气隆，日西而阳气已虚，气门乃闭。是故暮而收拒②，无扰筋骨，无见雾露，反此三时，形乃困薄③。

（《素问·生气通天论》）

故清阳出上窍，浊阴出下窍；清阳发腠理，浊阴走五脏；清阳实四支，浊阴归六腑。

（《素问·阴阳应象大论》）

真气者，经气也。

夺人正气，以从为逆，荣卫散乱，真气已失，邪独内着，绝人

·哲理篇·

---

①失其所：失其宜，犹言失其规律。按：史常永《实用中医文献学》谓此字当属上读，云"则"即规则、法则，"失其所则"言人身阳气失去其正常的规则。史说虽亦可通，但文气稍逊，且古书中未见如此句式，故疑非是。或谓当据《太素·卷三·调阴阳》改作"失其行"，实则"行"乃"所"字草书传写之误，非是。

②收拒：《太素·卷三·调阴阳》作"收距"。"拒""距"皆是"距"之借字。《说文·止部》云："距，止也。"而"收"亦有止义，故"收拒"同义连文，犹今之所谓收工，即止息、休止、休息之义。

③困薄：困，疲惫；薄，虚损。

长命，予人夭殃。

（《素问·离合真邪论》）

邪气盛则实，正气夺则虚。

（《素问·通评虚实论》）

黄帝问于岐伯曰：人焉受气？阴阳焉会？何气为营？何气为卫？营安从生？卫于焉会？老壮不同气，阴阳异位，愿闻其会。岐伯答曰：人受气于谷，谷入于胃，以传与肺，五脏六腑，皆以受气，其清者为营，浊者为卫。

（《灵枢·营卫生会》）

夫四时之气，各不同形，百病之起，皆有所生。

（《灵枢·四时气》）

黄帝曰：余闻人有精、气、津、液、血、脉，余意以为一气耳，今乃辨为六名，余不知其所以然。岐伯曰[1]：两神相搏[2]，合而成形，常先身生，是谓精。

何谓气？岐伯曰：上焦开发，宣五谷味，熏肤，充身，泽毛，若雾露之溉，是谓气。

何谓津？岐伯曰：腠理发泄，汗出溱溱，是谓津。

何谓液？岐伯曰：谷入气满，淖泽注于骨，骨属屈伸，泄泽，补益脑髓，皮肤润泽，是谓液。

---

①岐伯曰：此前《太素·卷二·六气》有"愿闻何谓精"一句，可据补。
②搏：《太素·卷二·六气》作"薄"，二字均有"聚"意，故可通用。或谓"搏"为"搏"（简化字作"抟"）之形误，似不尽然。

何谓血？岐伯曰：中焦受气取汁，变化而赤，是谓血。

何谓脉？岐伯曰：壅遏营气，令无所避，是谓脉。

（《灵枢·决气》）

黄帝曰：夫百病之所始生者，必起于燥湿、寒暑、风雨、阴阳、喜怒、饮食、居处，气合而有形，得脏而有名，余知其然也。夫百病者，多以旦慧、昼安、夕加、夜甚，何也？岐伯曰：四时之气使然。

黄帝曰：愿闻四时之气。岐伯曰：春生夏长，秋收冬藏，是气之常也，人亦应之。以一日分为四时，朝则为春，日中为夏，日入为秋，夜半为冬。朝则人气始生，病气衰，故旦慧；日中人气长，长则胜邪，故安；夕则人气始衰，邪气始生，故加；夜半人气入脏，邪气独居于身，故甚也。

黄帝曰：其时有反者何也？岐伯曰：是不应四时之气，脏独主其病者，是必以脏气之所不胜时者甚，以其所胜时者起也。

黄帝曰：治之奈何？岐伯曰：顺天之时，而病可与^①期。顺者为工，逆者为粗。

（《灵枢·顺气一日分为四时》）

气之逆顺者，所以应天地、阴阳、四时、五行也。

（《灵枢·逆顺》）

黄帝问于岐伯曰：余闻九针于夫子，而行之于百姓。百姓之血

---

①与：通"预"，预先。《史记·屈原贾生列传》引贾谊《鵩鸟赋》"天不可与虑兮，道不可与谋"，唐·司马贞《索隐》云："与，音预也。"而《文选》两"与"字皆作"预"。

气，各不同形。

（《灵枢·行针》）

真气者，所受于天，与谷气并而充身也。

（《灵枢·刺节真邪》）

3. 药食之气

水为阴，火为阳。

阳为气，阴为味①。味归形，形归气；气归精，精归化。精食气，形食味；化生精，气生形。味伤形，气伤精；精化为气，气伤于味。

阴味出下窍，阳气出上窍。味厚者为阴，薄为阴之阳。气厚者为阳，薄为阳之阴。味厚则泄，薄则通。气薄则发泄，厚则发热。

壮火之②气衰，少火之气壮。壮火食③气，气食④少火。壮火散气，少火生气。

气味⑤辛甘发散为阳，酸苦涌泄为阴。

（《素问·阴阳应象大论》）

①阳为气阴为味：此二句意谓气为阳、味为阴。气，用鼻可以嗅到的药物之气；味，用口舌可以尝到的药物之味。

②之：犹则。

③食：消耗。

④食：依赖。

⑤气味：胡天雄《素问补识》云："辛甘酸苦，都是味不是气。气字在这里是'因此以及彼'（《古书疑义举例》语），属于偏义复词，实际上气字并无意义。……所以后来的《至真要大论》在叙述同样一个问题时，就不再用'气'字，而是用的'五味阴阳之用'了。"考《素问·脏气法时论》有"毒药攻邪，五谷为养，五果为助，五畜为益，五菜为充，气味合而服之，以补精益气"，王充《论衡·卷十四·谴告篇》有"酿酒于罍，烹肉于鼎，皆欲其气味调得也。时或咸苦酸淡不应口者，犹人勺药失其和也。夫政治之有灾异也，犹烹酿之有恶味也"，旧题汉东方朔撰《神异经》有"气味甘润，殊于常枣"，东晋时期译《中阿含经》有"所食甘露，今无气味"，知胡氏之说至确。

食气入胃，散精于肝，淫气于筋。食气入胃，浊气归心，淫精于脉，脉气流经，经气归于肺，肺朝百脉^①，输精于皮毛，毛脉合精，行气于府，府精神明，留于四脏，气归于权衡，权衡以平，气口成寸，以决死生。

饮入于胃，游溢精气，上输于脾，脾气散精，上归于肺，通^②调水道，下输膀胱，水精四布，五经并行，合于四时五脏阴阳^③，揆度以为常也。

（《素问·经脉别论》）

黄帝问于少俞曰：五味入于口也，各有所走，各有所病。酸走筋，多食之，令人癃；咸走血，多食之，令人渴；辛走气，多食之，令人洞心；苦走骨，多食之，令人变呕^④；甘走肉，多食之，令人悗心。余知其然也，不知其何由，愿闻其故。少俞答曰：酸入于胃，其气涩以收，上之两焦，弗能出入也，不出即留于胃中，胃中和温，则下注膀胱，膀胱之胞薄以懦，得酸则缩绻，约而不通，水道不行，故癃。阴者，积筋之所终也，故酸入而走筋矣。

黄帝曰：咸走血，多食之，令人渴，何也？少俞曰：咸入于胃，其气上走中焦，注于脉，则血气走之，血与咸相得则凝，凝则胃中汁注之，注之则胃中竭，竭则咽路焦，故舌本干而善渴。血脉者，中焦之道也，故咸入而走血矣。

黄帝曰：辛走气，多食之，令人洞心，何也？少俞曰：辛入于

---

① 肺朝百脉：谓肺气能推动血液流于百脉之中。百脉，泛指众多细小的脉络。
② 通：《太素·卷十六·脉论》作"肺"，可据改。
③ 阴阳：新校正云："按一本云'阴阳动静'。"《太素·卷十六·脉论》与新校正所引"一本"同，可据改。
④ 变呕：同义复词，呕吐。

·哲理篇·

胃，其气走于上焦，上焦者，受气而营诸阳者也，姜韭之气熏之，营卫之气不时受之，久留心下，故洞心。辛与气俱行，故辛入而与汗俱出。

黄帝曰：苦走骨，多食之，令人变呕，何也？少俞曰：苦入于胃，五谷之气皆不能胜苦，苦入下脘，三焦之道皆闭而不通，故变呕。齿者，骨之所终也，故苦入而走骨，故入而复出，知其走骨也。

黄帝曰：甘走肉，多食之，令人悗心，何也？少俞曰：甘入于胃，其气弱小，不能上至于上焦，而与谷留于胃中，者①令人柔润者也，胃柔则缓，缓则虫动，虫动则令人悗心。其气外通于肉，故甘走肉。

（《灵枢·五味论》）

【简评】

气在中国古代哲学中具有万物本原的含义。它存在于天地自然之中，其大无外，其小无内，既可弥散于虚空之中，又可聚为有形之物。道家的道气论或精气学说，使气学理论得到深化。古医家将气与精气之说引入医学，广泛用于各个领域，用以说明天人关系、生命活动、疾病的发生，并以气为基本元素构建了许多医学专业术语。《灵》《素》两经中"气"字出现率多达两千余次，各篇鲜有不涉气者。按《经》中所载，谓自然界有天地之气、阴阳之气、四时之气、五行之气。天之五气为寒暑燥湿风，还有云气、山谷之气、谷食之气等。谓人身之气为生气，生气是通天的，充人一身之气为真气或正气、精气；分言之又有阴气、阳气、呼吸之气、宗气、脏腑之

①者：此前《太素·卷二·调食》有"甘"字，可据补。

气、经脉之气、营卫之气、俞气。身之六气"精、气、津、液、血、脉，余意以为一气耳，今乃辨为六名"，即生命物质皆为一气所化。诸气之义多为物质层面，但在一定背景下，又兼功能之用。气有时也用于人的品格及精神层面，如《灵枢·论勇》篇所谓胆量大的"气盛"、胆量小的"气衰"，同于孟子所称的"浩然之气"，后世出现的"勇气""骨气""小气""大气"之类。气在疾病，有病气、邪气、浊气、乱气、痹气、毒气、逆气等相关词语。疾病的生成，往往归结于邪气进入并伤害体内一定部位，"气合而有形，得脏而有名"（《灵枢·顺气一日分为四时》）。

气具有运动变化的特性。人身之气的运动呈多种形式，总体上是升降出入，或曰阴升阳降，而营卫二气的运行又应于天，具有一定的轨道与周期。气的运动失常会引发多种疾病，即所谓"百病生于气也"（《素问·举痛论》）。气机逆乱是最为多见的一种病机，可以表现为气上、气下、气消、气耗、气结、气乱、气癃、气鞕、气脱等多种具体形式。逆之义同厥，气逆亦可统称气厥或厥逆，《素问》有《气厥论》《厥论》，《灵枢》有《厥病》专篇，三专篇再合他篇散在的带"厥"字的病证，达六十余种之多。

气在运动中可以发生形质之变，新物产生，旧物消失，这个过程称为气化。自然界的气化过程，《素问·五常政大论》描述为："气始而生化，气散而有形，气布而蕃育，气终而象变。"这样宇宙间才能充满生机。人体内的气化运动也是无休止地进行着，"阳化气，阴成形"，"味归形，形归气；气归精，精归化"，"化生精，气生形"，"精化为气"，"人有五脏化五气，以生喜怒悲忧恐"（《素问·阴阳应象大论》）。"膀胱者，州都之官，津液藏焉，气化则能出矣"，《素问·灵兰秘典论》以膀胱这一器官行使输泄津液的功能为例，直接使用了"气化"这一术语，此篇或为"气化"一词的首见文献。若气化运动失常，上述的气味形精之化、脏腑的藏泄之能、气血津液的化生与布散，都会偏离正常的轨道，变生种种疾病。若气化停止，"气止则化绝"，则"不生不化，静之期也"（《素问·六微旨大论》），生命活动即告终止。

（二）阴阳

1. 阴阳之义

故曰：阴中有阴，阳中有阳。平旦至日中，天之阳，阳中之阳也；日中至黄昏，天之阳，阳中之阴也；合夜①至鸡鸣，天之阴，阴中之阴也；鸡鸣至平旦，天之阴，阴中之阳也。故人亦应之。

（《素问·金匮真言论》）

黄帝问曰：余闻天为阳，地为阴，日为阳，月为阴，大小月三百六十日②成一岁，人亦应之。今三阴三阳，不应阴阳，其故何也？岐伯对曰：阴阳者，数之可十，推③之可百；数④之可千，推之可万；万之大，不可胜数，然其要一也。天覆地载，万物方生，未出地者，命曰阴处，名曰阴中之阴⑤；则出地者⑥，命曰阴中之阳。阳

---

①合夜：清·于鬯《香草续校书·内经素问》云："'合夜'二字无义。'合'疑'台'字之形误，'台'实'始'字之声借。"可从。

②大小月三百六十日：《太素·卷五·阴阳合》作"三百六十五日"。

③推：《太素·卷五·阴阳合》作"离"，可据改。

④数：《太素·卷五·阴阳合》作"散"，可据改。

⑤名曰阴中之阴：于鬯《香草续校书·内经素问》："盖'命曰阴处'四字为《素问》原文，'名曰阴中之阴'六字乃注语，即以'名曰'释'命曰'也，而'阴处'二字艰奥，故傍下文'阴中之阳'之意，而即以'阴中之阴'释'阴处'之义也。以六字杂入正文，则文复不可解矣。"可参。

⑥则出地者：俞樾《读书余录·内经素问》："'则'当为'财'。《荀子·劝学》篇'口耳之间，则四寸耳'，杨倞注曰：'则当为财，与才同。'是其例也。'财出地者'，犹'才出地者'，言始出地也，与上文'未出地者'相对。盖既出地则纯乎阳矣，惟'财出地者'，乃命之曰'阴中之阳'也。"可从。

予之正，阴为之主。故生因春，长因夏，收因秋，藏因冬，失常则天地四塞。阴阳之变，其在人者，亦数之可数。

（《素问·阴阳离合论》）

且夫阴阳者，有名而无形，故数之可十，离之可百，散之可千，推之可万，此之谓也。

（《灵枢·阴阳系日月》）

2. 阴阳之道与象

黄帝曰：阴阳者，天地之道也，万物之纲纪，变化之父母，生杀之本始，神明之府也。治病必求于本。

阴静阳躁。阳生阴长，阳杀阴藏。阳化气，阴成形。寒极生热，热极生寒。寒气生浊，热气生清。清气在下，则生飧泄；浊气在上，则生䐜胀。此阴阳反作，病之逆从也。

故清阳出上窍，浊阴出下窍；清阳发腠理，浊阴走五脏；清阳实四支，浊阴归六腑。

水为阴，火为阳。

阳为气，阴为味。味归形，形归气；气归精，精归化。精食气，形食味；化生精，气生形。味伤形，气伤精；精化为气，气伤于味。

阴味出下窍，阳气出上窍。味厚者为阴，薄为阴之阳。气厚者为阳，薄为阳之阴。味厚则泄，薄则通。气薄则发泄，厚则发热。

壮火之气衰，少火之气壮。壮火食气，气食少火。壮火散气，少火生气。

气味辛甘发散为阳，酸苦涌泄为阴。

阴胜则阳病，阳胜则阴病。阳胜则热，阴胜则寒。重寒则热，重热则寒。

寒伤形，热伤气。气伤痛，形伤肿。故先痛而后肿者，气伤形也；先肿而后痛者，形伤气也。

风胜则动，热胜则肿，燥胜则干，寒胜则浮，湿胜则濡泻①。

天有四时五行，以生长收藏，以生寒暑燥湿风。人有五脏化五气，以生喜怒悲忧恐。故喜怒伤气，寒暑伤形。暴怒伤阴，暴喜伤阳，厥气上行，满脉去形②。喜怒不节，寒暑过度，生乃不固。

故重阴必阳，重阳必阴。故曰：冬伤于寒，春必温病；春伤于风，夏生飧泄；夏伤于暑，秋必痎疟；秋伤于湿，冬生咳嗽。

故曰：天地者，万物之上下也；阴阳者，血气之男女③也；左右者，阴阳之道路也；水火者，阴阳之征兆也；阴阳者，万物之能④始也。故曰：阴在内，阳之守也；阳在外，阴之使也。

（《素问·阴阳应象大论》）

阴阳𩣡𩣡⑤，积⑥传为一周，气里形表而为相成也。

（《素问·阴阳离合论》）

夫言人之阴阳，则外为阳，内为阴；言人身之阴阳，则背为阳，腹为阴；言人身之脏腑中阴阳，则脏者为阴，腑者为阳，肝心脾肺肾五脏皆为阴，胆胃大肠小肠膀胱三焦六腑皆为阳。所以欲知阴中

---

①泻：《素问·六元正气大论》作"泄"，本篇新校正云："'风胜则动'至此五句，与《六元正纪大论》文重。"彼篇新校正云："详'风胜则动'至'湿胜则濡泄'五句，与《阴阳应象大论》文重。"衡诸《素问》《灵枢》用例，当以"泄"字为是。

②暴怒伤阴……满脉去形：《太素·卷三·阴阳大论》无，可据删。今疑此十六字乃古医家自《素问·疏五过论》移来为"喜怒伤气，寒暑伤形"作注，后误入正文。

③血气之男女：血气，血气之属，指人与动物；男女，犹言雌雄两性。

④能：通"胎"，始之义。

⑤𩣡𩣡：新校正云："别本𩣡𩣡作'冲冲'。"

⑥积：《太素·卷五·阴阳合》无，可据删。

之阴、阳中之阳者，何也？为冬病在阴，夏病在阳，春病在阴，秋病在阳，皆视其所在，为施针石也。故背为阳，阳中之阳，心也；背为阳，阳中之阴，肺也；腹为阴，阴中之阴，肾也；腹为阴，阴中之阳，肝也；腹为阴，阴中之至阴，脾也。此皆阴阳表里、内外雌雄[①]相输应也，故以应天之阴阳也。

（《素问·金匮真言论》）

黄帝曰：余闻天为阳，地为阴，日为阳，月为阴，其合之于人奈何？岐伯曰：腰以上为天，腰以下为地，故天为阳，地为阴。故足之十二经[②]脉，以应十二月，月生于水，故在下者为阴；手之十指，以应十日，日主火[③]，故在上者为阳。

黄帝曰：合之于脉奈何？岐伯曰：寅者正月，之[④]生阳也，主左足之少阳；未者六月，主右足之少阳。卯者二月，主左足之太阳；午者五月，主右足之太阳。辰者三月，主左足之阳明；巳者四月，主右足之阳明。此两阳合于前，故曰阳明。申者七月，之[⑤]生阴也，主右足之少阴；丑者十二月，主左足之少阴。酉者八月，主右足之太阴；子者十一月，主左足之太阴。戌者九月，主右足之厥阴；亥者十月，主左足之厥阴。此两阴交尽，故曰厥阴。甲主左手之少阳，己主右手之少阳。乙主左手之太阳，戊主右手之太阳。丙主左手之阳明，丁主右手之阳明。此两火并合，故为阳明。庚主右手之少阴，癸主左手之少阴。辛主右手之太阴，壬主左手之太阴。故足之阳者，阴中之少阳

---

①内外雌雄：《太素·卷三·阴阳杂说》作"外内左右、雌雄上下"，可据补"左右""上下"四字。
②经：《太素·卷五·阴阳合》无此字，更近古貌，可据删。
③日主火：《太素·卷五·阴阳合》作"日生于火"，与上文"月生于水"合，可据改。
④之：《太素·卷五·阴阳合》无此字，可据删。
⑤之：《太素·卷五·阴阳合》无此字，可据删。

也；足之阴者，阴中之太阴也。手之阳者，阳中之太阳也；手之阴者，阳中之少阴也。腰以上者为阳，腰以下者为阴。其于五脏也，心为阳中之太阳，肺为阴①中之少阴，肝为阴中之少阳，脾为阴中之至阴，肾为阴中之太阴。

（《灵枢·阴阳系日月》）

黄帝曰：……今余已闻阴阳之要，虚实之理，倾移之过，可治之属，愿闻病之变化，淫传绝败而不可治者，可得闻乎？岐伯曰：要乎哉问。道，昭乎其如旦②醒，窘乎其如夜瞑，能被而服之，神与俱成，毕将服之，神自得之，生神之理，可著于竹帛，不可传于子孙。

黄帝曰：何谓旦醒？岐伯曰：明于阴阳，如惑之解，如醉之醒。

黄帝曰：何谓夜瞑？岐伯曰：暗乎其无声，漠乎其无形，折毛发③理，正气横倾，淫邪泮衍，血脉传溜，大气入脏，腹痛下淫，可以致死，不可以致生。

（《灵枢·病传》）

四时之变，寒暑之胜，重阴必阳，重阳必阴，故阴主寒，阳主热，故寒甚则热，热甚则寒，故曰寒生热，热生寒，此阴阳之变也。故曰：冬伤于寒，春生瘅热；春伤于风，夏生后④泄肠澼；夏伤于

---

① 阴：《太素·卷五·阴阳合》作"阳"，可据改，与《灵枢·九针十二原》合。
② 旦：原作"日"，古林书堂本作"且"，为"旦"之俗讹字，故据改。后文"何谓旦醒"之"旦"字同。
③ 发：通"废"。《庄子·列御寇》"曾不发药乎"，郭庆藩《集释》："发、废，古同声通用字。"
④ 后：《太素·卷三十·四时之变》作"飨"，可据改。

暑，秋生痎疟；秋伤于湿，冬生咳嗽。是谓四时之序也。

（《灵枢·论疾诊尺》）

3. 法阴阳（阴阳之用）

帝曰：法阴阳奈何？岐伯曰：阳胜则身热，腠理闭，喘粗为之俯仰，汗不出而热，齿干以烦冤，腹满，死，能①冬不能夏。阴胜则身寒，汗出，身常清②，数栗而寒，寒则厥，厥则腹满，死，能夏不能冬。此阴阳更胜之变，病之形能③也。

帝曰：调此二者奈何？岐伯曰：能知④七损八益⑤，则二者可调。不知用此，则早衰之节⑥也。年四十，而阴气自半也，起居衰矣；年五十，体重，耳目不聪明矣；年六十，阴痿，气大衰，九窍不利，下虚上实，涕泣俱出矣。故曰：知之则强，不知则老，故同出而名异耳。智者察同，愚者察异，愚者不足，智者有余，有余则耳目聪明，身体轻强，老者复壮，壮者益治。是以圣人为无为之事，乐恬憺之能⑦，从欲快志于虚无之守⑧，故寿命无穷，与天地终，此圣人之治身也。

故善用针者，从阴引阳，从阳引阴，以右治左，以左治右，以我知彼，以表知里，以观过与不及之理，见微得过，用之不殆。

---

①能：通"耐"，耐受。
②清：通"凊"。《太素·卷三·阴阳大论》作"凊"，所用是其本字。
③能：通"态"，形状，状态。
④知：《太素·卷三·阴阳大论》作"去"，东洋医学善本丛书所收古钞本《黄帝三部针灸甲乙经》卷六第七作"玄"，并是"知"字草书传写之误。
⑤七损八益：古代房中术术语。
⑥早衰之节：《太素·卷三·阴阳大论》重"衰"字，此处因重文符而漏一"衰"字，当据《太素》补之，断句则以"早衰"二字属上文，以"衰之节也"接下文。
⑦能：通"态"，心态。
⑧守：胡澍云："守，当作'宇'……宇，居也。"学者多从之。然正如刘师培《黄帝内经素问校义跋》所云："虚无之守，胡氏易'守'为'宇'。察'宇'字从'宀'，居位曰守，则'守'字引申亦有居义，不必易字而后通。"（《左盦集》）

善诊者，察色按脉，先别阴阳。审清浊，而知部分；视喘息，听音声，而知所苦；观权衡规矩，而知病所主；按尺寸，观浮沉滑涩，而知病所生。以治无过，以诊则不失矣。

故曰：病之始起也，可刺而已；其盛，可待衰而已。故因其轻而扬之，因其重而减之，因其衰而彰之。形不足者，温之以气；精不足者，补之以味。其高者，因而越之；其下者，引而竭之；中满者，泻之于内；其有邪者，渍形以为汗；其在皮者，汗而发之；其慓悍者，按而收之；其实者，散而泻之。审其阴阳，以别柔刚，阳病治阴，阴病治阳。定其血气，各守其乡。血实宜决之，气虚宜掣①引之。

（《素问·阴阳应象大论》）

脉有阴阳，知阳者知阴，知阴者知阳。凡阳有五，五五二十五阳。所谓阴者，真脏也，见则为败，败必死也。所谓阳者，胃脘之阳也。别于阳者，知病处也；别于阴者，知死生之期。三阳在头，三阴在手，所谓一也。别于阳者，知病忌②时；别于阴者，知死生之期。谨熟阴阳，无与众谋。所谓阴阳者，去者为阴，至者为阳；静者为阴，动者为阳；迟者为阴，数者为阳。

（《素问·阴阳别论》）

黄帝问于少师曰：余闻人之生也，有刚有柔③，有弱有强，有短

---

①掣："掣"字俗体。《太素·卷三·阴阳大论》作"掣"，所用是其正字。王冰注云："掣，读为导，导引则气行条畅。"后世或据王注指此为气功疗法，殆不可从。

②忌：俞樾云："按：'忌'当作'起'，字误也。上文云'别于阳者，知病处也；别于阴者，知死生之期'，《玉机真脏论》作'别于阳者，知病从来；别于阴者，知死生之期'，'来'字与'期'字为韵，则'处也'二字似误。此云'知病起时'，犹彼云'知病从来'也，盖别于阳则能知所原起，别于阴则能知所终极，故云尔。'忌''起'隶体相似，因而致误。"可参。

③有刚有柔：疑当作"有柔有刚"，如此则"刚""强""长""阳"叶韵。

有长，有阴有阳，愿闻其方。少师答曰：阴中有阴，阳中有阳，审知阴阳，刺之有方，得病所始，刺之有理，谨度病端，与时相应，内合于五脏六腑，外合于筋骨皮肤。是故内有阴阳，外亦有阴阳。在内者，五脏为阴，六腑为阳；在外者，筋骨为阴，皮肤为阳。故曰：病在阴之阴者，刺阴之荥输①；病在阳之阳者，刺阳之合；病在阳之阴者，刺阴之经；病在阴之阳者，刺络脉②。故曰：病在阳者，命曰风；病在阴者，命曰痹；阴阳俱病③，命曰风痹。病有形而不痛者，阳之类也；无形而痛者，阴之类也。无形而痛者，其阳完而阴伤之也，急治其阴，无攻其阳；有形而不痛者，其阴完而阳伤之也，急治其阳，无攻其阴。阴阳俱动，乍有形，乍无形，加以烦心，命曰阴胜其阳，此谓不表不里，其形不久。

（《灵枢·寿夭刚柔》）

凡刺之道，毕于《终始》。明知《终始》，五脏为纪④，阴阳定矣。阴者主脏，阳者主腑。阳受气于四末，阴受气于五脏。故泻者迎之，补者随之。知迎知随，气可令和。和气之方，必通阴阳。五脏为阴，六腑为阳。传之后世，以血为盟。敬之者昌，慢之者亡。无道行私，必得天殃。

（《灵枢·终始》）

·哲理篇·

---

①输：《普济方·卷二·诸病在阴在阳并用针药论》《针灸问对》引文并无此字，疑是。若据删，则"荥""经"合韵。若下文"络脉"真是"阳之井"之误（参下校语），则作"荥"于韵尤协。

②络脉：刘衡如云："应据《甲乙经》卷六第六改为'阳之络'三字，与上为对文。"学者多从之。今谓此段文字不见于《太素》残卷，故无法与《太素》进行比对。详其文义文例，前文"阴之经"之"经"非经络之经，乃五输穴（井、荥、俞、经、合）中的经穴，故知《甲乙经》作"阳之络"者，必是后人误据前文"阴之经"臆改，而实无依凭，故不可从。而据其义，则此"络脉"以作"阳之井"更为合理。

③阴阳俱病：此前原衍"病"字，据医统正脉本删。

④五脏为纪：周学海《内经评文》："'五脏为纪'，四字疑衍。"可参。

033

【简评】

1.阴阳的概念

阴阳的观念很早就已产生。《易经》使用的代表事物两面性的符号——"――"和"—"，已含有阴阳的意蕴。《诗经·公刘》有"相其阴阳，观其流泉"，以山体的阳光向背言阴阳。后来，用阴阳表征事物日多，渐成一种习尚。史载西周末年史官伯阳父，已用阴阳来解释神秘的地震现象，"阳伏而不能出，阴迫而不能蒸，于是有地震"。春秋战国至秦汉时期，阴阳学说渐趋成熟，并与五行学说合流，一度成为秦汉社会通行的世界观。

《素问》和《灵枢》两部医经的多篇文章中，讲述了阴阳的来源、概念、内涵和其运动变化的若干法则，指出了医学与阴阳的关系，反复展示了阴阳在医学领域的应用。

"天为阳，地为阴"，"日为阳，月为阴"，经文中的示例在表明天地日月的阴阳属性的同时，也表明阴阳之说本是源于自然界中存在的性质相对的具体事物。但作为"数之可十，离之可百，数之可千，推之可万"的阴阳，已脱离了具体事物。"阴阳者，有名而无形"，实为阴阳下了简要而明确的定义，阴阳的概念由是得以明晰。阴阳虽无形，却有象。"天地阴阳者，不以数推，以象之谓也"，所谓"水火者，阴阳之征兆也"，即将阴阳指为相对事物的征兆，即物象的映现。水寒火热，水就卑下，火焰上腾。水恰可代表阴类物象，火恰可代表阳类物象。象为表象、象征，"见乃谓之象"，物象外显，可以察知。象之阴阳所映衬的应是事物未经分割的自然整体，包括整体的功能与动态。

阴阳脱离了具体事物，已属于形上的哲学范畴，又因其留有物象的痕迹，并未达到辩证法中"矛盾"那样的高度抽象，因而常常回到一些具体事物之中，充当一定的角色，参与名词术语的构成，如阴气、阳气、清阳、浊阴、阴道、阳道、阴经、阳经、阴络、阳络、阴虚、阳虚、阴盛、阳盛、格阴、格阳、阴处、合阴等，以阴阳之量级的差异又有太阴、少阴、厥阴、太阳、阳明、少阳之称谓。同样，由于阴阳的抽象程度不够，它的应用范围当有一定限度。用阴阳来分类说明自然界具有相对属性的事物，是完全可行的；若将其扩展至人类社会则不甚可行，甚至会出现"君为阳，臣为阴"的君权思想和男尊女卑等荒谬说法。

2.阴阳的法则与应象

本节所辑经文，阐述了阴阳学说的内涵、阴阳运动变化的法则及应验于天地人的征象。

"阴阳者，天地之道也"一段，将阴阳对立消长看作是宇宙自然的普遍规律，分析和归纳一切事物的纲领，事物变化之来由，发生发展及毁灭消亡之所本，令万物发生变化的神奇自然力之所居。总之，自然界的一切事物，皆包含于阴阳双方的运动变化之中。这段经文类于《周易·系辞上》的"一阴一阳之谓道"，但内涵更为丰富。

文中揭示了阴阳运动变化的若干法则：

"阴生阳长，阳杀阴藏"，"阴在内，阳之守也；阳在外，阴之使也"，显示了阴阳的对立与互根（统一）。其应象是：天和地的上下及交泰，水和火的相反和相成，人身阴阳的内外及相守等。

"阴阳更胜之变"，显示阴阳的对立与消长，即阴阳双方的互相制约，此长彼消，此消彼长，失去了平衡协调状态。其应象是：自然界四季更迭，人身阴阳胜负为病等。

"重阴必阳，重阳必阴"，表明阴阳在一定条件下会向对立面转化。其应象是：气候的"寒极生热，热极生寒"，证候的"重寒则

·哲理篇·

热，重热则寒"，发病的"冬伤于寒，春必温病"等。

阴升阳降，是为阴阳的运动方式。其应象是："积阳为天，积阴为地"之天体形成，人身清阳和浊阴之归属，药性的升散与降泻等。

"高下相召，升降相因"，为阴阳之交感。"天气下降，气流于地；地气上升，气腾于天"，如此天地之气相合，阴阳相错，则有万物的生成和变化。"气合而有形"（《素问·六节藏象论》），"天地合气，命之曰人"（《素问·宝命全形论》），"德流气薄而生者也"（《灵枢·本神》），皆为阴阳交感之应。

"阳中有阳，阴中有阴"，"阴中有阳，阳中有阴"，阴阳中复有阴阳更充分显示出阴与阳的相对性。一可分为二，二可分为四，层次不同，更便于解释复杂的物性。草本生长过程分为不同阶段，根植地表之下未出于地，叫做"阴中之阴"；芽出地上，则称"阴中之阳"。五脏对六腑而言属阴，而五个脏器又有阳中阳、阳中阴、阴中阴、阴中阳之分。药物以气味分阴阳，以其气味之厚薄又可细化为阳中阳、阳中阴、阴中阴、阴中阳，借以阐明其药性。

阴阳有量级的差异。《素问·天元纪大论》说："阴阳之气各有多少，故曰三阴三阳也。"三阴三阳即太阴、少阴、厥阴和太阳、阳明、少阳，两经中用以标识经脉，分十二经脉为手足三阴三阳，运气篇中用以标识风、寒、暑、湿、燥、火六气，即厥阴风木、少阴君火、少阳相火、太阴湿土、阳明燥金、太阳寒水。如只将阴阳分为二级，则为太少阴阳，《灵枢·通天》将人分为太阴、少阴、太阳、少阳和阴阳和平之人五个体质类型，《素问·六节藏象论》和《灵枢·阴阳系日月》用以标定五脏的阴阳属性：心为阳中之太阳，肺为阳中之少阴，肝为阴中之少阳，肾为阴中之太阴，脾为阴中之至阴。

（三）五行

1. 五行之义

黄帝问曰：合人形以法四时五行而治，何如而从？何如而逆？得失之意，愿闻其事。岐伯对曰：五行者，金木水火土也，更贵更贱，以知死生，以决成败，而定五脏之气，间甚之时，死生之期也。

帝曰：愿卒闻之。岐伯曰：肝主春，足厥阴少阳主治，其日甲乙，肝苦急，急食甘以缓之。心主夏，手少阴太阳主治，其日丙丁，心苦缓，急食酸以收之。脾主长夏，足太阴阳明主治，其日戊己，脾苦湿，急食苦以燥之。肺主秋，手太阴阳明主治，其日庚辛，肺苦气上逆，急食苦以泄之。肾主冬，足少阴太阳主治，其日壬癸，肾苦燥，急食辛以润之，开腠理，致津液，通气也①。

（《素问·脏气法时论》）

帝曰：人生有形，不离阴阳，天地合气，别为九野，分为四时，月有小大，日有短长，万物并至，不可胜量，虚实呿吟，敢问其方？岐伯曰：木得金而伐，火得水而灭，土得木而达②，金得火而缺，水得土而绝，万物尽然，不可胜竭。

（《素问·宝命全形论》）

黄帝曰：余闻阴阳之人何如？伯高曰：天地之间，六合之内，

---

①开腠理致津液通气也：《读素问钞》注云："此一句九字，疑原是注文。"可从。

②达：决裂；贯穿。清·于鬯《香草续校书·内经素问》认为"（达）是不通之谓"，"'达'字与'伐''灭''缺''绝'等字同一韵，义亦一类"。今详《说文·辵部》云："达，行不相遇也。"是以"行不相遇"言道路之通达，非谓"达"为不通之义，故于说非是。《周礼·小宰》"小事则专达"，《释文》引干注"达，决也"；《淮南子·修务》"跬达膝"，注云："达，穿也。"提示"达"有决裂、贯穿之义。土德贵厚，若为木所决裂、贯穿，正是被克之象。

不离于五，人亦应之。

（《灵枢·阴阳二十五人》）

黄帝问于少师曰：余尝闻人有阴阳，何谓阴人？何谓阳人？少师曰：天地之间，六合之内，不离于五，人亦应之，非徒一阴一阳而已也。

（《灵枢·通天》）

夫五运阴阳者，天地之道也，万物之纲纪，变化之父母，生杀之本始，神明之府也，可不通乎？

（《素问·天元纪大论》）

帝曰：五运之始①，如环无端，其太过不及何如？岐伯曰：五气更立，各有所胜，盛虚之变，此其常也。

帝曰：平气何如？岐伯曰：无过者也。

帝曰：太过不及奈何？岐伯曰：在经有也。

帝曰：何谓所胜？岐伯曰：春胜长夏，长夏胜冬，冬胜夏，夏胜秋，秋胜春，所谓得五行时之胜，各以气命其脏。

帝曰：何以知其胜？岐伯曰：求其至也，皆归始春，未至而至，此谓太过，则薄所不胜，而乘所胜也，命曰气淫。不分邪僻内生工不能禁②。至而不至，此谓不及，则所胜妄行，而所生受病，所不胜薄之也，命曰气迫。所谓求其至者，气至之时也。谨候其时，气可

①之始：郭霭春主编《黄帝内经素问校注》云："'之'字误，似应作'终'。"今考《素问吴注》亦作"终始"，或亦是臆改而无坚据。结合本篇前文有"五运相袭，而皆治之"语，今疑"始"乃"治"字之误。

②不分邪僻内生工不能禁：王冰注："此上十字，文义不伦，应古人错简。"可据删。

与期。失时反候，五治不分，邪僻内生，工不能禁也。

（《素问·六节藏象论》）

气有余，则制己所胜而侮所不胜；其不及，则己所不胜侮而乘之，己所胜轻而侮之。侮反受邪，侮而受邪，寡于畏也。

（《素问·五运行大论》）

亢则害，承乃制，制则生化，外列盛衰，害则败乱，生化大病。

（《素问·六微旨大论》）

2. 五行之用

帝曰：五脏应四时，各有收受①乎？

岐伯曰：有。东方青色，入通于肝，开窍于目，藏精于肝，其病发惊骇②，其味酸，其类草木，其畜鸡，其谷麦，其应四时，上为岁星③，是以春气在头也④，其音角，其数八，是以知病之在筋也⑤，其臭臊。

南方赤色，入通于心，开窍于耳，藏精于心，故病在五脏，其味苦，其类火，其畜羊，其谷黍，其应四时，上为荧惑星⑥，是以知病之在脉也，其音徵，其数七，其臭焦。

---

①收受："收"有"受"义，故"收受"为同义复词。《吕氏春秋·圜道》"此所以无不受也"高诱注"受，亦应也"，则"收受"即通应之义。下文"东方青色，入通于肝""其应四时，上为岁星"诸语，适为旁证。
②其病发惊骇：《素问识》："据下文例，当云'故病在头'。"可参。
③岁星：即木星，与春季相应。
④春气在头也：《素问识》："据文例，当云'知病之在筋'。"可参。
⑤是以知病之在筋也：《素问识》："推余方之例，此八字系于错出，当在'上为岁星'之后。"可参。
⑥荧惑星：即火星，与夏季相应。

中央黄色，入通于脾，开窍于口，藏精于脾，故病在舌本，其味甘，其类土，其畜牛，其谷稷，其应四时，上为镇星①，是以知病之在肉也，其音宫，其数五，其臭香。

西方白色，入通于肺，开窍于鼻，藏精于肺，故病在背，其味辛，其类金，其畜马，其谷稻，其应四时，上为太白星②，是以知病之在皮毛也，其音商，其数九，其臭腥。

北方黑色，入通于肾，开窍于二阴，藏精于肾，故病在溪，其味咸，其类水，其畜彘，其谷豆，其应四时，上为辰星③，是以知病之在骨也，其音羽，其数六，其臭腐。

故善为脉者，谨察五脏六腑，一④逆一从，阴阳表里，雌雄之纪，藏之心意⑤，合心⑥于精，非其人勿教，非其真勿授，是谓得道。

（《素问·金匮真言论》）

帝曰：余闻上古圣人，论理人形，列别脏腑，端络经脉，会通六合，各从其经，气穴所发，各有处名，溪谷属骨，皆有所起，分部逆从，各有条理，四时阴阳，尽有经纪，外内之应，皆有表里，其信然乎？

岐伯对曰：东方生风，风生木，木生酸，酸生肝，肝生筋，筋

---

①镇星：即土星。考诸古代典籍，《文子·精诚》言："四时失政，镇星摇荡。"认为镇星与四时皆有关系，《史记·天官书》认为镇星与季夏相应，《抱朴子·内篇·杂应》则称"四季之月食镇星黄气，使入脾"，认为镇星应于四季之月，则此处"其在四时，上应镇星"或可据以上三说中的任何一种加以理解。

②太白星：即金星，与秋季相应。

③辰星：即水星，与冬季相应。

④一：犹"或"也。

⑤心意：犹胸臆，心胸。意，通"臆"，胸。《素问绍识》："先兄（引者注：指丹波元胤）曰：按意非志意之意。意、臆古通，心意犹言胸臆。《汉书》贾谊《鵩鸟赋》'请对以意'，《文选》'意'作'臆'。"

⑥心：《太素·卷三·阴阳杂说》作"之"，可据改。

生心，肝主目。其在天为玄，在人为道，在地为化。化生五味，道生智，玄生神，神在天为风，在地为木，在体为筋，在脏为肝，在色为苍，在音为角，在声为呼，在变动为握，在窍为目，在味为酸，在志为怒。怒伤肝，悲胜怒；风伤筋，燥胜风；酸伤筋，辛胜酸。

南方生热，热生火，火生苦，苦生心，心生血，血生脾，心主舌。其在天为热，在地为火，在体为脉，在脏为心，在色为赤，在音为徵，在声为笑，在变动为忧①，在窍为舌，在味为苦，在志为喜。喜伤心，恐胜喜；热伤气，寒胜热；苦伤气，咸胜苦。

中央生湿，湿生土，土生甘，甘生脾，脾生肉，肉生肺，脾主口。其在天为湿，在地为土，在体为肉，在脏为脾，在色为黄，在音为宫，在声为歌，在变动为哕，在窍为口，在味为甘，在志为思。思伤脾，怒胜思；湿伤肉，风胜湿；甘伤肉，酸胜甘。

西方生燥，燥生金，金生辛，辛生肺，肺生皮毛，皮毛生肾，肺主鼻。其在天为燥，在地为金，在体为皮毛，在脏为肺，在色为白，在音为商，在声为哭，在变动为咳，在窍为鼻，在味为辛，在志为忧。忧伤肺，喜胜忧；热伤皮毛，寒胜热；辛伤皮毛，苦胜辛。

北方生寒，寒生水，水生咸，咸生肾，肾生骨髓，髓生肝，肾主耳。其在天为寒，在地为水，在体为骨，在脏为肾，在色为黑，在音为羽，在声为呻，在变动为栗，在窍为耳，在味为咸，在志为恐。恐伤肾，思胜恐；寒伤血，燥胜寒；咸伤血，甘胜咸。

（《素问·阴阳应象大论》）

病在肝，愈于夏，夏不愈，甚于秋，秋不死，持于冬，起于春，禁当风。肝病者，愈在丙丁，丙丁不愈，加于庚辛，庚辛不死，

---

①忧：通"嗳"，气逆，言语不利。清·于鬯《香草续校书·内经素问》云："此'忧'字盖当读为'嗳'……嗳训气逆，则与脾之变动为哕，肺之变动为咳，义正相类。"

持于壬癸，起于甲乙。肝病者，平旦慧，下晡甚，夜半静。肝欲散，急食辛以散之，用辛补之，酸泻之。

病在心，愈在长夏，长夏不愈，甚于冬，冬不死，持于春，起于夏，禁温食热衣。心病者，愈在戊己，戊己不愈，加于壬癸，壬癸不死，持于甲乙，起于丙丁。心病者，日中慧，夜半甚，平旦静。心欲软，急食咸以软之，用咸补之，甘泻之。

病在脾，愈在秋，秋不愈，甚于春，春不死，持于夏，起于长夏，禁温食①饱食湿地濡衣。脾病者，愈在庚辛，庚辛不愈，加于甲乙，甲乙不死，持于丙丁，起于戊己。脾病者，日昳慧，日出②甚，下晡静。脾欲缓，急食甘以缓之，用苦泻之，甘补之。

病在肺，愈在冬，冬不愈，甚于夏，夏不死，持于长夏，起于秋，禁寒饮食寒衣。肺病者，愈在壬癸，壬癸不愈，加于丙丁，丙丁不死，持于戊己，起于庚辛。肺病者，下晡慧，日中甚，夜半静③。肺欲收，急食酸以收之，用酸补之，辛泻之。

病在肾，愈在春，春不愈，甚于长夏，长夏不死，持于秋，起于冬，禁犯焠㶱热食温炙衣。肾病者，愈在甲乙，甲乙不愈，甚于戊己，戊己不死，持于庚辛，起于壬癸。肾病者，夜半慧，四季④甚，下晡静。肾欲坚，急食苦以坚之，用苦补之，咸泻之。

夫邪气之客于身也，以胜相加，至其所生而愈，至其所不胜而甚，至于所生而持，自得其位而起。必先定五脏之脉，乃可言间甚之

---

① 温食：《素问释义》云："疑当作'冷食'。"可参。

② 日出：新校正云："按《甲乙经》'日出'作'平旦'，虽日出与平旦时等，按前文言木王之时皆云'平旦'而不云'日出'，盖'日出'于冬夏之期有早晚，不若'平旦'之为得也。"既云"日出与平旦时等"，又云"'日出'于冬夏之期有早晚，不若'平旦'之为得"，未免前后矛盾。今疑《甲乙经》乃后人所改，以求前后一律，故不可从。

③ 夜半静：《素问识》云："据前后文例，当是云'日昳静'。"可从。

④ 四季：此指十二时辰中的辰戌丑未，五行属土。

时，死生之期也。

（《素问·脏气法时论》）

五味所入：酸入肝，辛入肺，苦入心，咸入肾，甘入脾，是谓五入。

五气所病：心为噫，肺为咳，肝为语，脾为吞①，肾为欠为嚏②，胃为气逆为哕为恐，大肠小肠为泄，下焦溢为水，膀胱不利为癃，不约为遗溺，胆为怒③，是谓五病。

五精所并：精气并于心则喜，并于肺则悲，并于肝则忧，并于脾则畏，并于肾则恐，是谓五并，虚而相并者也。

五脏所恶：心恶热，肺恶寒，肝恶风，脾恶湿，肾恶燥，是谓五恶。

五脏化液：心为汗，肺为涕，肝为泪，脾为涎，肾为唾，是谓五液。

五味所禁：辛走气，气病无多食辛；咸走血，血病无多食咸；苦走骨，骨病无多食苦；甘走肉，肉病无多食甘；酸走筋，筋病无多食酸。是谓五禁，无令多食。

五病所发：阴病发于骨，阳病发于血，阴病发于肉，阳病发于冬，阴病发于夏，是谓五发。

---

①吞：吞咽。另，森立之云："吞即'涒'假字。《说文》：'涒，食已而复吐之。从水君声。（他昆切）'是为吐食之字，与含吞字其义相异，盖以其音同借用之耳。"然考诸古书，"吞"之通"涒"并无例证，森氏未免求之过深。

②为嚏：《太素·卷六·脏腑气液》《灵枢·九针论》均无，疑是古注误入正文，可据删。

③胃为气逆……胆为怒：于鬯《香草续校书·内经素问》："此三十三字非《素问》原文，疑是古《素问》家注语而杂入正文者。（古书多注语，特古人或不必称注耳。）上文云'五气所病：心为噫，肺为咳，肝为语，脾为吞，肾为欠为嚏'，故下文结之云'是为（谓）五病'。注家于心、肺、肝、脾、肾之外，又广及胃、大肠、小肠、下焦、膀胱、胆，以补正文之所不及。古注恒有此例，今杂入正文，则下文'是为（谓）五病'句不可通矣。"可从。

五邪所乱：邪入于阳则狂，邪入于阴则痹，搏阳则为巅疾，搏阴则为喑，阳入之阴则静，阴出之阳则怒，是谓五乱。

五邪所见：春得秋脉，夏得冬脉，长夏得春脉，秋得夏脉，冬得长夏脉，名曰阴出之阳，病善怒不治，是谓五邪，皆同命死不治。

五脏所藏：心藏神，肺藏魄，肝藏魂，脾藏意，肾藏志，是谓五脏所藏。

五脏所主：心主脉，肺主皮，肝主筋，脾主肉，肾主骨，是谓五主。

五劳所伤：久视伤血，久卧伤气，久坐伤肉，久立伤骨，久行伤筋，是谓五劳所伤。

五脉应象：肝脉弦，心脉钩，脾脉代，肺脉毛，肾脉石，是谓五脏之脉。

（《素问·宣明五气》）

且以知天下，何①以别阴阳，应四时，合之五行。

（《素问·著至教论》）

黄帝曰：善。余闻刺有五变，以主五输，愿闻其数。岐伯曰：人有五脏，五②脏有五变，五③变有五输，故五五二十五输，以应五时。

黄帝曰：愿闻五变。岐伯曰：肝为牡脏，其色青，其时春，其音角，其味酸，其日甲乙④。心为牡脏，其色赤，其时夏，其日丙丁，其音徵，其味苦。脾为牝脏，其色黄，其时长夏，其日戊己，其

---

① 何：《太素·卷十六·脉论》作"可"，可据改。
② 五：《太素·卷十一·变输》无，可据删。
③ 五：《太素·卷十一·变输》无，可据删。
④ 其日甲乙：《甲乙经》卷一第二在"其时春"后，与下文例相合，可从。

音宫，其味甘。肺为牝脏，其色白，其音商①，其时秋，其日庚辛，其味辛。肾为牝脏，其色黑，其时冬，其日壬癸，其音羽，其味咸。是为五变。

黄帝曰：以主五输奈何？岐伯曰：脏主冬，冬刺井；色主春，春刺荥；时主夏，夏刺输；音主长夏，长夏刺经；味主秋，秋刺合。是谓五变，以主五输。

黄帝曰：诸原安合以致六输？岐伯曰：原独不应五时，以经合之，以应其数，故六六三十六输。

黄帝曰：何谓脏主冬，时主夏，音主长夏，味主秋，色主春？愿闻其故。岐伯曰：病在脏者，取之井；病变于色者，取之荥；病时间时甚者，取之输；病变于音者，取之经，经满而血者②；病在胃及以③饮食不节得病者，取之于合，故命曰味主合。是谓五变也。

（《灵枢·顺气一日分为四时》）

言阴与阳④，合于五行。五脏六腑，亦有所藏。四时八风，尽有阴阳。各得其位，合于明堂。各处色部，五脏六腑。

（《灵枢·官能》）

五脏气：心主噫，肺主咳，肝主语，脾主吞，肾主欠。

六腑气：胆为怒，胃为气逆哕⑤，大肠小肠为泄，膀胱不约为遗溺，下焦溢为水。

---

①其音商：《甲乙经》卷一第二在"其日庚辛"后，与前后文例相合，可从。
②病变于音者取之经经满而血者：郭霭春谓似应作"病变于音，络血而满者，取之经"。可参。
③及以：和；以及。
④阳：原作"五"，据医统正脉本改。
⑤哕：此前《太素·卷六·脏腑气液》《素问·宣明五气》均有"为"字，可据补。

五味：酸入肝，辛入肺，苦入心，甘入脾，咸入肾，淡入胃，是谓五味。

五并：精气并肝则忧，并心则喜，并肺则悲，并肾则恐，并脾则畏，是谓五精之气并于脏也。

五恶：肝恶风，心恶热，肺恶寒，肾恶燥，脾恶湿，此五脏气所恶也。

五液：心主汗，肝主泣，肺主涕，肾主唾，脾主涎，此五液所出也。

五劳：久视伤血，久卧伤气，久坐伤肉，久立伤骨，久行伤筋，此五久劳所病也。

五走：酸走筋，辛走气，苦走血，咸走骨，甘走肉，是谓五走也。

五裁：病在筋，无食酸；病在气，无食辛；病在骨，无食咸；病在血，无食苦；病在肉，无食甘。口嗜而欲食之，不可多也，必自裁也，命曰五裁。

五发：阴病发于骨，阳病发于血，以味发①于气，阳病发于冬，阴病发于夏。

五邪：邪入于阳，则为狂；邪入于阴，则为血痹；邪入于阳，转则为癫疾；邪入于阴，转则为喑；阳入之于阴，病静；阴出之于阳，病喜怒。

五藏：心藏神，肺藏魄，肝藏魂，脾藏意，肾藏精志也。

五主：心主脉，肺主皮，肝主筋，脾主肌，肾主骨。

（《灵枢·九针论》）

①发：此前《太素·卷二十七·邪传》有"病"字，可据补。

【简评】

五行观念也源于对自然界的观察与体悟，认识到宇宙万物无不由数种基本物质构成。物质材料甚多，约之有五，定为水、火、木、金、土。五者各有特性："水曰润下"，"火曰炎上"，"木曰曲直"，"金曰从革"，"土爱稼穑"（《尚书·洪范》），物性已重于物形。万物不是孤立的、静止的，事物在运动变化中产生了一定的关联。《尚书》中的《夏书》《周书》多次出现"五行"的称谓，即是对运动变化着的五类物质及其相互关系的概括，已属于哲理。五行之间逐渐被归纳为相互制约和相互资生的关系，即相胜相生。生克制化令事物处于一种动态的平衡协调之中。相生论出现较早，约出于战国之末，汉儒董仲舒对此加以概括地说明："行者，行也，其行不同，故谓之五行。五行者，五官也，比相生而间相胜也。"他是以木、火、土、金、水之五行排序而论的，不同于《洪范》的排序。古文献中五行排序的多样，可能是由于所代表的的事物及背景有所不同。相生相克之说后来进一步推演出乘侮理论，即制所胜太过为乘，反凌所不胜为侮。乘侮说或晚至东汉时期始出现。

《灵枢》和《素问》多篇文章以及运气七篇，展现了五行学说的概念和完整内涵。

"五行者，金木水火土也，更贵更贱"，言五行的构成及相胜。

"木得金而伐，火得水而灭，土得木而达，金得火而缺，水得土而绝，万物尽然，不可胜竭"，是对五行相胜之象的描述；"火胜金""水胜火""木胜土""土胜水""金胜木"，是对五行相胜的直接表述；"春胜长夏，长夏胜冬，冬胜夏，夏胜秋，秋胜春，所谓得五行时之胜"，是以季节对应五行，五行之土无以应，于是将夏三月之季夏六月分出以应之，季夏又称长夏，形成了一年有四时和五时（五行时）的不同分段格局。

两经之中无直接表述五行相生的语汇，但各篇中涉及五行分类事物多以五行相生排序，当是寓有"比相生"之义，且有些语句也间接地表明了五行相生，如《素问·阴阳应象大论》的"肝生筋，筋生心""心生血，血生脾""脾生肉，肉生肺"等。

载五行乘侮的文字皆见于运气篇中，即"气有余，则制己所胜而侮所不胜；其不及，则己所不胜侮而乘之，己所胜轻而侮之"之谓。类似语句亦见于《素问·六节藏象论》中，而记述相关内容的七百多字，属于运气理论范畴。林亿新校正云："详从前岐伯'昭乎哉问也'至此，全元起注本及《太素》并无，疑王氏之所补也。"

三、认知与思维

以表知里，以观过与不及之理，见微得过，用之不殆。

（《素问·阴阳应象大论》）

夫脉之小大滑涩浮沉，可以指别；五脏之象，可以类推；五脏相音①，可以意识；五色微诊，可以目察。能合脉色，可以万全。

（《素问·五脏生成》）

---

①五脏相音：清·于鬯《香草续校书·内经素问》云："'音'字疑本作'音'。'音''音'隶书止争一笔，故误'音'为'音'。'音'实'倍'字之借也。倍之言背也。五脏相音，实谓五脏相背也。上文云：'五脏之象，可以类推。'谓其常象也。至于五脏相背，亦可以意识之。故又云：'五脏相音，可以意识。'四句似平而实贯，与上言脉，下言五色，分别一项者不同，故复言五脏也。'音'误为'音'，则义不可通。王注释为五音互相胜负，则当云五脏互音，不当云相音矣。或以相作形相解，益谬。《脉要精微论》云：'五脏者，中之守也，得守者生，失守者死。'五脏相背即失守之谓。《玉机真脏论》云：'病之且死，必先传行，至其所不胜，病乃死。'此言气之逆行也，故死。五脏相背，亦即逆行之谓也。"可参。

黄帝问曰：天覆地载，万物悉备，莫贵于人。人以天地之气生，四时之法成。君王众庶，尽欲全形。形之疾病，莫知其情，留淫日深，着于骨髓，心私虑之。余欲针除其疾病，为之奈何？岐伯对曰：夫盐之味咸者，其气令器①津泄；弦绝者，其音嘶败；木敷②者，其叶发③；病深者，其声哕④。人有此三者，是谓坏府，毒药无治，短针无取，此皆绝皮伤肉，血气争黑⑤。

（《素问·宝命全形论》）

夫圣人之起度数⑥，必应于天地，故天有宿度，地有经水，人有经脉。天地温和，则经水安静；天寒地冻，则经水凝泣；天暑地热，则经水沸溢；卒风暴起，则经水波涌而陇起。夫邪之入于脉也，寒则血凝泣，暑则气淖泽，虚邪因而入客，亦如经水之得风也，经之动脉，其至也亦时陇起，其行于脉中循循然，其至寸口中手也，时大时小，大则邪至，小则平，其行无常处，在阴与阳，不可为度，从而察

·哲理篇·

---

①其气令器津泄：《太素·卷十九·知针石》作"其气器津泄"。按：学者多谓《太素》脱一"令"字，欲据《素问》而补之。然揆其句式，结合《太素》杨注不涉"气"字这一事实，笔者疑古医经本作"其器津泄"，传抄之中误"器"作"气"，故其后又书其正字"器"，遂成"其气器津泄"；后人更因"其气器津泄"义不可晓，又臆补"令"字以足其义。若删作"其器津泄"，则文简义明。

②敷：《太素·卷十九·知针石》作"陈"，可据改。按："陈"古作"敶"，俗书作"敕"，与"敷"俗书作"敥"者形近，故误作"敷"。《素问绍识》云："陈，古文作'敶'，故讹为'敷'字。"约略近之。

③发：通"废"。《太素·卷十九·知针石》作"落发"，可据补"落"字。

④哕：《素问悬解·卷七·宝命全形论》黄元御释作"哕噫"。李今庸云："'其声哕'之句下，当据《素问·三部九候论篇第二十》中'若有七诊之病，其脉候亦败者死矣，必发哕噫'之文补一'噫'字而作'其声哕噫'之句，则义通而文句齐矣。"（《读古医书随笔》）此二说虽皆可参，但于字义论，"哕"不可兼"噫"；于声韵论，经文本以"泄""败""废""哕"为韵（皆月部字），若补"噫"字（属之部字），则不合韵。拟于"哕"前补一"噫"字，如此则叶韵，且"噫哕"亦古书习用之语（《素问·示从容论》"哕噫"，《太素·卷十六·脉论》即作"噫哕"）。

⑤黑：《太素·卷十九·知针石》作"异"，可据改。

⑥夫圣人之起度数：本段校勘参看本篇"一、天人观"。

之，三部九候，卒然逢之，早遏其路。

（《素问·离合真邪论》）

黄帝坐明堂，始正天纲，临观八极，考建五常，请天师而问之曰：论言天地之动静，神明为之纪，阴阳之升降，寒暑彰其兆。

夫数之可数者，人中之阴阳也，然所合，数之可得者也。夫阴阳者，数之可十，推之可百，数之可千，推之可万。天地阴阳者，不以数推，以象之谓也。

夫变化之用，天垂象，地成形，七曜纬虚，五行丽地。地者，所以载生成之形类也。虚者，所以列应天之精气也。形精之动，犹根本之与枝叶也，仰观其象，虽远可知也。

（《素问·五运行大论》）

黄帝燕坐，召雷公而问之曰：汝受术诵书者①，若②能览观杂学，及于比类，通合道理，为余言子所长。五脏六腑，胆、胃、大小肠、脾、胞、膀胱、脑、髓、涕、唾，哭泣悲哀，水所从行，此皆人之所生，治之过失，子务明之，可以十全，即不能知，为世所怨。雷公曰：臣请诵《脉经》上下篇，甚众多矣，别异比类，犹未能以十全，又安足以明之？

帝曰：子别试③通五脏之过，六腑之所不和，针石之败，毒药所宜，汤液滋味，具言其状，悉言以对，请问不知。雷公曰：肝虚、肾虚、脾虚，皆令人体重烦冤，当④投毒药、刺灸、砭石、汤液，或已

---

① 者：《太素·卷十六·脉论》无，可据删。
② 若：《太素·卷十六·脉论》作"善"，文气较胜。
③ 别试：《太素·卷十六·脉论》作"试别"，可据乙。另，杨上善注云"诚，至审也"，或"试"为"诚"之误。
④ 当：通"尝"。《荀子·君子》"先祖当贤，后子孙必显"，杨倞注："当，或为尝也。"

或不已，愿闻其解。

帝曰：公何年之长而问之少？余真问以自谬也。吾问子窈冥，子言"上下篇"以对，何也？夫脾虚浮似肺，肾小浮似脾，肝急沉散似肾，此皆工之所时乱也，然从容得之。若夫三脏土木水参居，此童子之所知，问之何也？雷公曰：于此有人，头痛、筋挛、骨重、怯然少气、哕噫、腹满、时惊、不嗜卧，此何脏之发也？脉浮而弦，切之石坚，不知其解，复问所①以三脏者，以知其比类也。

帝曰：夫从容之谓也。夫年长则求之于腑，年少则求之于经，年壮则求之于脏。今子所言皆失，八风菀熟②，五脏消烁，传邪相受。夫浮而弦者，是肾不足也；沉而石者，是肾气内着也；怯然少气者，是水道不行，形气消索③也；咳嗽烦冤者，是肾气之逆也。一人之气，病在一脏也。若言三脏俱行，不在法也。

雷公曰：于此有人，四支解墯，咳喘血泄，而愚诊之，以为伤肺，切脉浮大而紧④，愚不敢治，粗工下砭石，病愈多出血，血止身轻，此何物也？帝曰：子所能治，知亦众多，与此病失矣。譬以鸿飞，亦冲于天。夫圣人之治病，循法守度，援物比类，化之冥冥，循上及下，何必守经。今夫脉浮大虚者，是脾气之外绝，去胃外归阳明也。夫二火不胜三水，是以脉乱而无常也。四支解墯，此脾精之不行也。喘咳者，是水气并阳明也。血泄者，脉急血无所行也。若夫以为伤肺者，由失以狂也。不引《比类》，是知不明也。夫伤肺者，脾气不守，胃气不清，经气不为使，真脏坏决⑤，经脉傍绝，五脏漏泄，不衄则呕，此二者不相类也。譬如天之无形，地之无理，白与黑相去

---

①复问所：《太素·卷十六·脉论》作"问"，可据改。
②熟："热"之误字。
③消索：消散；散失。
④紧：据答语，疑是"虚"之误，吴崑《素问吴注》改作"虚"，可参。
⑤坏决：败坏。

远矣。是失吾过^①矣，以子知之，故不告子。明引《比类》《从容》，是以名曰《诊轻^②》，是谓至道也。

（《素问·示从容论》）

圣人之治病也，必知天地阴阳，四时经纪，五脏六腑，雌雄表里，刺灸砭石，毒药所主，从容人事，以明经道，贵贱贫富，各异品理，问年少长，勇怯之理，审于分部，知病本始，八正九候，诊必副矣。

（《素问·疏五过论》）

黄帝曰：余闻《九针》九篇，余亲授^③其调^④，颇得其意。夫九针者，始于一而终于九，然未得其要道也。夫九针者，小之则无内，大之则无外，深不可为下，高不可为盖，恍惚无穷，流溢无极。余知其合于天道人事四时之变也，然余愿杂之毫毛，浑束为一，可乎？岐伯曰：明乎哉问也。非独针道焉，夫治国亦然。

黄帝曰：余愿闻针道，非国事也。岐伯曰：夫治国者，夫^⑤惟道焉。非道，何可小大深浅杂合而为一乎？

黄帝曰：愿卒闻之。岐伯曰：日与月焉，水与镜焉，鼓与响焉。夫日月之明，不失其影；水镜之察，不失其形；鼓响之应，不后其声。动摇则应和^⑥，尽得其情。

---

①失吾过：《太素·卷十六·脉论》作"吾失过"，可据乙。
②轻：通"经"。《太素·卷十六·脉论》作"经"，所用是其本字。学者或主张据《太素》改"轻"作"经"，然考《孙子·计篇》"经之以五"，银雀山汉墓出土竹简《孙子》"轻之以五"，可知"轻"之通"经"，古有其例，故不烦改字。
③授：通"受"，接受。《太素·卷十九·知要道》作"受"，所用是其本字。
④调：犹辞。《文选·颜延之〈秋胡诗〉》"义心多苦调"，李善注："调，犹辞也。"
⑤夫：详文义，疑是"其"之误。
⑥动摇则应和：《太素·卷十九·知要道》作"治则动摇应和"，可据改。治，治理。

黄帝曰：窘乎哉！昭昭之明不可蔽，其不可蔽①，不失阴阳也。合而察之，切而验之，见而得之，若清水明镜之不失其形也。五音不彰，五色不明，五脏波荡，若是则内外相袭，若鼓之应桴，响之应声，影之似形。故远者司外揣内，近者司内揣外，是谓阴阳之极，天地之盖。请藏之灵兰之室，弗敢使泄也。

（《灵枢·外揣》）

视其外应，以知其内脏，则知所病矣。

（《灵枢·本脏》）

雷公问于黄帝曰：细子得受业，通于《九针》六十篇，旦暮勤服之，近者编绝，久者简垢②，然尚讽诵弗置，未尽解于意矣。《外揣》言浑束为一，未知所谓也。夫大则无外，小则无内，大小无极，高下无度，束之奈何？士之才力，或有厚薄，智虑褊浅，不能博大深奥，自强于学若③细子，细子恐其散于后世，绝于子孙，敢问约之奈何？黄帝曰：善乎哉问也！此先师之所禁坐私传之也，割臂歃血之盟也。子若欲得之，何不斋乎？

雷公再拜而起，曰请闻命。于是也，乃斋宿三日而请曰：敢问今日正阳④，细子愿以受盟。黄帝乃与俱入斋室，割臂歃血。

黄帝亲祝曰：今日正阳，歃血传方，有敢背此言者，反⑤受其殃。雷公再拜曰：细子受之。

---

①蔽：此后《太素·卷十九·知要道》有"者"字，可据补。

②近者编绝久者简垢：《太素·卷十四·人迎脉口诊》作"近者编绝，远者简垢"，然据杨注，似本作"远者编绝，近者简垢"，故可将"近""久"二字互乙，以与杨注一致。

③若：此前《太素·卷十四·人迎脉口诊》有"未"字，可据补。

④正阳：日中，中午。

⑤反：《太素·卷十四·人迎脉口诊》作"必"，可据改。

黄帝乃左握其手，右授之书，曰：慎之慎之，吾为子言之：凡刺之理，经脉为始；营其所行，知其度量；内刺①五脏，外刺②六腑；审察卫气，为百病母；调其虚实，虚实乃止；泻其血络，血尽不殆矣。雷公曰：此皆细子之所以通，未知其所约也。

黄帝曰：夫约方者，犹约囊也，囊满而弗约则输泄，方成弗约则神与弗③俱。雷公曰：愿为下材者，勿满而约之。

黄帝曰：未满而知约之以为工，不可以为天下师。

（《灵枢·禁服》）

请言解论，与天地相应，与四时相副，人参天地，故可为解。下有渐洳，上生苇蒲，此所以知形气之多少也。阴阳者，寒暑也。热则滋雨④而在上，根荄少汁，人气在外，皮肤缓，腠理开，血气减，汁⑤大泄，皮⑥淖泽。寒则地冻水冰，人气在中，皮肤致，腠理闭，汗不出，血气强，肉坚涩。当是之时，善行水者，不能往冰；善穿地者，不能凿冻；善用针者，亦不能取四厥；血脉凝结，坚搏不往来者，亦未可即柔。故行水者，必待天温，冰释冻解，而水可行，地可穿也。人脉犹是也。

（《灵枢·刺节真邪》）

---

①刺：《太素·卷十四·人迎脉口诊》作"次"，与《灵枢·经脉》作"次"者合，可据改。
②外刺：《太素·卷十四·人迎脉口诊》作"别其"，《灵枢·经脉》作"外别"，可据《经脉》改。
③与弗：《太素·卷十四·人迎脉口诊》作"弗与"，可据乙。
④雨：《太素·卷二十二·五邪刺》无，可据删。
⑤汁：《太素·卷二十二·五邪刺》作"汗"，可据改。
⑥皮：《太素·卷二十二·五邪刺》作"肉"，可据改。

【简评】

《灵》《素》两经撰著时期，中国传统思维方法已趋成熟。取象思维、整体思维、变易思维、辩证思维等思维方式在医学中的大量应用，铸就了中国古代医学的独特理论形式，并决定了中国医学发展的轨道。

"以我知彼，以表知里"，"司外揣内"，"司内揣外"，是经中披露的古医家认知世界和自我的方式，如同《周易·系辞下》的"远取诸物，近取诸身"一样。对事物的认知每从象起："五脏之象，可以类推"，"阴阳者，不以数推，以象之谓也"，"视其外应，以知其内脏"。所谓"象"，《周易·系辞上》说："见乃谓之象。"王冰说："象谓所见于外，可阅者也。"就是通过闻见所得到的物象、表象。认识象之后，第二步就是分门别类，即"援物比类""别异比类"。物象的简单相似可归为一类，如"天圆地方，人头圆足方以应之"，更多地是将属性相同或相近的事物归为一类。属性是表象加工后的产物，相当于"立象以尽意"。意象可用图象、符号象征其意义，医学经典中则多用阴阳和五行来归纳纷繁的事物。《素问·阴阳应象大论》按"以象之谓"，将天地中各种事物分为彼此关联的阴阳两大类，或分置于五行架构之中。明代医家马莳称："此以天地之阴阳，合于人身之阴阳，其象相应，故名篇。"《素问·六节藏象论》篇名中也突出了"象"字，篇中按"五脏之象，可以类推"的原则，集中回答了"藏象何如"之问，提出了以五脏为中心，内连组织器官，外应阴阳四时，全身拥有五大功能系统的藏象学说。

象思维借用一些具有特殊含义的数，推演事物的彼此关联，称为运数比类。如，由一年月数之十二，推出大地上有十二经水（河流），进而推出人身有十二经脉；由一年计三百六十五日，推定人身有三百六十五个腧穴。属阴的脏有五，属阳的腑为六，或与"天六地五，数之常也"（《国语·周语下》）有关。天周二十八星宿，应于人则有二十八脉、二十八会。"天地之至数，始于一，终于九焉。一者天，二者地，三者人，因而三之，三三者九，以应九野"（《素问·三部九候论》），由此而推出脉分三部，每部有三候，合称三部九候，人有九脏（形脏四，神脏五）、九窍。《经》中还引用干支数、五行生成数、九宫数来说明或代表身内外的事物。

　　两经中多次言及"人与天地相参"，充分认识到人的生命活动不是孤立的，而是与周围环境密切相关、息息相通。因此，必须将个体的人乃至人群置于大自然和人类社会之中，即生命之道和医道"上合于天，下合于地，中合于人事"。这就要求医者要"上知天文，下知地理，中知人事"，运用整体思维来认知复杂的生命现象，察观疾病的发生发展，把握疾病的防治。《素问》的《金匮真言论》和《阴阳应象大论》详列天地人三界事物，并以五行属性之同异而别为五类，包括天之五气（风、暑、湿、燥、寒）、五星、五时、五音，地之五方、五材、五谷、五畜、五色、五味、五气（臊、焦、香、腥、腐），人之五脏、五志、五体、五官、五声，皆有所归。同类者相通相应，异类间相生相制，组合成一个庞大的统一的整体。这样，人的五脏已不只是解剖层面上器官的五脏，而是四时五方的五脏，接受天地间信息的五脏，发出信息指令达于四肢百骸的五脏。《素问·灵兰秘典论》则以社会结构王朝君臣的智能，说明人体器官之间"十二脏之相使"，分工合作，步调统一，否则"形乃大伤"，折寿病亡。对疾病的诊治，《经》中也主张从自然、社会及人自身多个方面通盘考虑："圣人之治病也，必知天地阴阳，四时经纪，五脏六腑，雌雄表里，刺灸砭石，毒药所主，从容人事，以明经道，贵贱贫富，各异品理，问年少长，勇怯之理，审于分部，知病本始，八正九候，诊必副

矣。"（《素问·疏五过论》）

运动变化是事物的本质属性。两经充分地展现了天地万物的动态图景。在自然界，天体运动被誉为"天运转大"（《素问·脉要精微论》），天地之气呈现"天气下降，气流于地；地气上升，气腾于天。故高下相召，升降相因，而变作矣"。在人，气的运动形式为升降出入，或谓："气之不得无行也，如水之流，如日月之行不休……如如环之无端。"这一切都是在时间流转中完成的，时间意味着变化过程，时间意味着生命秩序。四时递嬗是最受重视的时间因素，"四时阴阳者，万物之根本也"，"阴阳四时者，万物之终始也，死生之本也"（《素问·四气调神大论》），"春生夏长，秋收冬藏，是气之常也，人亦应之"（《灵枢·顺气一日分为四时》）等，不胜枚举。

事物发展变化的动因是事物内部的矛盾运动，《经》中的表述是："阴阳者，天地之道也，万物之纲纪，变化之父母，生杀之本始"（《素问·阴阳应象大论》）；"阴阳相错，而变由生也"（《素问·天元纪大论》）。即阴阳的对立统一、相反相成是宇宙间的基本法则。由此观之，两经中频繁出现的此类名词术语，除阴阳外还有刚柔、清浊、善恶、贵贱、勇怯、雌雄、外内、表里、上下、左右、先后、逆从（逆顺）、本末（标本）、藏泻、升降、出入、脏腑、气血、津液、精神、魂魄、肥瘦、强弱、坚脆、厚薄、小大、动静、缓急、泽天、散抟（搏）、浮沉、滑涩、徐疾、寒热、虚实、盛衰、开阖、真邪、补泻、迎随、浅深、寿夭、死生，等，皆取义于对立统一，一如老子的"反者道之动"。如此方能灵动地、全面地反映机体和疾病的性质和状态，找到保持和恢复健康、治愈疾病的有效方法，这应是运用变易思维或曰辩证思维的结果。辩证思维方式为临床辨证论治提供了方法学依据。

四、医道传承理念与法规

藏之心意，合心于精，非其人勿教，非其真勿授，是谓得道。

（《素问·金匮真言论》）

帝曰：余闻得其人不教，是谓失道，传非其人，慢泄天宝。余诚菲德，未足以受至道；然而众子哀其不终，愿夫子保于无穷，流于无极，余司其事，则而行之奈何？岐伯曰：请遂言之也。《上经》曰：夫道者，上知天文，下知地理，中知人事，可以长久。此之谓也。

（《素问·气交变大论》）

黄帝坐明堂[①]，召雷公而问之曰：子知医之道乎？雷公对曰：诵而颇能解，解而未能别，别而未能明，明而未能彰，足以治群僚，不足至侯王。愿得受树天之度，四时阴阳合之，别星辰与日月光，以彰经术，后世益明，上通神农，著至教，疑于二皇。

帝曰：善。无失之，此皆阴阳表里、上下雌雄相输应也。而道上知天文，下知地理，中知人事，可以长久，以教众庶，亦不疑殆，医道论篇，可传后世，可以为宝。雷公曰：请受道，讽诵用解。

帝曰：子不闻《阴阳传》乎？曰：不知。

曰：夫三阳天[②]为业，上下无常，合而病至，偏害阴阳。雷公曰：三阳莫当，请闻其解。

---

①黄帝坐明堂：本段校勘参看本篇"一、天人观"。

②天：郭霭春主编《黄帝内经素问校注》云："'天'疑作'之'。'天'与'之'草书形近致误。"可参。《太素·卷十六·脉论》作"太阳"，与新校正云"按《太素》'天'作'太'"不合，疑《太素》经文本无"阳"字，后世辗转传抄，后涉杨注"三阳，太阳也"而衍此字。

帝曰：三阳独至者，是三阳并至，并至如风雨，上为巅疾，下为漏病。外无期，内无正，不中经纪，诊无上下，以书别。雷公曰：臣治疏，愈说意①而已。

帝曰：三阳者，至阳也，积并则为惊，病起疾风②，至如礔砺③，九窍皆塞，阳气滂溢，干嗌喉塞。并于阴，则上下无常，薄为肠澼。此谓三阳直心，坐不得起，卧者便身全，三阳之病。且以知天下，何④以别阴阳，应四时，合之五行。雷公曰：阳言不别，阴言不理，请起受解，以为至道。

帝曰：子若受传，不知合至道以惑师教，语子至道之要。病伤五脏，筋骨以消，子言不明不别，是世主学尽矣。肾且绝，惋惋日暮⑤，从容不出，人事不殷。

（《素问·著至教论》）

黄帝曰：呜呼远哉！闵闵乎若视深渊，若迎浮云，视深渊尚可

---

①愈说意：清·孙诒让《札迻·卷十一·素问王冰注》谓"愈"，"当读为'偷'"，"偷，苟且也"。今从之。另，《太素·卷十六·脉论》作"韩脱意"。考"韩"为"幹"之俗字，通"乾"，简作"干"，有"空""徒"之意，与"愈"之训为"苟且""敷衍"义有可通，而"脱""说"则可通用，故无论是"愈说意"还是"干脱意"，皆"只能敷衍地说一说表面大意而已"之义。惟疑"愈"字为古医经原貌，后人因其字难解，以"乾"（今简作"干"）易之，而俗书作"韩"。

②病起疾风：《太素·卷十六·脉论》作"病起而如风"。按：疑"疾"为"如"之误，或其前脱"如"字。

③礔砺：古同"霹雳"。

④何：《太素·卷十六·脉论》作"可"，可据改。

⑤肾且绝惋惋日暮：惋，叹息，怅恨，此处作心情不舒解。日暮，当作"旦暮"，犹言终日。新校正云："按《太素》作'肾且绝死死旦暮也。'"（引者注：此从古林书堂本、读书堂本，顾从德本作'日暮'，误。）是其证。惋，俗作"惋"，右半部下方形近于"死"，《太素》作"死"，或即"惋"之朽文。

测，迎浮云莫知其际①。圣人之术，为万民式，论裁志意，必有法则，循经守数，按循医事，为万民副，故事有五过四德，汝知之乎？

雷公避席再拜曰：臣年幼小，蒙愚以惑，不闻五过与四德，《比类》《形名》，虚引其经，心无所对。

（《素问·疏五过论》）

《上经》者，言气之通天也；《下经》者，言病之变化也；《金匮》者，决死生也；《揆度》者，切度之也；《奇恒》者，言奇病也。所谓奇者，使奇病不得以四时死也；恒者，得以四时死也。所谓揆者，方切求之也，言切求其脉理也；度者，得其病处，以四时度之也。

（《素问·病能论》）

黄帝闲居，辟②左右而问于岐伯曰：余已闻《九针》之经论，阴阳逆顺，六经已毕，愿得口问。岐伯避席再拜曰③：善乎哉问也，此先师之所口传也。

黄帝曰：愿闻口传。岐伯答曰：夫百病之始生也，皆生于风雨寒暑，阴阳喜怒，饮食居处。大惊卒恐，则血气分离，阴阳破败，经络厥绝，脉道不通，阴阳相逆，卫气稽留，经脉虚空，血气不次，乃

灵素新编

---

①际：清·于鬯《香草续校书·内经素问》云："'际'字当依《六微旨大论》作'极'。'极'与上文'测'字，下文'式'字、'则'字、'副'字、'德'字为韵。若作'际'，则失韵矣。王注云'际不守常'，殊无义。或本是'极不守常'，正未可知。林校云'详此文与《六微旨大论》文重。'又《六微旨大论》校云：'详此文与《疏五过论》文重。'两校皆言文重，不言字异，则林所见本当尚未误'极'为'际'也。（朱骏声《说文通训》云：'《素问·疏五过论》叶测、极、式、则、副、德。'则朱似尚曾见未误之本。）"可从。按：考古林书堂本、读书堂本、居敬堂本等皆作"际"，未见作"极"者，惟朱骏声《说文解字通训》、清·江有诰《先秦韵读》皆引作"极"，疑是据《六微旨大论》作"极"者所改。

②辟：《太素·卷二十七·十二邪》作"避"，二字古可通用，意谓"去"也。

③曰：此前《太素·卷二十七·十二邪》有"对"字，可据补。

失其常。论不在经者，请道其方。

（《灵枢·口问》）

黄帝曰：余闻先师，有所心藏，弗著于方[1]。余愿闻而藏之，则而行之，上以治民，下以治身，使百姓无病，上下和亲，德泽下流，子孙无忧，传于后世，无有终时。

（《灵枢·师传》）

道，昭乎其如旦醒，窘乎其如夜瞑，能被而服之，神与俱成，毕将服之，神自得之，生神之理，可著于竹帛，不可传于子孙。

（《灵枢·病传》）

雷公问于黄帝曰[2]：细子得受业，通于《九针》六十篇，旦暮勤服之，近者编绝，久者简垢，然尚讽诵弗置，未尽解于意矣。《外揣》言浑束为一，未知所谓也。夫大则无外，小则无内，大小无极，高下无度，束之奈何？士之才力，或有厚薄，智虑褊浅，不能博大深奥，自强于学若细子，细子恐其散于后世，绝于子孙，敢问约之奈何？黄帝曰：善乎哉问也！此先师之所禁，坐私传之也，割臂歃血之盟也。子若欲得之，何不斋乎？

雷公再拜而起，曰请闻命。于是也，乃斋宿三日而请曰：敢问今日正阳，细子愿以受盟。黄帝乃与俱入斋室，割臂歃血。

黄帝亲祝曰：今日正阳，歃血传方，有敢背此言者，反受其殃。雷公再拜曰：细子受之。

黄帝乃左握其手，右授之书，曰：慎之慎之，吾为子言之。凡

---

①方：古人记事之板。
②雷公问于黄帝曰：本段校勘参看本篇"三、认知与思维"。下四段同。

刺之理，经脉为始，营其所行，知其度量，内刺五脏，外刺六腑，审察卫气，为百病母，调其虚实，虚实乃止，泻其血络，血尽不殆矣。雷公曰：此皆细子之所以通，未知其所约也。

黄帝曰：夫约方者，犹约囊也，囊满而弗约，则输泄，方成弗约，则神与弗俱。雷公曰：愿为下材者，勿满而约之。

黄帝曰：未满而知约之，以为工，不可以为天下师。

（《灵枢·禁服》）

黄帝问于岐伯曰：余闻《九针》于夫子，众多矣，不可胜数，余推而论之，以为一纪。余司诵之①，子听其理，非则语余，请其②正道，令可久传，后世无患，得其人乃传，非其人勿言。岐伯稽首再拜曰：请听圣王之道。

雷公问于黄帝曰：《针论》曰：得其人乃传，非其人勿言。何以知其可传？黄帝曰：各得其人，任之其能，故能明其事。

雷公曰：愿闻官能奈何？黄帝曰：明目者，可使视色。聪耳者，可使听音。捷疾辞语③者，可使传论语④。徐而⑤安静手巧而心审谛者，可使行针艾，理血气而调诸逆顺，察阴阳而兼诸方。缓节柔筋而心和调者，可使导引行气。疾毒言语⑥轻人者，可使唾痈呪⑦病。爪苦手毒，为事善伤者，可使按积抑痹。各得其能，方乃可行，其名乃彰。不得其人，其功不成，其师无名。故曰：得其人乃言，非其人

---

①司诵之：《灵枢识》："简按：司，主也。言帝自主诵之也。"
②其：《太素·卷十九·知官能》作"受"，可据改。
③捷疾辞语：《太素·卷十九·知官能》作"接疾辞给"。
④论语：论辩，辩议。
⑤传论语徐而：《太素·卷十九·知官能》作"传论而语余人"，杨上善注云"此可为物说道以悟余人"，或其所据本原作"传论而悟余人"。
⑥疾毒言语：疾，恶毒。疾毒言语，即言语刻薄恶毒。
⑦呪：古同"祝"。诅咒。《太素·卷十九·知官能》即作"祝"。

勿传，此之谓也。手毒者，可使试按龟，置龟于器下而按其上，五十日而死矣；手甘①者，复生如故也。

（《灵枢·官能》）

---

①甘：和缓。

藏象篇

一、概述

帝曰：藏象何如？

（《素问·六节藏象》）

五脏之象，可以类推。

（《素问·五脏生成》）

黄帝曰：脏腑之在胸胁腹里①之内也，若匣匮之藏禁器也，各有次舍，异名而同处，一域之中，其气各异，愿闻其故。黄帝曰：未解其意，再问②。岐伯曰：夫胸腹③，脏腑之郭也。膻中者，心主之宫城也。胃者，太仓也。咽喉、小肠者，传送④也。胃之五窍者，闾里

---

①里：《太素·卷二十九·胀论》作"裹"，可据改。

②黄帝曰未解其意再问：刘衡如校云："此八字（引者注：指'黄帝未解其意再问'八字）《甲乙经》卷八第三及《太素·卷二十九·胀论》均无，当是后人沾注，混入正文后，又被人加一'曰'字。"可据删。

③胸腹：此后《太素·卷二十九·胀论》有"者"字，可据补。

④送：《太素·卷二十九·胀论》作"道"，可据改。

门户也①。廉泉、玉英者，津液之道也。故五脏六腑者，各有畔界，其病各有形状。

（《灵枢·胀论》）

　　黄帝问于岐伯曰：人之血气精神者，所以奉生而周于性命者也。经脉者，所以行血气而营阴阳，濡筋骨，利关节者也。卫气者，所以温分肉，充皮肤，肥腠理，司关阖者也。志意者，所以御精神，收魂魄，适寒温，和喜怒者也。是故血和则经脉流行，营覆阴阳，筋骨劲强，关节清②利矣。卫气和则分肉解利，皮肤调柔，腠理致密矣。志意和则精神专直，魂魄不散，悔怒不起，五脏不受邪矣。寒温和则六腑化谷，风痹③不作，经脉通利，肢节得安矣。此人之常平也。

　　五脏者，所以藏精神血气魂魄者也。六腑者，所以化水谷而行津液者也。此人之所以具受于天也，无④愚智贤不肖，无以相倚也。

　　五脏者，所以参天地、副阴阳而连四时⑤、化五节者也。

　　视其外应，以知其内脏，则知所病矣。

（《灵枢·本脏》）

----

①胃之五窍者闾里门户也：杨上善注："咽、胃、大肠、小肠、膀胱等窍，皆属于胃，故是脏腑闾里门户也。"张介宾注："胃之五窍为闾里门户者，非言胃在五窍，正以上自胃脘、下至小肠大肠，皆属于胃，故曰闾里门户。如咽门、贲门、幽门、阑门、魄门，皆胃气之所行也，故总属胃之五窍。"章楠《灵素节注类编》注："胃之五窍：唇、齿、咽，胃之上口名贲门，下口名幽门，共五窍也。"今人廖育群则提出，"考虑到在古代脏器划分中，并没有十二指肠，因而胃之五窍实际上应该是指胃的上口、下口及肝、胆、胰开口于十二指肠部位"。见仁见智，颇有不同。
②清：《太素·卷六·五脏命分》作"滑"，可据改。
③风痹：泛指疾病。《灵枢·寿夭刚柔》："病在阳者，命曰风；病在阴者，命曰痹；阴阳俱病，命曰风痹。"
④无：《太素·卷六·五脏命分》无，可据删。
⑤运四时：史常永《灵枢新考》云："连四时义不可解，应作运四时，疑连为运之烂文或笔误。"可从。

黄帝问于岐伯曰：经脉十二者，外合于十二经水，而内属于五脏六腑。夫十二经水者，其有①大小、深浅、广狭、远近各不同②，五脏六腑之高下、大小、受谷之多少亦不等，相应奈何？夫经水者，受水而行之；五脏者，合神气魂魄而藏之；六腑者，受谷而行之，受气而扬之；经脉者，受血而营之。合而以治奈何？刺之深浅，灸之壮数，可得闻乎？岐伯答曰：善哉问也！天至高不可度，地至广不可量，此之谓也。且夫人生于天地之间，六合之内，此天之高、地之广也，非人力之所能度量而至也。若夫八尺之士，皮肉在此，外可度量切循而得之，其死可解剖③而视之。其脏之坚脆，腑之大小，谷之多少，脉之长短，血之清浊，气之多少，十二经之多血少气，与其少血多气，与其皆多血气，与其皆少血气，皆有大数。其治以针艾，各调其经气，固其常有合乎④。

（《灵枢·经水》）

夫心藏神，肺藏气，肝藏血，脾藏肉，肾藏志，而此成形。志意通，内连骨髓，而成身形。

（《素问·调经论》）

脏有要害，不可不察。肝生于左，肺藏于右，心部于表，肾治

---

① 有：《太素·卷五·十二水》无，可据删。

② 同：原作"固"，据古林书堂本、医统正脉本改。

③ 解剖：《太素·卷五·十二水》作"解部"。"剖"俗可作"部"，《可洪音义》曾屡言之。杨上善不识此字，误以"解其身部"释之，范行准认为当以"解部"为是，亦为未得。

④ 乎：表示肯定的语气。《韩非子·解老》："故曰：礼者，忠信之薄也，而乱之首乎。"

于里，脾为之使，胃为之市①。鬲肓之上，中有父母②；七节之傍，中有小心③。从之有福，逆之有咎。

（《素问·刺禁论》）

黄帝问于伯高曰④：愿闻人之肢节以应天地，奈何？伯高答曰：天圆地方，人头圆足方以应之。天有日月，人有两目。地有九州，人有九窍。天有风雨，人有喜怒。天有雷电，人有音声。天有四时，人有四肢。天有五音，人有五脏。天有六律，人有六腑。天有冬夏，人有寒热。天有十日，人有手十指。辰有十二，人有足十指、茎、垂以应之；女子不足二节，以抱人形。天有阴阳，人有夫妻。岁有三百六十五日，人有三百六十节。地有高山，人有肩膝。地有深谷，人有腋腘。地有十二经水，人有十二经脉。地有泉脉，人有卫气。地

---

①肝生于左……胃为之市：张家山汉墓出土古兵家著作《盖庐》有"东方为左，西方为右，南方为表，北方为里"的记述，此说亦见于敦煌变文《晏子赋》中。据此，则前四句所论实为肝、肺、心、肾与四方的关系，后两句分别以"使""市"喻脾、胃，强调作为中土的脾胃对上述四脏的辅助作用。再结合五方、五行与四时的关系，可知其实质是强调肝应春、心应夏、肺应秋、肾应冬，而脾胃则"转味而入出""通于土气"的重要性。

②鬲肓之上中有父母：杨上善注云："心为阳，父也；肺为阴，母也。肺主于气，心主于血，共营卫于身，故为父母也。"王冰注云："鬲肓之上，气海居中，气者生之原，生者命之主，故气海为人之父母也。"今学者多从杨注。然考前文已论及心肺，故疑王注为得，即此"父母"指的是气海，亦即膻中。

③七节之傍中有小心：小心，《太素·卷十九·知针石》作"志心"。据王引之《经义述闻》，"志"有"小"义，则"志心"即"小心"。然其具体所指，诸家认识不一。杨上善注云："脊有三七二十一节，肾在下七之傍。肾神曰志，五脏之灵皆名为神，神之所以任物，得名为心，故志心者，志（引者注：疑为'肾'之误）之神也。"指"志心"为肾；王冰注云"小心谓真心，神灵之宫室"，以心为小心；马莳指"小心"为心包络；吴崑、张介宾指"小心"为命门；张志聪、高世栻指"小心"为膈俞穴；今人李今庸则谓"七"为"十"之误字，小心即胆，而本句是说自大椎算起，第十椎之旁为胆俞。按：前文已论五脏及胃，且本句与"鬲肓之上"相对，故指心、指肾、指心包、指胆、指膈俞穴似皆不可取；谓是"命门"，亦与《内经》之说不合，似亦不可取。考《医心方·卷二·诸家取背输法第二》云："《黄帝九卷》曰：若取人节解者，可从大椎骨头直下至尻尾骨端度取，分为二十二分，还约背当分，分上即其穴也。"似杨氏逆数脊椎取下七节之说确有所承。若此则志心（或作"小心"）在下七节之旁，正与上"鬲肓之上"相对。或古人认为此处某器官于人体生命至关重要，故称其为小心。

④黄帝问于岐伯曰：本段校勘参看"哲理篇·一、天人观"。

有草䔿，人有毫毛。天有昼夜，人有卧起。天有列星，人有牙齿。地有小山，人有小节。地有山石，人有高骨。地有林木，人有募筋。地有聚邑，人有䐃肉。岁有十二月，人有十二节。地有四时不生草，人有无子。此人与天地相应者也。

（《灵枢·邪客》）

【简评】

　　《素问·六节藏象论》提出了"藏象"这一富有中国传统文化内涵的命题，用以认识、探究人体的结构和功能，诠释复杂的生命现象。从两经有关篇章对人体各部位包括内脏器官的形态、位置及命名的记述来看，古人确实进行了"皮肉在此，外可度量切循而得之，其死可解剖而视之"的科学实验，奠定了藏象学说的解剖学基础。不过，限于当时的解剖水平，尚无法弄清许多器官的内部结构，更难确知其功能作用，处于"至道在微，变化无穷，孰知其原"阶段。在探寻生命奥秘的历程中，上古医家采用了通行的认识世界的手段，审视人体及生命活动。借助意象思维等思维方式，以气、阴阳、五行为媒介和架构，"论理人形，列别脏腑，端络经脉"，将全身的内脏器官、形体组织合各种功能组合到一定的体系之中。这样，体现天人之间、整体与部分之间、实体与功能之间有序联系的藏象学说便诞生了。

　　由于不同地域或不同阶段的医家对藏象的认知角度和归纳方式有同有异，书之于两经便有各种表述方式。以今之见，各种说法均与实际不能完全相合，可视为对人体结构与功能的模拟。换句话说，两经之中提出了多种藏象模式或模型。

二、藏象模式

（一）九脏

夫自古通天者，生之本，本于阴阳。其气九州、九窍，皆通乎天气。故其生五，其气三。三而成天，三而成地，三而成人，三而三之，合则为九。九分为九野，九野为九脏，故形脏四，神脏五，合为九脏以应之也。

（《素问·六节藏象论》）

三部者，各有天，各有地，各有人。三而成天，三而成地，三而成人。三而三之，合则为九，九分为九野，九野为九脏。故神脏五，形脏四，合为九脏。五脏已败①，其色必夭，夭必死矣。

（《素问·三部九侯论》）

（二）十一脏

帝曰：藏象何如？岐伯曰：心者，生之本，神之变②也，其华在面，其充在血脉，为阳中之太阳，通于夏气。肺者，气之本，魄之处也，其华在毛，其充在皮，为阳中之太阴③，通于秋气。肾者，主蛰④，封藏之本，精之处也，其华在发，其充在骨，为阴中之少阴⑤，通于冬气。肝者，罢极⑥之本，魂之居也，其华在爪，其充在

---

①五脏已败：此后法藏敦煌文献P.3287有"刑脏以竭者"五字，或可据补"形脏已竭者"。
②神之变：新校正云："详'神之变'，全元起本并《太素》作'神之处'。"可据改。
③太阴：新校正云："按'太阴'，《甲乙经》并《太素》作'少阴'，当作'少阴'。肺在十二经虽为太阴，然在阳分之中，当为少阴也。"可从。
④主蛰：详文义文例，疑是古注误入正文。
⑤少阴：新校正云："按全元起本并《甲乙经》《太素》'少阴'作'太阴'，当作'太阴'。"可从。
⑥罢极：疲惫；困顿。罢，通"疲"。"罢极"为同义复词，乃熟语，《史记》《汉书》习见。

筋，以生血气①，其味酸，其色苍②，此为阳中之少阳③，通于春气。

脾、胃、大肠、小肠、三焦、膀胱者，仓廪之本，营之居也，名曰器，能化糟粕，转味而入出者也，其华在唇四白，其充在肌，其味甘，其色黄④，此至阴之类，通于土气⑤。凡十一脏取决于胆也。

（《素问·六节藏象论》）

（三）十二脏（官）

黄帝问曰：愿闻十二脏之相使，贵贱何如？岐伯对曰：悉乎哉问也，请遂言之。心者，君主之官也，神明出焉。肺者，相傅之官，治节出焉。肝者，将军之官，谋虑出焉。胆者，中正之官，决断出焉。膻中者，臣使之官，喜乐出焉。脾胃者，仓廪之官，五味出焉。大肠者，传道之官，变化出焉。小肠者，受盛之官，化物出焉。肾者，作强之官，伎巧出焉。三焦者，决渎之官，水道出焉。膀胱者，州都之官，津液藏焉，气化则能出矣。凡此十二官者，不得相失也。故主明则下安，以此养生则寿，殁世不殆，以为天下则大昌。主不明则十二官危，使道闭塞而不通，形乃大伤，以此养生则殃，以为天下者，其宗大危。戒之戒之！至道在微，变化无穷，孰知其原！窘乎哉，消者瞿瞿⑥，孰知其要！闵闵之当，孰者为良！恍惚之数，生于毫厘；毫厘之数，起于度量；千之万之，可以益大；推之大之，其形

①以生血气：《素问识》云："'以生血气'最可疑，宜以上文例删此四字。"可从。
②其味酸其色苍：新校正云："详此六字当去。"可从。
③阳中之少阳：新校正云："按全元起本并《甲乙经》《太素》作'阴中之少阳'，当作'阴中之少阳'。"可从。
④其味甘其色黄：新校正云："详此六字当去。"可从。
⑤脾胃大肠小肠三焦膀胱者……通于土气：《读素问钞》云："此处疑有错误，当云：脾者，仓廪之本，营之居也，其华在唇四白，其充在肌，此至阴之类，通于土气。胃、大肠、小肠、三焦、膀胱，名曰器，能化糟粕，转味而入出者也。"可参。
⑥消者瞿瞿：新校正云："按《太素》作'肖者濯濯'。"疑本作"肖者瞿瞿"。肖者，贤者。瞿瞿，勤谨貌。《诗·唐风·蟋蟀》："良士瞿瞿。"

乃制。

黄帝曰：善哉。余闻精光之道，大圣之业，而宣明大道，非斋戒择吉日，不敢受也。黄帝乃择吉日良兆，而藏灵兰之室，以传保①焉。

（《素问·灵兰秘典论》）

五脏六腑，心为之主，耳为之听，目为之候，肺为之相，肝为之将，脾为之卫，肾为之主外②。

（《灵枢·五癃津液别》）

【简评】

体内器官的数目究竟是多少？九脏、十一脏，还是十二脏？不同的说法大概反应了不同医家或不同历史时期的认识。其中，九脏之说可能最先出现，《周礼·天官冢宰·疾医》就曾说："两之以九窍之变，参之以九脏之动。"惜未见言及九脏的构成。《素问》两篇称"九脏"的文章，似是沿袭《周礼》之说，并补充了脏数为九是合乎"天地之至数，始于一，终于九"之类的理论依据。《素问》的"九脏"说较《周礼》进了一步，提到了九脏的构成是"神脏五，形脏四"。

---

①传保：清·于鬯《香草续校书》云："保，读为'宝'。""'传保'即'传宝'。"按：《周礼》有"其宝物世传守之"语，而"保"有"守"义，此"传保"自可解作"传守"，即世代相传、守而无失之意。如此则不烦改字，自较视作"宝"之通假字为优。

②外：《太素·卷廿九·津液》作"水"。"水""外"形近，古书多有相讹者，如《素问·调经论》经文之"孙络外溢"，古林书堂本、读书堂本、顾从德本俱作"孙络水溢"而金残本不误，王冰注文中"孙络外溢"，顾从德本误作"经络水溢"，而金残本、古林书堂本、读书堂本不误，即是其例。此处"主外""主水"，学者主张不一，甚至认为二者皆误。如史常永《灵枢新考》云："肾为之主外，于义无解……《太素》作肾为之主水，意义虽可说得通，但在此处不类。此处疑应作肾为之伎。"然考《灵枢·师传》有"肾者主为外"之语，与此相合，故疑当以《灵枢》为是，而史说与"主水"之说皆不可从。

神脏，即藏神之脏，计有肝、心、脾、肺、肾五个，对此，注家皆无异议。对于形脏之四，注家的意见大抵可分为两种，一是王冰谓即指头角、耳目、口齿、胸中，二是马莳等谓指胃、大肠、小肠、膀胱四者。头角、耳目等与经中所言"脏者藏也"这一标准不合，胃、大肠、小肠、膀胱四者虽合乎这一标准，但数目为四又少于神脏外的有形器官之数，故亦难断定胃、大肠、小肠、膀胱是否确实是"形脏四"的原义。

《素问·六节藏象论》在同一篇中又重点推出了十一脏之说（宋臣新校正云：本篇中与九脏说相关的论述，"全元起注本及《太素》并无，疑王氏之所补也"。据此，则九脏说与十一脏说两部分文字，在原始文献中并非在同一篇），以回答"藏象何如"之问，通过十一个器官及其相互关系构建藏象理论体系。这一体系提出了以心、肺、肝、脾、肾为中心（五脏为本），内连五体、五色，外应阴阳四时的"四时五脏阴阳"的藏象模式。需要指出的是，十一脏中除了作为中心的五脏外，将胃、大肠、小肠、三焦、膀胱附于脾下，合称"至阴之类"，意为脾居消化道和水气转输道路诸器官的统领地位，似有深意。还将胆置于诸脏之外，称"十一脏取决于胆"，"取决"不等于"主宰"，可理解为胆对各脏腑具有制约作用。文中对胆另书一笔，与它篇或将其列入六腑，或将其归于奇恒之腑，或官居"中正"，或关乎勇怯等说法类似，都表明胆的定位尚未取得共识，其功能作用尚在探讨之中。

十二脏亦称十二官，谓胸腹腔内的器官的数目为十二个。十二脏既有贵贱主从之分，又须相使为用，才能保证全身是一个统一的整体。这样的整体颇似一个国家，上有君王，下有众臣，各级各地臣民共同奉行国君之令，不各自为政，方有举国的安定富强，故以王朝政体为喻，构筑了王朝职官藏象模型。这个模型与四时五脏阴阳模型的不同之处，在于彼为五大系统并列，此为十二官等级分明，突出了君主之官——心的统帅作用。

有学者提出，《灵兰秘典论》中官职名称有曹魏时期始设立的"中正"和"州都"，且篇中内容不见于《针灸甲乙经》，故该篇肯定是公元3世纪以后的作品。这个见解有一定道理，但若结合《灵枢》观之，似可再商。本节所引《灵枢》文已明示"心为之主"，"肺为之相"，"肝为之将"，与《灵兰秘典论》同；其"脾为之卫，肾为之主外"等又为别说。因此，可以认为《灵兰秘典论》是对前人已有之论的修改和完善，其撰写时代也未必迟至晋唐。又视"受盛""传道""作强""决渎"等皆非历代职官之名，取其意而已，那么"中正""州都"也可能只是对一种职业特点的概括之语，作为官名，用以断代，不甚可靠。更何况皇甫谧撰集《甲乙经》之时，对于《素问》等书，曾"删其浮辞"，而本段所论与《甲乙经》主旨无关，若被皇甫氏视为浮辞而删之，亦未可知。

（四）奇恒之腑与传化之腑

黄帝问曰：余闻方士，或以脑髓为脏[1]，或以肠胃为脏，或以为腑。敢问更相反，皆自谓是，不知其道，愿闻其说。岐伯对曰：脑、髓、骨、脉、胆、女子胞，此六者，地气之所生也，皆藏于阴而象于地，故藏而不泻，名曰奇恒之腑。夫胃、大肠、小肠、三焦、膀胱，此五者，天气之所生也，其气象天，故泻而不藏，此受五脏浊气，名曰传化之腑，此不能久留，输泻者也。魄门亦为五脏使，水谷不得久藏。

（《素问·五脏别论》）

[1]或以脑髓为脏：此后《太素·卷六·脏腑气液》有"或以为腑"一句，可据补。

【简评】

《素问·五脏别论》旨在论述器官的分类。该篇扩充了器官的数目，将脑、髓、骨、脉、女子胞也包括进来。古医家在何者为脏、何者为腑的争鸣过程中，存有歧义，争论不休，披露了脑、髓和肠胃都曾被某学派认为是脏的这一历史情节。后据天师岐伯的权威性结论而趋向一致，记载于《五脏别论》之中。由于将"脑"排除在脏之外，其被关注度必然会降低，后人对脑的结构和功能的探讨几乎止步不前。于是以人体的五脏为中心的格局一直延续下来，脑的各种功能也就"分散"给五脏了。应该说这是医学史上的一桩憾事。

该器官分类的依据非为器官之形，而是其气。"其气象地"，主藏主静的脑、髓、骨、脉、胆、女子胞称奇恒之腑；"其气象天"，主动主输的胃、大肠、小肠、膀胱、三焦称传化之腑。依此律，"藏精气而不泻"的五脏之气亦当象地，"传化物而不藏"的六腑之气亦当象天。胆本为六腑之一员，又在此进入"奇恒之腑"队伍之中，象天抑或象地？在古人眼中，胆汁并非常泻之物，是清稀的安藏于器官中的"精汁"，不同于不断转输向下的肠中糟粕，故将它列入"奇恒之腑"。在另一背景下，将胆归到"六腑"之列，统言之，其性与余五腑则混称了。有谓该篇的六腑为传化五腑的五个器官加上魄门（肛门）者，然既称魄门，为粪便之出口，何以称腑？若是，则膀胱尿液的出口——尿道口亦可称腑了。

（五）三焦

三焦者，决渎之官，水道出焉。

三焦者，中渎之府也，水道出焉，属膀胱，是孤之腑也，是六腑之所与合者。

（《灵枢·本输》）

肾应骨，密理厚皮者，三焦、膀胱厚；粗理薄皮者，三焦、膀胱薄。疏腠理者，三焦、膀胱缓；皮急而无毫毛者，三焦、膀胱急。毫毛美而粗者，三焦、膀胱直；稀毫毛者，三焦、膀胱结也。

（《灵枢·本脏》）

黄帝曰：愿闻营卫之所行，皆何道从来？岐伯答曰：营出于中焦，卫出于下焦[①]。

黄帝曰：愿闻三焦之所出。岐伯答曰：上焦出于胃上口，并咽以上，贯膈而布胸中，走腋，循太阴之分而行，还至阳明，上至舌，下足阳明，常与营俱行于阳二十五度，行于阴亦二十五度，一周也[②]，故五十度而复大会于手太阴矣。

黄帝曰：人有热，饮食下胃，其气未定，汗则出，或出于面，或出于背，或出于身半，其不循卫气之道而出，何也？岐伯曰：此外伤于风，内开腠理，毛蒸理泄，卫气走之，固不得循其道，此气慓悍滑疾，见开而出，故不得从其道，故命曰漏泄。

黄帝曰：愿闻中焦之所出。岐伯答曰：中焦亦并胃中[③]，出上焦之后，此所受气者，泌糟粕，蒸津液，化其精微，上注于肺脉，乃化而为血，以奉生身，莫贵于此，故独得行于经隧，命曰营气。

①下焦：《太素·卷十二·营卫气别》作"上焦"，可据改。
②一周也：刘衡如校云："详文义疑是后人沾注。"可从。
③胃中：《太素·卷十二·营卫气别》作"胃口"，可据改。

黄帝曰：夫血之与气，异名同类，何谓也？岐伯答曰：营卫者精气也，血者神气也，故血之与气，异名同类焉。故夺血者无汗，夺汗者无血，故人生有两死而无两生。

黄帝曰：愿闻下焦之所出。岐伯答曰：下焦者，别回肠，注于膀胱而渗入焉。故水谷者，常并居于胃中，成糟粕，而俱下于大肠，而成下焦，渗而俱下，济①泌别汁，循下焦而渗入膀胱焉。

黄帝曰：人饮酒，酒亦入胃，谷未熟而小便独先下，何也？岐伯答曰：酒者熟谷之液也，其气悍以清②，故后谷而入，先谷而液③出焉。

黄帝曰：善。余闻上焦如雾，中焦如沤，下焦如渎，此之谓也。

（《灵枢·营卫生会》）

上焦开发，宣五谷味，熏肤，充身，泽毛，若雾露之溉，是谓气。

中焦受气取汁，变化而赤，是谓血。

（《灵枢·决气》）

上焦泄气，出其精微，慓悍滑疾，下焦下溉诸肠。

（《灵枢·平人绝谷》）

上焦出气，以温分肉，而养骨节，通腠理。中焦出气如露，上

---

①而成下焦渗而俱下济：刘衡如校云："此九字《素问·咳论》王注无，疑是后人沾注，应加括号，则文义俱畅。"可参。
②清：《太素·卷十二·营卫气别》作"滑"，可据改。
③液：《太素·卷十二·营卫气别》无，可据删。

注溪谷，而渗孙脉，津液和调，变化而赤为血。

（《灵枢·痈疽》）

水谷皆入于口，其味有五，各注其海，津液各走其道。故三^①焦出气，以温肌肉，充皮肤，为其^②津；其流^③而不行者，为液。

（《灵枢·五癃津液别》）

【简评】

三焦是有形的，但与其他实体器官不同，乃是由包裹诸器官的胸腔和腹腔构成，张介宾称之为"一腔之大腑"，甚切。三焦的功能不只是包裹和保护，因其有气并凭借其气与相邻脏腑沟通，参与其气化活动，故如雾的上焦有布散精气、温煦脏腑及周身的功能，如沤的中焦有蒸化水谷、化生气血津液的功能，如渎的下焦有疏通水道、排泄糟粕的功能。然三焦毕竟为六腑之一，其功用所涉面再广，也不能囊括各个脏腑的功能，它所起的作用相当于辅助、沟通，此正如《难经·三十一难》所说："三焦者，水谷之道路，气之所终始也。"

（六）四海

黄帝问于岐伯曰：余闻刺法于夫子，夫子之所言，不离于营卫血气。夫十二经脉者，内属于腑脏，外络于肢节，夫子乃合之于四海乎？岐伯答曰：人亦有四海、十二经水。经水者，皆注于海。海有东西南北，命曰四海。

---

①三：《太素·卷二十九·津液》作"上"，可据改。
②其：《太素·卷二十九·津液》无，可据删。
③流：《太素·卷二十九·津液》作"留"，可据改。

灵素新编

黄帝曰：以人应之奈何？岐伯曰：人有髓海，有血海，有气海，有水谷之海。凡此四者，以应四海也。

黄帝曰：远乎哉，夫子之合人天地四海也。愿闻应之奈何？岐伯答曰：必先明知阴阳表里荥输所在，四海定矣。

黄帝曰：定之奈何？岐伯曰：胃者，水谷之海，其输上在气街，下至三里①。冲脉者，为十二经之海，其输上在于大抒，下出于巨虚之上下廉②。膻中者，为气之海，其输上在于柱骨之上下，前在于人迎。脑为髓之海，其输上在于其盖，下在风府。

（《灵枢·海论》）

（七）五府

夫五脏者，身之强也。头者精明之府，头倾视深，精神将夺矣。背者胸中之府，背曲肩随，府将坏矣。腰者肾之府，转摇不能，肾将惫矣。膝者筋之府，屈伸不能，行则偻附③，筋将惫矣。骨者髓之府，不能久立，行则振掉，骨将惫矣。得强则生，失强则死。

（《素问·脉要精微论》）

【简评】

本段虽以"夫五脏者，身之强也"为总括之语，后文亦有"得强则生，失强则死"与之相呼应，但此身强要体现在五府上。此所谓五府，即将全身从上至下按照头、背、腰、膝、胫分段，分为精

---

①三里：指足三里。
②巨虚之上下廉：指上巨虚、下巨虚二穴。
③偻附：新校正云："按：别本'附'一作'俯'，《太素》作'跗'。""跗""附"并为"俯"之通假字，"偻俯"即曲腰之义。杨上善注云："曲腰向跗。"吴崑注云："依附于物。"皆因不明通假而致误。

（睛）明之府、胸中之府、肾之府、筋之府和髓之府。其强其弱主要从外在形态加以识别，"视其外应，以知其内脏，则知所病矣"（《灵枢·本脏》）。

（八）五脏六腑

1. 脏腑分工

所谓五脏者，藏精气而不泻也，故满而不能实。六腑者，传化物而不藏，故实而不能满也。所以然者，水谷入口则胃实而肠虚，食下则肠实而胃虚，故曰实而不满，满而不实也。

（《素问·五脏别论》）

五脏者，所以藏精神血气魂魄者也；六腑者，所以化水谷而行津液者也。此人之所以具受于天也，无①愚智贤不肖，无以相倚也。

（《灵枢·本脏》）

五脏者，合神气魂魄而藏之；六腑者，受谷而行之，受气而扬之。

（《灵枢·经水》）

2. 脏腑相合

肺合大肠，大肠者，传道之府。心合小肠，小肠者，受盛之府。肝合胆，胆者，中精之府。脾合胃，胃者，五谷之府。肾合膀胱，膀胱者，津液之府也。少阳②属肾，肾上连肺，故将两脏。三焦者，中渎之府也，水道出焉，属膀胱，是孤之腑也，是六腑之所与

---

①无：《太素·卷六·五脏命分》无，可据删。
②阳：《太素·卷十一·本输》作"阴"，可据改。

合者。

（《灵枢·本输》）

黄帝曰：愿闻六腑之应。岐伯答曰：肺合大肠，大肠者，皮其应。心合小肠，小肠者，脉其应。肝合胆，胆者，筋其应。脾合胃，胃者，肉其应。肾合三焦、膀胱，三焦、膀胱者，腠理、毫毛其应。

黄帝曰：应之奈何？岐伯曰：肺应皮，皮厚者大肠厚，皮薄者大肠薄，皮缓腹里①大者大肠大而长，皮急者大肠急而短，皮滑者大肠直，皮肉不相离者大肠结。心应脉，皮厚者脉厚，脉厚者小肠厚，皮薄者脉薄，脉薄者小肠薄，皮缓者脉缓，脉缓者小肠大而长，皮薄而脉冲小者，小肠小而短，诸阳经脉皆多纡屈者，小肠结。脾应肉，肉䐃坚大者胃厚，肉䐃么者胃薄，肉䐃小而么者胃不坚，肉䐃不称身者胃下，胃下者下管约不利，肉䐃不坚者胃缓，肉䐃无小里累者胃急，肉䐃多少里累者胃结，胃结者上管约不利也。肝应爪，爪厚色黄者胆厚，爪薄色红者胆薄，爪坚色青者胆急，爪濡色赤者胆缓，爪直色白无约②者胆直，爪恶色黑多纹者胆结也。肾应骨，密理厚皮者三焦、膀胱厚，粗理薄皮者三焦、膀胱薄，疏腠理③者三焦、膀胱缓，皮急而无毫毛者三焦、膀胱急，毫毛美而粗者三焦、膀胱直，稀毫毛者三焦、膀胱结也。

黄帝曰：厚薄美恶皆有形，愿闻其所病。岐伯答曰：视其外应，以知其内脏，则知所病矣。

（《灵枢·本脏》）

①里：《太素·卷六·脏腑应候》作"果"，通"裹"，据《灵枢》字例，可据改作"裹"。后二"里"字同。
②约：详下文云"多纹"，此当系"纹"字之误。
③疏腠理：《太素·卷六·脏腑应候》作"腠理疏"，可据乙正。

3. 五脏相制

心之合脉也，其荣色也，其主肾也。肺之合皮也，其荣毛也，其主心也。肝之合筋也，其荣爪也，其主肺也。脾之合肉也，其荣唇也，其主肝也。肾之合骨也，其荣发也，其主脾也。

（《素问·五脏生成》）

4. 五脏主时

春三月……逆之则伤肝……

夏三月……逆之则伤心……

秋三月……逆之则伤肺……

冬三月……逆之则伤肾……

（《素问·四气调神大论》）

春者木始治，肝气始生……

夏者火始治，心气始长……

秋者金始治，肺将收杀……

冬者水始治，肾方闭……

（《素问·水热穴论》）

肝主春，足厥阴、少阳主治，其日甲乙……

心主夏，手少阴、太阳主治，其日丙丁……

脾主长夏，足太阴、阳明主治，其日戊己……

肺主秋，手太阴、阳明主治，其日庚辛……

肾主冬，足少阴、太阳主治，其日壬癸……

（《素问·脏气法时论》）

帝曰：脾不主时，何也？岐伯曰：脾者土也，治中央，常以四时长四脏，各十八日寄治，不得独主于时也。脾脏者，常著胃土之精也，土者生万物而法天地，故上下至头足，不得主时也。

（《素问·太阴阳明论》）

春，甲乙，青，中主肝，治七十二日，是脉之主时。

（《素问·阴阳类论》）

【简评】

《灵枢·本脏》说："五脏者，所以参天地、副阴阳而连四时、化五节者也。"脏气法时理论建立五脏与阴阳四时及五行节序的关系，所提出的五脏主时大体有以下三种模式：

一、四脏应四时

《素问·四气调神大论》等篇强调"四时阴阳者，万物之根本也"，人的生命活动必须顺应阴阳消长四时更迭。在养生则须知，春三月"逆之则伤肝"，夏三月"逆之则伤心"，秋三月"逆之则伤肺"，冬三月"逆之则伤肾"，即表明肝应春气，心应夏气，肺应秋气，肾应冬气，而脾气无以应。

二、五脏主五时

从战国末期始，将夏季最末一个月季夏（又称长夏）视作一个季节，四时分成五时。在四时阴阳之后，产生了五时应五行的观念，五脏与五时一一对应的观念随之兴起，故《灵》《素》之中言及五脏与季节关系时，多持肝主春、心主夏、脾主长夏、肺主秋、肾主冬之论。

三、脾不主时

"脾不主时"实为脾不独主于一时，而是"各十八日寄治"，谓脾气寄旺于四个季节之末各十八日，总计七十二日，它脏主时亦各七十二日，故《经》中有"脾动则七十二日四季之月，病腹胀烦，不嗜食"（《素问·刺要论》），"春甲乙青，中主肝，治七十二日，是脉之主时"（《素问·阴阳类论》），"戊己日自乘四季，无刺腹去爪泻水"（《灵枢·五禁》）等论述。脾寄旺于四季，影响及于《伤寒杂病论》，便形成了"四季脾旺不受邪"（《金匮要略·脏腑经络先后病》）的发病学理论。

（九）官窍

黄帝曰：愿闻五官。岐伯曰：鼻者，肺之官也；目者，肝之官也；口唇者，脾之官也；舌者，心之官也；耳者，肾之官也。

（《灵枢·五阅五使》）

五脏常内阅①于上七窍也，故肺气通于鼻，肺和则鼻能知臭香矣；心气通于舌，心和则舌能知五味矣；肝气通于目，肝和则目能辨五色矣；脾气通于口，脾和则口能知五谷矣；肾气通于耳，肾和则耳能闻五音矣。五脏不和则七窍不通，六腑不和则留②为痈③。

（《灵枢·脉度》）

黄帝问于岐伯曰：首面与身形也，属骨连筋，同血合于④气耳。

---

① 阅：出也。《文子·道原》："万物之总，皆阅一孔。百事之根，皆出一门。"
② 留：此后《甲乙经》卷一第四有"结"字，可据补。
③ 痈：通"壅"，壅塞之意。
④ 于：《太素·卷二十七·邪中》无，可据删。

天寒则裂地凌冰，其卒寒，或手足懈惰，然而^①其面不衣，何也？岐伯答曰：十二经脉，三百六十五络，其血气皆上于面而走空窍，其精阳气上走于目而为睛^②，其别气走于耳而为听，其宗气上出于鼻而为臭，其浊气出于胃，走唇舌而为味。其气之津液，皆上熏于面，而^③皮又厚，其肉坚，故天气甚寒不能胜之也。

（《灵枢·邪气脏腑病形》）

黄帝问于岐伯曰：余尝上于清泠之台，中阶而顾，匍匐而前则惑。余私异之，窃内怪之，独瞑独视，安心定气，久而不解。独博^④独眩，披^⑤发长跪，俯而视之，后久之不已也，卒然自上^⑥，何气使然？岐伯对曰：五脏六腑之精气，皆上注于目而为之精^⑦，精之窠^⑧为眼^⑨。骨之精为瞳子，筋之精为黑眼，血之精为络，其窠^⑩气之精为白眼，肌肉之精为约束，裹撷筋骨血气之精而与脉并为系，上属于脑，后出于项中。

（《灵枢·大惑论》）

---

①而：《太素·卷二十七·邪中》无，可据删。
②睛：《太素·卷二十七·邪中》作"精"，"精""睛"为古今字，于义皆通，《灵枢》他篇亦无用"睛"者，故可据改作"精"。
③而：《太素·卷二十七·邪中》作"面"，可据改。
④博：《太素·卷二十七·七邪》作"转"，可据改。
⑤披：《太素·卷二十七·七邪》作"被"，更近古医经古貌，可据改。
⑥上：《太素·卷二十七·七邪》作"止"，可据改。
⑦精：古同"睛"。即瞳子，亦称瞳仁，今称瞳孔。
⑧窠：《太素·卷二十七·七邪》作"果"，通"裹"，据《灵枢》用字之例，可据改为"裹"。
⑨眼：包括黑眼与白眼而言。《灵枢·玉版》："以为伤者，其白眼青，黑眼小，是一逆也。"黑眼小正是因为裹于其内的瞳孔散大，可证此处"眼"非泛言目，而是指黑眼、白眼而言。
⑩其窠：《太素·卷二十七·十二邪》作"其果"，然详杨上善注云："肺精主气，气之精为白眼。"知此二字为衍，可据删。

目眦，外决于面者为锐眦，在内近鼻者为内眦，上为外眦，下为内眦①。

（《灵枢·癫狂》）

黄帝曰：人之哀而泣涕出者，何气使然？岐伯曰：心者，五脏六腑之主也；目者，宗脉之所聚也，上液之道也；口鼻者，气之门户也。故悲哀愁忧则心动，心动则五脏六腑皆摇，摇则宗脉感，宗脉感则液道开，液道开，故泣涕出焉。液者，所以灌精濡空窍者也，故上液之道开则泣，泣不止则液竭，液竭则精不灌，精不灌则目无所见矣，故命曰夺精。补天柱经侠颈②。

泣出，补天柱经侠颈，侠颈者，头中分也。

（《灵枢·口问》）

黄帝问于少师曰：人之卒然忧恚，而言无音者，何道之塞？何气出③行，使音不彰？愿闻其方。少师答曰：咽喉④者，水谷之道也。喉咙者，气之所以上下者也。会厌者，音声之户也。口唇者，音声之扇也。舌者，音声之机也。悬雍垂者，音声之关也。颃颡者，分

---

①在内近鼻者为内眦……下为内眦：《太素·卷三十·目痛》"近鼻者"后无"为内眦"三字，杨上善注云："准《明堂》兑（引者注：古'锐'字）眦为外眦，近鼻者为内眦。"今谓"上为外眦，下为内眦"当系古注误入正文者，当删。因其误入正文时间早，古医家或觉"为内眦"三字两出于义不顺而删前者，故《灵枢》传本中有作"在内近鼻者，上为外眦，下为内眦"者，而《太素》承其误。杨氏虽觉此处文义不安，但未明个中原因，故别引《明堂》之说以为补正。

②颈：《太素·卷二十七·十二邪》作"项"，可据改。下二"颈"字同。

③出：《甲乙经》卷十二第二作"不"，学者多主张据改。今疑"出"是"屮"（"之"之异体字）之形误。《甲乙经》作"不"，或是后人臆改，不可从。

④喉：疑涉下文"喉咙"衍，或应删。《释名·释形体》云："咽，咽物也。"与"水谷之道"义相贯通。

气之所泄也。横骨者，神气①所使，主发舌者也。

（《灵枢·忧恚无言》）

五脏六腑，心为之主，耳为之听，目为之候，肺为之相，肝为之将，脾为之卫，肾为之主外。

（《灵枢·五癃津液别》）

故五气入鼻，藏于心肺，心肺有病而鼻为之不利也。

（《素问·五脏别论》）

夫心者，五脏之专精也，目者其窍也，华色者其荣也。

（《素问·解精微论》）

（十）头身四肢

诸脉者皆属于目，诸髓者皆属于脑，诸筋者皆属于节，诸血者皆属于心，诸气者皆属于肺，此四支八溪之朝夕②也。故人卧血归于肝，肝受血而能视，足受血而能步，掌受血而能握，指受血而能摄。

（《素问·五脏生成》）

黄帝问于岐伯曰③：首面与身形也，属骨连筋，同血合于气耳。天寒则裂地凌冰，其卒寒，或手足懈惰，然而其面不衣，何也？岐伯答曰：十二经脉，三百六十五络，其血气皆上于面而走空窍，其精阳气上走于目而为睛，其别气走于耳而为听，其宗气上出于鼻而为臭，

---

① 神气：此后《甲乙经》卷十二第二有"之"字，可据补。
② 朝夕：通"潮汐"。喻气血的流注似潮汐之涨落。
③ 黄帝问于岐伯曰：本段校勘参看本篇"二、藏象模式·（九）官窍"。

其浊气出于胃，走唇舌而为味。其气之津液，皆上熏于面，而皮又厚，其肉坚，故天气甚寒不能胜之也。

（《灵枢·邪气脏腑病形》）

腰脊者，身之大关节也。肢胫者，人之管以趋翔也。茎垂者，身中之机，阴精之候，津液之道也。

（《灵枢·刺节真邪》）

四支者诸阳之本也，阳盛则四支实，实则能登高也。

（《素问·阳明脉解》）

辅骨上横骨下为楗，侠髋为机，膝解为骸关，侠膝之骨为连骸，骸下为辅，辅上为腘，腘上为关，头横骨为枕。

（《素问·骨空论》）

肉之大会为谷，肉之小会为溪，肉分之间，溪谷之会，以行荣卫，以会大气。

（《素问·气穴论》）

夫百病变化，不可胜数，然皮有部，肉有柱，血气有输，骨有属。

皮之部，输于四末。肉之柱，在臂胫诸阳分肉之间，与足少阴分间[1]。血气之输，输于诸络，气血留居，则盛而起。筋部无阴无阳，无左无右，候病所在。骨之属者，骨空之所以受益[2]，而益脑髓

---

[1]分间：《千金翼方》卷二十五第七作"分肉之间"，可据改，与上文文例合。
[2]益：《甲乙经》卷六第六作"液"，可据改。

者也。

（《灵枢·卫气失常》）

三、人体度量

（一）骨度

黄帝问于伯高曰：脉度言经脉之长短，何以立之？伯高曰：先度其骨节之大小、广狭、长短，而脉度定矣。

黄帝曰：愿闻众人之度。人长七尺五寸者，其骨节之大小长短各几何？伯高曰：头之大骨围二尺六寸，胸围四尺五寸，腰围四尺二寸。发所覆者，颅至项[①]尺二寸，发以下至颐长一尺，君子终[②]折。结喉以下至缺盆中长四寸，缺盆以下至𩩲骬长九寸，过则肺大，不满则肺小。𩩲骬以下至天枢长八寸，过则胃大，不及则胃小。天枢以下至横骨长六寸半，过则回肠广长，不满则狭短。横骨长六寸半，横骨上廉以下至内辅之上廉长一尺八寸，内辅之上廉以下至下廉长三寸半，内辅下廉下至内踝长一尺三寸，内踝以下至地长三寸，膝腘以下至跗属长一尺六寸，跗属以下至地长三寸，故骨围大则太过，小则不及。角以下至柱骨长一尺，行腋中不见者长四寸，腋以下至季胁长一尺二寸，季胁以下至髀枢长六寸，髀枢以下至膝中长一尺九寸，膝以下至外踝长一尺六寸，外踝以下至京骨长三寸，京骨以下至地长一寸。耳后当完骨者广九寸，耳前当耳门者广一尺三寸，两颧之间相去七寸，两乳之间广九寸半，两髀之间广六寸半。足长一尺二寸，广四寸半。肩至肘长一尺七寸，肘至腕长一尺二寸半，腕至中指本节长四

藏象篇

[①]项：此后《太素·卷十三·骨度》有"长"字，与下文文例合，可据补。
[②]终：《太素·卷十三·骨度》作"参"，可据改。参，三也。

寸，本节至其末长四寸半。项发以下至背[①]骨长二[②]寸半，膂骨以下至尾骶二十一节长三尺，上节长一寸四分分之一，奇分在下，故上七节至于膂骨[③]九寸八分分之七，此众人骨之[④]度也，所以立经脉之长短也。是故视其经脉之在于身也，其见浮而坚，其见明而大者，多血；细而沉者，多[⑤]气也。

（《灵枢·骨度》）

（二）脉度

黄帝曰：愿闻脉度。岐伯答曰：手之六阳，从手至头长五尺，五六三丈。手之六阴，从手至胸中三尺五寸，三六一丈八尺，五六三尺，合二丈一尺。足之六阳，从足上至头八尺，六八四丈八尺。足之六阴，从足至胸中六尺五寸，六六三丈六尺，五六三尺，合三丈九尺。跷脉，从足至目七尺五寸，二七一丈四尺，二五一尺，合一丈五尺。督脉、任脉，各四尺五寸，二四八尺，二五一尺，合九尺。凡都合一十六丈二尺，此气之大经隧也。

（《灵枢·脉度》）

（三）消化道

黄帝问于伯高曰：余愿闻六腑传谷者，肠胃之小大长短，受谷之多少，奈何？伯高曰：请尽言之。谷所从出入、浅深、远近、长短之度：唇至齿长九分，口广二寸半；齿以后至会厌深三寸半，大容五

---

①背：《太素·卷十三·骨度》作"膂"，可据改。
②二：《太素·卷十三·骨度》作"三"，可据改。
③至于膂骨：刘衡云："详上下文义，当是衍文，应删。"（见氏著《就〈灵枢·骨度〉背骨段校勘问题与李锄先生商讨》，文载《上海中医药杂志》1985年第5期。）
④骨之：《太素·卷十三·骨度》作"之骨"，可据乙。
⑤多：《太素·卷十三·骨度》作"少"，可据改。

合；舌重十两，长七寸，广二寸半①；咽门重十两广一寸半②，至胃③长一尺六寸；胃纡曲屈，伸之长二尺六寸，大一尺五寸，径五寸，大容三斗五升；小肠后附脊，左环回周叠积，其注于回肠者，外附于脐上，回运环④十六曲，大二寸半，径八分分之少半，长三丈二尺；回肠当脐，左⑤环回周叶积而下，回运环反十六曲，大四寸，径一寸寸之少半，长二丈一尺；广肠传⑥脊，以受回肠，左环叶脊⑦，上下辟，大八寸，径二寸寸之大半，长二尺八寸。肠胃所入至所出，长六丈四寸四分，回曲环反三十二曲也。

（《灵枢·肠胃》）

黄帝曰：愿闻人之不食，七日而死，何也？伯高曰：臣请言其故。胃大一尺五寸，径五寸，长二尺六寸，横屈受水谷三斗五升，其中之谷常留二斗，水一斗五升而满。上焦泄气，出其精微，慓悍滑疾，下焦下溉诸肠。小肠大二寸半，径八分分之少半，长三丈二尺，受谷二斗四升，水六升三合合之大半。回肠大四寸，径一寸寸之少半，长二丈一尺，受谷一斗，水七升半。广肠大八寸，径二寸寸之大半，长二尺八寸，受谷九升三合八分合之一。肠胃之长，凡五丈八尺四寸，受水谷九斗二升一合合之大半，此肠胃所受水谷之数也。平人则不然，胃满则肠虚，肠满则胃虚，更虚更满⑧，故气得上下，五脏

①舌重十两长七寸广二寸半：《太素·卷十三·肠度》无，可据删。

②咽门重十两广一寸半：《太素·卷十三·肠度》作"咽大二寸半"，可据改。

③至胃：《太素·卷十三·肠度》无，可据删。

④环：此后《太素·卷十三·肠度》有"反"字，可据补

⑤左：《素问·奇病论》王冰注语引作"右"，可据改。

⑥传：《太素·卷十三·肠度》作"傅"，结合本篇前文"附脊""附于脐上"用"附"字例，可据改作"附"。

⑦脊：《太素·卷十三·肠度》作"积"，可据改。

⑧更虚更满：《太素·卷十三·肠度》作"更满更虚"，疑古医经本作"更虚更满，更满更虚"，而《灵枢》《太素》各有脱文也。

安定，血脉和利，精神乃居，故神者，水谷之精气也。故肠胃之中，当留谷二斗，水一斗五升。故平人日再后，后二升半，一日中五升，七日五七三斗五升，而留水谷尽矣。故平人不食饮，七日而死者，水谷精气津液皆尽故也。

（《灵枢·平人绝谷》）

【简评】

《灵》《素》两经中对体内器官解剖有详细记录者，当属上起口咽下至肛门的消化道。《灵枢》的《肠胃》和《平人绝谷》两篇以大致相同的数据记载了消化道的长度、口径和容积。按现代人体解剖学记载，消化道自上而下包括咽、食道、胃、小肠、大肠。小肠又分为十二指肠、空肠和回肠。再看《灵枢·肠胃》所记，咽、食道、胃与现代解剖学基本相同，而至肠胃的分段则有相当的差异。"小肠后附脊，左环回周叠积，其注于回肠者，外附于脐上"，小肠上接胃，向后附脊一段大约相当于十二指肠，而后向左回环迭积，至脐下接回肠。小肠下在它篇称大肠，即小肠之分界定在脐部，与现代解剖学将分界定在回盲部不同。"回肠当脐，右环回周叶积而下，回运环反十六曲"，"广肠附脊，以受回肠，左环叶积，上下辟，大八寸，径二寸寸之大半，长二尺八寸"，此回肠之前段由脐至右下腹回盲部，相当于现代解剖学小肠之后段回肠，此后相当于升结肠、横结肠和降结肠，长二尺八寸的广肠则相当于乙状结肠和直肠。

灵素新编

四、生命物质与生命活动

（一）精、神、魂、魄

黄帝问于岐伯曰：凡刺之法，先必本于神。血、脉、营、气、精、神，此五脏之所藏也。至其淫泆离脏则精失，魂魄飞扬，志意恍[①]乱，智虑去身者，何因而然乎？天之罪与？人之过乎？何谓德、气、生、精、神、魂、魄、心、意、志、思、智、虑？请问其故。岐伯答曰：天之在我者德也，地之在我者气也，德流气薄而生者也。故生之来谓之精，两精相搏谓之神，随神往来者谓之魂，并精而出入者谓之魄。所以任物者谓之心，心有所忆谓之意，意之所存谓之志，因志而存变谓之思，因思而远慕谓之虑，因虑而处物谓之智。

（《灵枢·本神》）

藏象篇

两神相搏，合而成形，常先身生，是谓精。

（《灵枢·决气》）

夫精者，身之本也。故藏于精者，春不病温。

（《素问·金匮真言论》）

肾者主水，受五脏六腑之精而藏之，故五脏盛，乃能泻。

（《素问·上古天真论》）

黄帝曰：何者为神？岐伯曰：血气已和，荣卫已通，五脏已成，神气舍心，魂魄毕具，乃成为人。

---

①恍：篇末音释云"恍乱，上音闷"，可据改作"恍"。

百岁，五脏皆虚，神气皆去，形骸独居而终矣。

（《灵枢·天年》）

五味入口，藏于肠胃，味有所藏，以养五气，气和而生，津液相成，神乃自生。

（《素问·六节藏象论》）

故养神者，必知形之肥瘦，荣卫血气之盛衰。血气者，人之神，不可不谨养。

帝曰：妙乎哉论也！合人形于阴阳四时，虚实之应，冥冥之期，其非夫子，孰能通之？然夫子数言形与神，何谓形？何谓神？愿卒闻之。岐伯曰：请言形。形乎形，目冥冥，问其所病，索之于经，慧然在前，按之不得，不知其情，故曰形。

帝曰：何谓神？岐伯曰：请言神。神乎神，耳不闻，目明心开而志先，慧然独悟，口弗能言，俱视独见，适若昏，昭然独明，若风吹云，故曰神。三部九候为之原，《九针》之论不必存也。

（《素问·八正神明论》）

五脏安定，血脉和利，精神乃居，故神者，水谷之精气也。

（《灵枢·平人绝谷》）

得神者昌，失神者亡。

（《素问·移精变气论》）

帝曰：形弊血尽而功不立者何？岐伯曰：神不使也。

帝曰：何谓神不使？岐伯曰：针石，道也。精神不进，志意不

灵素新编

治，故病不可愈①。今精坏神去，荣卫不可复收，何者？嗜欲无穷，而忧患不止，精气弛坏，荣泣卫除②，故神去之而病不愈也。

帝曰：夫病之始生也，极微极精，必先入结于皮肤。今良工皆称曰病成，名曰逆，则针石不能治，良药不能及也。今良工皆得③其法，守其数，亲戚兄弟远近④，音声日闻于耳，五色日见于目，而病不愈者，亦何暇⑤不早乎？岐伯曰：病为本，工为标，标本不得，邪气不服，此之谓也。

（《素问·汤液醪醴论》）

【简评】

精是生命的物质基础，源于先天，补给于后天，主藏于肾。神是生命活力，生于精，附于形，生命存则神存，生命亡则神亡。精有盈亏，形有强弱，神有衰旺。生命之神中还有一种特殊表现是它的动态，即精神活动，包括感知、意识、思维、情感、智能等，发自心及五脏，故谓"心藏神"，"心者，五脏六腑之大主也，精神之所舍也，邪弗能容也，容之则心伤，心伤则神去，神去则死矣"，五脏故有"神脏"之称。此等神，今称之为狭义之神，而与精及形同一界面的神称为广义之神。然神之广狭说，在两经中的分野并不十分严格。

──────────────

①精神不进志意不治故病不可愈：新校正云："按全元起本云：'精神进，志意定，故病可愈。'《太素》云：'精神越，志意散，故病不可愈'。"《太素·卷十九·知古今》同新校正，可据改。

②除：消散。

③得：《太素·卷十九·知汤药》作"持"，可据改。

④亲戚兄弟远近：言医者待患者如父母兄弟一般亲近。亲戚，指父母；远近，偏义复词，指亲近。

⑤何暇：新校正云："按别本'暇'一作'谓'"。《太素·卷十九·知古今》作"可谓"。按："何暇"有岂但之意，"可谓"可作"岂谓"解，文皆可通，而"可""何"又可通用，则别本作"何谓"者，文亦可通。唯古医经原貌究竟为何，今已难确考。

·藏象篇·

至于魂魄，按《灵枢·本神》所谓"随神往来者谓之魂"的魂，随神动而动，随神变而变，自属精神活动范围；而"并精而出入者谓之魄"的魄，应形而生，附形而在，形之感觉、运动等固有功能皆属之，并非精神活动。此种认识可能在春秋时期已经形成。《左传·昭公七年》说："人生始化曰魄，既生魄，阳曰魂。用物精多，则魂魄强。"唐·孔颖达疏："魂魄，神灵之名，本从形气而有。形气既殊，魂魄各异，附形之灵为魄，附气之神为魂也。附形之灵者，谓初生之时，耳目心识，手足运动，啼呼为声，此则魄之灵也；附气之神者，谓精神性识渐有所知，此则附气之神也。"后来，"并精"的魄渐渐向神靠拢，与魂一样都成了神的一部分。因为《本神》篇又记有"心藏脉，脉舍神"，"肝藏血，血舍魂"，"肺藏气，气舍魄"，"脾藏营，营舍意"，"肾藏精，精舍志"。神、魂、魄各有所居之脏，有增脾之意和肾之志，以成五神或曰五志之数。五志被伤，接表现为神识或情志之变："神伤则恐惧自失"，"魂伤则狂忘（妄）不精"，"魄伤则喜忘其前言"。同一篇兼采魂魄之古义和五志两种说法，后一说法在两经中更为普遍。神、魂、魄、意、志舞者之间的界限亦不甚明确。

（二）气、血、津、液

1. 气血津液的生成和作用

黄帝曰：营卫之行奈何？伯高曰：谷始入于胃，其精微者，先出于胃之两焦，以溉五脏，别出两行，营卫之道。其大气之抟[①]而不行者，积于胸中，命曰气海，出于肺，循喉咽[②]，故呼则出，吸则

---

①抟：古林书堂本作"搏"，《太素·卷二·调食》同，杨上善注云："搏，谤各反，聚也。"可据改。
②咽：《太素·卷二·调食》作"咙"，可据改。

入。天地之精气，其大数常出三入一，故谷不入半日则气衰，一日则气少矣。

（《灵枢·五味》）

五谷入于胃也，其糟粕、津液、宗气分为三隧。故宗气积于胸中，出于喉咙，以贯心脉[①]，而行呼吸焉。营气者，泌其津液，注之于脉，化以为血，以荣四末，内注五脏六腑，以应刻数焉。卫气者，出其悍气之慓疾，而先行于四末分肉皮肤之间而不休者也，昼日行于阳，夜行于阴。常[②]从足少阴之分间，行于五脏六腑。

（《灵枢·邪客》）

荣者，水谷之精气也，和调于五脏，洒陈于六腑，乃能入于脉也，故循脉上下，贯五脏，络六腑也。卫者，水谷之悍气也，其气慓疾滑利，不能入于脉也，故循皮肤之中，分肉之间，熏于肓膜，散于胸腹。逆其气则病，从其气则愈。

（《素问·痹论》）

黄帝曰：愿闻人气之清浊。岐伯曰：受谷者浊，受气者清。清者注阴，浊者注阳。浊而清者，上出于咽；清而浊者，则下行。清浊相干，命曰乱气。

黄帝曰：夫阴清而阳浊，浊者有清，清者有浊，清浊[③]别之奈何？岐伯曰：气之大别，清者上注于肺，浊者下走于胃。胃之清气，上出于口；肺之浊气，下注于经，内积于海。

---

①脉：《太素·卷十二·营卫气形》作"肺"，可据改。
②常：此前《太素·卷十二·营卫气形》有"其入于阴也"，可据补。
③清浊：《太素·卷十二·营卫气行》无，可据删。

·藏象篇·

黄帝曰：诸阳皆浊，何阳浊①甚乎？岐伯曰：手太阳独受阳之浊，手太阴独受阴之清，其清者上走空窍，其浊者下行诸经。诸阴皆清，足太阴独受其浊。

黄帝曰：治之奈何？岐伯曰：清者其气滑，浊者其气涩，此气之常也。故刺阴②者，深而留之；刺阳③者，浅而疾之；清浊相干者，以数调之也。

（《灵枢·阴阳清浊》）

黄帝问于岐伯曰：水谷入于口，输于肠胃，其液别为五：天寒衣薄则为溺与气，天热衣厚则为汗，悲哀气并则为泣，中热胃缓则为唾。邪气内逆，则气为之闭塞而不行，不行则为水胀。余知其然也，不知其何由生，愿闻其道。岐伯曰：水谷皆入于口，其味有五，各注其海，津液各走其道。故三④焦出气，以温肌肉，充皮肤，为其⑤津；其流⑥而不行者，为液。天暑衣厚则腠理开，故汗出；寒留于分肉之间，聚沫⑦则为痛。天寒则腠理闭，气湿⑧不行，水下留⑨于膀胱，则为溺与气。……故五脏六腑之津液，尽上渗于目，心悲气并则心系急，心系急则肺举，肺举则液上溢。夫心系与肺，不能常举，乍上乍下，故咳⑩而泣出矣。中热则胃中消谷，消谷则虫上下作，肠胃充郭故胃缓，胃缓则气逆，故唾出。五谷之津液，和合而为膏者，内

---

①浊：《太素·卷十二·营卫气行》作"独"，可据改。
②阴：《太素·卷十二·营卫气行》作"阳"。
③阳：《太素·卷十二·营卫气行》作"阴"。
④三：《太素·卷二十九·津液》作"上"，可据改。
⑤其：《太素·卷二十九·津液》无，可据删。
⑥流：《太素·卷二十九·津液》作"留"，可据改。
⑦聚沫：《太素·卷二十九·津液》作"沫聚"，可据乙。
⑧湿：《太素·卷二十九·津液》作"濇"，今简化为"涩"，可据改。
⑨留：《太素·卷二十九·津液》作"溜"，可据改。
⑩咳：《太素·卷二十九·津液》作"呋"，可据改。呋，欠呋，即呵欠。

渗入于骨空，补益脑髓，而下流于阴股①；阴阳不和，则使液溢而下流于阴，髓液皆减而下，下过度则虚，虚故腰背痛而胫酸。阴阳气道不通，四海闭塞，三焦不泻，津液不化，水谷并行肠胃之中，别于回肠，留于下焦，不得渗膀胱，则下焦胀，水溢则为水胀。此津液五别之逆顺也。

（《灵枢·五癃津液别》）

2. 气血津液的运动变化

岐伯曰：成败倚伏生乎动，动而不已，则变作矣。

帝曰：有期乎？岐伯曰：不生不化，静之期也。

帝曰：不生化乎？岐伯曰：出入废则神机化灭，升降息则气立孤危。故非出入，则无以生长壮老已；非升降，则无以生长化收藏。是以升降出入，无器不有。故器者，生化之宇，器散则分之，生化息矣。故无不出入，无不升降。化有小大，期有近远，四者之有，而贵常守，反常则灾害至矣。故曰：无形无患。此之谓也。

（《素问·六微旨大论》）

阴阳𩇕𩇕，积传为一周，气里形表，而为相成也。

（《素问·阴阳离合论》）

气之不得无行也，如水之流，如日月之行不休，故阴脉荣其脏，阳脉荣其腑，如环之无端，莫知其纪，终而复始。其流溢之气，内溉脏腑，外濡腠理。

（《灵枢·脉度》）

·藏象篇·

---

① 股：《太素·卷二十九·津液》无，可据删。

营在脉中，卫在脉外。营周不休，五十而复大会。阴阳相贯，如环无端。卫气行于阴二十五度，行于阳二十五度，分为昼夜，故气至阳而起，至阴而止。故曰：日中而阳陇为重阳，夜半而阴陇为重阴。故太阴主内，太阳主外，各行二十五度，分为昼夜。夜半为阴陇，夜半后而为^①阴衰，平旦阴尽而阳受气矣。日中为阳陇，日西而阳衰，日入阳尽而阴受气矣。夜半而大会，万民皆卧，命曰合阴。平旦阴尽而阳受气，如是无已，与天地同纪。

（《灵枢·营卫生会》）

黄帝曰：营气之道，内^②谷为宝。谷入于胃，乃传之肺，流溢于中，布散于外，精专者行于经隧，常营无已，终而复始，是谓天地之纪。故气从太阴出，注手阳明，上行注足阳明，下行至跗上，注大指间，与太阴合，上行抵脾^③，从脾注心中，循手少阴，出腋下臂，注小指^④，合手太阳，上行乘腋出䪼内，注目内眦，上巅下项，合足太阳，循脊下尻，下行注小指之端，循足心，注足少阴，上行注肾，从肾注心，外散于胸中，循心主脉，出腋下臂，出^⑤两筋之间，入掌中，出中指之端，还注小指次指之端，合手少阳，上行注膻中，散于三焦，从三焦注胆，出胁，注足少阳，下行至跗上，复从跗注大指间，合足厥阴，上行至肝，从肝上注肺，上循喉咙，入颃颡之窍，究

---

①为：《太素·卷十二·营卫气别》无此字，可据删。
②内：古同"纳"。
③脾：原作"髀"，俗书从"骨"从"月"每可替换，故此"髀"字实为"脾"之俗字，因与髀骨之"髀"同形，故易被视为误字。《太素·卷十二·营卫气别》作"脾"，所用是其正体。
④小指：此后《太素·卷十二·营卫气别》有"之端"二字，可据补。
⑤出：《太素·卷十二·营卫气别》作"入"，可据改。

于畜门①。其支别者，上额循巅，下项中，循脊入骶，是督脉也，络阴器，上过毛中，入脐中，上循腹里，入缺盆，下注肺中，复出太阴。此营气之所行也，逆顺之常也。

（《灵枢·营气》）

黄帝曰：余愿闻五十营奈何？岐伯答曰：天周二十八宿，宿三十六分，人气行一周，千八分。日行二十八宿，人经脉上下左右前后二十八脉，周身十六丈二尺，以应二十八宿。漏水下百刻，以分昼夜。故人一呼，脉再动，气行三寸，一吸，脉亦再动，气行三寸，呼吸定息，气行六寸。十息气行六尺②，日行二分。二百七十息，气行十六丈二尺，气行交通于中，一周于身，下水二刻，日行二十五③分。五百四十息，气行再周于身，下水四刻，日行四十分。二千七百息，气行十周于身，下水二十刻，日行五宿二十分。一万三千五百息，气行五十营于身，水下百刻，日行二十八宿，漏水皆尽，脉终矣。所谓交通者，并行一数也，故五十营备，得尽天地之寿矣。凡行八百一十丈也。

（《灵枢·五十营》）

黄帝问于岐伯④曰：愿闻卫气之行，出入之合，何如？岐伯曰：岁有十二月，日有十二辰，子午为经，卯酉为纬。天周二十八宿，

①畜门：指鼻的外孔道。畜，通"嗅"。《灵枢识·营气》："畜门者，鼻孔中通于脑之门户。畜，嗅同，以鼻吸气也。"

②十息气行六尺：《医学纲目·卷一·阴阳》此后有"二十七息，气行一丈六尺二寸"十二字，可据补。

③五：《太素·卷十二·营五十周》无，可据删。

④岐伯：《太素·卷十二·卫五十周》作"伯高"，下"岐伯"同。古林书堂本、医统正脉本此处作"岐伯"，与居敬堂本一致，下"岐伯"作"伯高"，与《太素》同。

而一面七星，四七二十八星，房昴为纬，虚张为经①。是故房至毕为阳，昴至心为阴，阳主昼，阴主夜。故卫气之行，一日一夜五十周于身，昼日行于阳二十五周，夜行于阴二十五周，周于五脏。是故平旦阴尽，阳气出于目，目张则气上行于头，循项下足太阳，循背下至小指之端。其散者，别于目锐眦，下手太阳，下至手小指之间②外侧。其散者，别于目锐眦，下足少阳，注小指次指之间，以上循手少阳之分，侧③下至小指④之间。别者，以上至耳前，合于颔脉，注足阳明，以⑤下行至跗上，入五指之间。其散者，从耳下下手阳明，入大指之间，入掌中。其至于足也，入足心，出内踝下，行阴分，复合于目，故为一周。是故日行一舍，人气行一周与十分身之八；日行二舍，人气行三⑥周于身与十分身之六；日行三舍，人气行于身五周与十分身之四；日行四舍，人气行于身七周与十分身之二；日行五舍，人气行于身九周；日行六舍，人气行于身十周与十分身之八；日行七舍，人气行于身十二周在身与十分身之六；日行十四舍，人气二十五周于身有奇分与十分身之二⑦，阳尽于阴⑧阴受气矣。其始入于阴，常从足少阴注于肾，肾注于心，心注于肺，肺注于肝，肝注于脾，脾复注于肾，为周⑨。是故夜行一舍，人气行于阴脏一周与十分脏之八，亦如阳行之⑩二十五周，而复合于目。阴阳一日一夜，合有奇分

---

① 虚张为经：《太素·卷十二·卫五十周》杨上善注云："经云虚张为经者，错矣。南方七宿，星为中也。"其说可从。

② 间：《太素·卷十二·卫五十周》作"端"，可据改。

③ 侧：《太素·卷十二·卫五十周》无，可据删。

④ 小指：此后《太素·卷十二·卫五十周》有"次指"二字，可据补。

⑤ 以：《太素·卷十二·卫五十周》无，可据删。

⑥ 三：原作"二"，据医统正脉本改，与《太素·卷十二·卫五十周》合。

⑦ 二：原作"四"，据医统正脉本改。

⑧ 于阴：《太素·卷十二·卫五十周》作"而"，可据改。

⑨ 周：此前《太素·卷十二·卫五十周》有"一"字，可据补。

⑩ 行之：《太素·卷十二·卫五十周》作"之行"，可据乙。

十分身之二①与十分脏之二，是故人之所以卧起之时有早晏者，奇分不尽故也。

伯高曰：……水下一刻，人气在太阳；水下二刻，人气在少阳；水下三刻，人气在阳明；水下四刻，人气在阴分。水下五刻，人气在太阳；水下六刻，人气在少阳；水下七刻，人气在阳明；水下八刻，人气在阴分。水下九刻，人气在太阳；水下十刻，人气在少阳；水下十一刻，人气在阳明；水下十二刻，人气在阴分。水下十三刻，人气在太阳；水下十四刻，人气在少阳；水下十五刻，人气在阳明；水下十六刻，人气在阴分。水下十七刻，人气在太阳；水下十八刻，人气在少阳；水下十九刻，人气在阳明；水下二十刻，人气在阴分。水下二十一刻，人气在太阳；水下二十二刻，人气在少阳；水下二十三刻，人气在阳明；水下二十四刻，人气在阴分。水下二十五刻，人气在太阳，此半日②之度也。从房至毕一十四舍，水下五十刻，日行半度；回行一舍，水下三刻与七分刻之四。《大要》曰：常以日之加于宿上也，人气在太阳。是故日行一舍，人气行三阳行③与阴分。常如是无已，天与④地同纪，纷纷盼盼，终而复始，一日一夜，水下百刻而尽矣。

（《灵枢·卫气行》）

黄帝曰：五脏者，所以藏精神魂魄者也。六腑者，所以受水谷而行化物者也。其气内于⑤五脏，而外络肢节。其浮气之不循经者，为卫气；其精气之行于经者，为营气。阴阳相随，外内相贯，如环之

---

① 二：原作“四”，据医统正脉本改，与《太素·卷十二·卫五十周》合。
② 日：原作“月”，据古林书堂本、医统正脉本改，与《太素·卷十二·卫五十周》合。
③ 行：《太素·卷十二·卫五十周》无，可据删。
④ 天与：《太素·卷十二·卫五十周》作“与天”，可据乙。
⑤ 于：此前《太素·卷十·经脉标本》有“入”字，可据补。

无端。亭亭淳淳乎，孰能穷之？然其分别阴阳，皆有标本虚实所离之处。

（《灵枢·卫气》）

气积于胃，以通营卫，各行其道。宗气留于海，其下者注于气街，其上者走于息道。故厥在于足，宗气不下，脉中之血，凝而留止，弗之火调，弗能取之。

（《灵枢·刺节真邪》）

黄帝曰：经脉十二，而手太阴、足少阴、阳明独动不休，何也？岐伯曰：是明①，胃脉也。胃为五脏六腑之海，其清气上注于肺，肺②气从太阴而行之，其行也，以息往来，故人一呼脉再动，一吸脉亦再动，呼吸不已，故动而不止。

黄帝曰：气之过于寸口也，上十③焉息？下八④焉伏？何道从还？不知其极。岐伯曰：气之离脏也，卒然如弓弩之发，如水之下岸⑤，上于鱼以反衰，其余气衰散以逆上，故其行微。

黄帝曰：足之阳明，何因而动？岐伯曰：胃气上注于肺，其悍气上冲头者，循咽，上走空窍，循眼系，入络脑，出颇⑥，下客主

---

①是明：《太素·卷九·脉行同异》作"足阳明"，可据改。

②肺：《太素·卷九·脉行同异》无，可据删。

③十：《太素·卷九·脉行同异》无，可据删。按：此字在《甲乙经》卷二第一下作"出"，学者多谓可据改。然因删之可通，故疑作"出"者非医经古貌，而是后人臆补，"十"则是"出"之朽文。

④八：《太素·卷九·脉行同异》无，可据删。按：此字在《甲乙经》卷二第一下作"入"，学者多谓可据改。然因删之可通，故疑作"入"者非医经古貌，而是后人臆补，"八"则是"入"之误。

⑤岸：《太素·卷九·脉行同异》作"崖"，可据改。

⑥颇：《太素·卷九·脉行同异》作"领"，然据杨上善注云"领，谓牙车骨"，疑"领"为"颔"之俗字，可据改为"颔"。《方言》云："领、颐，颔也。秦晋谓之领，颐其通语也。"

人，循牙车，合阳明，并下人迎，此胃气别走于阳明者也。故阴阳上下，其动也若一。故阳病而阳脉小者为逆，阴病而阴脉大者为逆。故阴阳俱静俱动，若引绳相倾①者病。

黄帝曰：足少阴何因而动？岐伯曰：冲脉者，十二经之海也，与少阴之大络，起于肾下，出于气街，循阴股内廉，邪入腘中，循胫骨内廉，并少阴之经，下入内踝之后，入足下；其别者，邪入踝，出属跗上，入大指之间，注诸络，以温足胫，此脉之常动者也。

黄帝曰：营卫之行也，上下相贯，如环之无端。今有其卒然遇邪气，及逢大寒，手足懈惰，其脉阴阳之道，相输之会，行相失也，气何由还？岐伯曰：夫四末阴阳之会者，此气之大络也。四街者，气之径路②也。故络绝则径通，四末解则气从合，相输如环。

黄帝曰：善。此所谓如环无端，莫知其纪，终而复始，此之谓也。

（《灵枢·动输》）

黄帝曰：余闻肠胃受谷，上焦出气，以温分肉，而养骨节，通腠理。中焦出气如露，上注溪谷，而渗孙脉，津液和调，变化而赤为血，血和则孙脉先满溢③，乃注于络脉，皆盈乃注于经脉。阴阳已张，因息乃行，行有经纪，周有道理，与天合同，不得休止。切而调之，从虚去实，泻④则不足，疾则气减，留则先后；从实⑤去虚，补

---

①倾：《太素·卷九·脉行同异》作"顿"，可据改。顿，抈，拉紧。
②路：《太素·卷九·脉行异同》无，可据删。
③溢：《太素·卷二十六·痈疽》作"满"，可据改而属下读。
④泻：原作"为"，据古林书堂本、医统正脉本改，与《太素·卷二十六·痈疽》合。
⑤从实：原作"后虚"，医统正脉本作"从虚"，据《太素·卷二十六·痈疽》改。

则有余，血气已调，形气①乃持②。

（《灵枢·痈疽》）

血气俱盛而阴气多者，其血滑，刺之则射；阳气畜积，久留而不泻者，其血黑以浊，故不能射。新饮而液渗于络，而未合和于血也，故血出而汁别焉；其不新饮者，身中有水，久则为肿。

（《灵枢·血络论》）

【简评】

关于气血运行周期

"气之不得无行也，如水之流，如日月之行不休……如环之无端"（《灵枢·脉度》），"营在脉内，卫在脉外，营周不休，五十而复大会，阴阳相贯，如环无端"（《灵枢·营卫生会》），"经脉流行不止，环周不休"（《素问·举痛论》），可见两经皆认识到人身的气血是循环周流的，具有一定的路径和节律、周期：路径主要为十二经脉及督、任、跷等脉，时间周期为昼行于阳二十五度（周次），夜行于阴二十五度（周次）。数据明确，言之凿凿。

一日一夜五十周次这样的整数数据是如何得出的呢？考诸《灵枢》，其计算程序如下：按《灵枢·脉度》篇谓全身经脉干线的总长度为16丈2尺，《灵枢·五十营》篇言"人一呼，脉再动，气行三寸，一吸，脉亦再动，气行三寸，呼吸定息，气行六寸"，"一万三千五百息，气行五十营于身"。有了脉长162尺、一息气行0.6尺和一昼夜

---

①气：《太素·卷二十六·痈疽》作"神"，可据改。
②持：守也。《素问·汤液醪醴论》"持其法"（引者注：原作"得其法"，兹从《太素·卷十九·知汤药》改"得"为"持"。）与"守其数"对文，可知"持"有守义。

13500息之数，便可计算出运行周期数，即：0.6（尺）×13500÷162（尺）=50（周）。需要深究的是，这三个数据是否可靠？从经脉长度来说，提出数据者已申明在纳入哪些经脉以计算总长度时已有取舍，跷脉本有阴跷、阳跷（各七尺五寸），但为了不溢出16丈2尺之数，只得"男子数其阳，女子数其阴"，将不纳入计算的阴跷脉或阳跷脉视为络，即所谓"当数者为经，不当数者为络也"。脉气运行一息六寸当是估算，自然不会准确。而一昼夜一万三千五百息，亦难知是以什么样的人为标准，正常成人呼吸数是一分钟16~20次，平均为18次，一昼夜平均为25920次，二者出入很大。这里我们不须追究其推算方法的合理性和数据的准确性，而应看重其出发点："日行二十八宿，人经脉上下左右前后二十八脉，周身十六丈二尺，以应二十八宿。漏水下百刻，以分昼夜。"很显然，古医家认为人身气血运行节律必须符合天体运动周期。既有定式，数据便可以近似合理的方式编排。其一昼夜的五十周，或是为了符合"五十"这一大衍之数（《周易·系辞上》）而设。

五、饮食物的生化输布

黄帝曰：愿闻谷气有五味，其入五脏，分别奈何？伯高曰：胃者，五脏六腑之海也。水谷皆入于胃，五脏六腑皆禀气于胃。五味各走其所喜，谷味酸，先走肝；谷味苦，先走心；谷味甘，先走脾；谷味辛，先走肺；谷味咸，先走肾。谷气津液已行，营卫大通，乃化糟粕，以次传下。

（《灵枢·五味》）

黄帝曰①：余闻肠胃受谷，上焦出气，以温分肉，而养骨节，通腠理。中焦出气如露，上注溪谷，而渗孙脉，津液和调，变化而赤为血，血和则孙脉先满溢，乃注于络脉，皆盈乃注于经脉。阴阳已张，因息乃行，行有经纪，周有道理，与天合同，不得休止。切而调之，从虚去实，泻则不足，疾则气减，留则先后；从实去虚，补则有余，血气已调，形气乃持。

（《灵枢·痈疽》）

食气入胃，散精于肝，淫气于筋。食气入胃，浊气归心，淫精于脉，脉气流经，经气归于肺，肺朝百脉，输精于皮毛，毛脉合精，行气于府，府精神明，留于四脏，气归于权衡，权衡以平，气口成寸，以决死生。

饮入于胃，游溢精气，上输于脾，脾气散精，上归于肺，通②调水道，下输膀胱，水精四布，五经并行，合于四时五脏阴阳③，揆度以为常也。

（《素问·经脉别论》）

帝曰：脾与胃以膜相连耳，而能为之行其津液，何也？岐伯曰：足太阴者，三阴也，其脉贯胃属脾络嗌，故太阴为之行气于三阴，阳明者，表也，五脏六腑之海也④，亦为之行气于三阳。脏腑各

---

①黄帝曰：本段校勘参看本篇"四、生命物质与生命活动·（二）气、血、津、液·2.气血津液的运动变化"。

②通：《太素·卷十六·脉论》作"肺"，或可据改。

③阴阳：新校正云："按一本云'阴阳动静'。"《太素·卷十六·脉论》与新校正所引"一本"同，可据补"动静"二字。

④阳明者表也五脏六腑之海也：胡天雄《素问补识》谓此十二字当本在"足太阴者"之前而错简于此，移至彼处则文从字顺。可从。

灵素新编

因其经而受气于阳明，故为胃行其津液。

（《素问·太阴阳明论》）

六、生长发育与寿夭

黄帝曰：人始生，先成精，精成而脑髓生，骨为干，脉为营，筋为刚①，肉为墙，皮肤坚而毛发长。谷入于胃，脉道以通，血气乃行。

（《灵枢·经脉》）

黄帝问于岐伯曰：愿闻人之始生，何气筑为基？何立而为楯？何失而死？何得而生？岐伯曰：以母为基，以父为楯，失神者死，得神者生也。

黄帝曰：何者为神？岐伯曰：血气已和，荣卫已通，五脏已成，神气舍心，魂魄毕具，乃成为人。

黄帝曰：人之寿夭各不同，或夭寿②，或卒死，或病久，愿闻其道。岐伯曰：五脏坚固，血脉和调，肌肉解利，皮肤致密，营卫之行，不失其常，呼吸微徐，气以度行，六腑化谷，津液布扬，各如其常，故能长久③。

黄帝曰：人之寿百岁而死，何以致之？岐伯曰：使道隧以长，基墙高以方，通调营卫，三部三里起，骨高肉满，百岁乃得终。

黄帝曰：其气之盛衰，以至其死，可得闻乎？岐伯曰：人生十岁，五脏始定，血气已通，其气在下，故好走。二十岁，血气始盛，

·藏象篇·

---

①刚：守山阁本顾氏《校勘记》："此假'刚'为'纲'。"《太素·卷八·经脉连环》作"纲"，所用是其本字。

②寿：此前《太素·卷二·寿限》有"或"，可据补。

③长久：《太素·卷二·寿限》作"久长"，与"常""行""扬"合韵，可据乙。

111

肌肉方长，故好趋。三十岁，五脏大定，肌肉坚固，血脉盛满，故好步。四十岁，五脏六腑，十二经脉，皆大盛以平定，腠理始疏，荣华颓落①，发颇②斑白，平盛不摇，故好坐。五十岁，肝气始衰，肝叶始薄，胆汁始灭③，目始不明。六十岁，心气始衰，苦忧悲，血气懈惰，故好卧。七十岁，脾气虚，皮肤枯。八十岁，肺气衰，魄离，故言善误。九十岁，肾气焦，四脏④经脉空虚。百岁，五脏皆虚，神气皆去，形骸独居而终矣。

黄帝曰：其不能终寿而死者，何如？岐伯曰：其五脏皆不坚，使道不长，空外以张，喘息暴疾，又卑基墙，薄脉少血，其肉不石⑤，数中风寒，血气虚脉⑥不通，真邪相攻，乱而相引，故中寿而尽也。

（《灵枢·天年》）

帝曰：人年老而无子者，材力尽邪？将天数然也？岐伯曰：女子七岁，肾气盛，齿更发长。二七而天癸至，任脉通，太冲⑦脉盛，

①颓落：《素问·阴阳应象大论》王冰注引作"稍落"，学者或谓当据改，以与前"始疏"形成对文。今谓考《太素·卷二·寿限》亦作"颓落"，疑作"稍落"是王冰所改，其意正在与前"始疏"形成对文，而未必一定是古医经原貌，或不必改。
②颇：《太素·卷二·寿限》作"鬓"，可据改。
③灭：《太素·卷二·寿限》作"减"，可据改。
④四脏：《太素·卷二·寿限》作"脏枯"，此后可据补一"枯"字并加逗号。
⑤石：《太素·卷二·寿限》作"实"，可据改。
⑥虚脉：《太素·卷二·寿限》无，可据删。
⑦太冲：新校正云："按全元起注本及《太素》《甲乙经》俱作'伏冲'。下'伏冲'同。"（今《甲乙经》作"太冲"）俞樾《读书余录·内经素问》云："汉人书'太'，字或作'伏'。汉太尉公墓中画象有'伏尉公'。《隶续》云：'字书有伏，与大同音。'此碑所云'伏尉公'，盖是用'伏'（引者注：俞氏书与《隶续》原如此，疑是'伏'之误。）为'大'，即'太尉公'也。然则全本及《太素》《甲乙经》当作'伏冲'，即'太冲'也。后人不识'伏'字，加点作'伏'，遂成异字。恐学者疑惑，故具论之。"学者多从俞说。然据《灵枢·岁露论》"入脊内，注于伏冲之脉"，《灵枢·百病始生》"其着于伏冲之脉者，揣之应手而动"，结合《太素·卷二十七·邪传》杨上善以"伏行"释"伏冲"之"伏"而论，疑本当作"伏冲"，后误作"伏冲"，再误而作"太冲"。

月事以时下，故有子。三七，肾气平均，故真牙生而长极。四七，筋骨坚，发长极，身体盛壮。五七，阳明脉衰，面始焦，发始堕。六七，三阳脉衰于上，面皆焦，发始白。七七，任脉虚，太冲脉衰少，天癸竭，地道不通，故形坏而无子也。丈夫①八岁，肾气实，发长齿更。二八，肾气盛②，天癸至，精气溢泻，阴阳和，故能有子。三八，肾气平均，筋骨劲强，故真牙生而长极。四八，筋骨隆盛，肌肉满壮。五八，肾气衰，发堕齿槁。六八，阳气衰竭于上，面焦，发鬓颁白。七八，肝气衰，筋不能动，天癸竭，精少，肾脏衰，形体皆极③。八八，则齿发去。肾者主水，受五脏六腑之精而藏之，故五脏盛乃能泻。今五脏皆衰，筋骨解堕，天癸尽矣。故发鬓白，身体重，行步不正，而无子耳。

帝曰：有其年已老而有子者，何也？岐伯曰：此其天寿过度，气脉常通，而肾气有余也。此虽有子，男不过尽八八，女不过尽七七，而天地之精气皆竭矣。

帝曰：夫道者年皆百数，能有子乎？岐伯曰：夫道者能却老而全形，身年虽寿，能生子也。

（《素问·上古天真论》）

年四十，而阴气自半也，起居衰矣。年五十，体重，耳目不聪明矣。年六十，阴痿，气大衰，九窍不利，下虚上实，涕泣俱出矣。

（《素问·阴阳应象大论》）

①丈夫：《广雅·释亲》："男子谓之丈夫，女子谓之妇人。"
②肾气盛：《新编黄帝内经纲目》校云："以女子'二七'之文例之，疑此三字蒙上文而衍，当删。"可从。
③天癸竭精少肾脏衰形体皆极：丹波元简《素问识》认为此十二字当在"八八"之后，与《素问·阴阳应象大论》王注"丈夫天癸……八八而终"之语合，可据移。另，元·李治《敬斋古今黈拾遗》卷三引作"八八，天癸竭，形体皆极"，亦可证此句确当移入"八八"之后。

黄帝问于伯高曰：余闻形有缓急，气有盛衰，骨有大小，肉有坚脆，皮有厚薄，其以立寿夭奈何？伯高答曰：形与气相任则寿，不相任则夭。皮与肉相果①则寿，不相果则夭。血气经络胜形则寿，不胜形则夭。

黄帝曰：何谓形之缓急？伯高答曰：形充而皮肤缓者则寿，形充而皮肤急者则夭。形充而脉坚大者顺也，形充而脉小以弱者气衰，衰则危矣。若形充而颧不起者骨小，骨小则夭矣。形充而大肉䐃坚而有分②者肉坚，肉坚则寿矣；形充而大肉无分理不坚者肉脆，肉脆则夭矣。此天之生命，所以立形定气而视寿夭者。必明乎此，立形定气，而后以临病人，决死生。

黄帝曰：余闻寿夭，无以度之。伯高答曰：墙基卑，高不及其地者，不满三十而死。其有因加疾者，不及二十而死也。

黄帝曰：形气之相胜，以立寿夭奈何？伯高答曰：平人而气胜形者寿；病而形肉脱，气胜形者死，形胜气者危矣。

（《灵枢·寿夭刚柔》）

【简评】

古医家对人的生长发育及寿夭规律进行了探讨，得出了初步的结论。"人始生，先生精"，个体的一生始于来自父母的先天之精，而后脑髓、内脏、骨肉、皮毛在胞宫内发育，此为胚胎期。生后纳谷，自体气血开始周流。生长发育及衰老可呈阶段性，以十划段和以七、八划段相较，后者体现了性别差异，更符合实际情况。肾气的强弱贯

①果：通"裹"，《甲乙经》卷六第十一即作"裹"。
②分：详下文云"形充而大肉无分理不坚者肉脆"，知其后脱"理"字，可据补。

穿着人的一生的观点，颇具理论与实践意义。先天禀赋在很大程度上决定了人的寿命长短，但若仅从面相判断寿夭，恐不足凭。

七、体质

（一）概述

人之生也，有刚有柔，有弱有强，有短有长，有阴有阳。

（《灵枢·寿夭刚柔》）

此人之所以具受于天也，无[①]愚智贤不肖，无以相倚也。然有其独尽天寿，而无邪僻之病，百年不衰，虽犯风雨卒寒大暑，犹有[②]弗能害也；有其不离屏蔽室内[③]，无怵惕之恐，然犹不免于病。

（《灵枢·本脏》）

黄帝问于岐伯曰：余闻九针于夫子，而行之于百姓。百姓之血气，各不同形，或神动而气先针行，或气与针相逢，或针已出气独行，或数刺乃知，或发针而气逆，或数刺病益剧。凡此六者，各不同形，愿闻其方。岐伯曰：重阳之人，其神易动，其气易往也。

黄帝曰：何谓重阳之人？岐伯曰：重阳之人，熇熇高高[④]，言语善疾，举足善高，心肺之脏气有余，阳气滑盛而扬，故神动而气先行。

---

①无：《太素·卷六·五脏命分》无，可据删。
②有：《太素·卷六·五脏命分》无，可据删。
③室内："室内"于此不词，疑是"室穴"之误。《灵枢·贼风》"不出室穴"，（此从古林书堂本，医统正脉本同，居敬堂本误作"不出空穴"。）《太素·卷二十八·诸风杂论》误作"室内"，是其比也。"穴"或作"内"，与"内"形近，故致此误。
④高高：《太素·卷二十三·量气刺》作"蒿蒿"，并通"歊歊"，盛貌。

黄帝曰：重阳之人而神不先行者，何也？岐伯曰：此人颇有阴者也。

黄帝曰：何以知其颇有阴也？岐伯曰：多阳者多喜，多阴者多怒，数怒者易解，故曰颇有阴，其阴阳之离合难，故其神不能先行也。

黄帝曰：其气与针相逢奈何？岐伯曰：阴阳和调而血气淖泽滑利，故针入而气出，疾而相逢也。

黄帝曰：针已出而气独行者，何气使然？岐伯曰：其阴气多而阳气少，阴气沉而阳气浮[1]者内藏，故针已出，气乃随其后，故独行也。

黄帝曰：数刺乃知，何气使然？岐伯曰：此人之多阴而少阳，其气沉而气往难，故数刺乃知也。

黄帝曰：针入而气逆者，何气使然？岐伯曰：其气逆与其数刺病益甚者，非阴阳之气，浮沉之势也，此皆粗之所败，上[2]之所失，其形气无过焉。

（《灵枢·行针》）

【简评】

体质是个体在先天禀赋的基础上，并在生长发育过程中形成的形态结构、生理机能及心理活动相对稳定的特性。《灵枢·寿夭刚柔》所谓"人之生也，有刚有柔，有弱有强，有短有长，有阴有阳"，《灵枢·行针》所谓"百姓之血气各不同形"，就是讲人与人之间存在着体质的差异。这种差异关乎人的健康状态与疾病的发生。

---

[1] 浮：此后《太素·卷二十三·量气刺》有"沉"字，可据补，并于"浮"后加"，"。
[2] 上：《太素·卷二十三·量气刺》作"工"，可据改。

灵素新编

"体"与"质"两字连用，构成一个特定的医学术语，虽晚至明清时期方见于医著之中，然两经中的"是人者，素肾气盛"（《素问·逆调论》）、"此人者质壮"（《素问·厥论》）、"年质壮大，血气充盈"（《灵枢·逆顺肥瘦》）之概括人身体固有状态的"素"与"质"等词语，显然是其源头。

《灵枢》和《素问》所讨论的体质，包括体态、机能状态和心理状态（气质）诸多方面，内容丰富多彩，形成了独特的中国早期的体质生理病理学说。

（二）体质类型

1. 五脏二十五变

黄帝问于岐伯曰：……然有其独尽天寿，而无邪僻之病，百年不衰，虽犯风雨卒寒大暑，犹有弗能害也；有其不离屏蔽室内，无怵惕之恐，然犹不免于病①，何也？愿闻其故。岐伯对曰：窘乎哉问也！五脏者，所以参天地、副阴阳而连四时、化五节者也。五脏者，固有小大、高下、坚脆、端正偏倾者，六腑亦有小大、长短、厚薄、结直、缓急。凡此二十五者，各不同，或善或恶，或吉或凶，请言其方。心小则安，邪弗能伤，易伤以忧；心大则忧不能伤，易伤于邪。心高则满于肺中，悗而善忘，难开以言；心下则脏外，易伤于寒，易恐以言。心坚则脏安守固，心脆则善病消瘅热中。心端正则和利难伤，心偏倾则操持不一，无守司也。肺小则少饮，不病喘喝；肺大则多饮，善病胸痹喉痹逆气。肺高则上气肩息，咳；肺下则居贲迫肺②，善胁下痛。肺坚则不病咳上气；肺脆则苦病消瘅易伤。肺端正则和利难伤；肺偏倾则胸偏痛也。肝小则脏安，无胁下之病；肝大则

① 然有其独尽天寿……犹不免于病：校勘参看"藏象篇·七、体质·（一）概述"。
② 肺：《太素·卷六·五脏命分》作"肝"，可据改。

逼胃迫咽，迫咽则苦膈中，且胁下痛。肝高则上支贲切胁，悗，为息贲；肝下则逼胃，胁下空，胁下空则易受邪。肝坚则脏安难伤；肝脆则善病消瘅易伤。肝端正则和利难伤；肝偏倾则胁下痛①也。脾小则脏安，难伤于邪也；脾大则苦凑眇而痛，不能疾行。脾高则眇引季胁而痛；脾下则下加于大肠，下加于大肠则脏苦受邪。脾坚则脏安难伤；脾脆则善病消瘅易伤。脾端正则和利难伤；脾偏倾则善满善胀也。肾小则脏安难伤，肾大则善病腰痛，不可以俯仰，易伤以邪。肾高则苦背膂痛，不可以俯仰；肾下则腰尻痛，不可以俯仰，为狐疝。肾坚则不病腰背痛，肾脆则善病消瘅易伤。肾端正则和利难伤，肾偏倾则苦腰尻痛②也。凡此二十五变者，人之所苦常病。

黄帝曰：何以知其然也？岐伯曰：赤色小理者心小，粗理者心大。无髑骭者心高，髑骭小短举者心下。髑骭长者心下③坚，髑骭弱小以薄者心脆。髑骭直下不举者心端正，髑骭倚一方者心偏倾也。白色小理者肺小，粗理者肺大。巨肩反膺陷喉者肺高，合腋张胁者肺下。好肩背厚者肺坚，肩背薄者肺脆。背膺厚者肺端正，胁偏疏④者肺偏倾也。青色小理者肝小，粗理者肝大。广胸反骹者肝高，合胁兔骹者肝下。胸胁好者肝坚，胁骨弱者肝脆。膺腹好相得者肝端正，胁骨偏举者肝偏倾也。黄色小理者脾小，粗理者脾大。揭唇者脾高，唇下纵者脾下。唇坚者脾坚，唇大而不坚者脾脆。唇上下好者脾端正，唇偏举者脾偏倾也。黑色小理者肾小，粗理者肾大。高耳者肾高，耳后陷者肾下。耳坚者肾坚，耳薄不坚者肾脆。耳好前居牙车者肾端正，耳偏高者肾偏倾也。凡此诸变者，持则安，减⑤则病也。

---

①痛：此前《太素·卷六·五脏命分》有"偏"字，可据补。
②痛：此前《太素·卷六·五脏命分》有"偏"字，可据补。
③下：《太素·卷六·五脏命分》无此字，可据删。
④疏：《太素·卷六·五脏命分》作"竦"，可据改。
⑤减：《太素·卷六·五脏命分》作"咸"，并通"感"。

帝曰：善。然非余之所问也。愿闻人之有不可病者，至尽天寿，虽有深忧大恐，怵惕之志，犹不能减①也，甚寒大热，不能伤也；其有不离屏蔽室内，又无怵惕之恐，然不免于病者，何也？愿闻其故。岐伯曰：五脏六腑，邪之舍也，请言其故。五脏皆小者，少病，苦燋心，大愁忧；五脏皆大者，缓于事，难使以忧。五脏皆高者，好高举措；五脏皆下者，好出人下。五脏皆坚者，无病；五脏皆脆者，不离于病。五脏皆端正者，和利得人心；五脏皆偏倾者，邪心而善盗，不可以为人平，反复言语也。

（《灵枢·本脏》）

【简评】

两经中载体质的篇章，从不同角度对体质进行了分类。《灵枢·本脏》提出五脏中每一脏皆有小大、高下、坚脆、偏正之别，计二十五种，称二十五变，属于按形态所分的体质类型。需要说明的是，文中所描述的诸变之状并非直视内脏所见，而是凭"视其外应，以知内脏"，通过推论得出的。显然，论中的五脏的各种变态虽言之凿凿，仍不可认为脏器实体确发生此类变化，甚至作为解剖学的依据。此分型的可取之处，当为能够引导医生临证时须察观与五脏相关的五色、五官及体表的一定部位，从体质的角度获取有诊疗意义的指征。如此，既可解"有其独尽天寿，而无邪僻之病，百年不衰，虽犯风雨卒寒大暑，犹有弗能害也；有其不离屏蔽室内（穴），无怵惕之恐，然犹不免于病"之惑，又能对五脏病的诊治要点有所提示。

·藏象篇·

---

① 减：通"感"。《太素·卷六·五脏命分》作"感"，所用是其本字。

2. 阴阳二十五人

黄帝曰：余闻①阴阳之人何如，伯高曰：天地之间，六合之内，不离于五，人亦应之。故五五二十五人之政，而阴阳之人不与焉，其态又不合于众者五。余已知之矣。愿闻二十五人之形，血气之所生，别而以候，从外知内何如？岐伯曰：悉乎哉问也，此先师之秘也，虽伯高犹不能明之也。

黄帝避席，遵循②而却，曰：余闻之，得其人弗教，是谓重失。得而泄之，天将厌之。余愿得而明之，金柜藏之，不敢扬之。岐伯曰：先立五形金木水火土，别其五色，异其五形之人③，而二十五人具矣。

黄帝曰：愿卒闻之。岐伯曰：慎之慎之，臣请言之。木形之人，比于上角，似于苍帝。其为人苍色，小头，长面，大肩，背④直身，小手足，好有才，劳心，少力，多忧劳于事。能春夏不能秋冬，感⑤而病生，足厥阴佗佗然⑥。大角之人，比于左足少阳，少阳之上遗遗然⑦。左角⑧之人，比于右足少阳，少阳之下随随然。钛角⑨之人，比于右足少阳，少阳之上推推然。判角之人，比于左足少阳，少阳之下栝栝然。火形之人，比于上徵，似于赤帝。其为人赤色，广䏖⑩锐面小头，好肩背髀腹，小手足，行⑪安地，疾心行摇，肩背

①闻：刘衡如云："详文义，当作'问'。"可从。
②遵循：即逡巡，却退貌，表恭敬。
③之人：详文义，此二字疑衍。
④背：此前《甲乙经》卷一第十六有"平"字，可据补。
⑤感：据文例，疑此前脱"秋冬"二字。
⑥佗佗然：雍容自得貌。
⑦遗遗然：柔顺不争貌。遗，通"唯"。《诗经·齐风·敝笱》："敝笱在梁，其鱼唯唯。"郑笺："唯唯，行相随顺之貌。"唯唯，《韩诗外传》作"遗遗"。
⑧左角：《灵枢》原校云："一曰少角。"
⑨钛角：《灵枢》原校云："一曰右角。"
⑩广䏖：宽下巴。䏖，"胲"之俗字，"妭"俗字作"�"，是其比也。
⑪行：《灵枢经校释》云："'行'下似脱'不'字。"可从。

肉满，有气轻财，少信，多虑，见事明①，好颜急心，不寿暴死。能春夏不能秋冬，秋冬感而病生，手少阴核核然。质徵之人②，比于左手太阳，太阳之上肌肌然。少徵之人，比于右手太阳，太阳之下慆慆然。右徵之人，比于右手太阳，太阳之上鲛鲛然③。质判④之人，比于左手太阳，太阳之下支支颐颐然。土形之人，比于上宫，似于上古黄帝。其为人黄色，圆面，大头，美肩背，大腹，美股胫，小手足⑤，多肉，上下相称，行安地，举足浮，安心，好利人，不喜权势，善附人也。能秋冬不能春夏，春夏感而病生，足太阴敦敦然。大宫之人，比于左足阳明，阳明之上婉婉然。加宫之人⑥，比于左足阳明，阳明之下坎坎然。少宫之人，比于右足阳明，阳明之上枢枢然。左宫之人⑦，比于右足阳明，阳明之下兀兀然。金形之人，比于上商，似于白帝。其为人方面⑧白色，小头，小肩背，小腹，小手足，如骨发踵外，轻身，身清廉，急心，静悍，善为吏。能秋冬不能春夏，春夏感而病生，手太阴敦敦然。钛商之人，比于左手阳明，阳明之上廉廉然。右商之人，比于左手阳明，阳明之下脱脱然。大商之人，比于右手阳明，阳明之上监监然。少商之人，比于右手阳明，阳明之下严严然。水形之人，比于上羽，似于黑帝。其为人黑色，面不

①明：此后《甲乙经》卷一第十六有"了"字，可据补。
②质徵之人：《灵枢》原校云："一曰质之人，一曰大徵。"
③鲛鲛然：《灵枢经》原校云："一曰熊熊然。"
④质判：《灵枢经》原校云："一曰质徵。"
⑤小手足：《灵枢经校释》云："'小'疑应作'大'。上文曰圆面、大头、大腹，而手足独小，何以上下相称，故应作'大手足'，上下文义方合。"可从。
⑥加宫之人：《灵枢》原校云："一曰众之人。"
⑦左宫之人：《灵枢》原校云："一曰众之人，一曰阳明之上。"
⑧方面：详文例，此二字当移至"小头"之前。

平，大头廉①颐，小肩大腹，动②手足，发③行摇身，下尻长，背延延然，不敬畏，善欺绐人，戮死。能秋冬不能春夏，春夏感而病生，足少阴汗汗④然。大羽之人，比于右足太阳，太阳之上颊颊然。少羽之人，比于左足太阳，太阳之下纡纡然。众之为人⑤，比于右足太阳，太阳之下洁洁然。桎之为人，比于左足太阳，太阳之上安安然。是故五形之人二十五变者，众之所以相欺⑥者是也。

黄帝曰：得其形不得其色，何如？岐伯曰：形胜色，色胜形者，至其胜时年加，感则病行，失则忧矣。形色相得者，富贵大乐。

黄帝曰：其形色相胜之时，年加可知乎？岐伯曰：凡年忌下上之人，大忌常加：七岁，十六岁，二十五岁，三十四岁，四十三岁，五十二岁，六十一岁，皆人之大忌，不可不自安也，感则病行，失则忧矣。当此之时，无为奸事，是谓年忌。

黄帝曰：夫子之言，脉之上下，血气之候，以知形气奈何？岐伯曰：足阳明之上，血气盛则髯⑦美长，血少气多则髯短，故⑧气少血多则髯少，血气皆少则无髯，两吻多画。足阳明之下，血气盛则下毛美长至胸，血多气少则下毛美短至脐，行则善高举足，足指少肉，足善寒，血少气多则肉而善瘃，血气皆少则无毛，有则稀⑨枯瘁，善痿厥足痹。足少阳之上，气血盛则通髯美长，血多气少则通髯美短，

---

①廉：《甲乙经》卷一第十六作"广"，可据改。
②动：《新编黄帝内经纲目》校云："《甲乙经》卷一第十六作'小'，其校语云：'小作大。'作'大'为是。"可从。
③发：通"犮"，两足分张相背，行走不稳貌。
④汗汗：《甲乙经》卷一第十六作"污污"，疑此是"汗汗"之形误，今通作"污污"，卑下貌也。
⑤众之为人：《灵枢》原校云："一曰加之人。"
⑥欺：刘衡如云："疑当作'异'。"可从。
⑦髯：《甲乙经》卷一第十六作"须"，可据改，与《灵枢·五音五味》"美须者阳明多血"合。下三"髯"字同。
⑧故：《甲乙经》卷一第十六无，可据删。
⑨稀：其后《甲乙经》卷一第十六有"而"字，可据补。

血少气多则少髯，血气皆少则无须①，感于寒湿则善痹，骨痛爪枯也。足少阳之下，血气盛则胫毛美长，外踝肥，血多气少则胫毛美短，外踝皮坚而厚，血少气多则胻②毛少，外踝皮薄而软，血气皆少则无毛，外踝瘦无肉。足太阳之上，血气盛则美眉，眉有毫毛，血多气少则恶眉，面多少③理，血少气多则面多肉，血气和则美色。足太阳④之下，血气盛则跟肉满踵坚，气少血多则瘦跟空，血气皆少则喜转筋、踵下痛。手阳明之上，血气盛则髭美，血少气多则髭恶，血气皆少则无髭。手阳明之下，血气盛则腋下毛美，手鱼肉以温，气血皆少则手瘦以寒。手少阳之上，血气盛则眉美以长，耳色美，血气皆少则耳焦恶色。手少阳之下，血气盛则手卷多肉以温，血气皆少则寒以瘦，气少血多则瘦以多脉。手太阳之上，血气盛则有⑤多须⑥，面多肉以平，血气皆少则面瘦恶色。手太阳之下，血气盛则掌肉充满，血气皆少则掌瘦以寒。

（《灵枢·阴阳二十五人》）

【简评】

此以人的体魄、思想和行为习惯作为体质分型的依据，附会于五行而为五大型，每型再分为五个亚型，总成二十五种人。虽称阴阳二十五人，实不涉阴阳。

古医家认真观察群体众生，努力探寻人的面相、身形、肤色与

---

①须：据文例，当系"髯"之误字。
②胻：据文例，疑本作"胫"。
③少：《甲乙经》卷一第十六作"小"，可据改。
④阳：原作"阴"，据医统正脉本改。
⑤有：《甲乙经》卷一第十六无，可据删。
⑥须：《甲乙经》卷一第十六作"髯"，可据改。

思想品格、举止行为及对气候变化的适应之间的关系，似已找到一些规律，可备一说。

3. 五态之人

黄帝问于少师曰：余尝闻人有阴阳，何谓阴人？何谓阳人？少师曰：天地之间，六合之内，不离于五，人亦应之，非徒一阴一阳而已也，而略言耳，口弗能遍明也。

黄帝曰：愿略闻其意，有贤人圣人，心能备而行之乎？少师曰：盖有太阴之人，少阴之人，太阳之人，少阳之人，阴阳和平之人。凡五人者，其态不同，其筋骨气血各不等。

黄帝曰：其不等者，可得闻乎？少师曰：太阴之人，贪而不仁，下齐湛湛，好内而恶出，心和①而不发，不务于时，动而后之，此太阴之人也。少阴之人，小贪而贼心，见人有亡，常若有得，好伤好害，见人有荣，乃反愠怒，心疾而无恩，此少阴之人也。太阳之人，居处于于②，好言大事，无能而虚说，志发于四野，举措不顾是非，为事如常自用，事虽败而常无悔，此太阳之人也。少阳之人，諟谛好自贵，有小小官，则高自宜，好为外交而不内附，此少阳之人也。阴阳和平之人，居处安静，无为惧惧，无为欣欣，婉然从物，或与不争，与时变化，尊则谦谦，谭而不治，是谓至治。

黄帝曰：夫五态之人者，相与毋故，卒然新会，未知其行也，何以别之？少师答曰：众人之属，不如五态之人者，故五五二十五人，而五态之人不与焉。五态之人，尤不合于众者也。

黄帝曰：别五态之人奈何？少师曰：太阴之人，其状黮黮然黑

灵素新编

①心和：《甲乙经》卷一第十六作"心抑"，可据改。
②于于：得意自足之貌。

124

色，念然下意，临临然长大，腘然^①未偻^②，此太阴之人也。少阴之人，其状清然窃然，固以阴贼，立而躁崄^③，行而似伏，此少阴之人也。太阳之人，其状轩轩储储，反身折腘，此太阳之人也。少阳之人，其状立则好仰，行则好摇，其两臂两肘则常出于背，此少阳之人也。阴阳和平之人，其状委委然，随随然，颙颙然，愉愉然，暶暶然，豆豆然^④，众人皆曰君子，此阴阳和平之人也。

（《灵枢·通天》）

【简评】

五态之分型，侧重于人的气质和性格，兼及品行。以阴阳状之，偏阴者大抵内敛，偏阳者大抵张扬。阴阳中复有阴阳，又以太少别之，再合以阴阳无偏者，共成五型（五态）。太阴之人，性格内向，行事缓慢，貌似君子，内藏阴险，常故作谦卑之态。少阴之人，心理阴暗，幸灾乐祸，嫉妒伤人，不知报恩，行动鬼祟。太阳之人，好高骛远，不自量力，刚愎自用，不计后果，妄自尊大。少阳之人，性格外向，自尊自贵，乐于标榜，趾高气扬。阴阳和平之人，心志安闲，喜静远躁，谦恭和蔼，与世无争，无为而治。

《灵枢·通天》对太少阴阳四种人的描述，与古希腊希波克拉底将人按气质分为多血质、黏液质、胆汁质、抑郁质，与苏联巴甫洛

---

①腘然：身体曲屈貌。《广雅·卷六·释亲》："腘、胐，曲脚也。"清·王念孙《疏证》云："腘者，曲貌也。《灵枢·通天》篇云'太阴之人，其状……腘然末偻'是也。"
②末偻：详文义，疑当作"末偻"。《庄子·外物篇》有"末偻而后耳"、《淮南子·地形》有"末偻修颈"，可知"末偻"乃古人熟语。高诱注《淮南子》云"末，犹脊也"，故末偻即脊偻。《广雅·卷六·释亲》"腘、胐，曲脚也"，清·王念孙《疏证》径引本文作"末偻"，甚是。
③崄：通"险"。狡诈。
④豆豆然："豆豆"疑是"岂岂"之朽文。《诗经·小雅·蓼萧》"孔燕岂岂"，传云："岂，乐也。"故岂岂然意谓乐意貌。

夫将人的高级神经活动分为活泼型、安静型、兴奋型、抑制型，颇多相似之处。简言之，太阴之人类于黏液质及安静型，少阴之人类于抑郁质及抑制型，太阳之人类于多血质及活泼型，少阳之人类于胆汁质及兴奋型。当然，希氏及巴氏的分型皆无品行方面的内容，即分型不涉及人的道德优劣，任何气质都有积极方面和消极方面；而太少阴阳所有四型多有人格的缺失，特举出正常的阴阳平和之人以为对照，其着眼点更趋向于体质的病理意义。

4. 脂、膏、肉三型

黄帝问于伯高[1]曰：人之肥瘦大小寒温，有老壮少小，别之奈何？伯高对曰：人年五十已上为老，二十已上为壮，十八已上为少，六岁已上为小。

黄帝曰：何以度知其肥瘦？伯高曰：人有肥[2]、有膏、有肉[3]。黄帝曰：别此奈何？伯高曰：䐃内[4]坚，皮满者，肥[5]。䐃内不坚，皮缓者，膏。皮肉不相离者，肉。

黄帝曰：身之寒温何如？伯高曰：膏者其肉淖，而粗理者身寒，细理者身热。脂者其肉坚，细理者热，粗理者寒。

黄帝曰：其肥瘦大小奈何？伯高曰：膏者，多气而皮纵缓，故能纵腹垂腴。肉者，身体容大。脂者，其身收小。

黄帝曰：三者之气血多少何如？伯高曰：膏者多气，多气者热，热者耐寒。肉者多血，则[6]充形，充形则平。脂者其血清，气滑

---

①伯高：原作"岐伯"，据古林书堂本、医统正脉本改。
②肥：《甲乙经》卷六第六作"脂"，此作"肥"疑是涉上文而误，可据改。
③肉：原作"内"，据古林书堂本、医统正脉本改。
④䐃内：古林书堂本作"䐃肉"，原校云"一本云'䐃肉'"，居敬堂本原校云"一本云'䐃内'"，作"䐃肉"者是。下"䐃内"同。
⑤肥：《甲乙经》卷六第六作"脂"，此作"肥"疑是涉上文而误，可据改。
⑥则：此前《甲乙经》卷六第六有"多血"二字，可据补，与前后文例合。

少，故不能大。此别于众人者也。

黄帝曰：众人奈何？伯高曰：众人皮肉脂膏不能相加也，血与气不能相多，故其形不小不大，各自称其身，命曰众人。

黄帝曰：善。治之奈何？伯高曰：必先别其三形，血之多少，气之清浊，而后调之，治无失常经。是故膏人，纵腹垂腴；肉人者，上下容大；脂人者，虽脂不能大者①。

（《灵枢·卫气失常》）

5. 勇怯不同

黄帝问于少俞曰：有人于此，并行并立，其年之长少等也，衣之厚薄均也，卒然遇烈风暴雨，或病或不病，或皆病，或皆不病，其故何也？少俞曰：帝问何急？

黄帝曰：愿尽闻之。少俞曰：春青②风，夏阳风，秋凉风，冬寒风。凡此四时之风者，其所病各不同形。

黄帝曰：四时之风，病人如何？少俞曰：黄色薄皮弱肉者，不胜春之虚风；白色薄皮弱肉者，不胜夏之虚风；青色薄皮弱肉，不胜秋之虚风；赤色薄皮弱肉，不胜冬之虚风也。

黄帝曰：黑色不病乎？少俞曰：黑色而皮厚肉坚，固不伤于四时之风。其皮薄而肉不坚，色不一者，长夏至而有虚风者，病矣。其皮厚而肌肉坚者，长夏至而有虚风，不病矣。其皮厚而肌肉坚者，必重感于寒，外内皆然，乃病。黄帝曰：善。

黄帝曰：夫人之忍痛与不忍痛者，非勇怯之分也。夫勇士之不忍痛者，见难则前，见痛则止。夫怯士之忍痛者，闻难则恐，遇痛不动。夫勇士之忍痛者，见难不恐，遇痛不动。夫怯士之不忍痛者，见

---

①者：《甲乙经》卷六第六无此"者"字而前"膏人"后有"者"字，可据移。
②青：《甲乙经》卷六第五作"温"，可据改。

难与痛，目转面盼①，恐不能言，失气惊，颜色变化，乍死乍生。余见其然也，不知其何由。愿闻其故。少俞曰：夫忍痛与不忍痛者，皮肤之薄厚，肌肉之坚脆缓急之分也，非勇怯之谓也。

黄帝曰：愿闻勇怯之所由然。少俞曰：勇士者，目深以固，长衡直扬，三焦理横，其心端直，其肝大以坚，其胆满以傍，怒则气盛而胸张，肝举而胆横，眦裂而目扬，毛起而面苍，此勇士之由然者也。

黄帝曰：愿闻怯士之所由然。少俞曰：怯士者，目大而不减②，阴阳相失，其焦理纵，骬骭短而小，肝系缓，其胆不满而纵，肠胃挺，胁下空，虽方大怒，气不能满其胸，肝肺虽举，气衰复下，故不能久怒，此怯士之所由然者也。

黄帝曰：怯士之得酒，怒不避勇士者，何脏使然？少俞曰：酒者，水谷之精，熟谷之液也。其气慓悍，其入于胃中则胃胀，气上逆，满于胸中，肝浮胆横。当是之时，固比于勇士，气衰则悔。与勇士同类，不知避之，名曰酒悖也。

（《灵枢·论勇》）

①面盼：刘衡如认为"面"字"应改为'而'"。今谓"面盼"不辞，故刘氏有改字之议。然考"盼"即恨视、怒视，于义仍有不切。梅花本作"盼"，或是鉴于"盼""盼"俗书不分，而据义径录而非误植。只是作"盼"于义仍有未惬。考俗书与"盼""盼"相混者，尚有"眄"字，意为斜视，置于此处于义尤切，故疑此当作"眄"。若作"眄"，则上"面"字亦可能是涉此"眄"之声而致误，而未必一定是形误。

②目大而不减：马莳注云："外目虽大而不深，开闭相失，转睛不常也。"张介宾注云："减，当作'缄'，封藏之谓。目大不缄者，神气不坚也。"张志聪《黄帝内经灵枢集注》引朱永年说，云："目大不减者，目虽大而不深固也。"对此，史常永《灵枢新考》云："诸家解说，皆无古训根据。减字疑是误文。如以今之经文训解，减应是感，减、感互通……《说文》：'感，动人也。'依此，目大而不感，即目大而无情。"（引者注：《说文》本作'动人心也'，史氏漏'心'字。）今谓史氏云"诸家解说，皆无古训根据"固是，但读"减"为"感"则未必是。"减"繁体从"氵"，草法"氵""言"易混，"减"或是"諴"之误，《说文·言部》云"諴，和也"，目大而不和则文义可通。

6. 耐受力

黄帝问于少俞曰：筋骨之强弱，肌肉之坚脆，皮肤之厚薄，腠理之疏密，各不同，其于针石火焫之痛何如？肠胃之厚薄坚脆亦不等，其于毒药何如？愿尽闻之。少俞曰：人之骨强筋弱[1]、肉缓皮肤厚者耐痛，其于针石之痛、火焫亦然。

黄帝曰：其耐火焫者，何以知之？少俞答曰：加以黑色而美骨者，耐火焫。

黄帝曰：其不耐针石之痛者，何以知之？少俞曰：坚肉薄皮者，不耐针石之痛，于火焫亦然。

黄帝曰：人之病，或[2]同时而伤，或易已，或难已，其故何如？少俞曰：同时而伤，其身多热者易已，多寒者难已。

黄帝曰：人之胜毒，何以知之？少俞曰：胃厚色黑，大骨及肥者，皆胜毒；故[3]其瘦而薄胃者，皆不胜毒也。

（《灵枢·论痛》）

八、若干生理现象

（一）睡眠与觉醒

夫卫气者，昼日常行于阳，夜行于阴，故阳气尽则卧，阴气尽则寤。

（《灵枢·大惑论》）

黄帝曰：老人之不夜瞑者，何气使然？少壮之人不昼瞑者，何

---

①弱：《甲乙经》卷六第十一作"劲"，可据改。
②或：涉下文而衍，可删。
③故：《甲乙经》卷六第十一无，可据删。

气使然？岐伯答曰：壮者之气血盛，其肌肉滑，气道通，营卫之行，不失其常，故昼精而夜瞑。老者之气血衰，其肌肉枯，气道涩，五脏之气相抟①，其营气衰少而卫气内伐，故昼不精，夜不瞑。

（《灵枢·营卫生会》）

足太阳有通项入于脑者，正属目本，名曰眼系，头目苦痛取之，在项中两筋间，入脑乃别。阴跷、阳跷，阴阳相交，阳入阴，阴出阳②，交于目锐眦③，阳气盛则瞋目，阴气盛则瞑目。

（《灵枢·寒热病》）

黄帝曰：人之欠者，何气使然？岐伯答曰：卫气昼日行于阳，夜半④则行于阴。阴者主夜，夜者卧。阳者主上，阴者主下。故阴气积于下，阳气未尽，阳引而上，阴引而下，阴阳相引，故数欠。阳气尽⑤阴气盛，则目瞑；阴气尽而阳气盛，则寤矣。

（《灵枢·口问》）

（二）梦

黄帝曰：愿闻淫邪泮衍奈何？岐伯曰：正邪从外袭内，而未有定舍，反淫于脏，不得定处，与营卫俱行，而与魂魄飞扬，使人卧不得安而喜梦。气淫于腑，则有余于外，不足于内；气淫于脏，则有余

---

①抟：古林书堂本作"搏"，《太素·卷十二·营卫气别》作"薄"，"搏""薄"古可通用，参考《灵枢》字例，可改作"搏"。

②阳入阴阴出阳：《太素·卷十·阴阳跷脉》《太素·卷二十六·寒热杂说》并作"阳入阴出，阴阳"，"阴阳"二字属下读。

③目锐眦：《太素·卷十·阴阳跷脉》《太素·卷二十六·寒热杂说》作"兑（通'锐'）眦"，含义与此无别，然据《太素·卷十·阴阳跷脉》杨注云"目内眦"，疑作"锐""兑"者，皆"内"之声误。

④半：《太素·卷二十七·十二邪》无，可据删。

⑤阳气尽：此后《太素·卷二十七·十二邪》有"而"字，可据补。

于内，不足于外。

黄帝曰：有余不足有形乎？岐伯曰：阴气盛则梦涉大水而恐惧，阳气盛则梦大火而燔焫，阴阳俱盛则梦相杀；上盛则梦飞，下盛则梦堕；甚饥则梦取，甚饱则梦予；肝气盛则梦怒，肺气盛则梦恐惧、哭泣、飞扬，心气盛则梦善笑恐畏，脾气盛则梦歌乐、身体重不举[1]，肾气盛则梦腰脊两解不属。凡此十二盛者，至而泻之，立已。厥气客于心，则梦见丘山烟火；客于肺，则梦飞扬，见金铁之奇物；客于肝，则梦山林树木；客于脾，则梦见丘陵大泽，坏屋风雨；客于肾，则梦临渊，没居水中；客于膀胱，则梦游行；客于胃，则梦饮食；客于大肠，则梦田野；客于小肠，则梦聚邑冲衢；客于胆，则梦斗讼自刳；客于阴器，则梦接内；客于项，则梦斩首；客于胫，则梦行走而不能前，及居深地窌[2]苑中；客于股肱，则梦礼节拜起[3]；客于胞膻，则梦溲便。凡此十五不足者，至而补之，立已也。

（《灵枢·淫邪发梦》）

是知阴盛则梦涉大水恐惧，阳盛则梦大火燔灼，阴阳俱盛则梦相杀毁伤；上盛则梦飞，下盛则梦堕；甚饱则梦予，甚饥则梦取；肝气盛则梦怒，肺气盛则梦哭；短虫多则梦聚众，长虫多则梦相击毁伤。

（《素问·脉要精微论》）

是以少气之厥，令人妄梦，其极至迷。三阳绝，三阴微，是为

---

[1]身体重不举：详文义，"身"字疑衍，《甲乙经》卷六第八、《脉经》卷六第三、《千金要方》卷一第四并作"体重手足不举"，可为助证。唯其"手足"二字，疑是后人所补，无需据补。

[2]窌：古同"窖"。地窖。

[3]起：《甲乙经》卷六第八作"跪"，可据改。

少气。是以肺气虚则使人梦见白物，见人斩血藉藉，得其时则梦见兵战。肾气虚则使人梦见舟船溺人，得其时则梦伏水中，若有畏恐；肝气虚则梦见菌香生草，得其时则梦伏树下不敢起；心气虚则梦救火阳物，得其时则梦燔灼；脾气虚则梦饮食不足，得其时则梦筑垣盖屋。此皆五脏气虚，阳气有余，阴气不足，合之五诊，调之阴阳，以在《经脉》。

（《素问·方盛衰论》）

（三）哭泣

故五脏六腑之津液，尽上渗于目，心悲气并则心系急，心系急则肺举，肺举则液上溢。夫心系与肺，不能常举，乍上乍下，故咳[①]而泣出矣。

（《灵枢·五癃津液别》）

黄帝曰：人之哀而泣涕出者，何气使然？岐伯曰：心者，五脏六腑之主也；目者，宗脉之所聚也，上液之道也；口鼻者，气之门户也。故悲哀愁忧则心动，心动则五脏六腑皆摇，摇则宗脉感，宗脉感则液道开，液道开，故泣涕出焉。液者，所以灌精濡空窍者也，故上液之道开则泣，泣不止则液竭，液竭则精不灌，精不灌则目无所见矣，故命曰夺精。

（《灵枢·口问》）

公[②]请问：哭泣而泪不出者，若出而少涕，其故何也？帝曰：在

---

①咳：《太素·卷二九·津液》作"呋"，可据改。呋，欠呋，即呵欠。
②公：《太素·卷二十九·水论》作"曰"，可据改并于其后加"："而删"请问"后之"："。

经有也。

复问：不知水所从生，涕所从出也。帝曰：若问此者，无益于治也。工之所知，道之所生也。夫心者，五脏之专精也，目者其窍也，华色者其荣也。是以人有德①也，则气和②于目；有亡③，忧知于色④。是以悲哀则泣下，泣下水所由生。水宗者积水也，积水者至阴也⑤，至阴者肾之精也。宗精之水所以不出者，是精持之也，辅之裹之，故水不行也。夫水之精为志，火之精为神，水火相感，神志俱悲，是以目之水生也。故谚言曰：心悲名曰志悲。志与心精共凑于目也，是以俱悲则神气传于心，精上不传于志而志独悲，故泣出也。泣⑥涕者脑也，脑者阴也⑦，髓者骨之充也，故脑渗为涕。志者骨之主也，是以水流而涕从之者，其行类也。夫涕之与泣者，譬如人之兄弟，急则俱死，生则俱生，其志以早悲，是以涕泣俱出而横行也。夫人涕泣俱出而相从者，所属之类也。

雷公曰：大矣。请问人哭泣而泪不出者，若出而少，涕不从之，何也？帝曰：夫泣不出者，哭不悲也。不泣者，神不慈也。神不慈则志不悲，阴阳相持，泣安能独来？夫志悲者惋，惋则冲阴，冲阴

---

①德：《太素·卷二十九·水论》作"得"，可据改。
②和：《太素·卷二十九·水论》作"知"，可据改。
③亡：此后《太素·卷二十九·水论》有"也"字，可据补。
④忧知于色：于鬯《香草续校书·内经素问》："'知'当训见。《吕氏春秋·自知论》云'知于颜色'，高诱注云'知，犹见也'。《管子·中术篇》云'见于形容，知于颜色'，'知'与'见'互文耳。然则'忧知于色'者，谓忧见于色也。"
⑤水宗者积水也，积水者至阴也：《太素·卷二十九·水论》作"水宗者精水者至阴"。详其文例，疑古医经本作"水宗者精水，精水者至阴"，借助重文符则可写作"水宗者精〻水〻者至阴"，后《太素》因重文符而误脱为"水宗者精水者至阴"，而《素问》误"精"为"积"之外，又于两句末妄填二"也"字。
⑥泣：疑此字涉上文而衍，若删之，则与下文"脑渗为涕"相合。
⑦脑者阴也：新校正云："按全元起本及《甲乙经》《太素》'阴'作'阳'。"日人森立之《素问考注》云："《太素》作'脑者阴也'，宜从。盖头为诸阳之会，而脑户穴属太阳经，则作'阴'者为误也。"可据改。

则志去目，志去①则神不守精，精神去目，涕泣出也。

（《素问·解精微论》）

（四）口渴

黄帝曰：咸走血，多食之，令人渴，何也？少俞曰：咸入于胃，其气上走中焦，注于脉，则血气走之，血与咸相得则凝，凝则胃中汁注之，注之则胃中竭，竭则咽路焦，故舌本干而善渴。血脉者，中焦之道也，故咸入而走血矣。

（《灵枢·五味论》）

（五）登高眩惑

黄帝问于岐伯曰：余尝上于清冷之台，中阶而顾，匍匐而前则惑。余私异之，窃内怪之，独瞑独视，安心定气，久而不解。独博独眩，披发长跪，俯而视之，后久之不已也，卒然自上，何气使然？岐伯对曰：五脏六腑之精气，皆上注于目而为之精，精之窠为眼。骨之精为瞳子，筋之精为黑眼，血之精为络，其窠气之精为白眼，肌肉之精为约束，裹撷筋骨血气之精而与脉并为系，上属于脑，后出于项中②。故邪中于项，因逢其身之虚，其入深，则随眼系以入于脑，入于脑则脑转，脑转则引目系急，目系急则目眩以转矣。邪③其精，其精所中④不相比也则精散，精散则视歧，视歧见两物。目者，五脏六腑之精也，营卫魂魄之所常营也，神气之所生也。故神劳则魂魄散，志意乱，是故瞳子、黑眼法于阴，白眼、赤脉法于阳也，故阴阳

---

①志去目志去：《太素·卷二十九·水论》作"志〞去〞目"，疑本作"志去目，志去目"，《素问》脱"目"字，《太素》"目"下脱重文符（〞）。

②黄帝问于岐伯曰……后出于项中：校勘参看"藏象篇·二、藏象模式·（九）官窍"。

③邪：此后《太素·卷二十七·七邪》有"中"字，可据补。

④其精所中：《太素·卷二十七·七邪》无，可据删。

合传①而精明也。目者，心②使也，心者，神之舍也，故神③精乱而不转④。卒然见非常处，精神魂魄，散不相得，故曰惑也。

黄帝曰：余疑其然。余每之东苑，未曾不惑，去之则复，余唯独为东苑劳神乎？何其异也？岐伯曰：不然也。心有所喜，神有所恶，卒然相惑⑤，则精气乱，视误故惑，神移乃复。是故间者为迷，甚者为惑。

（《灵枢·大惑论》）

（六）胡须

黄帝曰：妇人无须者，无血气乎？岐伯曰：冲脉、任脉，皆起于胞中，上循背⑥里，为经络之海。其浮而外者，循腹右⑦上行，会于咽喉，别而络唇口。血气盛则充肤热肉，血独盛则澹渗皮肤，生毫毛。今妇人之生，有余于气，不足于血，以其数脱血也，冲任之脉，不荣口唇，故须不生焉。

黄帝曰：士人有伤于阴，阴气⑧绝而不起，阴不用，然其须不去，其故何也？宦⑨者独去，何也？愿闻其故。岐伯曰：宦者去其宗筋，伤其冲脉，血泻不复，皮肤内结，唇口不荣，故须不生。

---

①传：《太素·卷二十七·七邪》作"转"。今谓"传""转"并通"专"。《论语·学而》："传不习乎？"郑注："鲁读'传'为'专'。"《淮南子·主术》："反以事转任其上矣。"《文子·上仁》"转"作"专"。

②心：此后《太素·卷二十七·七邪》有"之"字，可据补。

③神：此后《太素·卷二十七·七邪》有"分"字，可据补。

④转：《太素·卷二十七·七邪》作"传"。"转""传"并通"专"。

⑤惑：《太素·卷二十七·七邪》作"感"，可据改。

⑥背：《太素·卷十·任脉》作"脊"，可据改。

⑦右：《太素·卷十·任脉》无，可据删。

⑧气：通"器"。《逸周书·官人》"其气宽以柔"，《大戴礼·文王官人》"气"作"器"。

⑨宦：此及下文"天宦"之"宦"，仁和寺本《太素·卷十·任脉》作"官"，乃"宦"之俗体。萧延平校本作"宫"，且云"应以'宫'为允"，后之学者多从之，疑此因萧氏所据底本有误，或竟是其辨识有误所致，不可从。

黄帝曰：其有天宦者，未尝被伤，不脱于血，然其须不生，其故何也？岐伯曰：此天之所不足也，其任冲不盛，宗筋不成，有气无血，唇口不荣，故须不生。

黄帝曰：善乎哉！圣人之通万物也，若日月之光影，音声①鼓响，闻其声而知其形，其非夫子，孰能明万物之精？是故圣人视其颜色，黄赤者多热气，青白者少热气，黑色者多血少气。美眉者太阳多血，通髯极须者少阳多血，美须者阳明多血，此其时然也。

（《灵枢·五音五味》）

①音声：此后《太素·卷十·任脉》有"之"字，可据补。

经络篇

一、概述

雷公问于黄帝曰：《禁脉①》之言，凡刺之理，经脉为始，营其所行，制其度量，内次五脏，外别六腑。愿尽闻其道。黄帝曰：人始生，先成精，精成而脑髓生，骨为干，脉为营，筋为刚②，肉为墙，皮肤坚而毛发长，谷入于胃，脉道以通，血气乃行。

雷公曰：愿卒闻经脉之始生。黄帝曰：经脉者，所以能决死生，处百病，调虚实，不可不通。

（《灵枢·经脉》）

夫十二经脉者，人之所以生，病之所以成，人之所以治，病之所以起，学之所始，工之所止也，粗之所易，上③之所难也。

（《灵枢·经别》）

夫十二经水者，其有大小、深浅、广狭、远近各不同，五脏六腑之高下、大小、受谷之多少亦不等，相应奈何？夫经水者，受水而行之；五脏者，合神气魂魄而藏之；六腑者，受谷而行之，受气而扬

---

① 脉：《太素·卷八·经脉连环》作"服"，可据改。
② 刚：通"纲"。《太素·卷八·经脉连环》作"纲"，所用是其本字。
③ 上：《太素·卷九·经脉正别》作"工"，与"粗"为对文，可据改。

之；经脉者，受血而营之。

（《灵枢·经水》）

　　经脉十二者，伏行分肉之间，深而不见；其常见者，足太阴过于外①踝之上，无所隐故也。诸脉之浮而常见者，皆络脉也。六经络手阳明、少阳之大络，起于五指间，上合肘中。饮酒者，卫气先行皮肤，先充络脉，络脉先盛，故卫气已平，营气乃满，而经脉大盛。脉之卒然动者，皆邪气居之，留于本末；不动则热，不坚则陷且空，不与众同，是以知其何脉之动②也。

　　雷公曰：何以知经脉之与络脉异也？黄帝曰：经脉者，常不可见也。其虚实也，以气口知之。脉之见者，皆络脉也。

　　雷公曰：细子无以明其然也。黄帝曰：诸络脉皆不能经大节之间，必行绝道而出，入复合于皮中，其会皆见于外。故诸刺络脉者，必刺其结上，甚血者虽无结，急取之以泻其邪而出其血，留之发为痹也。

（《灵枢·经脉》）

　　经脉为里，支而横者为络，络之别者为孙③。盛而血④者疾诛之，盛者泻之，虚者饮药以补之。

（《灵枢·脉度》）

---

①外：《太素·卷九·经络别异》作"内"，可据改。
②动：《太素·卷九·经络别异》作"病"，可据改。
③孙：此后《太素·卷十三·脉度》有"络"字，可据补。
④血：此前《太素·卷十三·脉度》有"有"字，可据补。

黄帝曰^①：经脉十二，而手太阴、足少阴、阳明独动不休，何也？岐伯曰：是明，胃脉也。胃为五脏六腑之海，其清气上注于肺，肺气从太阴而行之，其行也，以息往来，故人一呼脉再动，一吸脉亦再动，呼吸不已，故动而不止。

黄帝曰：气之过于寸口也，上十焉息？下八焉伏？何道从还？不知其极。岐伯曰：气之离脏也，卒然如弓弩之发，如水之下岸，上于鱼以反衰，其余气衰散以逆上，故其行微。

黄帝曰：足之阳明，何因而动？岐伯曰：胃气上注于肺，其悍气上冲头者，循咽，上走空窍，循眼系，入络脑，出颅，下客主人，循牙车，合阳明，并下人迎，此胃气别走于阳明者也。故阴阳上下，其动也若一。故阳病而阳脉小者为逆，阴病而阴脉大者为逆。故阴阳俱静俱动，若引绳相倾者病。

黄帝曰：足少阴何因而动？岐伯曰：冲脉者，十二经之海也，与少阴之大络，起于肾下，出于气街，循阴股内廉，邪入腘中，循胫骨内廉，并少阴之经，下入内踝之后，入足下；其别者，邪入踝，出属跗上，入大指之间，注诸络，以温足胫，此脉之常动者也。

黄帝曰：营卫之行也，上下相贯，如环之无端。今有其卒然遇邪气，及逢大寒，手足懈惰，其脉阴阳之道，相输之会，行相失也，气何由还？岐伯曰：夫四末阴阳之会者，此气之大络也。四街者，气之径路也。故络绝则径通，四末解则气从合，相输如环。

黄帝曰：善。此所谓如环无端，莫知其纪，终而复始，此之谓也。

（《灵枢·动输》）

----

①黄帝曰：本段校勘参看"藏象篇·四、生命物质与生命活动·（二）气、血、津、液·2.气血津液的运动变化"。下四段同。

黄帝问曰：夫络脉之见也，其五色各异，青黄赤白黑不同，其故何也？岐伯对曰：经有常色而络无常变也。

帝曰：经之常色何如？岐伯曰：心赤，肺白，肝青，脾黄，肾黑，皆亦应其经脉之色也。

帝曰：络之阴阳，亦应其经乎？岐伯曰：阴络之色应其经，阳络之色变无常，随四时而行也。寒多则凝泣，凝泣则青黑；热多则淖泽，淖泽则黄赤。此皆常色，谓之无病。五色具见者，谓之寒热。帝曰：善。

（《素问·经络论》）

【简评】

经，径也；络，网也。人身是一个统一的整体，全身实现协调统一，不仅要有内脏之核心，还要有一个贯通上下、出入表里的通道，以传输精微物质和送达指令。据马王堆汉墓出土的简帛医书和包括《灵枢》《素问》在内的文献记载，这个通道早期曾被称为"脉"，以后又叫作"经""经脉"及"经络"。

同藏象一样，对经络的认知也必始于"司外揣内"为主的观察与体验。"经脉者，常不可见也"，"脉之见者，皆络脉也"（《灵枢·经脉》），此得之于体表观察。人饮酒后，身体发热，皮肤潮红，更是络脉充盈之象。通过对身体各部位的切循扪按，可以感知人迎、气口、虚里、气街、腋下、足跗等多处的搏动，且上下若一，遂悟知经脉的气血在有次序地流动着。"解剖而视之"，可发现一些分布于分肉之中及连接内脏的脉管。同样重要的是，人们普遍会感到痛麻沉胀等感觉常沿着一定的路线传导，针刺时这种传导会增强，令人联想到经脉的导气作用。可以说，脉管的走行和气感的传导路线是确定经络存在的结构与基础。

　　古人对经脉的认知，经历了由简单到复杂、由浅入深、由少到多，最终形成了一个完整体系的过程。《灵枢·经脉》等篇的十二经系统，呈现了成熟的经脉理论；其前约数百年的《足臂十一脉灸经》和《阴阳十一脉灸经》，则是经络体系形成过程中里程碑式的标志。两"灸经"之前是否有更为古朴的经脉文献，尚不得而知。从十一脉到十二脉，不只是简单地数量的增加，而是把十二经脉彼此有序地连接起来，同时确定了经脉与脏腑的络属关系，强化了天人合一、阴阳等哲学理念，形上的思辨填补了观察的不及。

二、十一经脉

　　黄帝曰：余闻天为阳，地为阴，日为阳，月为阴，其合之于人奈何？岐伯曰：腰以上为天，腰以下为地，故天为阳，地为阴。故足之十二经[①]脉，以应十二月，月生于水，故在下者为阴；手之十指，以应十日，日主火[②]，故在上者为阳。

　　黄帝曰：合之于脉奈何？岐伯曰：寅者正月，之[③]生阳也，主左足之少阳；未者六月，主右足之少阳。卯者二月，主左足之太阳；午者五月，主右足之太阳。辰者三月，主左足之阳明；巳者四月，主右足之阳明。此两阳合于前，故曰阳明。申者七月，之[④]生阴也，主右足之少阴；丑者十二月，主左足之少阴。酉者八月，主右足之太阴；子者十一月，主左足之太阴。戌者九月，主右足之厥阴；亥者十月，主左足之厥阴。此两阴交尽，故曰厥阴。甲主左手之少阳，己主右手

①经：《太素·卷五·阴阳合》无此字，可据删。

②日主火：《太素·卷五·阴阳合》作"日生于火"，与上文"月生于水"合，可据改。

③之：《太素·卷五·阴阳合》无此字，可据删。

④之：《太素·卷五·阴阳合》无此字，可据删。

经络篇

143

之少阳。乙主左手之太阳，戊主右手之太阳。丙主左手之阳明，丁主右手之阳明。此两火并合，故为阳明。庚主右手之少阴，癸主左手之少阴。辛主右手之太阴，壬主左手之太阴。故足之阳者，阴中之少阳也；足之阴者，阴中之太阴也；手之阳者，阳中之太阳也；手之阴者，阳中之少阴也。

（《灵枢·阴阳系日月》）

【简评】

《灵枢·阴阳系日月》详论足十二经脉与十二月、手十经脉与十日之间之应，所论经脉实为十一，与通行的十二经脉相比，缺少手厥阴一脉。对此，张介宾解释说："足言厥阴而手不言者，盖足以岁言，岁气有六，手以旬言，旬惟五行而已。且手厥阴者，心包络也，其脏附心，故不言耳。"其说虽言之成理，但若结合马王堆汉墓出土的《阴阳十一脉灸经》《足臂十一脉灸经》与张家山汉墓出土的《脉书》加以考察，则可发现张说似有牵强之处。

在以上提到的三种古医书中，经脉之数皆为十一，与后世通行的十二经脉说相较，所缺正为手厥阴之脉。看来《灵枢·阴阳系日月》不载手厥阴的原因，恐怕并非真如张氏所言，而更大的可能是，此篇在理论上正是承袭十一脉之说，而彼时尚无手厥阴之脉。

《灵枢·阴阳系日月》之外，《灵枢·本输》虽开篇即云"凡刺之道，必通十二经络（《太素》作'脉'，是。）之所终始"，但具体所论却是"五脏六腑之腧"的经气流注次序，不涉与手厥阴相关的心主（或称心包）之腧，亦当视为十一脉之说的遗存。

脉数十一，且阳脉六、阴脉五，似与"天六地五，数之常也"（《国语·卷三·周语下》）这一古老的术数观念密不可分。五脏六

灵素新编

腑说中，属阴的脏数目为五，属阳的腑数目为六，《灵枢·本输》载阴经各有井、荥、输、经、合五穴，阳经于五输之外，另各有"原"穴，而成六穴，恐亦是"天六地五"的影响。

三、十二经脉

（一）十二经脉起止及循行

肺手太阴之脉，起于中焦，下络大肠，还循胃口，上膈属肺，从肺系横出腋下，下循臑内，行少阴、心主之前，下肘中，循臂内上骨下廉，入寸口，上鱼，循鱼际，出大指之端；其支者，从腕后直出次指内廉，出其端。

大肠手阳明之脉，起于大指次指之端，循指上廉，出合谷两骨之间，上入两筋之中，循臂上廉，入肘外廉，上臑外前廉，上肩，出髃骨之前廉，上出于柱骨之会上，下入缺盆络肺，下膈属大肠；其支者，从缺盆上颈贯颊，入下齿中，还出挟口，交人中，左之右，右之左，上挟鼻孔。

胃足阳明之脉，起于鼻，之①交頞中，旁纳太阳之脉②，下循鼻外，入上齿中，还出挟口环唇，下交承浆，却循颐后下廉，出大迎，循颊车，上耳前，过客主人，循发际，至额颅；其支者，从大迎前下人迎，循喉咙，入缺盆，下膈属胃络脾；其直者，从缺盆下乳内廉，下挟脐，入气街中；其支者，起于胃口下③，循腹里，下至气街中而合，以下髀关，抵伏兔，下膝④膑中，下循胫外廉，下足跗，入中指

①之：《太素·卷八·经脉连环》无此字，可据删。
②旁纳太阳之脉：原校云"（纳）一本作约字"，可据改。今考《太素·卷八·经脉连环》无此句，此或是注语误入正文者。
③口下：《脉经》卷六第六、《太素·卷八·经脉连环》杨注并作"下口"，可据乙。
④膝：此后《太素·卷八·经脉连环》有"入"字，可据补。

内间；其支者，下廉①三寸而别，下入中指外间；其支者，别跗上，入大指间，出其端。

脾足太阴之脉，起于大指之端，循指内侧白肉际，过核骨后，上内踝前廉，上踹②内，循胫骨后，交出厥阴之前，上③膝股内前廉，入腹属脾络胃，上膈挟咽，连舌本，散舌下；其支者，复从胃别，上膈注心中。

心手少阴之脉，起于心中，出属心系，下膈络小肠；其支者，从心系上挟咽，系目系；其直者，复从心系却上肺，下④出腋下，下循臑内后廉，行太阴、心主之后，下肘内，循臂内后廉，抵掌后锐⑤骨之端，入掌内后⑥廉，循小指之内，出其端。

小肠手太阳之脉，起于小指之端，循手外侧上腕，出踝中，直上循臂骨⑦下廉，出肘内侧两筋⑧之间，上循臑外后廉，出肩解，绕肩胛，交肩上，入缺盆络心，循咽下膈，抵胃属小肠；其支者，从缺盆循颈上颊，至目锐眦，却入耳中；其支者，别颊上䪼抵鼻，至目内眦，斜络于颧⑨。

膀胱足太阳之脉，起于目内眦，上额交巅⑩；其支者，从巅至耳上角；其直者，从巅入络脑，还出别下项，循肩髆内，挟脊抵腰中，

①廉：《太素·卷八·经脉连环》作"膝"字，可据改。

②踹：《太素·卷八·经脉连环》作"腨"，所用是其正字，后诸"踹"字同。踹为"腨"之俗字，见于《慧琳音义》卷六十二"足踹"条："下船奂反。《考声》云：腓肠也。《说文》作'腨'。"

③上：此后《太素·卷八·经脉连环》有"循"字，可据补。

④下：《太素·卷八·经脉连环》作"上"，可据改。

⑤锐：原作"脱"，据医统正脉本改，与《太素·卷八·经脉连环》作"兑"者合。

⑥后：《太素·卷八·经脉连环》无，可据删。

⑦臂骨：《太素·卷八·经脉连环》作"臂下骨"，注云："臂有二骨：垂手之时，内箱前骨名为上骨，外箱后骨名为下骨。"可据改。

⑧筋：《太素·卷八·经脉连环》作"骨"，可据改。

⑨斜络于颧：《太素·卷八·经脉连环》无，可据删。

⑩巅：此后《太素·卷八·经脉连环》有"上"字，可据补。

入循膂，络肾属膀胱；其支者，从腰中下挟脊①，贯臀入腘中；其支者，从髆内左右，别下贯胂②，挟脊内③，过髀枢，循髀外从④后廉，下合腘中，以下贯踹内，出外踝之后，循京骨，至小指外侧。

肾足少阴之脉，起于小指之下，邪走足心，出于然谷⑤之下，循内踝之后，别入跟中，以上踹内，出腘内廉，上股内后廉，贯脊属肾络膀胱；其直者，从肾上贯肝膈，入肺中，循喉咙，挟舌本；其支者，从肺出络心，注胸中。

心主手厥阴心包络⑥之脉，起于胸中，出属心包络，下膈历络三膲；其支者，循胸出胁，下腋三寸，上抵腋⑦，下循臑内，行太阴、少阴之间，入肘中，下臂行两筋之间，入掌中，循中指，出其端；其支者，别掌中，循小指次指，出其端。

三焦手少阳之脉，起于小指次指之端，上出两指之间，循手表腕，出臂外两骨之间，上贯肘，循臑外上肩，而交出足少阳之后，入缺盆，布膻中，散落⑧心包，下膈循⑨属三焦；其支者，从膻中上出缺盆，上项系耳后，直上出耳上角，以屈下颊至𬌗；其支者，从耳后入耳中，出走耳前，过客主人前，交颊，至目锐眦。

胆足少阳之脉，起于目锐眦，上抵头角，下耳后，循颈行手少阳之前，至肩上，却交出手少阳之后，入缺盆；其支者，从耳后入耳中，出走耳前，至目锐眦后；其支者，别⑩锐眦，下大迎，合于手少

①挟脊：《太素·卷八·经脉连环》《素问·厥论》王冰注语引文并无，可据删。
②胂：《太素·卷八·经脉连环》《素问·厥论》王冰注语引文并作"胂"，可据改。
③挟脊内：《太素·卷八·经脉连环》无，可据删。
④从：《太素·卷八·经脉连环》无，可据删。
⑤谷：《太素·卷八·经脉连环》《素问·阴阳离合论》王冰注语引文并作"骨"，可据改。
⑥络：《太素·卷八·经脉连环》无此字，疑是。下"络"字同。
⑦腋：此后《太素·卷八·经脉连环》有"下"字，可据补。
⑧落：《太素·卷八·经脉连环》作"胳"，为"络"之俗字，可据改为"络"。
⑨循：《太素·卷八·经脉连环》作"徧"，注云"徧，甫见反"，知为"徧"之俗字，"徧"今作"遍"，故可据改为"遍"。
⑩别：此后《太素·卷八·经脉连环》有"目"字，可据补。

阳抵①于颃，下加颊车，下颈合缺盆，以下胸中，贯膈络肝属胆，循胁里，出气街，绕毛际，横入髀厌中；其直者，从缺盆下腋，循胸过季胁，下合髀厌中，以下循髀阳，出膝外廉，下外辅骨之前，直下抵绝骨之端，下出外踝之前，循足跗上，入小指次指之间；其支者，别跗上，入大指之间，循大指歧骨内，出其端，还贯爪甲，出三毛。

肝足厥阴之脉，起于大指丛毛之际，上循足跗上廉，去内踝一寸，上踝八寸，交出太阴之后，上腘内廉，循股阴，入毛中，过②阴器，抵小③腹，挟胃属肝络胆，上贯膈，布胁肋，循喉咙之后，上入颃颡，连目系，上出额，与督脉会于巅④；其支者，从目系下颊里，环唇内；其支者，复从肝别，贯膈，上注肺。

（《灵枢·经脉》）

黄帝曰：脉行之逆顺，奈何？岐伯曰：手之三阴，从脏走手；手之三阳，从手走头；足之三阳，从头走足；足之三阴，从足走腹。

（《灵枢·逆顺肥瘦》）

手太阴之脉，出于大指之端，内屈循白肉际，至本节之后太渊，留以澹，外屈上于本节下，内屈与阴⑤诸络会于鱼际，数脉并注，其气滑利，伏行壅骨之下，外屈出于寸口而行，上至于肘内廉，入于大筋之下，内屈上行臑阴，入腋下，内屈走肺，此顺行逆数之屈折也。

---

①抵：《太素·卷八·经脉连环》无此字，疑是。
②过：《太素·卷八·经脉连环》作"环"，可据改。
③小：《太素·卷八·经脉连环》作"少"，可据改。
④巅：此后《素问·刺腰痛》王冰注语引文有"其支者，从小腹与太阴、少阳结于腰髁下夹脊第三第四骨孔中"二十五字，可参。
⑤阴：《太素·卷九·脉行同异》作"手少阴心主"，可据改。

心主之脉，出于中指之端，内屈循中指内廉以上，留于掌中，伏行两骨之间，外屈出两筋之间，骨肉之际，其气滑利，上二寸①，外屈出行两筋之间，上至肘内廉，入于小筋之下，留两骨之会，上入于胸中，内络于心脉②。

（《灵枢·邪客》）

（二）十二经的相互关系

足太阳与少阴为表里，少阳与厥阴为表里，阳明与太阴为表里，是为足③阴阳也。手太阳与少阴为表里，少阳与心主为表里，阳明与太阴为表里，是为手之阴阳也。

（《素问·血气形志》）

帝曰：愿闻三阴三阳之离合也。岐伯曰：圣人南面而立，前曰广明，后曰太冲。太冲之地，名曰少阴。少阴之上，名曰太阳。太阳根起于至阴，结于命门④，名曰阴中之阳。中身而上，名曰广明。广明之下，名曰太阴。太阴之前，名曰阳明。阳明根起于厉兑⑤，名

·经络篇·

---

①上二寸：《太素·卷九·脉行同异》作"上行三寸"，可据改。

②脉：《太素·卷九·脉行同异》作"肺"，可据改。

③足：此后《太素·卷十九·知形志所宜》有"之"字，可据补。

④命门：指眼睛。《灵枢》中《根结》《卫气》两篇皆云："命门者，目也。"至于将目称为命门的原因，杨上善云："肾为命门，上通太阳于目，故目为命门。"张志聪云："命门者，太阳为水火生命之原，目窍乃经气所出之门也。"叶霖《难经正义》云："此指太阳经终于睛明，睛明所夹之处为脑心，乃至命之穴，故曰命门。"章太炎《小学答问》云："《释训》'目上为名'……字当为'瞑'。《说文》：'瞑，目旁薄致宀宀也。'古字或为命。《说文》以命训名，名、命声本通。……古无'瞑'字，命门者借为瞑门，其旁则薄致宀宀曰瞑，中间开窍者为瞑之门，非性命之义。"似皆难合经旨。考"命"可通"明"，如《易·系辞下》"系辞焉而命之"，《释文》："命，孟作'明'。"即是其例，或"命门"之"命"亦"明"之借字。目能视物，为睹见光明之门户，自可以"明门"名之。其别称又有"精明"，"精"亦有"明"义，"精明"之称或亦由目能见光明而来。果真如此，则"命门""精明"含义可通。

⑤厉兑：此后《太素·卷五·阴阳合》有"结于颡大"句，可据补。

曰阴中之阳。厥阴之表，名曰少阳。少阳根起于窍阴①，名曰阴中之少阳。是故三阳之离合也，太阳为开②，阳明为阖，少阳为枢。三经者，不得相失也，搏而勿浮，命曰一阳。

帝曰：愿闻三阴。岐伯曰：外者为阳，内者为阴，然则中为阴，其冲在下，名曰太阴，太阴根起于隐白③，名曰阴中之阴。太阴之后，名曰少阴，少阴根起于涌泉④，名曰阴中之少阴。少阴之前，名曰厥阴，厥阴根起于大敦⑤，阴之绝阳⑥，名曰阴之绝阴。是故三阴之离合也，太阴为开，厥阴为阖，少阴为枢。三经者，不得相失也，搏而勿沉，名曰一阴。阴阳𩇩𩇩，积传为一周，气里形表，而为相成也。

（《素问·阴阳离合论》）

【简评】

《灵》《素》两经论六经之间的关系有三阴三阳关阖枢之说，但屡经传抄刊刻，"关"误作"开"，遂致学界有开阖枢与关阖枢之争。

考开阖枢之"开"不但在和寺本古钞本《黄帝内经太素·卷五·阴阳合》作"关"，在宋臣新校正引《九墟》之文及元代滑寿编次、明代汪机续注的《读素问钞》所录经文、王冰注语中亦作

---

①窍阴：此后《太素·卷五·阴阳合》有"结于窗笼"句，可据补。
②开：《太素·卷五·阴阳合》作"关"，新校正云引《九墟》《甲乙经》"太阳为关"诸语为本经做注，则经文自当以作"关"为是。由元代滑寿编撰、明代汪机续注而成的《读素问钞》作"关"，或元明之时尚有不误之本存世。下"太阴为开"之"开"字仿此。
③隐白：此后《太素·卷五·阴阳合》有"结于太仓"句，可据补。
④涌泉：此后《太素·卷五·阴阳合》有"结于廉泉"句，可据补。
⑤大敦：此后《太素·卷五·阴阳合》有"结于玉英"句，可据补。
⑥阴之绝阳：史常永云："'阴之绝阳'疑是衍文……应是由太阳篡入厥阴的……厥阴名阴之绝阴，太阳名阴之绝阳，一个是诸阳之会，一个是阴中之至阴，两两对偶，文通理顺。"（《素问新考》）史氏以厥阴为阴中之至阴未详何据，录之备考。

"关"，故可确信王冰次注本《素问》亦本作"太阳为关""太阴为关"，"开阖枢"之说可以休矣。

杨上善注"三阳之离合也，太阳为关，阳明为阖，少阳为枢。三经者，不得相失也""三阴之离合也，太阴为关，厥阴为阖，少阴为枢。三经者，不得相失也"云："三阳为外门，三阴为内门。"云："夫为门者具有三义：一者门关，主禁者也，膀胱足太阳脉主禁津液及于毛孔，故为关也；二者门阖，谓是门扉，主关（按当作'开'）闭也，胃足阳明脉令真气止息，复无留滞，故名为阖也；三者门枢，主转动者也，胆足少阳主筋，纲维诸骨，令其转动，故为枢也。"又云："内门亦有三者：一者门关，主禁者也，脾脏足太阴脉主禁水谷之气输纳于中不失，故为关也；二者门阖，主开闭者也，肝脏足厥阴脉主守神气出入通塞悲乐，故为阖也；三者门枢，主转动也，肾足少阴脉主行津液，通诸经脉，故为枢者也。"颇得经旨。王冰注云："夫关者，所以司动静之机；阖者，所以执禁固之权；枢者，所以主动转之微。"（据《读素问钞》所引）义与杨氏同。只是王冰未直接解释"关""阖""枢"三字字义，更未结合经脉、脏腑加以具体论说，故显得不如杨氏明了。

虽《灵枢·根结》篇曾用关阖枢说解释一些疾病的病机，云："太阳为开（关），阳明为阖，少阳为枢。故开（关）折则肉节渎而暴病起矣，故暴病者取之太阳，视有余不足，渎者皮肉宛膲而弱也；阖折则气无所止息而痿疾起矣，故痿疾者取之阳明，视有余不足，无所止息者，真气稽留，邪气居之也；枢折即骨繇而不安于地，故骨繇者取之少阳，视有余不足，骨繇者节缓而不收也，所谓骨繇者摇故也，当穷（戮）其本也。"又云："太阴为开（关），厥阴为阖，少阴为枢。故开（关）折则仓廪无所输膈洞，膈洞者取之太阴，视有余不足，故开（关）折者气不足而生病也；阖折即气绝而喜悲，悲者取之厥阴，视有余不足；枢折则脉有所结而不通，不通者取之少阴，视有余不足，有结者皆取之不足。"然因此类具体记述甚少，其具体实践价值如何索解颇为不易，或尚需学者做进一步探讨。

大约自南宋许叔微始，治伤寒学者喜引《素问》三阴三阳开阖枢之说以解伤寒六经病机。然而，即便是我们抛开"开"为"关"之误这一事实，认为《黄帝内经》所论确实是开阖枢，这中间仍然存在着一个不可回避的问题，即无论是《素问·热论》，还是《伤寒论》，所述六经传变规律皆以太阳、阳明、少阳、太阴、少阴、厥阴为序，而开阖枢的顺序则是三阳以太阳、阳明、少阳为序，三阴以太阴、厥阴、少阴为序，二者之间显然有着不可调和的矛盾。对此，虽然古今中外的学者多持回避态度，但仍有学者提出了改良意见。约而言之，三种具体主张大致可分为两类：①调整六经传变顺序，具体主张又有将三阳病顺序调整为太阳、少阳、阳明（如明代医家戴原礼及日人丹波元坚，疑此主张受到了《素问·脉解》的影响，该篇论六经病候即以太阳、少阳、阳明、太阴、少阴、厥阴为序。）与将三阴病顺序调整为太阴、厥阴、少阴（如20世纪60年代成都中医学院主编的中医学院试用教材重订本《伤寒论释义》）的不同。②主张将少阴为枢、厥阴为阖改作少阴为阖、厥阴为枢。今虽未能确知此说最早始于何人，但至迟在20世纪60年代已较有影响，故姜春华曾表示反对说："有人云《伤寒论》以厥阴为枢，此话并无出处。"（黄儒珍《谈谈三阴三阳与开、阖、枢问题》曾引姜氏之说，文见《上海中医药杂志》1962年第10期）以上主张虽貌似不同，但皆有解决六经病证次序与三阴三阴开阖枢次序不同这一矛盾的学术诉求。或许，因这些主张均缺少有说服力的根据，故多数学者论伤寒六经病证次序仍以《素问·热论》《伤寒论》为准，言三阴三阳开阖枢则以《素问》为据。

要之，关阖枢之说仅是一家之言，既然从《素问·热论》《伤寒论》原文中难以看出这一学说的影子，且我们于关阖枢之说又不甚了然，故大可不必引由此说之误所致的开阖枢来解释六经病证的传变，以免造成理论上的混乱。也就是说，后世学者以开阖枢释伤寒六经病病机的做法实属牵强，理应抛弃。

（三）十二经标本气街根结

黄帝曰：五脏者，所以藏精神魂魄者也。六腑者，所以受水谷而行化物者也。其气内干①五脏，而外络肢节。其浮气之不循经者，为卫气；其精气之行于经者，为营气。阴阳相随，外内相贯，如环之无端。亭亭淳淳乎，孰能穷之？然其分别阴阳，皆有标本虚实所离之处。能别阴阳十二经者，知病之所生；候虚实之所在者，能得病之高下；知六腑之气街者，能知②解结契绍于门户；能知虚石③之坚软者，知补泻之所在；能知六经标本者，可以无惑于天下。

岐伯曰：博哉圣帝之论！臣请尽意悉言之。足太阳之本，在跟以上五寸中，标在两络命门。命门者，目也。足少阳之本，在窍阴之间，标在窗笼之前。窗笼者，耳也。足少阴之本，在内踝下上三④寸中，标在背腧与舌下两脉也。足厥阴之本，在行间上五寸所，标在背腧也。足阳明之本，在厉兑，标在人迎颊⑤，挟⑥颃颡也。足太阴之本，在中封前上四寸之中，标在背腧与舌本也⑦。手太阳之本，在外

①干：此前《太素·卷十·经脉标本》有"入"字，疑衍。按：此字学者多认作"于"字，并主张据《太素》校作"入于"。今谓"干"有关联之义，"内干""外络"适成对文，故大可不必校作"入于"。

②知：《太素·卷十·经脉标本》无，可据删

③石：《太素·卷十·经脉标本》作"实"，可据改

④三：《太素·卷十·经脉标本》作"二"。

⑤颊：此后《太素·卷十·经脉标本》有"下"字，可据补。

⑥挟：此前《太素·卷十·经脉标本》有"上"字，可据补。

⑦足阳明之本……标在背腧与舌本也：《太素·卷十·经脉标本》在"足少阴之本"之前，可据移。

踝之后，标在命门之上一①寸也。手少阳之本，在小指次指之间上二寸，标在耳后上角下外眦也。手阳明之本，在肘骨中，上至别阳，标在颜下，合②钳上也。手太阴之本，在寸口之中，标在腋内动③也。手少阴之本，在锐骨之端，标在背腧也。手心主之本，在掌后两筋之间二寸中，标在腋下下④三寸也。凡候此者，下虚则厥，下盛则热，上虚则眩，上盛则热痛。故石⑤者绝而止之，虚者引而起之。

请言气街：胸气有街，腹气有街，头气有街，胫气有街。故气在头者，止之于脑；气在胸者，止之膺与背腧；气在腹者，止之背腧与冲脉于脐左右之动脉⑥者；气在胫者，止之于气街与承山、踝上以⑦下。取此者用毫针，必先按而在久，应于手，乃刺而予之。所治者，头痛眩仆，腹痛中满暴胀，及有新积。痛可移者，易已也；积不痛⑧，难已也。

（《灵枢·卫气》）

岐伯曰：天地相感，寒暖相移，阴阳之道，孰少孰多？阴道偶，阳道奇，发于春夏，阴气少，阳气多，阴阳不调，何补何泻？发于秋冬，阳气少，阴气多，阴气盛而阳气衰，故茎叶枯槁，湿雨下归⑨，阴阳相移，何泻何补？奇邪离经，不可胜数，不知根结，五脏六腑，折关败枢，开阖而走，阴阳大失，不可复取。九针之玄，要在

①一：《太素·卷十·经脉标本》作"三"。
②合：此后《太素·卷十·经脉标本》有"于"字，可据补。
③动：此后《太素·卷十·经脉标本》有"脉"字，可据补。
④下下：《太素·卷十·经脉标本》作"下"，可据删一"下"字。
⑤石：《太素·卷十·经脉标本》作"实"，可据改。
⑥脉：《太素·卷十·经脉标本》无，可据删。
⑦以：《太素·卷十·经脉标本》无，可据删。
⑧不痛：《太素·卷十·经脉标本》杨注云"积而不痛不移者，难已"，疑"不痛"后脱"不移"二字。
⑨阴气盛而阳气衰……湿雨下归：郭霭春《黄帝内经灵枢校注语译》谓：此十六字，乃"阳气少，阴气多"之释文误入正文。可参。

终始^①，故能^②知终始，一言而毕，不知终始，针道咸绝。

太阳根于至阴，结于命门，命门者目也。阳明根于厉兑，结于颃大，颃大者钳耳也。少阳根于窍阴，结于窗笼，窗笼者耳中也。

太阴根于隐白，结于太仓。少阴根于涌泉，结于廉泉。厥阴根于大敦，结于玉英，络于膻中。

足太阳根于至阴，溜于京骨，注于昆仑，入于天柱、飞扬也。足少阳根于窍阴，溜于丘墟，注于阳辅，入于天容、光明也。足阳明根于厉兑，溜于冲阳，注于下陵，入于人迎、丰隆也。手太阳根于少泽，溜于阳谷，注于少海，入于天窗、支正也。手少阳根于关冲，溜于阳池，注于支沟，入于天牖、外关也。手阳明根于商阳，溜于合谷，注于阳溪，入于扶突、偏历也。此所谓^③十二经者，盛络者皆当取之。

（《灵枢·根结》）

（四）十二经气血多少

夫人之常数，太阳常多血少气，少阳常多气少血，阳明常多血多气，厥阴常多气少血，少阴常多血少气，太阴常多血少气，此天之常数也。

（《灵枢·五音五味》）

阳明多血多气，太阳多血少气，少阳多气少血，太阴多血少气，厥阴多血少气，少阴多气少血。

（《灵枢·九针论》）

---

①九针之玄要在终始：《太素·卷十·经脉根结》作"九针之要，在于终始"，疑是。
②能：《太素·卷十·经脉根结》无，可据删。
③所谓：此后《太素·卷十·经脉根结》有"根"字，可据补。

夫人之常数，太阳常多血少气，少阳常少血多气，阳明常多气多血，少阴常少血多气，厥阴常多血少气，太阴常多气少血，此天之常数。

（《素问·血气形志》）

【简评】

十二经气血多少之说，不但《灵》《素》之中三处论述互有不同，《太素》《甲乙经》中的记述亦不相同。

现存《太素》各卷中，相关引述计有两处：其一见于《卷十·任脉》，云："夫人之常数，太阳常多血少气，少阳常多气少血，阳明常多血气，厥阴常多气少血，少阴常多血少气，太阴常多血气，此天之常数也。"而其文则源自《灵枢·五音五味》。其二见于《卷十九·知形志所宜》，云："阳明多血气，太阳多血少气，少阳多气少血，太阴多血气，厥阴多血少气，少阴少血多气。"其文似源于《灵枢·九针论》。

在今本《甲乙经》中，《卷一·十二经水篇》说："足阳明多血气。""足少阳少血气。""足太阳多血气。""足太阴多血少气。""足少阴少血多气。""足厥阴多血少气。"而《卷一·阴阳二十五人形性血气不同篇》的记述则与《灵枢·五音五味》一致。但据《素问》"新校正"所言，宋臣当时所见的《十二经水篇》的记述是"阳明多血多气""太阳多血多气""少阳少血多气""太阴多血少气""少阴少血多气""厥阴多血少气"，而"《阴阳二十五人形性血气不同篇》与《素问》同"。

以上不同的记述实在是令人眼花缭乱，莫知所从。考《太素·卷十·任脉》杨上善注释说:"手足少阴、太阳多血少气,以阴多阳少也;手足厥阴、少阳多气少血,以阳多阴少也;手足太阴、阳明多血气,以阴阳俱多谷气故也。此天授人血气多少常数。"将气血多少与经脉阴阳特性相联系加以阐释。而《太素》此处的记载也确实具有杨氏所揭示的规律性,故我们的初步意见是,十二经气血多少的常数是:太阳常多血少气,少阳常多气少血,阳明常多血多气,厥阴常多气少血,少阴常多血少气,太阴常多血多气。

四、奇经八脉

任脉者,起于中极之下,以上毛际,循腹里,上关元,至咽喉,上颐循面入目。冲脉者,起于气街,并少阴之经,侠齐上行,至胸中而散。

督脉者,起于少腹以下骨中央,女子入系廷孔,其孔,溺孔之端也;其络循阴器,合篡间①,绕篡后,别绕臀,至少阴与巨阳中络者,合少阴上股内后廉,贯脊属肾,与太阳起于目内眦,上额交巅上,入络脑,还出别下项,循肩髆内,侠脊抵腰中,入循膂络肾②;其男子循茎下至篡,与女子等;其少腹直上者,贯齐中央,上贯心,

---

①篡:赵有臣、李今庸皆谓此"篡"指后阴,而"间"为"孔"之义。可从。另,《广雅·释亲》:"膵,臀也。"《说文·骨部》:"髖,臀也。"黄侃《训诂研究·〈广雅疏证〉笺识》:"'翠'转为'篡',《内经》之'篡间''篡后'是也。"认为"篡"源于"膵"或"翠",可统指臀部,亦可特指后阴。可参。
②络肾:此后《太素·卷十》《太素·卷十一·骨空》首篇并有"而止"二字。

入喉，上颐，环唇，上系两目之下中央①。

（《素问·骨空论》）

黄帝曰：少阴之脉独下行，何也？岐伯曰：不然。夫冲脉者，五脏六腑之海也，五脏六腑皆禀焉。其上者，出于颃颡，渗诸阳，灌诸精；其下者，注少阴之大络，出于气街，循阴股内廉，入腘中，伏行骭骨内，下至内踝之后属而别；其下者，并于少阴之经，渗三阴；其前者，伏行出跗属，下循跗入大指间，渗诸络而温肌肉。故别络结则跗上不动，不动则厥，厥则寒矣。

（《灵枢·逆顺肥瘦》）

黄帝曰：足少阴何因而动？岐伯曰：冲脉者，十二经之海也，与少阴之大络起于肾下，出于气街，循阴股内廉，邪入腘中，循胫骨内廉，并少阴之经，下入内踝之后，入足下；其别者，邪入踝，出属跗上，入大指之间，注诸络以温足胫，此脉之常动者也。

（《灵枢·动输》）

冲脉起于关元，随腹直上。

（《素问·举痛论》）

冲脉者，经脉之海也，主渗灌溪谷，与阳明合于宗筋。阴阳总

①督脉者……上系两目之下中央：《新编黄帝内经纲目》校云："本段文字疑有错简，现拟整理如下：督脉者，起于少腹以下骨中央，女子入系廷孔，出纂，循脊上行，抵头角下鼻，过人中，入上齿中，环唇交承浆。其少腹直上者，贯脐中央，上贯心，入喉上颐，环唇，上系两目下之中央，与太阳起于目内眦，上额交巅上，入络脑，还出别下项，循肩髆内，侠脊抵腰中，入循膂络肾。其络循阴器，合纂间，绕纂后，别绕臀，至少阴与巨阳中络者，合少阴上股内后廉，贯脊属肾。其男子循茎下至纂，与女子等。"可参。唯其以"纂"为"纂"之误字而用"纂"字，似无确据，或不必从。

宗筋之会，会于气街，而阳明为之长，皆属于带脉，而络于督脉。故阳明虚则宗筋纵，带脉不引，故足痿不用也。

（《素问·痿论》）

冲脉、任脉，皆起于胞中，上循背^①里，为经络之海。其浮而外者，循腹右^②上行，会于咽喉，别而络唇口。

（《灵枢·五音五味》）

黄帝曰：跷脉安起安止？何气荣水^③？岐伯答曰：跷脉者，少阴之别，起于然骨之后，上内踝之上，直上循阴股入阴，上循胸里入缺盆，上出人迎之前，入頄，属目内眦，合于太阳、阳跷而上行，气并相还^④则为濡目，气不荣则目不合。

黄帝曰：跷脉有阴阳，何脉^⑤当其数？岐伯答曰：男子数其阳，女子数其阴，当数者为经，其不当数者为络也。

（《灵枢·脉度》）

足太阳有通项入于脑者^⑥，正属目本，名曰眼系，头目苦痛取之，在项中两筋间，入脑乃别。阴跷、阳跷，阴阳相交，阳入阴，阴

经络篇

---

①背：《太素·卷十·任脉》作"脊"，可据改。
②右：《太素·卷十·任脉》无此字，《素问》中《腹中论》《奇病论》及《骨空论》三篇王注皆引作"各"，可据王注改。
③水：《太素·卷十·阴阳跷脉》作"此"，可据改。
④还："还""荣"对文，而"荣"字《太素》作"营"，故"还"当取环绕、营绕之义。《汉书·地理志》："临淄名营丘，故《齐诗》曰：'子之营兮……'"颜师古注云："《毛诗》作'还'，《齐诗》作营。"可证"还"有营绕之义。
⑤脉：《太素·卷十·阴阳跷脉》作"者"，可据改。
⑥足太阳有通项入于脑者：本段校勘参看"藏象篇·八·若干生理现象·（一）睡眠与觉醒"。

出阳，交于目锐眦，阳气盛则瞋目，阴气盛则瞑目。

（《灵枢·寒热病》）

阳维之脉令人腰痛，痛上怫然肿，刺阳维之脉，脉与太阳合腨下间，去地一尺所。

飞阳之脉令人腰痛，痛上怫怫①然，甚则悲以恐，刺飞阳之脉，在内踝上五②寸，少③阴之前，与阴维之④会。

（《素问·刺腰痛》）

【简评】

"奇经八脉"这一称谓始于《难经》，其《二十七难》曰："脉有奇经八脉者，不拘于十二经，何也？然。有阳维，有阴维，有阳跷，有阴跷，有冲，有督，有任，有带之脉。凡此八脉者，皆不拘于经，故曰奇经八脉也。"就《灵》《素》两经的记载而言，八脉之名虽已具，然详其循行者，则仅有任、督、冲及阴跷四脉，余则语焉不详。至《难经》，对余四脉的循行、功能及病变有所补充，而后魏晋时期王叔和的《脉经》及皇甫谧的《针灸甲乙经》、元滑寿的《十四经发挥》、明李时珍的《奇经八脉考》亦续有考订与补充。

另外，《素问·刺腰痛论》还载有解脉、同阴之脉、衡络之脉、会阴之脉、昌阳之脉、飞阳之脉、肉里之脉等，《难经》并未将其视为奇经，不像对待阴维、阳维那样，后世也未予深究，十二经之外的奇经一直维持八脉之数。

---

①怫怫：原作"拂拂"，据古林书堂本、读书堂本改。
②五：《太素·卷十·阴阳维脉》作"二"。
③少：《太素·卷十·阴阳维脉》作"太"。
④之：《太素·卷十·阴阳维脉》无，可据删。

灵素新编

五、十五别络

手太阴之别，名曰列缺，起于腕上分间，并太阴之经，直入掌中，散入于鱼际。其病实则手锐掌热，虚则欠呿，小便遗数，取之去腕半寸[1]，别走阳明也。

手少阴之别，名曰通里，去腕一寸半[2]，别而上行，循经入于心中，系舌本，属目系。其实则支膈，虚则不能言，取之掌[3]后一寸，别走太阳也。

手心主之别，名曰内关，去腕二寸，出于两筋之间[4]，循经以上，系于心包，络心系。实则心痛，虚则为头强[5]，取之两筋间也。

手太阳之别，名曰支正，上[6]腕五寸，内注少阴；其别者，上走肘，络肩髃。实则节弛肘废，虚则生疣，小者如指痂疥，取之所别也。

手阳明之别，名曰偏历，去腕三寸，别入[7]太阴；其别者，上循臂，乘肩髃，上曲颊偏齿；其别者，入耳，合于宗脉。实则龋、聋，虚则齿寒、痹[8]、隔，取之所别也。

手少阳之别，名曰外关，去腕二寸，外绕臂，注胸中，合心主。病实则肘挛，虚则不收，取之所别也。

---

①半寸：《太素·卷九·十五络脉》作"一寸半"，故此二字当据《太素》乙转。

②半：《太素·卷九·十五络脉》无，可据删。

③掌：《太素·卷九·十五络脉》作"腕"，可据改。

④两筋之间：《太素·卷九·十五络脉》杨上善注引《明堂经》，此后有"别走少阳"四字，可据补。

⑤头强：《太素·卷九·十五络脉》作"烦"，可据改。

⑥上：《太素·卷九·十五络脉》作"去"，可据改。

⑦入：《太素·卷九·十五络脉》作"走"，可据改。

⑧痹：《太素·卷九·十五络脉》作"痒"，疑是。

足太阳之别，名曰飞阳，去踝七寸，别走少阴。实则鼽①窒、头背痛，虚则鼽衄，取之所别也。

足少阳之别，名曰光明，去踝五寸，别走厥阴，下络足跗。实则厥，虚则痿躄，坐不能起，取之所别也。

足阳明之别，名曰丰隆，去踝八寸，别走太阴；其别者，循胫骨外廉，上络头项，合诸经之气，下络喉嗌。其病气逆则喉痹瘁②暗，实则狂巅，虚则足不收、胫枯，取之所别也。

足太阴之别，名曰公孙，去本节之后一寸，别走阳明；其别者，入络肠胃。厥气上逆则霍乱③，实则肠中切痛，虚则鼓胀，取之所别也。

足少阴之别，名曰大钟，当踝后绕跟，别走太阳；其别者，并经上走于心包，下外④贯腰脊。其病气逆则烦闷，实则闭癃，虚则腰痛，取之所别也。

足厥阴之别，名曰蠡沟，去内踝五寸，别走少阳；其别者，径⑤胫上睾，结于茎。其病气逆则睾肿卒疝，实则挺长，虚则暴痒，取之所别也。

任⑥脉之别，名曰尾翳，下鸠尾，散于腹。实则腹皮痛，虚则痒搔，取之所别也。

---

①鼽：《太素·卷九·十五络脉》作"鼻"，可据改。

②瘁：《太素·卷九·十五络脉》作"卒"，可据改。

③霍乱：《诸病源候论·卷二十二·霍乱病诸候·霍乱候》云："霍乱，言其病挥霍之间便致缭乱也。"可从。另，日人山田宗俊云："霍乱乃暑时伤食所致。'霍'与'膗'古通。《说文》：'膗，肉羹。'大抵人之为食所伤，肉食居多，故特举'膗'以统一应食物。凡人溺其所欲，皆谓之乱。"（《伤寒论集成》卷十）近来刘士敬、朱倩提出，"霍"乃"藿"之假借，霍乱"原义是由于食用不洁、带有毒性的豆角之类植物引起的急性胃肠道中毒表现"（见二人合著《几种古病名正义》，文载《中医药学报》1988年第6期）。皆未免求奇之嫌，兹不敢从。

④外：《太素·卷九·十五络脉》无，可据删。

⑤径：《太素·卷九·十五络脉》作"循"，可据改。

⑥任：原作"住"，据古林书堂本、医统正脉本改。

督脉之别，名曰长强，挟膂上项，散头上，下当肩胛左右，别走太阳，入贯膂。实则脊强，虚则头重，高摇之，挟脊之有过者，取之所别也。

脾之大络，名曰大包，出渊腋下三寸，布胸胁。实则身尽痛，虚则百节尽[1]皆纵，此脉若罗络之血者，皆取之脾之大络也。

凡此十五络者，实则必见，虚则必下，视之不见，求之上下，人经不同，络脉异所别[2]也。

（《灵枢·经脉》）

胃之大络，名曰虚里，贯鬲络肺，出于左乳下，其动应衣[3]，脉宗气也。

（《素问·平人气象论》）

【简评】

关于别络之数，历代医家的认识不同，颇有分歧。约而言之，其主要观点有：

1. 十五别络

虽然都认为络脉之数有十五，但具体所指又有不同。据《灵枢·经脉》记载，十二经、任督二脉（即后世习称之十四经）的别络加上脾之大络，称十五络，而《难经·二十六难》则将十二经的别络、阴阳跷脉的别络与脾之大络合称十五络脉。或因十四经之别络加上脾之大络为十五络的说法出自《灵枢》，得到了后世多数医家的赞

经络篇

---

①尽：《太素·卷九·十五络脉》无，可据删。
②别：《太素·卷九·十五络脉》无，可据删。
③衣：《甲乙经》卷四第一中作"手"，可据改。

同，时至今日《针灸学》教材中仍以此为准。对于任、督二脉之别络宜计入十五络，而阴跷、阳跷之别络不宜入选的原因，张介宾曾有如下论述："本篇（引者注：指《灵枢·经脉》）以督脉之长强，任脉之尾翳，合为十五络，盖督脉统络诸阳，任脉统络诸阴，以为十二经络阴阳之纲领故也。而《二十六难》以阳跷、阴跷合为十五络者，不知阳跷为足太阳之别，阴跷为足少阴之别，不得另以为言也，学者当以本经为正。"

然而清代医家喻昌又有不同认识，在所著《医门法律》提出当以十二经之别络、脾之大络、胃之大络、奇经之别络为十五别络，谓："经有十二，络亦有十二，络者兜络之义，即十二经之外城也。复有胃之大络、脾之大络、及奇经之大络，则又外城之通界，皇华出入之总途也，故又曰络有十五焉。"

2. 十六络脉

因《灵枢·经脉》所载十五络脉之外，《素问·平人气象论》尚有"胃之大络"的记述，故马莳谓别络不止十五，倡十六络脉之说。其后，张介宾亦表示赞同，云："本篇（引者注：指《灵枢·经脉》）足太阴之别名曰公孙，而复有脾之大络名曰大包；足阳明之别名曰丰隆，而《平人气象论》复有胃之大络名曰虚里。然则诸经之络惟一，而脾胃之络各二。盖以脾胃为脏腑之本，而十二经皆以受气者也。共为十六络。"认为这十六络脉的构成体现了古医家对于"脏腑之本"——脾胃的重视。

对于以上观点，我们认为，《灵枢》《难经》的不同说法极可能是各有所本，在研读两书时也只能各遵其说，而马玄台、张景岳、喻嘉言的处理则未免过于简单机械。

六、十二经别

黄帝问于岐伯曰：……夫十二经脉者，人之所以生，病之所以成，人之所以治，病之所以起，学之所始，工之所止也，粗之所易，上①之所难也。请问其离合出入奈何？岐伯稽首再拜曰：明乎哉问也！此粗之所过，上②之所息③也，请卒言之。足太阳之正，别④入于腘中，其一道下尻五寸，别入于肛，属于膀胱，散之肾，循膂当心入散；直者，从膂上出于项，复属于太阳，此为一经也。足少阴之正，至腘中，别走太阳而合，上至肾，当十四椎，出属带脉；直者，系舌本，复出于项，合于太阳。此为一合。成以诸阴之别皆为正也⑤。足少阳之正，绕髀入毛际，合于厥阴；别者，入季胁之间，循胸里属胆，散之上肝贯心⑥，以上挟咽，出颐颔中，散于面，系目系，合少阳于外眦也。足厥阴之正，别跗上，上至毛际，合于少阳，与别俱行。此为二⑦合也。足阳明之正，上至髀，入于腹里，属胃，散之脾，上通于心，上循咽，出于口，上頞顃，还系目系，合于阳明也。足太阴之正，上至髀，合于阳明，与别俱行，上结⑧于咽，贯舌中。此为三合也。手太阳之正，指地，别于肩解，入腋走心，系小肠也。手少阴之正，别入于渊腋两筋之间，属于心，上走喉咙，出于面，合

---

①上：《太素·卷九·经脉正别》作"工"，可据改。
②上：《太素·卷九·经脉正别》作"工"，可据改。
③息：止也。此指留心。《甲乙经》卷二第一下作"悉"，疑是后人所改。
④别：据下文"足少阳之正""足阳明之正"诸例，此字疑衍。
⑤成以诸阴之别皆为正也：《太素·卷九·经脉正别》作"或"，可据改。详文义，此句当系古注误入正文者，这提示在注者所见原文中，"足少阴之正""足厥阴之正""足太阴之正""手少阴之正""手心主之正""手太阴之正"等本作"足少阴之别""足厥阴之别""足太阴之别""手少阴之别""手心主之别""手太阴之别"，《太素》除足少阴、足厥阴外，余四经仍作"别"字，较《灵枢》更近古医经旧貌。
⑥散之上肝贯心：据文义，当作"散之肝，上贯心"，与本篇足太阳条、足阳明条文例合。
⑦二：原作"一"，据古林书堂本、医统正脉本改。
⑧结：《太素·卷九·经脉正别》作"络"，可据改。

目内眦。此为四合也。手少阳之正，指天，别于巅，入缺盆，下走三焦，散于胸中也。手心主之正，别下渊腋三寸，入胸中，别属三焦，出①循喉咙，出耳后，合少阳完骨之下。此为五合也。手阳明之正，从手循膺乳，别②于肩髃，入柱骨下，走大肠，属于肺，上循喉咙，出缺盆，合于阳明也。手太阴之正，别入渊腋少阴之前，入走肺，散之太阳③，上出缺盆，循喉咙，复合阳明。此④六合也。

（《灵枢·经别》）

七、十二经筋

足太阳之筋，起于足小指上，结于踝，邪上结于膝；其下⑤，循足外踝⑥，结于踵，上循跟，结于腘；其别者，结于踹外，上腘中内廉，与腘中并上结于臀，上挟脊上项；其支者，别入结于舌本；其直者，结于枕骨，上头下颜，结于鼻；其支者，为目上网⑦，下结于頄；其支者，从腋后外廉结于肩髃；其支者，入腋下，上出缺盆，上结于完骨；其支者，出缺盆，邪上出于頄。

足少阳之筋，起于小指次指上，结外踝，上循胫外廉，结于膝外廉；其支者，别起外辅骨，上走髀，前者结于伏兔之上，后者结于尻；其直者，上乘䏚⑧季胁，上走腋前廉，系于膺乳，结于缺盆；直者，上出腋，贯缺盆，出太阳之前，循耳后，上额角，交巅上，下走

---

① 出：《太素·卷九·经脉正别》作"上"，可据改。
② 别：此后《太素·卷九·经脉正别》有"上"字，可据补。
③ 太阳：《太素·卷九·经脉正别》作"大肠"，可据改。
④ 此：此后《太素·卷九·经脉正别》有"为"字，可据补。
⑤ 踝：《太素·卷十三·经筋》作"侧"，当互乙。
⑥ 下：此后《太素·卷十三·经筋》有"者"字，当互乙。
⑦ 网：《太素·卷十三·经筋》作"纲"，可据改。
⑧ 乘䏚：《太素·卷十三·经筋》作"䏚乘"，可据乙。

颔，上结于頄；支者，结于目①眦，为外维。

足阳明之筋，起于中三指，结于跗上，邪外上加于辅骨，上结于膝外廉，直上，结于髀枢，上循胁，属脊；其直者，上循骭，结于膝②；其支者，结于外辅骨，合少阳；其直者，上循伏兔，上结于髀，聚于阴器，上腹而布，至缺盆而结，上颈，上挟口，合于頄，下结于鼻，上合于太阳，太阳为目上网③，阳明为目下网；其支者，从颊结于耳前。

足太阴之筋，起于大指之端内侧，上结于内踝；其直者，络④于膝内辅骨，上循阴股，结于髀，聚于阴器，上腹，结于脐，循腹里，结于肋⑤，散于胸中；其内者，着于脊。

足少阴之筋，起于小指之下，并足太阴之筋，邪走内踝之下，结于踵，与太阳之筋合，而上结于内辅之下，并太阴之筋，而上循阴股，结于阴器，循脊内挟膂，上至项，结于枕骨，与足太阳之筋合。

足厥阴之筋，起于大指之上，上结于内踝之前，上循胫，上结内辅之下，上循阴股，结于阴器，络⑥诸筋。

手太阳之筋，起于小指之上，结于腕，上循臂内廉，结于肘内锐骨之后，弹之应小指之上，入结于腋下；其支者，后走腋后廉，上绕肩胛，循胫⑦出走⑧太阳之前，结于耳后完骨；其支者，入耳中；直者，出耳上，下结于颔，上属目外眦。

手少阳之筋，起于小指次指之端，结于腕，中⑨循臂，结于肘，

①目：此后《太素·卷十三·经筋》有"外"字，可据补。
②膝：此处原空一字，据《太素·卷十三·经筋》补。
③网：《太素·卷十三·经筋》作"纲"，可据改。下"网"字同。
④络：《太素·卷十三·经筋》作"上结"，可据改。
⑤肋：《太素·卷十三·经筋》作"胁"，可据改。
⑥络：此前《太素·卷十三·经筋》有"结"字，可据补。
⑦胫：《太素·卷十三·经筋》作"颈"，可据改。
⑧走：《太素·卷十三·经筋》作"足"，可据改。
⑨中：《太素·卷十三·经筋》作"上"，可据改。

上绕臑外廉，上肩走颈，合手太阳；其支者，当曲颊入系舌本；其支者，上曲牙，循耳前，属目外眦，上乘颔，结于角。

手阳明之筋，起于大指次指之端，结于腕，上循臂，上结于肘外，上臑，结于髃；其支者，绕肩胛，挟脊；直者，从肩髃上颈；其支者，上颊，结于頄；直者，上出手太阳之前，上左角，络头，下右颔。

手太阴之筋，起于大指之上，循指上行，结于鱼后，行寸口外侧，上循臂，结肘中，上臑内廉，入腋下，出缺盆，结肩前髃，上结缺盆，下结胸里，散贯贲①，合贲下，抵季胁。

手心主之筋，起于中指，与太阴之筋并行，结于肘内廉，上臂阴，结腋下，下散前后挟胁；其支者，入腋②，散胸中，结于臂③。

手少阴之筋，起于小指之内侧，结于锐骨，上结肘内廉，上入腋，交太阴，挟④乳里，结于胸中，循臂⑤，下系于脐。

（《灵枢·经筋》）

八、十二皮部

黄帝问曰：余闻皮有分部，脉有经纪，筋有结络，骨有度量，其所生病各异。别其分部，左右上下，阴阳所在，病之始终，愿闻其道。岐伯对曰：欲知皮部，以经脉为纪者⑥，诸经皆然。阳明之阳，名曰害蜚，上下同法，视其部中有浮络者，皆阳明之络也。其色多青

---

①散贯贲：杨上善注云："贲，谓膈也。筋虽不入脏腑，仍散于膈也。"
②腋：此后《太素·卷十三·经筋》有"下"字，可据补。
③臂：《太素·卷十三·经筋》作"贲"，可据改。
④挟：《太素·卷十三·经筋》作"伏"，可据改。
⑤臂：《太素·卷十三·经筋》作"贲"，可据改。
⑥者：《太素·卷九·经脉皮部》无，可据删。

则痛，多黑则痹，黄赤则热，多白则寒，五色皆见，则寒热也。络盛则入客于经，阳主外，阴主内。少阳之阳，名曰枢持，上下同法，视其部中有浮络者，皆少阳之络也。络盛则入客于经，故在阳者主内，在阴者主出，以渗于内，诸经皆然。太阳之阳，名曰关枢，上下同法，视其部中有浮络者，皆太阳之络也。络盛则入客于经。少阴之阴，名曰枢儒①，上下同法，视其部中有浮络者，皆少阴之络也。络盛则入客于经，其入经也，从阳部注于经，其出者，从阴内注于骨。心主之阴，名曰害肩，上下同法，视其部中有浮络者，皆心主之络也。络盛则入客于经。太阴之阴，名曰关蛰②，上下同法，视其部中有浮络者，皆太阴之络也。络盛则入客于经。凡十二经络③脉者，皮之部也。

（《素问·皮部论》）

九、腧穴

（一）"三百六十五"穴

黄帝问曰：余闻气穴三百六十五以应一岁，未知其所④，愿卒闻之。岐伯稽首再拜，对曰：窘乎哉问也！其非圣帝，孰能穷其道焉？因请溢意，尽言其处。

帝捧手逡巡而却，曰：夫子之开余道也，目未见其处，耳未闻其数，而目以明，耳以聪矣。岐伯曰：此所谓圣人易语，良马易御也。

帝曰：余非圣人之易语也，世言真数开人意，今余所访问者真数，发蒙解惑，未足以论也。然余愿闻夫子溢志，尽言其处，令解

---

① 儒：《太素·卷九·经脉皮部》作"襦"，可据改。
② 蛰：《素问识·皮部论》："盖蛰是'蛰'之讹。"可从。
③ 络：《太素·卷九·经脉皮部》无此字，可据删。
④ 所：此后《太素·卷十一·气穴》有"谓"字，可据补。

其意，请藏之金匮，不敢复出。岐伯再拜而起，曰：臣请言之。背与心相控而痛，所治天突与十椎及上纪①。上纪者胃脘也，下纪者关元也。背胸邪系阴阳左右，如此其病前后痛涩，胸胁痛而不得息，不得卧，上气，短气，偏②痛，脉满起斜出尻脉，络胸胁支心贯鬲，上肩加天突，斜下肩交十椎下③。脏俞五十穴，腑俞七十二穴，热俞五十九穴，水俞五十七穴，头上五行行五，五五二十五穴，中膂④两傍各五，凡十穴，大椎⑤上两傍各一，凡二穴，目瞳子浮白二穴，两髀厌分⑥中二穴，犊鼻二穴，耳中多所闻二穴，眉本二穴，完骨二穴，项⑦中央一穴，枕骨二穴，上关二穴，大迎二穴，下关二穴，天柱二穴，巨虚上下廉四穴，曲牙二穴，天突一穴，天府二穴，天牖二穴，扶突二穴，天窗二穴，肩解二穴，关元一穴，委阳二穴，肩贞二穴，喑门一穴⑧，齐一穴，胸俞十二穴⑨，背俞二穴，膺俞十⑩二穴，分肉二穴，踝上横⑪二穴，阴阳跷四穴，水俞在诸分，热俞在气穴，寒热俞在两骸厌中二穴，大禁二十五，在天府下五寸。凡三百六十五穴，针之所由行也。

帝曰：余已知气穴之处，游针之居，愿闻孙络溪谷亦有所应乎？岐伯曰：孙络三百六十五穴会，亦以应一岁，以溢奇邪，以通荣卫。荣卫稽留，卫散荣溢，气竭血着，外为发热，内为少气，疾泻无

---

①上纪：此后《太素·卷十一·气穴》有"下纪"二字，可据补。

②偏：新校正："别本'偏'一作'满'。"可据改。

③背与心相控而痛……斜下肩交十椎下：新校正云：此八十五字"疑是《骨空论》文，简脱误于此"。可参。

④膂：原作"䏢"，据《龙龛手镜》，此即"膂"之俗字，故据改。

⑤椎：《太素·卷十一·气穴》作"杼"，可据改。

⑥分：《太素·卷十一·气穴》无，可据删。

⑦项：原作"顶"，据古林书堂本、读书堂本改，与《太素·卷十一·气穴》合。

⑧喑门一穴：《太素·卷十一·气穴》作"肩髃二穴"。

⑨胸俞十二穴：《太素·卷十一·气穴》作"肓输二穴"。

⑩十：《太素·卷十一·气穴》无此字。

⑪横：此后《太素·卷十一·气穴》有"骨"字。

怠，以通荣卫，见而泻之，无问所会。

帝曰：善。愿闻溪谷之会也。岐伯曰：肉之大会为谷，肉之小会为溪，肉分之间，溪谷之会，以行荣卫，以会①大气。邪溢气壅，脉热肉败，荣卫不行，必将为脓，内销骨髓，外破大䐃②，留于节凑③，必将为败。积寒留舍，荣卫不居，卷肉缩筋，肋肘④不得伸，内为骨痹，外为不仁，命曰不足，大寒留于溪谷也。溪谷三百六十五穴会，亦应一岁。其小痹淫溢，循脉往来，微针所及，与法相同。

帝乃辟左右而起，再拜曰：今日发蒙解惑，藏之金匮，不敢复出。乃藏之金兰之室，署曰《气穴所在》。岐伯曰⑤：孙络之脉别经者，其血盛而当泻者，亦三百六十五脉，并注于络，传注十二络脉，非独十四络脉也⑥，内解泻于中者十脉。

（《素问·气穴论》）

足太阳脉气所发者七十八⑦穴：两眉头各一，入发至项⑧三寸半⑨，傍五，相去三⑩寸，其浮气在皮中者凡五行，行五，五五二十五，项中大筋两傍各一，风府两傍各一，侠背⑪以下至尻尾

---

①会：《太素·卷十一·气穴》杨注作"舍"，可据改。
②䐃：《太素·卷十一·气穴》作"䐃"，可据改。
③凑：通"腠"。《太素·卷十一·气穴》作"腠"，所用是其本字。
④肋肘：《太素·卷十一·气穴》作"时"，可据改。
⑤帝乃辟左右……岐伯曰：姚止庵认为"帝乃辟左右"至"气穴所在"为错简，将其移于篇末，并删"岐伯曰"三字。可参。
⑥传注十二络脉非独十四络脉也：王冰注："十四络者，谓十二经络兼任脉、督脉之络也。脾之大络，起自于脾，故不并言之也。"据此，似"十四"本在前而"十二"本在后。
⑦八：《太素·卷十一·气府》作"三"。
⑧项：新校正云："按别本云：'入发至顶三寸。'……此'入发至项三寸半，傍五，相去三寸'……以'顶'误作'项'，剩半字耳。"（引者注：此据金残本）谓"项"为"顶"之误字，可从。
⑨入发至项三寸半：《太素·卷十一·气府》作"入发项二寸，间半寸"。
⑩三：《太素·卷十一·气府》作"二"。
⑪背：《太素·卷十一·气府》作"脊"，可据改。

二十一节十五间各一，五脏之俞各五，六腑之俞各六^①，委中以下至足小指傍各六俞。

足少阳脉气所发者六^②十二穴：两角上各二，直目上发际内各五^③，耳前角上各一，耳前角下各一^④，锐发下各一，客主人各一，耳后陷中各一^⑤，下关各一，耳下牙车之后各一，缺盆各一，掖下三寸，胁下至胠八间各一，髀枢中傍各一，膝以下至足小指次指各六俞。

足阳明脉气所发者六十八^⑥穴：额颅发际傍各三，面鼽骨空各一，大迎之骨空各一，人迎各一，缺盆外骨空各一，膺中骨间各一，侠鸠尾之外，当乳下三寸，侠胃脘各五，侠齐广三寸各三，下齐二寸侠之各三，气街动脉各一，伏菟上各一，三里以下至足中指各八俞，分之所在穴空。

手太阳脉气所发者三十^⑦六穴：目内眦各一，目外各一，鼽骨下各一，耳郭上各一，耳中各一^⑧，巨骨^⑨穴各一，曲掖上骨穴各一，柱骨上陷者各一，上天窗四寸各一，肩解各一，肩解下三寸各一，肘以下至手小指本各六俞。

手阳明脉气所发者二十二穴：鼻空外廉项上各二，大迎骨空各一，柱骨之会各一，髃骨之会各一，肘以下至手大指次指本各六俞。

---

①五脏之俞各五六腑之俞各六：《太素·卷十一·气府》无此十二字。

②六：《太素·卷十一·气府》作"五"。

③直目上发际内各五：《太素·卷十一·气府》无此八字。

④耳前角下各一：新校正云："按后手少阳中云'角上'，此云'角下'，必有一误。"《太素·卷十一·气府》无此六字，或可据删。

⑤锐发下各一……耳后陷中各一：《太素·卷十一·气府》无此十四字。

⑥八：《太素·卷十一·气府》作"二"。

⑦三十：《太素·卷十一·气府》作"二十"。

⑧目外各一……耳中各一：《太素·卷十一·气府》无此十六字。

⑨巨骨：此后《太素·卷十一·气府》有"下骨"二字。

手少阳脉气所发者三十二①穴：鼽骨下各一，眉后②各一，角上各一，下完骨后各一，项中足太阳之前各一，侠扶突各一，肩贞各一，肩贞下三寸分间各一，肘以下至手小指次指本各六俞。

督脉气所发者二十八③穴：项中央二④，发际后中八，面中三⑤，大椎以下至尻尾及傍十五穴⑥，至骶下凡二十一节，脊椎法也。

任脉之气所发者二十⑦八穴：喉中央二，膺中骨陷中各一⑧，鸠尾下三寸，胃脘五寸，胃脘以下至横骨六寸半一⑨，腹脉法也。下阴别一，目下各一，下唇一，龂交一⑩。

冲脉气所发者二十二穴：侠鸠尾外各半寸至齐寸一，侠齐下傍各五分至横骨寸一，腹脉法也⑪。

足少阴舌下⑫、厥阴毛中急脉各一，手少阴各一，阴阳蹻各一，手足诸鱼际⑬。

脉气所发者，凡三百六十五穴也。

（《素问·气府论》）

所谓三里者，下膝三寸也。所谓跗之⑭者，举膝分易见也。巨虚

①二：《太素·卷十一·气府》作"三"。
②后：《太素·卷十一·气府》作"本"。
③八：《太素·卷十一·气府》作"六"。
④二：《太素·卷十一·气府》作"三"。
⑤发际后中八面中三：《太素·卷十一·气府》无此八字。
⑥尾及傍十五穴：《太素·卷十一·气府》作"二十节间各一"。
⑦二十：《太素·卷十一·气府》作"十"。
⑧膺中骨陷中各一：《太素·卷十一·气府》无此七字。
⑨六寸半一：《太素·卷十一·气府》作"八寸一一"。
⑩下阴别一……龂交一：《太素·卷十一·气府》无此十四字。
⑪冲脉气所发者……腹脉法也：《太素·卷十一·气府》无此三十七字。
⑫足少阴舌下：此前《太素·卷十一·气府》有"五脏之输各五，凡五十穴"句。
⑬手足诸鱼际：《太素·卷十一·气府》同，然杨上善注云"手鱼际二，足鱼际足太阴脉大白二"，疑此后脱"各一"二字。
⑭跗之：新校正云："按全元起本'跗之'作'低肵'，《太素》作'付之'。按《骨空论》，'跗之'疑作'跗上'。"可从。

者，跷足胻独陷者。下廉者，陷下者也。

（《素问·针解》）

节之交，三百六十五会。知其要者，一言而终。不知其要，流散无穷。所言节者，神气之所游行出入也，非皮肉筋骨也。

（《灵枢·九针十二原》）

【简评】

关于全身腧穴，两经多次提到其数目是"三百六十五"，而据初唐杨上善所考，"总二十六脉，有三百八十四穴"，明·张介宾则称"总计前数，共三百八十六穴，除重复十二穴，仍多九穴"，又说"今考之，《气穴》之数则三百四十二，《气府》之数则三百八十六，共七百二十八穴，内除《气府》重复十二穴，又除《气穴》《气府》相重者二百一十三穴，实存五百零三穴，是为二篇之数。及详考近代所传十四经俞穴图经总数，通共六百六十穴，则古今之数，已不能全合矣。此其中虽后世不无发明，而遗漏古法者，恐亦不能免也"，而张志聪、高士宗两人则强合为三百六十五穴之数，今之学者又有谓《内经》各篇所载腧穴总数为二百九十五者，可谓众说纷纭。对此，我们认为，"三百六十五"一数，极可能是古医家在天人相应思想的影响下，根据一年有三百六十五日推论而来，本非确数，故难确指。或许杨上善"此言三百六十五穴者，举大数为言，过与不及，不为非也"（《太素·卷十一·气府》注语）的解释更值得称道。

（二）五输

黄帝曰：愿闻五脏六腑所出之处。岐伯曰：五脏五腧，五五二十五腧；六腑六腧，六六三十六腧。经脉十二，络脉十五，凡二十七气以上下。所出为井，所溜为荥，所注为腧，所行为经，所入①为合。二十七气所行，皆在五腧也。

（《灵枢·九针十二原》）

黄帝问于岐伯曰：凡刺之道，必通十二经络②之所终始，络脉之所别处③，五输之所留④，六腑之所与合，四时之所出入，五脏之所溜处，阔数之度，浅深之状，高下所至。愿闻其解。岐伯曰：请言其次也。肺出于少商，少商者，手大指端内侧也，为井木⑤；溜于鱼际，鱼际者，手鱼也，为荥；注于太渊，太渊，鱼后一寸陷者中也，为腧；行于经渠，经渠，寸口中也，动而不居，为经；入于尺泽，尺泽，肘中之动脉也，为合，手太阴经也。心⑥出于中冲，中冲，手中指之端也，为井木；溜于劳宫，劳宫，掌中中指本节之内间也，为荥；注于大陵，大陵，掌后两骨之间方下者也，为腧；行于间使，

①入：原作"以"，据医统正脉本改，与《太素·卷二十一·九针要道》合。
②络：《太素·卷十一·本输》作"脉"，可据改。
③处：《太素·卷十一·本输》作"起"，可据改。
④留：此后《太素·卷十一·本输》有"止"字，可据补。
⑤木：《太素·卷十一·本输》无，疑是古注误入正文。下文诸"井木""井金"之"木""金"字同此例，皆当删之。
⑥心：《太素·卷十一·本输》同，《甲乙经》卷三第二十五作"心主"，《素问·气穴论》王冰注作"心包"。"心主""心包"义同，考下文"手少阴"三字，《太素·卷十一·本输》作"手心主经"，疑古医经本作"心包"，如此则与《灵枢·邪客》"手少阴之脉独无腧"之说相合。《太素》虽因脱文"心包"误作"心"字，但下文"手心主经"四字犹存古貌。至于本篇，疑先有"心包"脱误成"心"，后有抄者见后文"手心主经"与此相违，故将"手心主经"臆改为"手少阴"；甚至是抄者不知"少阴之脉独无腧"之义，见其前后所论为"肺""肝""脾""肾"与"手太阴""足厥阴""足太阴""足少阴"四者，故将"心包""手心主经"臆改为"心""手少阴"。另，张介宾注云："此下五腧，皆手厥阴之穴，而本经直指为心腧者，正以心与心胞本同一脏，其气相通，皆心所主，故诸邪之在于心者，皆在于心之包络。包络者，心主之脉也。《邪客》篇曰：手少阴之脉独无腧。正此之谓。"疑张氏已心知其非，然终因尊经太过，而为之曲解。

间使之道①，两筋之间，三寸之中也，有过则至，无过则止，为经；入于曲泽，曲泽，肘内廉下陷者之中也，屈而得之，为合，手少阴②也。肝出于大敦，大敦者，足大指之端及③三毛之中也，为井木；溜于行间，行间，足大指间也，为荥；注于太冲，太冲，行间上二寸陷者之中也，为腧；行于中封，中封，内踝之前一寸半，陷者之中，使逆则宛，使和则通，摇足而得之，为经；入于曲泉，曲泉，辅骨之下，大筋之上也，屈膝而得之，为合，足厥阴④也。脾出于隐白，隐白者，足大指之端内侧也，为井木；溜于大都，大都，本节之后，下陷者之中也，为荥；注于太白，太白，腕⑤骨之下也，为输；行于商丘，商丘，内踝之下，陷者之中也，为经；入于阴之陵泉，阴之陵泉，辅骨之下，陷者之中也，伸而得之，为合，足太阴⑥也。肾出于涌泉，涌泉者，足心也，为井木；溜于然谷，然谷，然骨之下者也，为荥；注于太溪，太溪，内踝之后，跟骨之上，陷中者⑦也，为腧；行于复留，复留，上内踝二寸，动而不休，为经；入于阴谷，阴谷，辅骨之后，大筋之下，小筋之上也，按之应手，屈膝而得之，为合，足少阴经也。膀胱出于至阴，至阴者，足小指之端也，为井金；溜于通谷，通谷，本节之前外侧⑧，为荥；注于束骨，束骨，本节之后陷者中也，为腧；过于京骨，京骨，足外侧大骨之下，为原；行于昆仑，昆仑，在外踝之后，跟骨之上，为经；入于委中，委中，腘中

灵素新编

①之道：《太素·卷十一·本输》作"道"，然据其文例，可知是"者"之误字，《甲乙经》卷三第二十五正作"者"，可据改。
②手少阴：《太素·卷十一·本输》作"手心主经"，可据改。
③及：详文义，疑此字为衍。
④足厥阴：此后《太素·卷十一·本输》有"经"字，可据补。
⑤腕：《太素·卷十一·本输》作"核"，可据改。
⑥足太阴：此后《太素·卷十一·本输》有"经"字，可据补。
⑦陷中者：《太素·卷十一·本输》作"陷者之中"，可据改。
⑧外侧：《太素·卷十一·本输》无，可据删。

央，为合①，委而取之，足太阳②也。胆出于窍阴，窍阴者，足小指次指之端也，为井金；溜于侠溪，侠溪，足小指次指之间也，为荥；注于临泣，临泣，上行一寸半陷者中也，为腧；过于丘墟，丘墟，外踝之前下，陷者中也，为原；行于阳辅，阳辅，外踝之上，辅骨之前，及绝骨之端也，为经；入于阳之陵泉，阳之陵泉，在膝外陷者中也，为合③，伸而得之，足少阳④也。胃出于厉兑，厉兑者，足大指内次指之端也，为井金；溜于内庭，内庭，次指外间也，为荥；注于陷谷，陷谷者，上⑤中指内间上行二寸陷者中也，为腧；过于冲阳，冲阳，足跗上五寸陷者中也，为原，摇足而得之；行于解溪，解溪，上冲阳一寸半陷者中也，为经；入于下陵，下陵，膝下三寸，胻骨外三里也，为合；复下三里三寸为巨虚上廉，复下上廉三寸为巨虚下廉也，大肠属上，小肠属下，足阳明胃脉也，大肠小肠皆属于胃，是足阳明⑥也。三焦者，上合手少阳，出于关冲，关冲者，手小指次指之端也，为井金；溜于液门，液门，小指次指之间也，为荥；注于中渚，中渚，本节之后陷者中也，为腧；过于阳池，阳池，在腕上陷者之中也，为原；行于支沟，支沟，上腕三寸，两骨之间陷者中也，为经；入于天井，天井，在肘外大骨之上陷者中也，为合，屈肘乃得之；三焦下腧，在于足大指⑦之前、少阳之后，出于腘中外廉，名曰委阳，是太阳络也。手少阳经也，三焦⑧者，足少阳太

---

①为合：据文例，"为合"二字当在"委而取之"后。
②足太阳：此后《太素·卷十一·本输》有"经"字，可据补。
③为合：据文例，"为合"二字当在"伸而得之"后，可据乙。
④足少阳：此后《太素·卷十一·本输》有"经"字，可据补。
⑤上：《太素·卷十一·本输》无，可据删。
⑥足阳明：此后《太素·卷十一·本输》有"经"字，可据补。
⑦足大指：《太素·卷十一·本输》作"足太阳"，可据改。
⑧三焦：此前《太素·卷十一·本输》《素问·宣明五气》王冰注引文并有"足"字，可据补。

阴①之所将，太阳之别也，上踝五寸，别入贯腨肠，出于委阳，并太阳之正，入络膀胱，约下焦，实则闭癃，虚则遗溺，遗溺则补之，闭癃则泻之。手太阳②小肠者，上合手③太阳，出于少泽，少泽，小指之端也，为井金；溜于前谷，前谷，在手④外廉本节前陷者中也，为荥；注于后溪，后溪者，在手⑤外侧本节之后也，为腧；过于腕骨，腕骨，在手外侧腕骨之前，为原；行于阳谷，阳谷，在锐骨之下陷者中也，为经；入于小海，小海，在肘内大骨之外，去⑥端半寸陷者中也，伸臂⑦而得之，为合，手太阳经也。大肠上合手阳明，出于商阳，商阳，大指次指之端也，为井金；溜于本节之前二间，为荥；注于本节之后三间，为腧；过于合谷，合谷，在大指⑧歧骨之间，为原；行于阳溪，阳溪，在两筋间陷者中也，为经；入于曲池⑨，在肘外辅骨陷者中，屈臂⑩而得之，为合，手阳明⑪也。是谓五脏六腑之腧，五五二十五腧，六六三十六腧也。六腑皆出足之三阳，上合于手者也。

（《灵枢·本输》）

黄帝曰：手少阴之脉独无腧，何也？岐伯曰：少阴，心脉也。

---

①足少阳太阴：《太素·卷十一·本输》作"太阳"，"阴"字后史崧本原校云"一本作阳"。刘衡如校云："应据《太素》卷十一《本输》并参考本书校语改为'太阳'二字。"
②手太阳：《太素·卷十一·本输》无，可据删。
③手：原作"于"，《太素·卷十一本输》作"于手"，结合《灵枢》文例改。
④手：此后《太素·卷十一·本输》有"小指"二字，可据补。
⑤手：此后《太素·卷十一·本输》有"小指"二字，可据补。
⑥去：此后《太素·卷十一·本输》有"肘"字，可据补。
⑦伸臂：《甲乙经》卷三第二十九、《太素·卷十一·本输》杨上善注引《明堂》并作"屈肘"，可据改。
⑧大指：此后《甲乙经》卷三第二十七有"次指"二字，可据补。
⑨曲池：守山阁校本注云："依上文例，当叠'曲池'二字。"可据补。
⑩臂：《太素·卷十一·本输》作"肘"，可据改。
⑪手阳明：此后《太素·卷十一·本输》有"经"字，可据补。

心者，五脏六腑之大主也，精神之所舍也，其脏坚固，邪弗能容①也。容之则心伤，心伤则神去，神去则死矣。故诸邪之在于心者，皆在于心之包络。包络者，心主之脉也，故独无腧焉。

黄帝曰：少阴独无腧者，不病乎？岐伯曰：其外经病而脏不病，故独取其经于掌后锐骨之端。其余脉出入屈折，其行之徐疾，皆如手少阴②、心主之脉行也。故本输者，皆因其气之虚实疾徐以取之，是谓因冲而泻，因衰而补。如是者，邪气得去，真气坚固，是谓因天之序。

（《灵枢·邪客》）

（三）"十二原"穴

五脏有六腑，六腑有十二原③，十二原出于四关④，四关主治五脏。五脏有疾，当取之十二原。十二原者，五脏之所以禀三百六十五节气味也。五脏有疾也，应出十二原。十二⑤原各有所出，明知其原，睹其应，而知五脏之害矣。阳中之少阴，肺也，其原出于太渊，太渊二。阳中之太阳，心也，其原出于大陵，大陵二。阴中之少阳，肝也，其原出于太冲，太冲二。阴中之至阴，脾也，其原出于太白，太白二。阴中之太阴，肾也，其原出于太溪，太溪二。膏⑥之原，出于鸠尾，鸠尾一。肓之原，出于脖胦，脖胦一。凡此十二原者，主治

经络篇

---

①容：《太素·卷九·经脉同异》作"客"，可据改。下"容"字同。

②手少阴：《太素·卷九·经脉同异》作"手太阴"，可据改。

③六腑有十二原：《太素·卷二十一·诸原所生》杨上善注云："文言六腑有十二原者，后人妄加二字耳。"详前后文义，可据删"六腑"二字。

④四关：张介宾注："四关者，即两肘两膝，乃周身骨节之大关也。"

⑤十二："十"字原脱，据医统正脉本补。另，《太素·卷二十一·诸原所生》作"而"，于义亦通。

⑥膏：《太素·卷二十一·诸原所生》作"鬲"，考《素问·刺禁论》亦有"鬲肓"一词，疑作"膏"者误而作"鬲"者是。然"膏之原"沿用日久，恐已难回改。

五脏六腑之有疾者也。

（《灵枢·九针十二原》）

（四）五脏背俞

黄帝问于岐伯曰：愿闻五脏之腧出于背者。岐伯曰：胸中大腧在杼骨之端，肺腧在三焦[①]之间[②]，心腧在五焦之间，膈腧在七焦之间，肝腧在九焦之间，脾腧在十一焦之间，肾腧在十四焦之间，皆[③]挟脊相去三寸所，则欲得而验之，按其处，应在中而痛解，乃其腧也。灸之则可，刺之则不可。气盛则泻之，虚则补之。以火补者，毋吹其火，须自灭也。以火泻者，疾吹其火，传其艾，须其火灭也。

（《灵枢·背腧》）

欲知背俞，先度其两乳间，中折之，更以他草度去半已，即以两隅相拄也，乃举以度其背，令其一隅居上，齐脊大椎，两隅在下，当其下隅者，肺之俞也。复下一度，心之俞也。复下一度，左角肝之俞也，右角脾之俞也。复下一度，肾之俞也。是谓五脏之俞，灸刺之度也。

（《素问·血气形志》）

灵素新编

---

①焦：《太素·卷十一·气穴》《太素·卷廿五·五脏热病》杨注引《九卷》及《素问·血气形志》王注引《灵枢》皆作"椎"，可据改。下五"焦"字同。
②间：《素问·血气形志》王冰注语引作"傍"，可据改。下五"间"字同。
③皆：原作"背"，据古林书堂本、医统正脉本改。

病理篇

一、百病起因

黄帝曰：夫子言贼风邪气之伤人也，令人病焉。今有其不离屏蔽，不出空穴①之中，卒然病者，非不②离③贼风邪气，其故何也？岐伯曰：此皆尝有所伤于湿气，藏于血脉之中，分肉之间，久留而不去；若有所堕坠，恶血在内而不去。卒然喜怒不节，饮食不适，寒温不时，腠理闭而不通。其开而遇风寒，则血气凝结，与故邪相袭，则为寒痹。其有热则汗出，汗出则受风，虽不遇贼风邪气，必有因加而发焉。

黄帝曰：今夫子之所言者，皆病人之所自知也。其毋所遇邪气，又毋怵惕之所④志，卒然而病者，其故何也？唯有因鬼神之事乎？岐伯曰：此亦有故邪留而未发，因而志有所恶，及有所慕，血气内乱，两气相抟⑤。其所从来者微，视之不见，听而不闻，故似鬼神。

（《灵枢·贼风》）

①空穴：古林书堂本作"室穴"，可据改。按：《太素·卷二十八·诸风杂论》作"室内"，"内"当系"内"之形误，而"内"即"穴"。

②不：《太素·卷二十八·诸风杂论》作"必"，可据改。

③离：通"罹"，遭遇。

④所：《太素·卷二十八·诸风杂论》无，可据删。

⑤抟：古林书堂本作"搏"，《太素·卷二十八·诸风杂论》作"薄"，"搏""薄"古可通用，参考《灵枢》字例，可改作"搏"。

黄帝问于岐伯曰：夫百病之始生也，皆生于风雨寒暑，清湿喜怒。喜怒不节则伤脏，风雨则伤上，清湿则伤下。三部之气，所伤异类，愿闻其会。岐伯曰：三部之气各不同，或起于阴，或起于阳，请言其方。喜怒不节，则伤脏，脏伤则病起于阴也；清湿袭虚，则病起于下；风雨袭虚，则病起于上，是谓三部。至于其淫泆，不可胜数。

黄帝曰：余固不能数，故问先师①，愿卒闻其道。岐伯曰：风雨寒热，不得虚，邪不能独伤人。卒然逢疾风暴雨而不病者，盖无虚，故邪不能独伤人。此必因虚邪之风，与其身形，两虚相得，乃客其形，两实相逢，众人肉坚。其中于虚邪也，因于天时，与其身形，参以虚实，大病乃成。气有定舍，因处为名，上下中外，分为三员②。

黄帝曰：其生于阴者奈何？岐伯曰：忧思伤心；重寒伤肺；忿怒伤肝；醉以入房，汗出当风，伤脾；用力过度，若入房汗出浴③，则伤肾。

（《灵枢·百病始生》）

黄帝问曰：人之居处动静勇怯，脉亦为之变乎？岐伯对曰：凡人之惊恐恚劳④动静，皆为变也。是以夜行则喘出于肾，淫气病肺；有所堕恐⑤，喘出于肝，淫气害脾；有所惊恐，喘出于肺，淫气伤心；度水跌仆，喘出于肾与骨。当是之时，勇者气行则已，怯者则着而为病也。故曰：诊病之道，观人勇怯骨肉皮肤，能知其情，以为诊

---

①先师：《太素·卷二十七·邪传》作"天师"，可据改。杨上善注云："天师，尊之号也。"
②三员：《太素·卷二十七·邪传》作"三贞"，与前"形""成""名"协韵，可据改。杨上善注云："贞，正也。三部各有分别，故名三贞也。"
③浴：此后《太素·卷二十七·邪传》有"水"字，可据补，与《灵枢·邪气脏腑病形》合。
④恚劳：恚，恨也，怒也；劳，忧也。《汉书·谷永传》："捐燕私之闲，以劳天下。"颜师古注云："劳，忧也。"《太素·卷十六·脉论》作"志劳"，盖是形近之误。
⑤堕恐：《素问绍识》云："'堕恐'二字义似不属，且下有'惊恐'，此'恐'字疑讹。"考《灵枢·邪气脏腑病形》有"有所堕坠……则伤肝"之说，可据此将"恐"改为"坠"。

法也。故饮食饱甚，汗出于胃；惊而夺精，汗出于心；持重远行，汗出于肾；疾走恐惧，汗出于肝；摇体劳苦，汗出于脾。故春秋冬夏，四时阴阳，生病起于过用，此为常也。

（《素问·经脉别论》）

夫百病之始生也，皆生于风雨寒暑，阴阳喜怒，饮食居处。大惊卒恐，则血气分离，阴阳破败，经络厥绝，脉道不通，阴阳相逆，卫气稽留，经脉虚空，血气不次，乃失其常。

（《灵枢·口问》）

黄帝问于少俞曰：余闻百疾之始期也，必生于风雨寒暑，循毫毛而入腠理，或复还，或留止，或为风肿、汗出，或为消瘅，或为寒热，或为留痹①，或为积聚。奇邪淫溢，不可胜数，愿闻其故。夫同时得病，或病此，或病彼，意者天之为人生风乎？何其异也？少俞曰：夫天之生风者，非以私百姓也，其行公平正直，犯者得之，避者得无殆，非求人而人自犯之。

（《灵枢·五变》）

帝曰：星辰八正何候？岐伯曰：星辰者，所以制日月之行也。八正者，所以候八风之虚邪以时至者也。四时者，所以分春秋冬夏之气所在，以时调之也八正之虚邪，而避之勿犯也②。以身之虚，而逢

---

①痹：原作"瘅"，据古林书堂本、医统正脉本改。
②四时者……而避之勿犯也：清·俞樾《读书余录·内经素问》："'调'下衍'之也'二字。本作'四时者，所以分春秋冬夏之气所在，以时调八正之虚邪，而避之勿犯也'，今衍'之也'二字，文义隔绝。"可参。另，梅花本疑"也"是"候"字之误，拟读作"四时者，所以分春秋冬夏之气所在，以时调之，候八正之虚邪，而避之勿犯也"，似亦可参。俟考。

天之虚，两虚相感，其气至骨，入则伤五脏，工候救之，弗能伤也。故曰天忌，不可不知也。

（《素问·八正神明论》）

黄帝曰：夫百病之所始生者，必起于燥湿、寒暑、风雨、阴阳、喜怒、饮食、居处，气合而有形，得脏而有名，余知其然也。夫百病者，多以旦慧昼安，夕加夜甚，何也？岐伯曰：四时之气使然。

黄帝曰：愿闻四时之气。岐伯曰：春生夏长，秋收冬藏，是气之常也，人亦应之。以一日分为四时，朝则为春，日中为夏，日入为秋，夜半为冬。朝则人气始生，病气衰，故旦慧；日中人气长，长则胜邪，故安；夕则人气始衰，邪气始生，故加；夜半人气入脏，邪气独居于身，故甚也。

黄帝曰：其时有反者，何也？岐伯曰：是不应四时之气，脏独主其病者，是必以脏气之所不胜时者甚，以其所胜时者起也。

黄帝曰：治之奈何？岐伯曰：顺天之时，而病可与期。顺者为工，逆者为粗。

（《灵枢·顺气一日分为四时》）

黄帝曰：有一脉生数十病者，或痛、或痈、或热、或寒、或痒、或痹、或不仁，变化无穷，其故何也？岐伯曰：此皆邪气之所生也。

黄帝曰：余闻气者，有真气，有正气，有邪气，何谓真气？岐伯曰：真气者，所受于天，与谷气并而充身也。正气者，正风也，从一方来，非实风，又非虚风也。邪气者，虚风之贼伤人也，其中人也深，不能自去。正风者，其中人也浅，合而自去，其气来柔弱，不能胜真气，故自去。虚邪之中人也，洒淅动形，起毫毛而发腠理。其入深，内抟①于骨，则为骨痹；抟于筋，则为筋挛；抟②于脉中，则为血闭，不通则为痈；抟于肉，与卫气相抟，阳胜者则为热，阴胜者则为寒，寒则真气去，去则虚，虚则寒抟于皮肤之间，其气外发，腠理开，毫毛摇，气往来行则为痒，留③而不去则痹④，卫气不行则为不仁。虚邪偏容⑤于身半，其入深，内居荣卫，荣卫稍衰则真气去，邪气独留，发为偏枯。其邪气浅者，脉偏痛。虚邪之入于身也深，寒与热相抟，久留而内着，寒胜其热，则骨疼肉枯，热胜其寒，则烂肉腐肌，为脓内伤骨，内伤骨为骨蚀。有所疾前筋⑥，筋屈不得伸，邪气居其间而不反，发于⑦筋溜⑧。有所结，气归之，卫气留之，不得反，津液久留，合而为肠溜⑨，久者数岁乃成，以手按之柔。已⑩有所结，气归之，津液留之，邪气中之，凝结日以易甚，连以聚居，为昔瘤⑪，以手按之坚。有所结，深中骨，气因于骨，骨与气并，日以益大，则为骨疽。有所结，中于肉，宗⑫气归之，邪留而不去，有热则化而为脓，无热则为肉疽。凡此数气者，其发无常处，而有常名也。

（《灵枢·刺节真邪》）

---

①抟：古林书堂本作"搏"，可据改。下"抟"字同。与"内抟于骨，则为骨痹；抟于筋，则为筋挛"相应的文字，《太素·卷二十八·三气》残缺，但据其用字体例，自当作"薄"。

②抟：古林书堂本作"搏"，《太素·卷二十八·三气》作"薄"，"搏""薄"古可通用，参考《灵枢》字例，可改作"搏"。下四"抟"字同。

③留：此前《太素·卷二十八·三气》有"气"字，可据补。

④痹：此前《太素·卷二十八·三气》有"为"字，可据补。

⑤容：《甲乙经》卷十第二下作"客"，可据改。

⑥有所疾前筋：据文义文例，疑当作"有所结，中于筋"。

⑦于：据文义文例，疑是"为"字之误。

⑧溜：据文例，疑是"瘤"字之误。下"肠溜"之"溜"字同。

⑨肠溜：指形似肠而按之软的体表肿物。

⑩已：详其文例，其字为衍。

⑪昔瘤：生于体表、按之坚硬的肿物。昔，干肉。

⑫宗：《太素·卷二十九·三气》无，当删。

百病生于气也，怒则气上，喜则气缓，悲则气消，恐则气下，寒则气收，炅①则气泄，惊则气乱，劳则气耗，思则气结。

（《素问·举痛论》）

血气不和，百病乃变化而生，是故守经隧焉。

（《素问·调经论》）

邪之所凑，其气必虚。阴虚者，阳必凑之。

（《素问·评热病论》）

夫邪之生也，或生于阴，或生于阳。其生于阳者，得之风雨寒暑；其生于阴者，得之饮食居处，阴阳喜怒。

（《素问·调经论》）

黄帝问于岐伯曰：邪气之中人也奈何？岐伯答曰：邪气之中人高也②。

黄帝曰：高下有度乎？岐伯曰：身半已上者，邪中之也；身半已下者，湿中之也。故曰：邪之中人也，无有常③，中于阴则溜④于腑，中于阳则溜于经。

黄帝曰：阴之与阳也，异名同类，上下相会，经络之相贯，如

---

①炅："热"之异体字。《通雅·卷首之一·音义杂论·音韵通别不紊说》云："《灵》《素》之'炅'，当与'热'同。"今人朱德熙、裘锡圭指出"汉代人是把'炅'字当作'热'的异体字用的"，而"《内经》的'炅'字显然是从汉代抄本遗留下来的'热'字异体，一般人用字书里'炅'字的音来读它，是错误的"。
②高也：《太素·卷二十七·邪中》作"也高"，可据乙。
③常：此前《太素·卷二十七·邪中》有"恒"字，当据补。
④溜：《太素·卷二十七·邪中》作"留"，可据改。下"溜"字同。

灵素新编

188

环无端。邪之中人，或中于阴，或中于阳，上下左右，无有恒常，其故何也？岐伯曰：诸阳之会，皆在于面。中人也①方乘虚时，及新用力，若②饮食，汗出腠理开，而中于邪，中于面则下阳明，中于项则下太阳，中于颊则下少阳，其中于膺背两胁亦中③其经。

黄帝曰：其中于阴奈何？岐伯答曰：中于阴者，常从臂胻始。夫臂与胻，其阴皮薄，其肉淖泽，故俱受于风，独伤其阴。

黄帝曰：此故伤其脏乎？岐伯答曰：身之中于风也，不必动脏。故邪入于阴经，则其脏气实，邪气入而不能客④，故还之于腑。故中阳则溜于经，中阴则溜于腑。

黄帝曰：邪之中人⑤脏奈何？岐伯曰：愁忧恐惧则伤心。形寒寒饮则伤肺，以其两寒相感，中外皆伤，故气逆⑥而上行。有所堕坠，恶血留内，若有所大怒，气上而不下，积于胁下，则伤肝。有所击仆，若醉入房，汗出当风，则伤脾。有所用力举重，若入房过度，汗出浴水，则伤肾。

黄帝曰：五脏之中风奈何？岐伯曰：阴阳俱感，邪乃得往。

（《灵枢·邪气脏腑病形》）

黄帝问于伯高曰：余闻形气病之先后，外内之应，奈何？伯高答曰：风寒伤形，忧恐忿怒伤气。气伤脏，乃病脏；寒伤形，乃应形；风伤筋脉，筋脉乃应。此形气外内之相应也。

（《灵枢·寿夭刚柔》）

---

①中人也：《太素·卷二十七·邪中》作"人之"，可据改。
②若：此后《太素·卷二十七·邪中》有"热"字，可据补。
③中：篇末音释云"一本作'下其经'"，可据改为"下"。
④客：此后《太素·卷二十七·邪中》作"容"字，可据改。
⑤人：《太素·卷二十七·邪中》无，可据删。
⑥逆：原作"道"，据医统正脉本改，与《太素·卷二十七·邪中》合。

故天之邪气，感则害人五脏；水谷之寒热，感则害于六腑；地之湿气，感则害皮肉筋脉。

（《素问·阴阳应象大论》）

故犯贼风虚邪者，阳受之；食饮不节，起居不时者，阴受之。阳受之，则入六腑；阴受之，则入五脏。入六腑，则身热，不时卧，上为喘呼；入五脏，则膜满闭塞，下为飧泄，久为肠澼。故喉主天气，咽主地气。故阳受风气，阴受湿气。

故伤于风者，上先受之；伤于湿者，下先受之。

（《素问·太阴阳明论》）

故春气者病在头，夏气者病在脏，秋气者病在肩背，冬气者病在四支。故春善病鼽衄，仲夏善病胸胁，长夏善病洞泄①寒中，秋善病风疟，冬善病痹厥。故冬不按跷，春不②鼽衄，春不病颈项，仲夏不病胸胁，长夏不病洞泄寒中，秋不病风疟③，冬不病痹厥④，飧泄而汗出也⑤。夫精者，身之本也。故藏于精者，春不病温。夏暑汗不出者，秋成风疟。此平人脉法⑥也。

（《素问·金匮真言论》）

---

①洞泄：以食物下咽后未及消化而旋即泻出为主症的疾病。洞，疾流貌。
②不：此后《太素·卷三·阴阳杂说》有"病"字，可据补。
③秋不病风疟：此后《太素·卷三·阴阳杂说》有"秋不病肩背胸胁"七字，可据补。
④冬不按跷……冬不病痹厥：史常永结合《太素》补其阙字，并谓"春不病鼽衄"衍"不"字，云："'故冬不按跷，春病鼽衄'，这是一句。'春不病颈项，仲夏不病胸胁'，又是一句。这是说如果春季没有患颈项的疾病，则到了仲夏就不易患胸胁的疾病。依次类推，'长夏不病洞泄寒中，秋不病风疟''秋不病肩背胸胁，冬不病痹厥'，各当读句。《素问》这里所要讲的，是四时疾病生克制胜的原理，也就是疾病连锁反应的原理。"（《素问新考》）可参。
⑤飧泄而汗出也：新校正云："详'飧泄而汗出也'六字，据上文疑剩。"可从。
⑥平人脉法：平，通"辨"，辨别；脉法，犹言诊法。

灵素新编

是故春气在经脉，夏气在孙络，长夏气在肌肉，秋气在皮肤，冬气在骨髓中。

帝曰：余愿闻其故。岐伯曰：春者，天气始开，地气始泄，冻解冰释，水行经通，故人气在脉。夏者，经满气溢，入①孙络受血，皮肤充实。长夏者，经络皆盛，内溢肌中。秋者，天气始收，腠理闭塞，皮肤引急。冬者盖藏，血气在中，内着骨髓，通于五脏。是故邪气者，常随四时之气血而入客也。至其变化，不可为度，然必从其经气，辟除其邪，除其邪则乱气不生。

（《素问·四时刺逆从论》）

帝曰：病成而变何谓？岐伯曰：风成为寒热，瘅成为消中，厥成为巅疾，久风为飧泄，脉风②成为疠。病之变化，不可胜数。

帝曰：诸痈肿筋挛骨痛，此皆安生？岐伯曰：此寒气之肿③，八风之变也。帝曰：治之奈何？岐伯曰：此四时之病，以其胜治之愈④也。

（《素问·脉要精微论》）

【简评】

疾病是如何发生的？这在远古人类童年的蒙昧时期是无法回答的。而后，一些"能人"率先成为大巫，号称可通达天人，传达天神

·病理篇·

---

①入：《素问经注节解》云："删'入'字。"可参。
②脉风：老官山汉墓出土古医书《诊治论》有关于"脉风"的记载，云："脉风者，其脉赤白，其禺风寒不乐□卧则汗出。如此者，阴阳之脉择……"可资比勘。
③肿：通"钟"，聚也。
④之愈：《太素·卷二十六·痈疽》作"其输"，义亦可通。

191

的旨意，他们称疾病为"鬼神之事"。长期的医疗实践证明，先巫的说法和做法不可能指名疾病发生的真正原因，也不可能治愈复杂的疾病。《素问·移精变气论》谓"祝由不能已也"，宣告了巫术祝由的历史使命的终结。上古哲人及医家摆脱了巫术迷信的束缚之后，理性地认识到疾病的发生与鬼神无关，定有其实在的原因，"必有因加而发焉"（《灵枢·贼风》）。"加"者，侵凌也。疾病之所以发生，一定是某种有害因素侵袭了人体，无论它是显性的还是隐性的，外来的还是内生的。有了这种清醒的认识，才能探索和发现引发形形色色疾病的各种相关因素。各篇关于"百病之始生"的论述，就是对多种致病因素的归纳和总结，堪为古医经中的病因学。"风雨寒暑""燥湿"代表了自然界中的致病因素，"喜怒不节""大惊卒恐"代表了内生的情志失和，而"阴阳"（男女）"饮食居处"则代表了有害健康的不良生活方式及其社会环境。说明古医家已将人群及个体置于天地自然和人类社会的大环境之中，通盘考虑了发病的全部要素。

二、六气病机

天有四时五行，以生长收藏，以生寒暑燥湿风。

风胜则动，热胜则肿，燥胜则干，寒胜则浮，湿胜则濡泻。

（《素问·阴阳应象大论》）

风胜则动，热胜则肿，燥胜则干，寒胜则浮，湿胜则濡泄，甚则水闭胕肿。

（《素问·六元正纪大论》）

帝曰：善。夫百病之生也，皆生于风寒暑湿燥火，以之①化之变也。经言盛者泻之，虚者补之，余锡以方士，而方士用之，尚未能十全。余欲令要道必行，桴鼓相应，犹拔刺雪污，工巧神圣，可得闻乎？岐伯曰：审察病机，无失气宜。此之谓也。

帝曰：愿闻病机何如？岐伯曰：诸风掉眩，皆属于肝。诸寒收引，皆属于肾。诸气膹郁，皆属于肺。诸湿肿满，皆属于脾。诸热瞀瘛，皆属于火。诸痛痒疮，皆属于心。诸厥固泄，皆属于下。诸痿喘呕，皆属于上。诸禁鼓栗，如丧神守，皆属于火。诸痉项强，皆属于湿。诸逆冲上，皆属于火。诸胀腹大，皆属于热。诸躁狂越，皆属于火。诸暴强直，皆属于风。诸病有声，鼓之如鼓，皆属于热。诸病胕肿痛酸惊骇，皆属于火。诸转反戾，水液浑浊，皆属于热。诸病水液，澄澈清冷，皆属于寒。诸呕吐酸，暴注下迫，皆属于热。故《大要》曰：谨守病机，各司其属，有者求之，无者求之，盛者责之，虚者责之，必先五胜，疏其血气，令其调达，而致和平。此之谓也。

（《素问·至真要大论》）

黄帝问曰：天有八风，经有五风，何谓？岐伯对曰：八风发邪，以为经风，触五脏②，邪气发病。所谓得四时之胜者，春胜长夏，长夏胜冬，冬胜夏，夏胜秋，秋胜春，所谓四时之胜也。东风生于春，病在肝，俞在颈项；南风生于夏，病在心，俞在胸胁；西风生于秋，病在肺，俞在肩背；北风生于冬，病在肾，俞在腰股；中央为土，病在脾，俞在脊。

（《素问·金匮真言论》）

①之：其。
②八风发邪以为经风触五脏：《太素·卷三·阴阳杂说》作"八风发邪气，经风触五脏"，义胜。

合八风虚实邪正

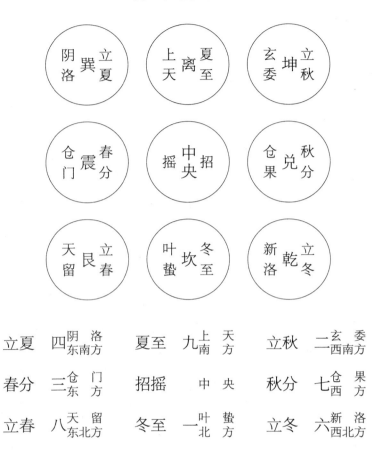

立夏	四	阴 洛 东南方	夏至	九	上 天 南方	立秋	一	玄 委 二西南方
春分	三	仓 门 二东方	招摇		中 央	秋分	七	仓 果 西方
立春	八	天 留 东北方	冬至	一	叶 蛰 北方	立冬	六	新 洛 西北方

太一常以冬至之日，居叶①蛰之宫四十六日，明日居天留②四十六日，明日居仓门四十六日，明日居阴洛四十五日，明日居天宫③四十六日，明日居玄委四十六日，明日居仓果四十六④日，明日

---

①叶：《太素·卷二十八·九宫八风》作"汁"，二字古可通用。后"叶蛰"同。

②留：通"溜"。《太素·卷二十八·九宫八风》即作"溜"。

③天宫：《太素·卷二十八·九宫八风》作"上天"，可据改，以与上九宫图合。

④六：安徽阜阳双古堆一号墓出土九宫式盘上铭文云："冬至，汁蛰，四十六日废，明日立夏。立夏，阴洛，四十五日，明日夏至。夏至，上天，四十六日废，明日立秋。立秋，玄委，四十六日废，日明（当乙作'明日'）秋分。秋分，仓果，四十五日，明日立冬。立冬，新洛，四十五日，明日冬至。"知此"六"字乃"五"之误字，可据改。

居新洛四十五日，明日复居叶蛰之宫，曰冬至矣。太一日游，以冬至之日，居叶蛰之宫^①，数^②所在，日徙^③一处，至九日，复反于一，常如是无已，终而复始。太一移^④日，天必应之以风雨，以其日风雨则吉，岁美民安少病矣，先之则多雨，后之则多汗^⑤。太一在冬至之日有变，占在君；太一在春分之日有变，占在相；太一在中宫之日有变，占在吏；大一在秋分之日有变，占在将；太一在夏至之日有变，占在百姓。所谓有变者，太一居五宫之日，病^⑥风折树木，扬沙石。各以其所主占贵贱，因视风所从来而占之。风从其所居之乡来，为实风，主生，长养万物；从其冲后来，为虚风，伤人者也，主杀主害者。谨候虚风而避之，故圣人日^⑦：避虚邪之道，如避矢石然，邪弗能害。此之谓也。

是故太一入徙，立于中宫，乃朝八风，以占吉凶也。风从南方来，名曰大弱风，其伤人也，内舍于心，外在于脉，气主热^⑧。风从西南方来，名曰谋风，其伤人也，内舍于脾，外在于肌，其气主为弱。风从西方来，名曰刚风^⑨，其伤人也，内舍于肺，外在于皮肤，其气主为燥^⑩。风从西北方来，名曰折风，其伤人也，内舍于小肠，外在于手太阳脉，脉绝则溢，脉闭则结不通，善暴死。风从北方来，

①曰冬至矣……居叶蛰之宫：《太素·卷二十八·九宫八风》无此十八字，可据删。

②数：此前《太素·卷二十八·九宫八风》有"从其宫"三字，可据补。

③徙：《太素·卷二十八·九宫八风》作"徙"。"徙"俗可作"从""徒"形，故《灵枢》"从"、《太素》"徒"，皆"徙"之俗字。

④移：《太素·卷二十八·九宫八风》作"徙"。"徒"为"徙"之俗字，"徙""移"于义皆通。

⑤汗：《太素·卷二十八·九宫八风》作"旱"，可据改。

⑥病：《太素·卷二十八·九宫八风》作"疾"，可据改。

⑦日：顾观光《内经灵枢校勘记》："'日'疑'曰'。"可据改。

⑧气主热：《太素·卷二十八·九宫八风》作"其气主为热"，可据改。

⑨刚风：《五行大义》引《太公兵书》八风之说，除此"刚风"作"小刚风"、后文"弱风"作"小弱风"外，余六风名与本篇同，疑此"刚风"与后之"弱风"亦当如彼书，分别作"小刚风""小弱风"。

⑩燥：此前《太素·卷二十八·九宫八风》有"身"字，可据补。

名曰大刚风，其伤人也，内舍于肾，外在于骨与肩背之膂筋，其气主为寒也。风从东北方来，名曰凶风，其伤人也，内舍于大肠，外在于两胁腋骨下及肢节。风从东方来，名曰婴儿风，其伤人也，内舍于肝，外在于筋纽，其气主为身湿。风从东南方来，名曰弱风①，其伤人也，内舍于胃，外在肌肉，其气主体重。此②八风，皆从其虚之乡来，乃能病人。三虚相抟③，则为暴病卒死。两实一虚，病则为淋露寒热。犯其雨湿之地，则为痿。故圣人避风④，如避矢石焉。其有三虚而偏中于邪风，则为击仆偏枯矣。

（《灵枢·九宫八风》）

　　黄帝问于少师曰：余闻四时八风之中人也，故有寒暑，寒则皮肤急而腠理闭，暑则皮肤缓而腠理开，贼风邪气，因得以入乎？将必须八正虚邪，乃能伤人乎？少师答曰：不然。贼风邪气之中人也，不得以时。然必因其开也，其入⑤深，其内极病⑥，其病人也卒暴；因其闭也，其入⑦浅以留，其病⑧也徐以迟⑨。

　　黄帝曰：有寒温和适，腠理不开，然有卒病者，其故何也？少师答曰：帝弗知邪入乎？虽平居，其腠理开闭缓急，其⑩故⑪常有时也。

---

①弱风：《五行大义》引《太公兵书》作"小弱风"，疑此亦当如彼书。
②此：此前《太素·卷二十八·九宫八风》有"凡"字，可据补。
③抟：古林书堂本作"搏"，《太素·卷二十八·九宫八风》作"薄"，"搏""薄"古可通用，参考《灵枢》字例，可改作"搏"。
④风：《太素·卷二十八·九宫八风》作"邪"。
⑤入：此后《太素·卷二十八·三虚三实》有"也"字，可据补。
⑥病：《太素·卷二十八·三虚三实》作"也疾"，可据补改。
⑦入：此后《太素·卷二十八·三虚三实》有"也"字，可据补。
⑧病：此后《太素·卷二十八·三虚三实》有"人"字，可据补。
⑨迟：《太素·卷二十八·三虚三实》作"持"，可据改。
⑩其：《太素·卷二十八·三虚三实》无，可据删。
⑪故：通"固"。原来，本来。《太素·卷二十八·三虚三实》作"固"，所用是其本字。

黄帝曰：可得闻乎？少师曰：人与天地相参也，与日月相应也。故月满则海水西盛，人血气积，肌肉充，皮肤致，毛发坚，腠理郄，烟垢着。当是之时，虽遇贼风，其入浅不深。至其月郭空，则海水东盛，人气血虚，其卫气去，形独居，肌肉减，皮肤纵，腠理开，毛发残，膲理薄，烟垢落。当是之时，遇贼风则其入深，其病人也卒暴①。

黄帝曰：其有卒然暴死暴病者，何也？少师答曰：三虚②者，其死暴疾也；得三实者，邪不能伤人也。

黄帝曰：愿闻三虚。少师曰：乘年之衰，逢月之空，失时之和，因为贼风所伤，是谓三虚。故论不知三虚，工反为粗。

帝曰：愿闻三实。少师曰：逢年之盛，遇月之满，得时之和，虽有贼风邪气，不能危之也③。

黄帝曰：善乎哉论！明乎哉道！请藏之金匮，命曰三实，然此一夫之论也。

黄帝曰：愿闻岁之所以皆同病者，何因而然？少师曰：此八正之候也。

黄帝曰：候之奈何？少师曰：候此者，常以冬至之日，太一立于叶蛰之宫，其至也，天必应之以风雨者矣。风雨从南方来者为虚风，贼伤人者也。其以夜半至也④，万民皆卧而弗犯也，故其岁民少病。其以昼至者，万民懈惰而皆中于虚风，故万民多病。虚邪入客于骨而不发于外，至其立春，阳气大发，腠理开，因立春之日，风从西

①人与天地相参也……其病人也卒暴：校勘参看"哲理篇·一、天人观"。
②三虚：此前《太素·卷二十八·三虚三实》有"得"字，可据补。
③不能危之也：刘衡如校云："详文义，应将下'命曰三实'四字移入此后，与上文对文，且与问语相合。"可从。
④也：《太素·卷二十八·八正风候》作"者"，可据改。

方来，万民又皆中于虚风，此两邪相抟①，经气结②代者矣。故诸逢其风而遇其雨者，命曰遇岁露焉。因岁之和，而少贼风者，民少病而少死；岁多贼风邪气，寒温不和，则民多病而死③矣。

黄帝曰：虚邪之风，其所伤贵贱何如？候之奈何？少师答曰：正月朔日，太一居天留④之宫，其日西北风，不雨，人多死矣。正月朔日，平旦北风，春，民多死。正月朔日，平旦北风行，民病多⑤者十有三也。正月朔日，日中北风，夏，民多死。正月朔日，夕时北风，秋，民多死。终日北风，大病死者十有六。正月朔日，风从南方来，命曰旱乡，从西方来，命曰白骨将⑥，国有殃，人多死亡。正月朔日，风从东方来，发⑦屋，扬沙石，国有大灾也。正月朔日，风从东南方行，春有死亡。正月朔⑧，天和温，不风，籴贱，民不病；天寒而风，籴贵，民多病。此所谓候岁之风㼬⑨伤人者也。二月丑不风，民多心腹病。三月戌不温，民多寒热。四月巳不暑，民多瘅病。十月申不寒，民多暴死。诸所谓风者，皆发屋，折树木，扬沙石，起毫毛，发腠理者也。

（《灵枢·岁露论》）

---

①抟：古林书堂本作"搏"，《太素·卷二十八·九宫八风》作"薄"，"搏""薄"古可通用，参考《灵枢》字例，可改作"搏"。

②结：《太素·卷二十八·八正风候》作"绝"，可据改。

③死：此前《太素·卷二十八·八正风候》有"多"字，可据补。

④留：《太素·卷二十八·八正风候》作"溜"，二字可通用。

⑤多：《太素·卷二十八·八正风候》作"死"，可据改。

⑥将：此后《太素·卷二十八·八正风候》有重文符，知本作"将将"，可据补。按：由《太素》观之，《灵枢》作"将"者，概因重文符而脱可知。"将将"状聚集貌，如西汉·司马相如《长门赋》"时仿佛以物类兮，象积石之将将"是其用例。因《灵枢》有脱文，义难索解，故注家多以"将"属下文，释作"必"，黄元御则以"白骨将"连读，释作"如好杀之将"（《灵枢悬解·贼邪·岁露论》），俱不可从。

⑦发：通"废"。"发屋折木""折木发屋"等词屡见于《史记》《汉书》《论衡》等汉人著作。《说文·广部》："废，屋顿也。"此处作毁坏解。

⑧朔：此后《太素·卷二十八·八正风候》有"日"字，可据补。

⑨㼬：《太素·卷二十八·八正风候》作"贼"，疑"㼬"为"贼"之俗体。

黄帝问曰：风之伤人也，或为寒热，或为热中，或为寒中，或为疠风，或为偏枯，或为风①也。其病各异，其名不同，或内至五脏六腑，不知其解，愿闻其说。岐伯对曰：风气藏于皮肤之间，内不得通，外不得泄，风者善行而数变，腠理开则洒然寒，闭则热而闷，其寒也则衰食饮，其热也则消肌肉，故使人怢栗而不能食，名曰寒热。风气与阳明入胃，循脉而上至目内眦，其人肥则风气不得外泄，则为热中而目黄；人瘦则外泄而寒，则为寒中而泣出。风气与太阳俱入，行诸脉俞，散于分肉之间，与卫气相干，其道不利，故使肌肉愤䐜而有疡，卫气有所凝而不行，故其肉有不仁也。疠者，有②荣气热胕，其气不清，故使其鼻柱坏而色败，皮肤疡溃。风寒客于脉而不去，名曰疠风，或名曰寒热。以春甲乙伤于风者为肝风，以夏丙丁伤于风者为心风，以季夏戊己伤于邪者为脾风，以秋庚辛中于邪者为肺风，以冬壬癸中于邪者为肾风。风中五脏六腑之俞，亦为脏腑之风，各入其门户所中，则为偏风。风气循风府而上，则为脑风。风入系头③，则为目风眼寒④。饮酒中风，则为漏风。入房汗出中风，则为内风。新沐中风，则为首风。久风入中，则为肠风⑤飧泄。外在腠理，则为泄风。故风者，百病之长也，至其变化，乃为他病也，无常方⑥，然

---

①风：《太素·卷二十八·诸风数类》作"贼风"。

②有：《太素·卷二十八·诸风数类》无，可据删。

③系头：《甲乙经》卷十第二原校云"一本作'头系'"，丹波元简认为当作"头系"，并言"头系乃头中之目系。"可从。

④眼寒：《太素·卷二十八·诸风数类》作"眠寒"而属下读，与前后文例合，可据改。

⑤肠风：以风入肠中致使肠道传化过速出现的以飧泄为主要表现的疾病。宋以后，医家多以肠风为便血的一种，以血清而色鲜为特征。

⑥无常方：没有固定的病位。

致①有风气也②。

（《素问·风论》）

风客淫气，精乃亡③，邪伤肝也。

因于露风④，乃生寒热。是以春伤于风，邪气留连，乃为洞泄。

（《素问·生气通天论》）

春伤于风，夏生飧泄。

（《素问·阴阳应象大论》）

气盛身寒，得之伤寒。

（《素问·刺志论》）

帝曰：人伤于寒而传为热，何也？岐伯曰：夫寒盛则生热也。

（《素问·水热穴论》）

寒伤形，热伤气。气伤痛，形伤肿。故先痛而后肿者，气伤形也；先肿而后痛者，形伤气也。

阳气者，精则养神，柔则养筋。开阖不得，寒气从之，乃生

---

①致：新校正云："按全元起本及《甲乙经》'致'字作'故'。"（"故"后顾从德本衍'攻'字，误。）《太素·卷二十八·诸风数类》亦作"故"，可据改。今考老官山汉墓出土医简《诸病症候》481简云："凡风者百病之长也，唯囗变化为它病，犹有风气之作也。""犹""故"皆有仍义，与本处记载一致。

②故风者……然致有风气也：考诸老官山汉墓出土医简《诸病症候》，481简云："凡风者，百病之长也，唯囗变化为它病，犹有风气之作也。"523简云："凡风之始产也，皆有大分，至其变化，则无常方矣。"可为理解《素问》此语提供参考。

③精乃亡：指遗精、滑精之类的疾病。

④露风：泛指外邪。露，雾露，指代阴邪；风，指代阳邪。

大偻。

（《素问·阴阳应象大论》）

冬伤于寒，春必温病。

（《素问·生气通天论》《素问·阴阳应象大论》）

帝曰：愿闻人之五脏卒痛，何气使然？岐伯对曰：经脉流行不止，环周不休，寒气入经而稽迟①，泣而不行，客于脉外则血少，客于脉中则气不通，故卒然而痛。

（《素问·举痛论》）

帝曰：寒湿之伤人奈何？岐伯曰：寒湿之中人也，皮肤不②收，肌肉坚紧，荣血泣，卫气去，故曰虚。虚者聂辟气不足，按之则气足以温之，故快然而不痛。

（《素问·调经论》）

黄帝曰：人之振寒者，何气使然？岐伯曰：寒气客于皮肤，阴气盛，阳气虚，故为振寒寒栗。

（《灵枢·口问》）

寒邪客于经络之中则血泣，血泣则不通，不通则卫气归之，不得复反，故痛肿。寒气化为热，热胜则腐肉，肉腐则为脓，脓不泻则烂筋，筋烂则伤骨，骨伤则髓消，不当骨空，不得泄泻，血枯空虚，

---

①寒气入经而稽迟：《太素·卷二十七·邪客》作"寒气入焉，经血稽迟"，可据改。
②不：通"否"。否，程度副词，大、甚之意。

则筋骨肌肉不相荣，经脉败漏，熏于五脏，脏伤故死矣。

（《灵枢·痈疽》）

形寒寒饮则伤肺，以其两寒相感，中外皆伤，故气逆而上行。

（《灵枢·邪气脏腑病形》）

因于暑，汗，烦则喘喝，静则多言，体若燔炭，汗出而散。

夏伤于暑，秋为痎疟。

（《素问·生气通天论》）

夏伤于暑，秋必痎疟。

（《素问·阴阳应象大论》）

气虚身热，得之伤暑。

（《素问·刺志论》）

炅则气泄。

炅则腠理开，荣卫通，汗大泄，故气泄。

（《素问·举痛论》）

因于湿，首如裹，湿热不攘，大筋緛短，小筋弛长，緛短为拘，弛长为痿。

秋伤于湿，上逆而咳，发为痿厥。

（《素问·生气通天论》）

秋伤于湿，冬生咳嗽。

（《素问·阴阳应象大论》）

【简评】

风为六气之首，且因其复杂多变、终岁常在而致病多端，即所谓"天有八风，经有五风"，"八风发邪，以为经风，触五脏，邪气发病"云云，故古医家对风的致病性研究最为深入。《灵枢》的《九宫八风》和《岁露论》论述了古老的占风术，其八风之名类于《吕氏春秋》和《淮南子》所论的"八风"。《素问·风论》系论风致病的专篇，提出了"风者百病之长"的著名论断。"虚邪"之所以成为外来的致病因素的概称，成为病因学的重要术语，当肇始于"虚风"说。

在中医学体系里，来自自然界的致病因素统归于"六气"，即"百病之生也，皆生于风寒暑湿燥火，以之化之变也"。于今看来，这六气不能仅仅看成是风力、风向和温度、湿度等物理特性，其实当包括物理的、化学的，特别是生物的因素，所以简单的六气失常（后世称为"六淫"）可引起多种多样的疾病。未进入微观领域、未与现代科学结合的古代医学，是通过病名、病时、病位及正气状态的多元复合作用来体现其发病过程，显示其发病机理的。临证时，往往通过病象特别是证候来探寻发病的原因，即"审证求因"；治疗疾病的切入点是兼顾正邪两方面的"辨证"，与现代医学治疗外感病注重查明病原体且以杀灭病原体为目的的治法存在着明显的差异。

三、情志病机

怒则气上，喜则气缓，悲则气消，恐则气下……惊则气乱，……

劳则气耗，思则气结。

怒则气逆，甚则呕血及飧泄①，故气上矣。

喜则气和志达，荣卫通利，故气缓矣。

悲则心系急，肺布叶举，而上焦不通，荣卫不散，热气在中，故气消矣。

恐则精却，却则上焦闭，闭则气还，还则下焦胀，故气不行②矣。

惊则心无所倚，神无所归，虑无所定，故气乱矣。

思则心有所存，神有所归，正气留而不行，故气结矣。

（《素问·举痛论》）

隔塞闭绝，上下不通，则暴忧之病也。

（《素问·通评虚实论》）

是故怵惕思虑者则伤神，神伤则恐惧③，流淫而不止。因④悲哀动中者，竭绝⑤而失生⑥。喜乐者，神惮散⑦而不藏。愁忧者，气闭塞而不行。盛怒者，迷惑而不治。恐惧者，神荡惮而不收。

心怵惕思虑则伤神，神伤则恐惧自失，破䐃脱肉，毛悴色夭，死于冬。脾愁忧而不解则伤意，意伤则悗乱，四肢不举，毛悴色夭，

---

①飧泄：新校正云："按《甲乙经》及《太素》'飧泄'作'食而气逆'。"今仁和寺本《太素·卷二·九气》作"食而逆气"，与新校正略异。

②不行：新校正云："'不行'当作'下行'。"然详其文例，疑本作"下"，后误作"不"，后因文义不属更增"行"字，可改为"下"。

③则伤神神伤则恐惧：《太素·卷六》首篇无，可据删。

④因：《太素·卷六》首篇无此字，可据删。

⑤竭绝：气机阻遏不通。竭，通"遏"，阻遏；绝，阻绝。

⑥失生：神昏之义。

⑦惮散：即啴散，此指因过度喜悦，气息微喘而现涣散之貌。惮，通"啴"，《说文·口部》："啴，喘息也，一曰喜也。"

死于春。肝悲哀动中则伤魂，魂伤则狂忘不精，不精则不正，当人阴缩而挛筋，两胁骨不①举，毛悴色夭，死于秋。肺喜乐无极则伤魄，魄伤则狂，狂者意不存人，皮革焦，毛悴色夭，死于夏。肾盛怒而不止则伤志，志伤则喜忘其前言，腰脊不可以俯仰屈伸，毛悴色夭，死于季夏；恐惧而不解则伤精，精伤则骨酸痿厥，精时自下。是故五脏主藏精者也，不可伤，伤则失守而阴虚，阴虚则无气，无气则死矣。

（《灵枢·本神》）

愁忧恐惧则伤心。

有所大怒，气上而不下，积于胁下，则伤肝。

（《灵枢·邪气脏腑病形》）

黄帝在明堂，雷公请曰：臣授②业传之，行教以经论，从容形法，阴阳刺灸，汤药所滋③。行治有贤不肖，未必能十全。若先言悲哀喜怒，燥湿寒暑，阴阳妇女，请问其所以然者。卑贱富贵，人之形体，所从群下，通使临事，以适道术，谨闻命矣。请问有毚愚仆漏之问，不在经者，欲闻其状。帝曰：大矣。

（《素问·解精微论》）

【简评】

古医家历来重视情志异常与疾病的关系，这一观念传承至今，成为中医学的一大特色。情志，常人皆有，发于五脏，"人有五脏化

---

①不：《太素·卷六》首篇无，可据删。
②授：通"受"。《太素·卷二十九·水论》作"受"，所用是其本字。
③汤药所滋：《太素·卷二十九·水论》作"汤液药滋"，可据改。

五气，以生喜怒悲忧恐"。情志正常与否，不仅缘于脏气的强弱，更取决于人所处的环境，特别是社会环境。《素问》的《移精变气论》和《汤液醪醴论》皆指出，远古时人类质朴天真，"无眷慕之累"，"恬憺之世，邪不能深入也"，"当今之世不然，忧患缘其内，苦形伤其外"，"中古之世，道德稍衰，邪气时至"，"忧患无穷，而嗜欲不止"。表明随着社会的发展，人的精神世界趋于复杂，有害的情绪和不良的心理状态更多地成为危害健康的因素。两经多篇载有涉及社会心理因素致病的内容，总结出一些规律，为诊治情志内伤疾病打下了雄厚的基础。

四、饮食劳伤病机

（一）饮食伤

高梁之变，足生大丁，受如持虚。

因而饱食，筋脉横解①，肠澼为痔②。因而大饮，则气逆。

阴之所生，本在五味；阴之五宫，伤在五味。是故味过于酸，肝气以津，脾气乃绝；味过于咸，大骨气劳，短肌，心气抑；味过于甘③，心气喘满，色黑，肾气不衡；味过于苦④，脾气不⑤濡，胃

---

①筋脉横解：肠胃之筋脉气血壅滞，脉络纵横交错，甚至破裂。横，纵横交错；解，破裂。

②肠澼为痔：由便下脓血的痢疾发展为有下血表现的痔疮。肠澼，痢疾之古称，以便下脓血而闭滞不利为主要表现。痔，痔疮，以后阴生疮疼痛、便血为主要表现。或云"为，与也"，揆之《灵》《素》相关文例，不可取。

③甘：《太素·卷三·调阴阳》作"苦"，可据改。

④苦：《太素·卷三·调阴阳》作"甘"，可据改。

⑤不：通"丕"，程度副词，大，甚，严重。《太素·卷三·调阴阳》无此字，义亦可通。

气乃厚①；味过于辛，筋脉沮弛，精神乃央②。是故谨和五味，骨正筋柔，气血以流，凑理③以密，如是则骨气④以精。谨道如法，长有天命。

（《素问·生气通天论》）

多食咸，则脉凝泣而变色⑤；多食苦，则皮槁而毛拔；多食辛，则筋急而爪枯；多食酸，则肉胝䐃而唇揭；多食甘，则骨痛而发落，此五味之所伤也。故心欲苦，肺欲辛，肝欲酸，脾欲甘，肾欲咸，此五味之所合也五脏之气⑥。

（《素问·五脏生成》）

夫五味入胃，各归所喜，故酸先入肝，苦先入心，甘先入脾，辛先入肺，咸先入肾。久而增气，物化之常也；气增而久，夭之由也。

（《素问·至真要大论》）

·病理篇·

---

①胃气乃厚：言胃气壅滞。按：或因"厚"常为褒义，故学者于此多方考索。代表性观点有：第一、史常永云："胃气乃厚，即胃气难厚。《说文》：'乃，曳词；又难也。'《公羊传》：'乃者何？难也。'"（《素问新考》）第二、郭霭春云："'厚'反训为'薄'，见《淮南子·俶真训》高注。"（《黄帝内经素问校注》）今考《说文》本作"乃，曳词之难也"，而段玉裁注云："曳其言而转之，若而若乃皆是。"说明"曳词之难也"是说"乃"可作转折连词，其用同"而"，覆按史氏所引《公羊传》亦是此义，故疑其说非是。再核高注"芦菔之厚"云："厚，犹薄也。"是说"厚"即厚薄之厚，亦即厚度之义，非言"厚"有薄义，故疑其说亦非。
②央：尽也。或云通"殃"，然因作本字解之可通，似不必求之通假。
③凑理：《太素·卷三·调阴阳》作"腠理"。森立之《素问考注》云："腠理，此偶存古字。《新修本草》'吴茱萸''麋脂'条，共作'凑理'。"
④骨气：古林书堂本、读书堂本、《太素·卷三·调阴阳》并作"气骨"，可据乙。
⑤变色：《千金要方》卷二十六第一作"色变"，可据乙，与下文文例合。
⑥此五味之所合也五脏之气：新校正云："按全元起本云'此五味之合五脏之气也'，连上文。《太素》同。"可据改。

207

凡治消瘅、仆击偏枯、痿厥、气满发逆，肥①贵人则高粱之疾也。

（《素问·通评虚实论》）

帝曰：夫子数言热中、消中，不可服高粱芳草石药，石药发瘨，芳草发狂。夫热中、消中者，皆富贵人也。今禁高粱，是不合其心。禁芳草石药，是病不愈。愿闻其说。岐伯曰：夫芳草之气美，石药之气悍，二者其气急疾坚劲，故非缓心和人，不可以服此二者。

帝曰：不可以服此二者，何以然？岐伯曰：夫热气慓悍，药气亦然，二者相遇，恐内伤脾，脾者土也而恶木，服此药者，至甲乙日更论②。

（《素问·腹中论》）

（二）劳伤

帝曰：阴虚生内热奈何？岐伯曰：有所劳倦，形气衰少，谷气不盛，上焦不行，下脘不通，胃气热，热气熏胸中，故内热。

（《素问·调经论》）

五劳所伤：久视伤血，久卧伤气，久坐伤肉，久立伤骨，久行伤筋，是谓五劳所伤。

（《素问·宣明五气》）

有所用力举重，若入房过度，汗出浴水，则伤肾。

（《灵枢·邪气脏腑病形》）

----

①肥：《素问·腹中论》王注引作"甘肥"，守山阁校本从之，可参。
②更论：《甲乙经》卷十一第六作"当愈甚"。

因而强力，肾气乃伤，高骨乃坏。

（《素问·生气通天论》）

劳则喘息汗出，外内皆越，故气耗矣。

（《素问·举痛论》）

（三）外伤

有所堕坠，恶血留内，若有所大怒，气上而不下，积于胁下，则伤肝。有所击仆，若醉入房，汗出当风，则伤脾。

（《灵枢·邪气脏腑病形》）

卒然多食饮则肠满，起居不节，用力过度，则络脉伤。阳络伤则血外溢，血外溢则衄血；阴络伤则血内溢，血内溢则后血。肠胃①之络伤，则血溢于肠外，肠外有寒汁沫与血相抟②，则并合凝聚不得散，而积成矣。

（《灵枢·百病始生》）

五、体质病理

黄帝曰：一时遇风，同时得病，其病各异，愿闻其故。少俞曰：善乎哉问！请论以比匠人。匠人磨斧斤，砺刀削，斫材木。木之阴阳，尚有坚脆，坚者不入，脆者皮弛，至其交节，而缺斤斧焉。夫

·病理篇·

---

①胃：《太素·卷二十七·邪传》作"外"，可据改。
②抟：古林书堂本作"搏"，《太素·卷二十七·邪传》作"薄"，"搏""薄"古可通用，参考《灵枢》字例，可改作"搏"。

一木之中，坚脆不同，坚者则刚，脆者易伤，况其材木①之不同，皮之厚薄，汁之多少，而各异耶？夫木之蚤花先生叶者，遇春霜烈风，则花落而叶萎，久曝大旱，则脆木薄皮者，枝条汁少而叶萎，久阴淫雨，则薄皮多汁者，皮溃而漉，卒风暴起，则刚脆之木，枝折杌伤，秋霜疾风，则刚脆之木，根摇而叶落。凡此五者，各有所伤，况于人乎？

黄帝曰：以人应木奈何？少俞答曰：木之所伤也，皆伤其枝，枝之刚脆而坚，未成伤也。人之有常病也，亦因其骨节皮肤腠理之不坚固者，邪之所舍也，故常为病也。

黄帝曰：人之善病风厥漉汗者，何以候之？少俞答曰：肉不坚，腠理疏，则善病风。

黄帝曰：何以候肉之不坚也？少俞答曰：䐃②肉不坚而无分理理③者粗理④，粗理⑤而皮不致者腠理疏。此言其浑然者。

黄帝曰：人之善病消瘅者，何以候之？少俞答曰：五脏皆柔弱者，善病消瘅。

黄帝曰：何以知五脏之柔弱也？少俞答曰：夫柔弱者，必有刚强，刚强多怒，柔者易伤也。

黄帝曰：何以候柔弱之与刚强？少俞答曰：此人薄皮肤而目坚固以深者，长衡⑥直扬，其心刚，刚则多怒，怒则气上逆，胸中畜积，血气逆留，臑皮充肌，血脉不行，转而为热，热则消肌肤，故为消瘅，此言其人暴刚而肌肉弱者也。

---

① 木：原作"本"，据古林书堂本、医统正脉本改。
② 䐃：《甲乙经》卷十第二上作"腘"，可据改。
③ 理：《甲乙经》卷十第二上无，可据删。
④ 粗理：《甲乙经》卷十第二上作"肉不坚"，可据改。
⑤ 粗理：《甲乙经》卷十第二上作"肤粗"，可据改。
⑥ 衡：原作"衝"，据《灵枢·论勇》"长衡直扬"改。

黄帝曰：人之善病寒热者，何以候之？少俞答曰：小骨弱肉者，善病寒热。

黄帝曰：何以候骨之小大，肉之坚脆，色之不一也？少俞答曰：颧骨者，骨之本也。颧大则骨大，颧小则骨小。皮肤薄而其肉无䐃，其臂懦懦然，其地色殆[①]然，不与其天同色，污然独异，此其候也。然后臂薄者，其髓不满，故善病寒热也。

黄帝曰：何以候人之善病痹者？少俞答曰：粗理而肉不坚者，善病痹。

黄帝曰：痹之高下有处乎？少俞答曰：欲知其高下者，各视其部。

黄帝曰：人之善病肠中积聚者，何以候之？少俞答曰：皮肤薄而不泽，肉不坚而淖泽，如此则肠胃恶，恶则邪气留止，积聚乃伤[②]。脾胃之间，寒温不次，邪气稍至，稸积留止，大聚乃起。

黄帝曰：余闻病形，已知之矣。愿闻其时。少俞答曰：先立其年，以知其时，时高则起，时下则殆，虽不陷下，当年有冲通，其病必起，是谓因形而生病，五变之纪也。

（《灵枢·五变》）

黄帝问曰：人身非常[③]温也，非常热也，为之热而烦满者，何也？岐伯对曰：阴气少而阳气胜，故热而烦满也。

帝曰：人身非衣寒也，中非有寒气也，寒从中生者何？岐伯

·病理篇·

---

①殆：《甲乙经》卷八第一上作"焰"，可据改。
②伤：《甲乙经》卷八第一上作"作"，可据改。
③常：恒常。清·于鬯《续香草校书·内经素问》云："'常'本'裳'字，《说文·巾部》：'常，下帬也，或体作裳。'是'常''裳'一字。此言'裳'，下文言'衣'，变文耳。"学者多从之。然考《灵》《素》两经，'常'皆作恒常解，未见作'裳'之例，且本处依王注"异于常候，故曰非常"，文自可通，则于氏之说未免迁曲，兹不敢从。

曰：是人多痹气也，阳气少①阴气多，故身寒如从水中出。

帝曰：人有四支热，逢风寒②如炙如③火者，何也？岐伯曰：是人者，阴气虚，阳气盛。四支者阳也，两阳相得而阴气虚少，少水不能灭盛火，而阳独治。独治者，不能生长也，独胜而止耳。逢风而如炙如④火者，是人当肉烁也。

帝曰：人有身寒，汤火不能热，厚衣不能温，然不冻栗，是为何病？岐伯曰：是人者，素肾气胜，以水为事，太阳气衰，肾脂枯不长，一水不能胜两火⑤，肾者水也而生于⑥骨，肾不生则髓不能满，故寒甚至骨也。所以不能冻栗者，肝一阳也，心二阳也，肾孤脏也，一水不能胜二火，故不能冻栗，病名曰骨痹，是人当挛节也。

（《素问·逆调论》）

---

①少：此后《太素·卷三十·身寒》有"而"字，可据补。

②寒：于鬯《香草续校书·内经素问》："寒字当衍。下文云'逢风而如炙（炙）如火者'，无'寒'字，可证。且云'四支者阳也，两阳相得'，惟止言风。故四支阳，风亦阳，是为两阳。若寒，则杂阴矣。《疟论》云：'夫寒者，阴气也；风者，阳气也。'是也。或依下文，谓'寒'字即而字之误，亦未可知。"可参。

③如：《太素·卷三十·肉烁》作"于"，可据改。

④如：新校正引《太素》作"于"，可据改。仁和寺本《太素·卷三十·肉烁》无，亦当据补。

⑤一水不能胜两火：高世栻云："'一水不能胜两火'七字在下，误重于此，衍文也。"可参。

⑥生于：《太素·卷二十八·痹论》作"主"，可据删改。

六、阴阳表里虚实寒热病机

因于寒，欲如运枢①，起居如惊，神气乃浮。因于暑，汗，烦则喘喝，静则多言，体若燔炭，汗出而散。因于湿，首如裹，湿热不攘，大筋緛短，小筋弛长，緛短为拘，弛长为痿。因于气②，为肿。四维相代，阳气乃竭。

阳气者，烦劳则张，精绝，辟积于夏，使人煎厥，目盲不可以视，耳闭不可以听，溃溃乎若坏都，汨汨乎不可止③。阳气者，大怒则形气绝，而血菀于上，使人薄厥，有伤于筋，纵，其若不容。汗出偏沮，使人偏枯④。汗出见湿，乃生痤痱。高梁之变，足生大丁，受如持虚。劳汗当风，寒薄为皶，郁乃痤。

阳气者，精则养神，柔则养筋。开阖不得，寒气从之，乃生大偻。陷脉为瘘⑤，留连肉腠，俞气化薄，传为善畏，及为惊骇。营气

①欲如运枢：运枢，新校正云："全元起本作'连枢'，元起云：阳气定，如连枢者，动系也。"《太素·卷三·调阴阳》亦作"连枢"。可据改作"连枢"。欲如，同义复词，似也，如也，故全元起注中径作"如"字。枢，《释名·释形体》云："枢，机也，腰髀股动摇如枢机也。"可见枢可特指腰髀部位，尤其是髋关节。据此，则"欲如连枢"者，言寒邪侵袭，阳气被缚，腰髀疼痛而活动艰难。全氏"动系也"三字可谓是对"欲如运枢"之状最浅显的解说，惜清儒张文虎不解其义，反云："'欲'字疑误，详全注当是'动'。"（《舒艺室随笔·素问篇》）对于全注，学者多读作"阳气定如连枢者，动系也"，且因不明"欲如"之义，或谓："'欲如运枢'当作'定如连枢'，意思是说，阳气被束缚不能照常运动，有如户枢被绳索捆缚住，开关不得。"（王玉川）亦不可从。另，史常永亦主张当以"连枢"为是，云"连枢殆即连嵝、谨喽、啰哗"，而其义则可据《淮南子·原道训》高诱注"连嵝犹离娄，委曲之貌"、《方言》"啰哗，谨喽，拏也"、《说文》"拏，牵引也"等，训为"委曲、牵引之貌"。录之备考。

②气：此指风邪。

③溃溃乎若坏都，汨汨乎不可止：旧注认为此是形容煎厥病危机之辞，王玉川提出："'溃溃乎若坏都，汨汨乎不可止'二句，正是对大汗淋漓不止的具体而形象的描写。因其腠理开泄，不能闭阖，全身皮肤无处不被汗液所淹没，故以坏都形容之；大汗不止，所以说'汨汨乎不可止'。"可参。

④汗出偏沮使人偏枯：偏沮，半身湿润；偏枯，半身不遂。王冰注："夫人之身常汗偏出而湿润者，久久偏枯，半身不遂。"

⑤瘘：鼠瘘，亦即瘰疬。

不从，逆于肉理，乃生痈肿。魄汗未尽，形弱而气烁，穴俞以闭，发为风疟。

故风者，百病之始也，清静则肉腠闭拒①，虽有大风苛毒，弗之能害，此因时之序也。故病久则传化，上下不并，良医弗为。故阳畜积病死，而阳气当隔，隔者当泻，不亟正治，粗乃败之。

岐伯曰：阴者，藏精而起亟也；阳者，卫外而为固也。阴不胜其阳，则脉流薄疾，并乃狂；阳不胜其阴，则五脏气争，九窍不通。是以圣人陈阴阳，筋脉和同，骨髓坚固，气血皆从。如是则内外调和，邪不能害，耳目聪明，气立如故②。

凡阴阳之要，阳密乃固。两者不和，若春无秋，若冬无夏，因而和之，是谓圣度。故阳强不能密，阴气乃绝；阴平阳秘，精神乃治；阴阳离决，精气乃绝。

（《素问·生气通天论》）

阴争于内，阳扰于外，魄汗未藏，四逆而起，起则熏③肺，使人喘鸣。阴之所生，和本曰和④。是故刚与刚，阳气破散，阴气乃消亡。淖则刚柔不和，经气乃绝。

结阳者，肿四支。结阴者，便血一升，再结二升，三结三升。

---

①闭拒：《太素·卷三·调阴阳》作"闭距"。"拒""距"皆关闭、闭合之义，故"闭拒""闭距"为同义复词，即闭合、关闭之谓。

②气立如故："立"犹如《战国策·燕策三》"燕秦不两立"之"立"，即存在之义，故"气立"可训为正气存在。因"气之不得无行也，如水之流，如日月之行不休"（《灵枢·脉度》），故引申之即指人身之气的运行，而"气立如故"犹言气行如常。郭霭春《黄帝内经素问校注语译》亦以气之运行如常为解，但其云"立"当反训为行，并以《吕氏春秋》高诱注"立，犹行也"为书证，而高注并非是说"立"有行义，故不可从。

③熏：《太素·卷三·阴阳杂说》作"动"，《礼记·乐记》郑注云"动，或为勳"，故疑经文本作"勳"，而"熏"乃"勳"之朽文，可据改作"动"。

④和：《太素·卷三·阴阳杂说》作"味"。

阴阳结斜①，多阴少阳，曰石水，少腹肿。

（《素问·阴阳别论》）

帝曰：善。阴之生实奈何？岐伯曰：喜怒不节则阴气上逆，上逆则下虚，下虚则阳气走之，故曰实矣。

帝曰：阴之生虚奈何？岐伯曰：喜则气下，悲则气消，消则脉虚空②，因寒饮食，寒气熏满③，则血泣气去，故曰虚矣。

帝曰：经言阳虚则外寒，阴虚则内热，阳盛则外热，阴盛则内寒。余已闻之矣，不知其所由然也。岐伯曰：阳受气于上焦，以温皮肤分肉之间，今寒气在外，则上焦不通，上焦不通，则寒气独留于外，故寒栗。

帝曰：阴虚生内热奈何？岐伯曰：有所劳倦，形气衰少，谷气不盛，上焦不行，下脘不通，胃气热，热气熏胸中，故内热。

帝曰：阳盛生外热奈何？岐伯曰：上焦不通利，则皮肤致密，腠理闭塞，玄府不通，卫气不得泄越，故外热。

帝曰：阴盛生内寒奈何？岐伯曰：厥气上逆，寒气积于胸中而不泻，不泻则温气去，寒独留，则血凝泣，凝④则脉不通，其脉盛大以涩，故中寒。

（《素问·调经论》）

·病理篇·

---

①结斜：结，结滞不利，言阴阳二气气机不利；斜，不正，言阴阳二者力量对比失衡。斜，顾本作"斜"，乃"斜"之俗体，《太素·卷三·阴阳杂说》作"结者针"，"针"或是"斜"字俗体之朽文。或谓"斜"、"针"是"纠"之误（清·张文虎，今人钱超尘），或谓"（《太素》）鍼为残之形讹"（引者注：仁和寺本作"针"，作"鍼"是据萧延平本，而萧本作"鍼"已失古本旧貌），而"（《素问》）斜为残之音假"（史常永《素问新考》），或训为除（清·于鬯）。似皆未允，录之备考。

②空：《太素·卷二十四·虚实所生》无，可据删。

③熏满：《甲乙经》卷八第三作"动脏"，《太素·卷二十四·虚实所生》作"熏脏"，可据改作"动脏"。

④凝：《太素·卷二十四·虚实所生》作"血凝泣"字，可据补。

215

故邪在腑则阳脉不和，阳脉不和则气留之，气留之则阳气盛矣。阳气太盛①则阴②不利，阴脉不利则血留之，血留之则阴气盛矣。阴气太盛，则阳气不能荣也，故曰关。阳气太盛，则阴气弗能荣也，故曰格。阴阳俱盛，不得相荣，故曰关格。关格者，不得尽期而死也。

（《灵枢·脉度》）

四时之变，寒暑之胜，重阴必阳，重阳必阴，故阴主寒，阳主热，故寒甚则热，热甚则寒，故曰寒生热，热生寒，此阴阳之变也。

（《灵枢·论疾诊尺》）

岐伯曰：是阳气有余而阴气不足，阴气不足则内热，阳气有余则外热，内③热相抟④，热于怀炭，外畏绵帛近，不可近身，又不可近席，腠理闭塞，则汗不出，舌焦唇槁腊，干嗌燥，饮食⑤不让美恶。

（《灵枢·刺节真邪》）

黄帝曰：病之生时，有喜怒不测，饮食不节，阴气不足，阳气有余，营气不行，乃发为痈疽。阴阳不通，两热相抟⑥，乃化为脓，

---

①阳气太盛：《甲乙经》卷一第四作"邪在脏"，与前"邪在腑"适成对文，可据改。
②阴：此后《太素·卷六·脏腑气液》有"脉"字，与下文合，可据补。
③内：《太素·卷二十二·五邪刺》作"两"，可据改。
④抟：古林书堂本作"搏"，《太素·卷二十二·五邪刺》作"薄"，"搏""薄"古可通用，参考《灵枢》字例，可改作"搏"。
⑤饮食：《太素·卷二十二·五邪刺》作"欲饮"，可据改。
⑥抟：古林书堂本作"搏"，《太素·卷二十三·疽痈逆顺刺》作"薄"，"搏""薄"古可通用，参考《灵枢》字例，可改作"搏"。

小针能取之乎？岐伯曰：圣人不能使化者，为之邪①不可留也。故两军相当，旗帜相望，白刃陈于中野者，此非一日之谋也。能使其民②令行禁止，士③卒无白刃之难者，非一日之教也，须臾之④得也。夫至使身被痈疽之病，脓血之聚者，不亦离道远乎！夫痈疽之生，脓血之成也，不从天下，不从地出，积微之所生也。故圣人自治于未有形也，愚者遭其已成也。

（《灵枢·玉版》）

黄帝问曰：何谓虚实？岐伯对曰：邪气盛则实，精气夺则虚。

帝曰：虚实何如？岐伯曰：气虚者肺虚也，气逆者足寒也，非其时则生，当其时则死。余脏皆如此。

帝曰：何谓重实？岐伯曰：所谓重实者，言大热病，气热脉满，是谓重实。

帝曰：经络俱实何如？何以治之？岐伯曰：经络皆实，是寸脉急而尺缓也，皆当治之，故曰：滑则从，涩则逆也。夫虚实者，皆从其物类始，故五脏骨肉滑利，可以长久也⑤。

帝曰：络气不足，经气有余，何如？岐伯曰：络气不足，经气有余者，脉口热而尺寒也。秋冬为逆，春夏为从，治主病者。

帝曰：经虚络满，何如？岐伯曰：经虚络满者，尺热满，脉口寒涩也。此春夏死，秋冬生也。

帝曰：治此者奈何？岐伯曰：络满经虚，灸阴刺阳；经满络

·病理篇·

---

① 之邪：《太素·卷二十三·疽痈逆顺刺》作"邪之"，可据乙。
② 民：《太素·卷二十三·疽痈逆顺刺》作"人"，疑是避唐太宗李世民名讳所改。
③ 士：《太素·卷二十三·疽痈逆顺刺》无，可据删。
④ 臾之：《太素·卷二十三·疽痈逆顺刺》作"久之才"三字，可据改。
⑤ 故曰……可以长久也：日·丹波元简《素问识》云："此三十一字疑是错简，若移于下文'滑则生，涩则死也'之下，则文理顺接焉。"可参。

虚，刺阴灸阳①。

帝曰：何谓重虚？岐伯曰：脉气上②虚，尺虚，是谓重虚。

帝曰：何以治③之？岐伯曰：所谓气虚者，言无常也④。尺虚者，行步恇然。脉虚者，不象阴⑤也。如此者，滑则生，涩则死也。

帝曰：寒气暴上，脉满而实，何如？岐伯曰：实而滑则生，实而逆则死。

帝曰：脉实满，手足寒，头热，何如？岐伯曰：春秋则生，冬夏则死。脉浮而涩，涩而身有热者，死。

帝曰：其形尽满，何如？岐伯曰：其形尽满者，脉急大坚，尺涩而不应也。如是者故⑥，从则生，逆则死。

帝曰：何谓从则生，逆则死？岐伯曰：所谓从者，手足温也。所谓逆者，手足寒也。

（《素问·通评虚实论》）

灵素新编

---

①刺阴灸阳：此后《太素》卷三十有"禁极虚"一节，云："问曰：秋冬无极阴，春夏无极阳，何谓也？答曰：无极阳者，春夏无数虚阳，虚阳则狂。无极阴者，秋冬无数虚阴，虚阴则死。"其后接"顺时"一节，所录经文为本篇"春亟治经络，夏亟治经俞"一段。《甲乙经》卷七第一中与《太素》相近，此后有"曰：秋冬无极阴，春夏无极阳者，何谓也？曰：无极阳者，春夏无数虚阳明，阳明虚则狂；无极阴者，秋冬无数虚太阴，太阴虚则死。春极治经络，夏极治经俞，秋极治六腑，冬则闭塞，治用药而少针石。所谓少针石者，非痈疽之谓也"等。据《太素》《甲乙经》体例，问者当是黄帝，答者当是岐伯。此段主旨与《素问·通评虚实论》相通，故可确信是古本《黄帝内经》佚文，而二书所载次序或亦存王冰次注前古医经旧貌。至于二者中何者更为近古，恐难遽断。

②上：《太素·卷十六·虚实脉诊》无，可据删。

③治：《太素·卷十六·虚实脉诊》作"知"，可据改。

④言无常也：清·张文虎《舒艺室续笔》云："林引杨上善云：'气虚者，膻中气不定也。'然则言无常，谓言语不属，正与下'行步恇然'相对。"今详杨上善本云："膻中气虚不足，令人无言志定。"知新校正所引与杨注不甚合，而张氏以"言语不属"释"言无常"与杨注颇有相通之处。可从。

⑤阴：清·于鬯《香草续校书·内经素问》云："鬯案：'阴'字下脱'阳'字。'阳'与上文'常'字'恇'字为韵，脱'阳'字，则失韵矣。且脉不能'有阴无阳'，脉虚而第谓'不象阴'，亦太偏举矣。"可据补"阳"字。

⑥故：古林书堂本、读书堂本并无此字，与《太素·卷十六·虚实脉诊》合，可据删。

黄帝问曰：愿闻虚实之要。岐伯对曰：气实形实，气虚形虚，此其常也，反此者病。谷盛气盛，谷虚气虚，此其常也，反此者病。脉实血实，脉虚血虚，此其常也，反此者病。

帝曰：如何①而反？岐伯曰：气虚身热②，此谓反也。谷入多而气少，此谓反也。谷不入而气多，此谓反也。脉盛血少，此谓反也。脉小血多，此谓反也。气盛身寒，得之伤寒。气虚身热，得之伤暑。谷入多而气少者，得之有所脱血，湿居下也。谷入少而气多者，邪在胃及与③肺也。脉小血多者，饮中热也。脉大血少者，脉有风气，水浆不入，此之谓也。

（《素问·刺志论》）

黄帝曰：余闻虚实以决死生，愿闻其情。岐伯曰：五实死，五虚死。

帝曰：愿闻五实五虚。岐伯曰：脉盛，皮热，腹胀，前后不通，闷瞀，此谓五实。脉细，皮寒，气少，泄利前后，饮食不入，此谓五虚。

帝曰：其时有生者何也？岐伯曰：浆粥入胃，泄注止，则虚者活；身汗，得后利，则实者活。此其候也。

（《素问·玉机真脏论》）

帝曰：神有余不足何如？岐伯曰：神有余则笑不休，神不足则

---

①如何：《太素·卷十六·虚实脉诊》作"何如"，可据乙。

②气虚身热：新校正云："按《甲乙经》云：'气盛身寒，气虚身热，此谓反也。'当补此四字。"今本《甲乙经》同新校正，然据《素问》文例，疑此前脱"气盛身寒，此谓反也"一句。

③及与：同义复词。及也，与也。

悲①。血气未并，五脏安定，邪客于形，洒淅起于毫毛，未入于经络也，故命曰神之微。

帝曰：善。气②有余不足奈何？岐伯曰：气有余则喘咳上气，不足则息利少气。血气未并，五脏安定，皮肤微病，命曰白气微泄。

帝曰：善。血有余不足奈何？岐伯曰：血有余则怒，不足则恐③。血气未并，五脏安定，孙络外④溢，则经有留血。

帝曰：善。形有余不足奈何？岐伯曰：形有余则腹胀、泾溲⑤不利，不足则四支不用。血气未并，五脏安定，肌肉蠕动，命曰微风。

帝曰：善。志有余不足奈何？岐伯曰：志有余则腹胀、飧泄，不足则厥。血气未并，五脏安定，骨节有动。

（《素问·调经论》）

肝藏血，血舍魂，肝气虚则恐，实则怒。脾藏营，营舍意，脾气虚则四肢不用，五脏不安，实则腹胀，经⑥溲不利。心藏脉，脉舍神，心气虚则悲，实则笑不休。肺藏气，气舍魄，肺气虚则鼻塞不

---

①悲：《太素·卷二十四·虚实补泻》作"忧"。王冰注云："悲，一为'忧'，误也。"新校正云："按《甲乙经》及《太素》并全元起本并作'忧'。"清·于鬯《香草续校书·内经素问》云："此'悲'字必以作'忧'义是，王注以不误为误矣。上文云'神有余则笑不休'，'忧'与'休'叶韵，盖'忧'字古作'惪'，'惪'与'悲'亦形相似而误也。"可参。

②气：原脱，据古林书堂本、读书堂本补，与《太素·卷二十四·虚实补泻》合。

③恐：新校正云："全元起本'恐'作'悲'，《甲乙》及《太素》并同。"

④外：原作"水"，据金残本改，与与《太素·卷二十四·虚实补泻》合。此"外"字，虽古林书堂本、读书堂本、医统正脉本亦误作"水"，然王冰注语中"外"字不误，而顾从德本并王注中亦误作"水"。

⑤泾溲：王冰注云："泾，大便；溲，小便也。"《太素·卷二十四·虚实补泻》作"溲"，杨上善注云："有本'经溲'者，经即妇人月经也。"征诸故训，"大便"称"泾"，未见确据，故不可从。当从杨注所云别本，改作"经"，即月经。《素问》作"泾"者，或涉下文"溲"字类化使然，或是因草书致误。《太素》作"溲"者，是有脱文。溲，即二便。

⑥经：《甲乙》卷一第一、《脉经》卷六第五与《素问·调经论》王冰注语引《针经》文并作"泾溲"，另《素问·厥论》亦有"泾不利"语，故或谓当作"泾"。然于"泾"字之义，则又有解作"大便"或"小便"之异见。今谓"泾"作"大便"或"小便"解，于古无征，不可从。

利①，少气，实则喘喝，胸盈仰息。肾藏精，精舍志，肾气虚则厥，实则胀，五脏不安。必审五脏之病形，以知其气之虚实，谨而②调之也。

（《灵枢·本神》）

黄帝曰：凡此四海者，何利何害？何生何败？岐伯曰：得顺者生，得逆者败；知调者利，不知调者害。

黄帝曰：四海之逆顺奈何？岐伯曰：气海有余者，气满胸中，悗③息面赤；气海不足，则气少不足以言。血海有余，则常想其身大，怫然不知其所病；血海不足，亦④常想其身小，狭然不知其所病。水谷之海有余，则腹满；水谷之海不足，则饥不受谷食。髓海有余，则轻劲多力，自过其度；髓海不足，则脑转耳鸣，胫酸眩冒，目无所见，懈怠安卧⑤。

（《灵枢·海论》）

凡此十二邪者，皆奇邪之走空窍者也。故邪之所在，皆为不足。故上气不足，脑为之不满，耳为之苦鸣，头为之苦倾，目为之眩⑥；中气不足，溲便为之变，肠为之苦鸣；下气不足，则乃⑦为痿厥心⑧闷。

（《灵枢·口问》）

---

①鼻塞不利：《太素·卷六》首篇作"息利"，《素问·调经论》王冰注语引作"鼻息利"，可据《太素》改。
②谨而：《太素·卷六》首篇作"而谨"，可据乙。
③悗：《太素·卷五·四海合》作"急"，可据改。
④亦：《太素·卷五·四海合》作"则"，可据改。
⑤卧：李今庸谓"卧"通"𥄂"，义谓小懒貌，亦即倦怠之义。可从。
⑥眩：《太素·卷二十七·十二邪》作"瞑"，可据改。
⑦乃：《太素·卷二十七·十二邪》无，可据删。
⑧心：《太素·卷二十七·十二邪》作"足"，可据改。

黄帝曰：何谓五夺？岐伯曰：形肉已夺，是一夺也；大夺血之后，是二夺也；大汗出之后，是三夺也；大泄之后，是四夺也；新产及大血之后，是五夺也。此皆不可泻。

黄帝曰：何谓五逆？岐伯曰：热病脉静，汗已出，脉盛躁，是一逆也；病泄，脉洪大，是二逆也；着痹不移，䐃肉破，身热，脉偏绝，是三逆也；淫而夺形，身热，色夭然白，及后下血衃，血衃笃重①，是谓四逆也；寒热夺形，脉坚搏②，是谓五逆也。

（《灵枢·五禁》）

七、脏腑病机

五脏气：心主噫，肺主咳，肝主语，脾主吞，肾主欠。

六腑气：胆为怒，胃为气逆哕，大肠小肠为泄，膀胱不约为遗溺，下焦溢为水。

（《灵枢·九针论》）

五气所病③：心为噫，肺为咳，肝为语，脾为吞，肾为欠为嚏，胃为气逆为哕为恐，大肠小肠为泄，下焦溢为水，膀胱不利为癃，不约为遗溺，胆为怒，是谓五病。

（《素问·宣明五气》）

五脏者，中之守也。中盛脏满，气胜伤恐者④，声如从室中言，

---

①血衃笃重：详其文义，疑是古注误入正文。
②搏：原作"抟"，据古林书堂本、医统正脉本改。
③五气所病：本段校勘参看"哲理篇·二、气、阴阳、五行·（三）五行·1.五行之用"。
④者：《素问识》云："推下文例，'者'字当在'言'下。"可参。

是中气之湿也。言而微，终日乃复言者，此夺气也。衣被不敛，言语善恶不避亲疏者，此神明之乱也。仓廪不藏者，是门户不要也。水泉不止者，是膀胱不藏也。得守者生，失守者死。

（《素问·脉要精微论》）

肝病者，两胁下痛引少腹，令人善怒，虚则目䀮䀮无所见，耳无所闻，善恐，如人将捕之，取其经厥阴与少阳；气逆，则头痛，耳聋不聪，颊肿，取血者。

心病者，胸中痛，胁支满，胁下痛，膺背肩甲间痛，两臂内痛，虚则胸腹大，胁下与腰相引而痛，取其经少阴、太阳、舌下血者；其变病[1]，刺郄中血者。

脾病者，身重，善肌肉痿，足不收，行善瘈，脚下痛，虚则腹满肠鸣，飧泄食不化，取其经太阴、阳明、少阴血者。

肺病者，喘咳逆气，肩背痛，汗出，尻阴股膝髀腨胻足皆痛，虚则少气，不能报息，耳聋嗌干，取其经太阴、足太阳之外、厥阴内血者。

肾病者，腹大胫肿，喘咳身重，寝汗出，憎风，虚则胸中痛，大腹小腹痛，清厥，意不乐，取其经少阴、太阳血者。

（《素问·脏气法时论》）

邪在肺，则病皮肤痛，寒热，上气，喘，汗出，咳动肩背。

邪在肝，则两胁中痛，寒中，恶血在内，行善掣，节时脚[2]肿。

邪在脾胃，则病肌肉痛，阳气有余，阴气不足，则热中善饥；阳气不足，阴气有余，则寒中肠鸣腹痛；阴阳俱有余，若俱不足，则

---

①变病：呕吐。王冰以"呕变"释之，是也。
②脚：《太素·卷二十二·五脏刺》无，可据删。

有寒有热。

邪在肾，则病骨痛阴痹。阴痹者，按之而不得，腹胀腰痛，大便难，肩背颈项痛，时眩。

邪在心，则病心痛，喜悲，时眩仆。

（《灵枢·五邪》）

帝曰：人有逆气不得卧①而息有音者，有不得卧而息无音者，有起居如故而息有音者，有得卧、行而喘者，有不得卧、不能行而喘者，有不得卧、卧而喘者，皆何脏使然？愿闻其故。岐伯曰：不得卧而息有音者，是阳明之逆也，足三阳者下行，今逆而上行，故息有音也。阳明者胃脉也，胃者六腑之海②，其气亦下行，阳明逆，不得从其道，故不得卧也。《下经》曰：胃不和则卧不安。此之谓也。夫起居如故而息有音者，此肺③之络脉逆也，络脉不得随经上下，故留经而不行，络脉之病人也微，故起居如故而息有音也。夫不得卧、卧则喘者，是水气之客也。夫水者，循津液而流也。肾者水脏，主津液，主卧与喘也。

（《素问·逆调论》）

五脏不和则七窍不通，六腑不和则留④为痈。故邪在腑则阳脉不和，阳脉不和则气留之，气留之则阳气盛矣。阳气太盛则阴不利，阴脉不利则血留之，血留之则阴气盛矣。阴气太盛，则阳气不能荣也，故曰关。阳气太盛，则阴气弗能荣也，故曰格。阴阳俱盛，不得相

---

①卧：本篇"卧"字皆取平躺仰卧之意。
②海：此后《太素·卷三十·卧息喘逆》有"也"字，可据补。
③肺：《太素·卷三十·卧息喘逆》作"脾"。
④留：此后《甲乙经》卷一第四有"结"字，可据补。

荣，故曰关格。关格者，不得尽期而死也。

（《灵枢·脉度》）

　　黄帝曰：愿闻六腑之病。岐伯答曰：面热者，足阳明病；鱼络血者，手阳明病；两跗之上脉竖陷者①，足阳明病，此胃脉也。大肠病者，肠中切痛而鸣濯濯，冬日重感于寒即泄，当脐而痛，不能久立，与胃同候，取巨虚上廉。胃病者，腹膜胀，胃脘当心而痛，上肢②两胁，膈咽不通，食饮不下，取之三里也。小肠病者，小腹痛，腰脊控睾而痛，时窘之后，当耳前热，若寒甚，若独肩③上热甚，及手小指、次指之间热，若脉陷者，此其候也，手太阳病也，取之巨虚下廉。三焦病者，腹气满，小腹尤坚，不得小便，窘急，溢则水④，留即为胀，候在足太阳之外大络，大络在太阳、少阳之间，亦见于脉，取委阳。膀胱病者，小腹偏肿而痛，以手按之，即欲小便而不得，肩⑤上热，若脉陷，及足小指外廉及胫踝后皆热，若脉陷，取委中央⑥。胆病者，善太息，口苦，呕宿汁，心下澹澹，恐人将捕之，嗌中吩吩然⑦，数唾，在⑧足少阳之本末，亦视其脉之陷下者灸之，其寒热者，取阳陵泉。

（《灵枢·邪气脏腑病形》）

　　腹中常鸣，气上冲胸，喘不能久立，邪在大肠，刺肓之原、巨

·病理篇·

---

①竖陷：《太素·卷十一·腑病合输》作"坚若陷"，可据改。
②肢：《太素·卷十一·腑病合输》作"交"，并"支"之误字，《脉经》卷六第六作"支"是其证。
③肩：《太素·卷十一·腑病合输》作"眉"，可据改。
④水：此前《太素·卷十一·腑病合输》有"为"字，可据补。
⑤肩：《太素·卷十一·腑病合输》作"眉"，可据改。
⑥央：《太素·卷十一·腑病合输》无此字，可据删。
⑦吩吩然：亦作"介介然"，梗阻不舒貌。
⑧在：此前《太素·卷十一·腑病合输》有"候"字，可据补。

虚上廉、三里。小腹控睾，引腰脊，上冲心，邪在小肠者，连睾系，属于脊，贯肝肺，络心系，气盛则厥逆，上冲肠胃，熏①肝，散于肓，结于脐，故取之肓②原以散之，刺太阴以予之，取厥阴以下之，取巨虚下廉以去之，按其所过之经以调之。善呕，呕有苦，长太息，心中憺憺，恐人将捕之，邪在胆，逆在胃，胆液泄则口苦，胃气逆则呕苦，故曰呕胆。取三里以下胃气逆，则刺少阳血络以闭胆逆，却调其虚实以去其邪。饮食不下，膈塞不通，邪在胃脘，在上脘则刺③抑而下之，在下脘则散而去之。小腹痛肿，不得小便，邪在三焦约，取之太阳大络，视其络脉与厥阴小络结而血者，肿上及胃脘，取三里。

（《灵枢·四时气》）

黄帝问曰：余闻《刺法》言：有余泻之，不足补之。何谓有余？何谓不足？岐伯对曰：有余有五，不足亦有五。帝欲何问？

帝曰：愿尽闻之。岐伯曰：神有余有不足，气有余有不足，血有余有不足，形有余有不足，志有余有不足。凡此十者，其气不等也。

帝曰：人有精气津液，四支九窍，五脏十六部，三百六十五节，乃生百病。百病之生，皆有虚实。今夫子乃言有余有五，不足亦有五，何以生之乎？岐伯曰：皆生于五脏也。夫心藏神，肺藏气，肝藏血，脾藏肉，肾藏志，而此成形。志意通，内连骨髓，而成身形五脏。五脏④之道，皆出于经隧，以行血气。血气不和，百病乃变化而

---

① 熏：《太素·卷二十三·杂刺》作"动"，可据改。

② 肓：原作"盲"，俗书"月""目"每每相混，"盲"即"肓"之俗讹字，据医统正脉本改。下二"肓"字同。

③ 刺：《甲乙经》卷九第七无，可据删。

④ 五脏：《甲乙经》卷六第三无此二字，疑涉下文而衍，可据删。

生，是故守经隧焉。

（《素问·调经论》）

八、经络病机

肺手太阴之脉……是动则病肺胀满膨膨而喘咳，缺盆中痛，甚则交两手而瞀，此为臂厥。是主肺所生病者，咳上气，喘渴，烦心胸满，臑臂内前廉痛厥，掌中热。气盛有余，则肩背痛风寒[1]，汗出中风，小便数而欠。气虚则肩背痛寒，少气不足以息，溺色变。

大肠手阳明之脉……是动则病齿痛颈[2]肿。是主津液[3]所生病者，目黄口干，鼽衄，喉痹，肩前臑痛，大指次指痛不用。气[4]有余则当脉所过者热肿，虚则寒栗不复。

胃足阳明之脉……是动则病洒洒振寒，善呻[5]数欠，颜黑，病至则恶人与火，闻木声则惕然而惊，心欲[6]动，独闭户塞[7]牖而处，甚则欲上高而歌，弃衣而走，贲响腹胀，是为骭[8]厥。是主血所生病者，狂，疟，温，淫，汗出，鼽衄，口喝唇胗，颈肿喉痹，大腹水肿[9]，膝膑肿痛，循膺、乳、气街、股、伏兔、骭外廉、足跗上皆痛，中指不用。气盛则身以前皆热，其有余于胃，则消谷善饥，溺色

·病理篇·

---

①寒：《脉经》卷六第七无，可据删，与下"肩背痛寒"形成对文。
②颈：《太素·卷八·经脉连环》作"颔"，可据改。
③液：《太素·卷八·经脉连环》无，可据删。
④气：此后《太素·卷八·经脉连环》有"盛"字，可据补。
⑤呻：《太素·卷八·经脉连环》作"伸"，可据改。
⑥欲：据《素问·脉解》，"欲"字当移至下文"独闭户"之前。
⑦塞：《太素·卷八·经脉连环》无，可据删。考马王堆汉墓出土古医书《阴阳十一脉灸经》、张家山汉墓出土古医书《脉书》均有"欲独闭户牖而处"之语，亦可证《灵枢》"塞"字为衍。
⑧骭：《太素·卷八·经脉连环》作"胻"，字虽异而义同。下"骭"字同。
⑨大腹水肿：《太素·卷八·经脉连环》作"腹外肿"，与张家山汉墓出土古医书《脉书》同，可据改。

黄。气不足则身以前皆寒栗，胃中寒则胀满。

脾足太阴之脉……是动则病舌本①强，食则呕，胃脘痛，腹胀善噫，得后与气②则快然如衰，身体皆重。是主脾所生病者，舌本痛，体不能动摇，食不下，烦心，心下急痛，溏瘕泄③，水，闭④，黄疸，不能卧，强立⑤，股膝内肿厥，足大指不用。

心手少阴之脉……是动则病嗌干心痛，渴而欲饮，是为臂厥。是主心所生病者，目黄胁痛，臑臂内后廉痛厥，掌中热痛。

小肠手太阳之脉……是动则病嗌痛颔肿，不可以顾，肩似拔，臑似折。是主液所生病者，耳聋目黄颊肿，颈颔肩臑肘臂外后廉痛。

膀胱足太阳之脉……是动则病冲头痛，目似脱，项如拔，脊痛腰似折，髀不可以曲⑥，腘如结，踹如裂，是为踝厥。是主筋所生病者，痔，疟，狂癫疾，头囟项痛，目黄，泪出，鼽衄，项背腰尻腘踹脚皆痛，小指不用。

肾足少阴之脉……是动则病饥不欲食，面如漆柴⑦，咳唾则有

---

①本：《太素·卷八·经脉连环》无此字，疑是。
②与气：《太素·卷八·经脉连环》作"出余气"，疑是。
③溏瘕泄：马王堆汉墓出土古医书《阴阳十一脉灸经》中作"唐泄"，张家山汉墓出土古医书《脉书》有"唐叚"，当即此"溏瘕泄"。《脉书》云："在肠中，左右不化，泄，为唐叚。"故溏瘕泄当是以腹痛、泻下物状如泥淖为主要表现的疾病，即后世所谓"溏泄"。杨上善注云："溏，食消，利也。瘕，食不消，瘕而为积病也。泄，食不消，飧泄也。"马莳注云："溏，脾气不实。瘕泄，《难经·五十七难》有大瘕泄。"似不可从。
④水闭：旧注皆以"水闭"连读，谓为小便闭塞之意。然张家山汉墓出土古医书《脉书》有"水与闭并见"语，知"水"为水肿，"闭"为癃闭，故不当连读。
⑤立：《太素·卷八·经脉连环》作"欠"，张家山汉墓出土古医书《脉书》作"吹"（通"欠"），可据改。
⑥曲：《太素·卷八·经脉连环》作"回"，张家山汉墓出土古医书《脉书》作"运"，"回""运"皆有转动之意，可据《太素》改作"回"。
⑦面如漆柴：《太素·卷八·经脉连环》作"面黑如地色"，马王堆汉墓古医书《足臂十一脉灸经》作"面黧如灺色"，张家山汉墓出土古医书《脉书》作"面黯如灺色"，"黧""黯"皆为黑暗之意，故《太素》作"黑"与出土古文献作"黧"、作"黯"者于义皆通，"地"疑是"灺"字因草书致误，而《灵枢》"面如漆柴"则为后人臆改，可校为"面黑如灺色"。灺，烛烬，烛炭。

灵素新编

血，喝喝而喘，坐而欲起，目䀮䀮如无所见，心如悬若饥状，气不足则善恐，心惕惕如人将捕之，是为骨厥。是主肾所生病者，口热舌干，咽肿上气，嗌干及痛，烦心心痛，黄疸，肠澼，脊股内后廉痛，痿厥，嗜卧，足下热而痛。

心主手厥阴心包络①之脉……是动则病手心热，臂肘挛急，腋肿，甚则胸胁支满，心中憺憺②大③动，面赤目黄，喜笑不休。是主脉所生病者，烦心心痛，掌中热。

三焦手少阳之脉……是动则病耳聋浑浑焞焞，嗌肿喉痹。是主气所生病者，汗出，目锐眦痛，颊痛，耳后肩臑肘臂外皆痛，小指次指不用。

胆足少阳之脉……是动则病口苦，善太息，心胁痛不能转侧，甚则面微有尘，体无膏泽，足外反热④，是为阳厥。是主骨所生病者，头痛⑤颔痛，目锐眦痛，缺盆中肿痛，腋下肿，马刀侠瘿，汗出振寒，疟，胸胁肋髀膝外至胫绝骨外踝前及诸节皆痛，小指次指不用。

肝足厥明之脉……是动则病腰痛不可以俯⑥仰，丈夫㿉疝，妇人少腹肿，甚则嗌干，面尘脱色。是⑦肝所生病者，胸满，呕逆，飧泄，狐疝，遗溺，闭癃。

（《灵枢·经脉》）

---

①络：《太素·卷八·经脉连环》无此字，疑是。
②憺憺：《太素·卷八·经脉连环》作"澹澹"，可据改。
③大：原作"火"，据古林书堂本、医统正脉本改，与《太素·卷八·经脉连环》合。
④足外反热：马王堆汉墓出土古医书《阴阳十一脉灸经甲本》、张家山汉墓出土古医书《脉书》并作"足外反"，马王堆汉墓帛书整理小组谓此处"热"字为衍文，而"足外反"即足外翻。
⑤痛：《太素·卷八·经脉连环》作"角"，与足少阳经"上抵头角"的循行路径合，可据改。
⑥俯：马王堆汉墓出土古医书《阴阳十一脉灸经甲本》、张家山汉墓出土古医书《脉书》并无此字，《素问·脉解》云"所谓腰脊痛不可以俯仰者，三月一振，荣华万物，一俯而不仰也"，似"不可以俯仰"亦本无"俯"字，故疑此"俯"字为后人因熟语"俯仰"而误添。
⑦是：此后《太素·卷八·经脉连环》有"主"字，可据补，与文例合。

黄帝问曰：太阴阳明为表里，脾胃脉也，生病而异者何也？岐伯对曰：阴阳异位，更虚更实，更逆更从，或从内，或从外，所从不同，故病异名也。

帝曰：愿闻其异状也。岐伯曰：阳者，天气也，主外；阴者，地气也，主内。故阳道实，阴道虚。故犯贼风虚邪者，阳受之；食饮不节，起居不时者，阴受之。阳受之，则入六腑；阴受之，则入五脏。入六腑则身热，不时卧，上为喘呼；入五脏则䐜满闭塞，下为飧泄，久为肠澼。故喉主天气，咽主地气。故阳受风气，阴受湿气。故阴气从足上行至头，而下行循臂至指端；阳气从手上行至头，而下行至足。故曰：阳病者，上行极而下；阴病者，下行极而上。

（《素问·太阴阳明论》）

任脉为病，男子内结七疝，女子带下①瘕聚。冲脉为病，逆气里急。督脉为病，脊强反折。

督脉者……此生病，从少腹上冲心而痛，不得前后，为冲疝；其女子不孕、癃、痔、遗溺、嗌干。督脉生病治督脉，治在骨上，甚者在齐下营。

（《素问·骨空论》）

太阳所谓肿腰脽痛②者，正月太阳寅，寅太阳也，正月阳气出在上而阴气盛，阳未得自次也，故肿腰脽痛也。病偏虚为跛者，正月阳气冻解，地气而出也，所谓③偏虚者，冬寒颇有不足者，故偏虚为跛

①带下：妇科病的总称。
②肿腰脽痛：即腰肿脽痛，意谓腰部肿而臀部疼痛。
③所谓：详文义文例，疑当移至"病偏虚为跛者"之上。

也。所谓强上①引背②者，阳气大上而争，故强上也。所谓耳鸣者，阳气万物③盛上而跃，故耳鸣也。所谓甚则狂巅疾者，阳尽在上而阴气从下，下虚上实，故狂巅疾也。所谓浮为聋者，皆在气也。所谓入中为喑者，阳盛已衰，故为喑也。内夺而厥，则为喑俳④，此肾虚也。少阴不至者，厥也。

少阳所谓心胁痛者，言少阳盛⑤也，盛者心之所表也，九月阳气尽而阴气盛，故心胁痛也。所谓不可反侧者，阴气藏物也，物藏则不动，故不可反侧也。所谓甚则跃⑥者，九月万物尽衰，草木毕落而堕，则气去阳而之阴，气盛而阳之下长，故谓跃。

阳明所谓洒洒振寒者，阳明者午也，五月盛阳之阴也，阳盛而阴气加之，故洒洒振寒也。所谓胫肿而股不收者，是五月盛阳之阴也，阳者衰于五月，而一阴气上，与阳始争，故胫肿而股不收也。所谓上喘而为水者，阴气下而复上，上则邪客于脏腑间，故为水也。所谓胸痛少气者，水气⑦在脏腑也，水者阴气也，阴气在中，故胸痛少气也。所谓甚则厥，恶人与火，闻木音则惕然而惊者，阳气与阴气相薄，水火相恶，故惕然而惊也。所谓欲独闭户牖而处者，阴阳相薄也，阳尽而阴盛，故欲独闭户牖而居。所谓病至则欲乘高而歌，弃衣而走者，阴阳复争，而外并于阳，故使之弃衣而走也。所谓客孙脉则头痛鼻衄腹肿者，阳明并于上，上者则其孙络⑧太阴也，故头痛鼻衄腹肿也。

---

①强上：犹言上强，即项背强直不舒。上，上部，此指项背。
②引背：《太素·卷八·经脉病解》无，可据删。
③万物：张琦云："'万物'二字衍。"可参。
④俳：《太素·卷八·经脉病解》作"痱"，可据改。
⑤盛：《太素·卷八·经脉病解》作"戌"，可据改。下"盛"字同。
⑥跃：跳跛，颠蹶。
⑦气：《太素·卷八·经脉病解》无此字，可据删。
⑧络：《太素·卷八·经脉病解》作"脉"，可据改。

太阴所谓病胀者，太阴子也，十一月万物气皆藏于中，故曰病胀。所谓上走心为噫者，阴①盛而上，走于阳明，阳明络属心，故曰上走心为噫也。所谓食则呕者，物盛满而上溢，故呕也。所谓得后与气则快然如衰者，十二月②阴气下衰，而阳气且出，故曰得后与气则快然如衰也。

少阴所谓腰痛者，少阴者肾③也，十月④万物阳气皆伤，故腰痛也。所谓呕咳、上气喘者，阴气在下，阳气在上，诸阳气浮，无所依从，故呕咳、上气喘也。所谓色色⑤不能久立，久坐起则目䀮䀮无所见者，万物阴阳不定，未有主也，秋气始至，微霜⑥始下，而方杀万物，阴阳内夺，故目䀮䀮无所见也。所谓少气善怒者，阳气不治，阳气不治则阳气不得出，肝气当治而未得，故善怒，善怒者，名曰煎厥。所谓恐如人将捕之者，秋气万物未有毕去，阴气少，阳气入，阴阳相薄，故恐也。所谓恶闻食臭者，胃无气，故恶闻食臭也。所谓面黑如地色⑦者，秋气内夺，故变于色也。所谓咳则有血者，阳脉伤也，阳气未⑧盛于上而脉满，满则咳，故血见于鼻也。

厥阴所谓癫疝、妇人少腹肿者，厥阴者辰也，三月阳中之阴，邪在中，故曰癫疝、少腹肿也。所谓腰脊痛不可以俯⑨仰者，三月一振，荣华万物，一俯而不仰也。所谓癫癃疝肤胀者，曰阴亦盛而脉胀

---

①阴：此后《太素·卷八·经脉病解》有"气"字。
②十二月：《太素·卷八·经脉病解》作"十一月"，可据改。
③肾：详文义文例，当系"申"之误字。
④十月：《太素·卷八·经脉病解》作"七月"，可据改。
⑤色色：《太素·卷八·经脉病解》作"邑邑"，可据改。《楚辞·九叹·远游》"风邑邑而蔽之"，王逸注："邑邑，微弱貌。"
⑥霜：《太素·卷八·经脉病解》杨注云："有本作'露'。"可据改。
⑦面黑如地色：马王堆汉墓古医书《足臂十一脉灸经》有"面黯如炲色"，张家山汉墓出土古医书《脉书》有"面黬如炲色"，"黑""黯""黬"于义皆通，"地"疑是"炲"字因草书致误，故可校为"面黑如炲色"。
⑧未：张琦《素问释义》云："'未'字衍。"可从。
⑨俯：详后文云"一俯而不仰"，此字当系衍文，可删。

不通，故曰癫癃疝也。所谓甚则嗌干热中者，阴阳相薄而热，故嗌干也。

（《素问·脉解》）

孟春始至，黄帝燕坐，临观八极，正八风之气，而问雷公曰：阴阳之类，经脉之道，五中所主，何脏最贵？雷公对曰：春、甲乙、青，中主肝，治七十二日，是脉之主时，臣以其脏最贵。

帝曰：却念《上下经》《阴阳》《从容》，子所言贵，最其下也。雷公致斋七日，且复①侍坐。

帝曰：三阳为经，二阳为维，一阳为游部，此知五脏终始。三阳为表，二阴为里，一阴至绝，作朔晦，却具合，以正其理。雷公曰：受业未能明。

帝曰：所谓三阳者，太阳为经，三阳脉至手太阴，弦②浮而不沉，决以度，察以心，合之阴阳之论。所谓二阳者，阳明也，至手太阴，弦而沉急不鼓，炅至以病皆死。一阳者，少阳也，至手太阴，上连人迎，弦急悬不绝，此少阳之病也，专阴则死。三阴者，六经之所主也，交于太阴，伏鼓不浮，上空志心③。二阴至肺，其气归膀胱，外连脾胃。一阴独至，经绝，气浮不鼓，钩而滑。此六脉者，乍阴乍阳，交属相并，缪通五脏，合于阴阳，先至为主，后至为客。雷公曰：臣悉尽意，受传经脉，颂④得从容之道，以合《从容》，不知阴阳，不知雌雄。

---

①且复：同义复词。复也；又也。此二字古林书堂本、读书堂本、顾从德本并作"且复"，今诸多排印本皆作"且复"，疑是不明其义而臆改。《太素·卷十六·脉论》无"且"字，疑有脱文。

②弦：古林书堂本、读书堂本、《太素·卷十六·脉论》并作"而弦"，若据改，当属上读。

③志心：王冰注云："志心，谓小心也。《刺禁论》云：七节之傍，中有小心。此之谓也。"

④颂：通"诵"，朗读。《太素·卷十六·脉论》即作"诵"。

帝曰：三阳为父，二阳为卫，一阳为纪。三阴为母，二阴为雌，一阴为独使。二阳一阴，阳明主病，不胜一阴，软①而动，九窍皆沉。三阳一阴，太阳脉胜，一阴不能止，内乱五脏，外为惊骇。二阴二阳，病在肺，少阴脉沉，胜肺伤脾，外伤四支。二阴二阳皆交至，病在肾，骂詈妄行，巅疾为狂。二阴一阳，病出于肾，阴气客游于心，脘下空窍堤闭塞不通，四支别离。一阴一阳代绝，此阴气至心，上下无常，出入不知，喉咽干燥，病在土脾。二阳三阴，至阴皆在，阴不过阳，阳气不能止阴，阴阳并绝，浮为血瘕，沉为脓胕②。阴阳皆壮，下至阴阳。上合昭昭③，下合冥冥，诊决生死之期，遂合岁首④。雷公曰：请问短期。

黄帝不应，雷公复问。黄帝曰：在经论中。

雷公曰：请闻短期。黄帝曰：冬三月之病，病合于阳者，至春正月脉有死征，皆归出春。冬三月之病，在理已尽，草与柳叶皆杀，春⑤阴阳皆绝，期在孟春。春三月之病，曰阳杀，阴阳皆绝，期在草干。夏三月之病，至阴，不过十日，阴阳交，期在溓水。秋三月之病，三阳俱起，不治自已。阴阳交合者，立不能坐，坐不能起。三阳独至，期在石水。二阴独至，期在盛水。

（《素问·阴阳类论》）

帝曰：愿闻十二经脉之终奈何？岐伯曰：太阳之脉，其终也，戴眼，反折，瘈疭，其色白，绝汗乃出，出则死矣。少阳终者，耳

---

①软：此前古林书堂本、读书堂本并有"脉"字，可据补。
②胕：通"腐"。
③上合昭昭：此前《太素·卷十六·脉论》有"阴阳之解"，可据补。
④首：《太素·卷十六·脉论》作"年"，可据改。
⑤春：《太素·卷十六·脉论》无，可据删。

聋，百节皆纵，目瞏①绝系，绝系一日半死，其死也色先青白，乃死矣。阳明终者，口目动作，善惊，妄言，色黄，其上下经盛，不仁，则终矣。少阴终者，面黑，齿长而垢，腹胀闭，上下不通而终矣。太阴终者，腹胀闭，不得息，善噫，善呕，呕则逆，逆则面赤，不逆则上下不通，不通则面黑皮毛焦而终矣。厥阴终者，中热嗌干，善溺，心烦，甚则舌卷卵上缩而终矣。此十二经之所败也。

（《素问·诊要经终论》）

手太阴气绝则皮毛焦，太阴者行气温于皮毛者也，故气不荣则皮毛焦，皮毛焦则津液去皮节②，津液去皮节者则爪枯毛折③，毛折者则毛④先死，丙笃丁死，火胜金也。

手少阴气绝则脉不通，脉不通则血不流，血不流则髦色不泽，故其面黑如漆柴者血先死，壬笃癸死，水胜火也。

足太阴气绝者，则脉不荣肌肉，唇舌者肌肉之本也，脉不荣则肌肉软，肌肉软则舌萎人中满，人中满则唇反，唇反者肉先死，甲笃乙死，木胜土也。

足少阴气绝则骨枯，少阴者冬脉也，伏行而濡骨髓者也，故骨不濡则肉不能着也，骨肉不相亲则肉软却，肉软却，故齿长而垢、发无泽，发无泽者骨先死，戊笃己死，土胜水也。

足厥阴气绝则筋绝，厥阴者肝脉也，肝者筋之合也，筋者聚于

·病理篇·

---

①目瞏：王冰注："瞏，直视如惊貌。"直视如惊，当是指瞳孔散大而言。《金匮要略·脏腑经络先后病脉证》"其目正圆者痉"，义与此同。

②皮节：《难经·二十四难》《脉经》卷三第四、《甲乙经》卷二第一上并无此二字，可据删。

③津液去皮节者则爪枯毛折：《难经·二十四难》作"津液去即皮节伤，皮节伤则皮枯毛折"，《脉经》卷三第四作"津液去则皮节伤，皮节伤则爪（引者注：原校云：爪，一作皮。）枯毛折"，刘衡如谓"皮节伤"之"皮"乃"支"之形误，主张校作"津液去则支节伤，支节伤则皮枯毛折"。可从。

④毛：《难经·二十四难》《脉经》卷三第四、《甲乙经》卷二第一上并作"气"，可据改。

235

阴气^①，而脉络于舌本也，故脉弗荣则筋急，筋急则引舌与卵，故唇青^②舌卷卵缩则筋先死，庚笃辛死，金胜木也。

五阴气俱绝则目系转，转则目运，目运者为志先死，志先死则远一日半死矣。六阳气绝则阴与阳相离，离则腠理发泄，绝汗乃出，故旦占夕死，夕占旦死。

（《灵枢·经脉》）

太阳为开^③，阳明为阖，少阳为枢。故开折则肉节渎^④而暴病起矣，故暴病者取之太阳，视有余不足。渎者，皮肉宛膲而弱也。阖折则气无所止息而痿疾起矣，故痿疾者取之阳明，视有余不足。无所止息者，真气稽留，邪气居之也。枢折即骨繇而不安于地，故骨繇者取之少阳，视有余不足。骨繇者，节缓而不收也。所谓骨繇者，摇故也，当穷^⑤其本也。

太阴为开，厥阴为阖，少阴^⑥为枢。故开折则仓廪无所输膈洞^⑦，膈洞者取之太阴，视有余不足，故开折者气不足而生病也。阖折即气绝^⑧而喜悲，悲者取之厥阴，视有余不足。枢折则脉有所结而不通，不通者取之少阴，视有余不足，有结者皆取之不足^⑨。

（《灵枢·根结》）

---

①气：通"器"。《逸周书·官人》"其气宽以柔"，《大戴礼·文王官人》"气"作"器"。
②唇青：《难经·二十四难》无此二字，可据删。
③开：《太素·卷十·经脉根结》作"关"，可据改。下"太阴为开"与"开折"之"开"字同。
④渎：《太素·卷十·经脉根结》作"殰"，可据改。下"渎"字同。殰，败坏。
⑤开：《太素·卷十·经脉根结》作"关"，可据改。下"开折"之"开"字同。
⑥阴：原作"阳"，据古林书堂本改，与《太素·卷十·经脉根结》合。
⑦膈洞：指以饮食隔塞不下且呕吐疾速为主要表现的疾病。洞，疾流貌。
⑧绝：《太素·卷十·经脉根结》作"弛"，可据改。
⑨不足：《太素·卷十·经脉根结》无，可据删。

曰：二阳之病发心脾①，有不得隐曲②，女子不月，其传为风消，其传为息贲者，死不治。曰：三阳为病发寒热，下为痈肿，及为痿厥腨痟，其传为索泽，其传为㿉疝。曰：一阳发病，少气善咳善泄，其传为心掣③，其传为隔。

二阳一阴发病，主惊骇背痛，善噫善欠，名曰风厥。二阴一阳发病，善胀心满善气。三阳三阴发病，为偏枯痿易④，四支不举。

结阳者，肿四支。结阴者，便血一升，再结二升，三结三升。阴阳结斜，多阴少阳，曰石水，少腹肿。二阳⑤结，谓之消。三阳⑥结，谓之隔。三阴结，谓之水。一阴一阳结，谓之喉痹。

阴搏阳别，谓之有子。阴阳虚，肠辟⑦死。阳加于阴，谓之汗。阴虚阳搏，谓之崩。

（《素问·阴阳别论》）

诊病之始，五决为纪。欲知其始，先建其母。所谓五决者，五脉也。是以头痛巅疾，下虚上实，过在足少阴、巨阳，甚则入肾；徇

---

①脾：《太素·卷三·阴阳杂说》作"痹"，可据改。

②不得隐曲：隐曲，隐蔽委曲之处或隐蔽委曲之事，故诸家或释为二便不利，或释为前阴之疾，皆合于其字面含义，唯此"不得隐曲"与"女子不月"对文，似当以阳痿解之为是。

③掣：《太素·卷三·阴阳杂说》作"瘛"，字异而义同。

④痿易：清·孙诒让《札迻·卷十一·素问王冰注》"阴阳别论篇第七"云：易"当读为'施'……亦作'弛'……盖痿跛之病，皆由筋骨解弛，古云痿易、跛易，易即弛也"。可从。

⑤二阳：《太素·卷三·阴阳杂说》作"三阳"。

⑥三阳：《太素·卷三·阴阳杂说》作"二阳"。

⑦辟：通"澼"。新校正云："按全元起本，'辟'作'澼'。"可证。

蒙招尤①，目冥②耳聋，下实上虚，过在足少阳、厥阴，甚则入肝；腹满䐜胀，支鬲胠胁，下厥上冒，过在足太阴、阳明；咳嗽上气，厥在胸中，过在手阳明、太阴；心烦头痛，病在鬲中，过在手巨阳、少阴。

（《素问·五脏生成》）

厥阴有余病阴痹，不足病生热痹，滑则病狐疝风，涩则病少腹积气。少阴有余病皮痹隐轸③，不足病肺痹④，滑则病肺风疝⑤，涩则病积，溲血。太阴有余病肉痹寒中，不足病脾痹，滑则病脾风疝，涩则病积，心腹时满。阳明有余病脉痹，身时热，不足病心痹，滑则病心风疝，涩则病积，时善惊。太阳有余病骨痹身重，不足病肾痹，滑则病肾风疝，涩则病积，善时巅疾。少阳有余病筋痹胁满，不足病肝痹，滑则病肝风疝，涩则病积，时筋急目痛。

（《素问·四时刺逆从论》）

---

①徇蒙招尤：徇，《太素·卷十五·色脉诊》作"侚"，杨上善注云："侚蒙，谓眩冒也。招尤，谓目招摇、头动战尤也。尤，音宥。""侚""徇"皆"眴"之借字，与"眩"义同，"蒙"有冒义，故杨氏释以"眩冒"甚确。杨氏以"头动战尤"释"尤"，且云"尤，音宥"，而据《说文·页部》所载，"顄，颤也。从页，尤声"，"疣，顄或从疒"，"颤，头不正（引者注：段玉裁谓'正'为'定'之误，可从）也。从页，亶声"，颇疑杨氏有读"尤"为"顄"之意。考《汉书·礼乐志》有"体招摇若永望"语，知招摇不必限于目，而据《说文》亦难断言"顄"仅可言头，故我们认为将"尤"视为"顄"的通假字是可取的，但其义则以解作身体招摇颤动为是。此外，元·滑寿《读素问钞》云："徇蒙招尤，当作'眴蒙招摇'。眴蒙，谓目瞬动而蒙昧，下文'目冥'是也。招摇，谓头振掉而不定也。""徇蒙"之释似不如杨氏切当，而以"招摇"属于头，则失与杨同。史常永《素问新考》云："招尤是古成语，不是头振掉不定，而是足跛行不定之貌……也可称踔（音招）尤、逳骚（音修）、鼪骚、桌苻，皆同音……招尤是形容跛行之貌，本是双声语，取音不取字。"亦疑非是。
②冥：通"瞑"，《太素·卷十五·色脉诊》即作"瞑"。
③隐轸：亦作"瘾疹""隐疹"，即俗谓风疹疙瘩。《慧琳音义》卷七十四引《考声》："瘾疹，皮上风起也。""隐"为鼓起、凸起之义。
④肺痹：《太素·卷十六·杂诊》作"肾痹"，疑是。
⑤肺风疝：《太素·卷十六·杂诊》作"肾风疝"，疑是。

足太阳之筋……其病小指支，跟肿痛，腘挛，脊反折，项筋急，肩不举，腋支，缺盆中纽痛，不可左右摇。

足少阳之筋……其病小指次指支转筋，引膝外转筋，膝不可屈伸，腘筋急，前引髀，后引尻，即上乘䏚季胁痛，上引缺盆膺乳颈，维筋急，从左之右，右目不开，上过右角，并跷脉而行，左络于右，故伤左角，右足不用，命曰维筋相交。

足阳明之筋……其病足中指支，胫转筋，脚跳坚，伏兔转筋，髀前肿，㿉疝，腹筋急，引缺盆及颊，卒口僻，急者目不合，热则筋弛纵，缓不胜收，故僻。

足太阴之筋……其病足大指支，内踝痛，转筋痛，膝内辅骨痛，阴股引髀而痛，阴器纽痛下①引脐，两胁痛引膺中，脊内痛。

足少阴之筋……其病足下转筋，及所过而结者皆痛及转筋，病在此者主痫瘛及痉，在外者不能俯，在内者不能仰，故阳病者腰反折不能俯，阴病者不能仰。

足厥阴之筋……其病足大指支，内踝之前痛，内辅痛，阴股痛转筋，阴器不用，伤于内则不起，伤于寒则阴缩入，伤于热则纵挺不收，治在行水清阴气，其病转筋者。

手太阳之筋……其病小指支，肘内锐骨后廉痛，循臂阴入腋下，腋下痛，腋后廉痛，绕肩胛引颈而痛，应耳中鸣痛引颔，目瞑良久乃得视，颈筋急则为筋瘘颈肿②，寒热在颈者。

手少阳之筋……其病当所过者即支转筋，舌卷。

手阳明之筋……其病当所过者支痛及转筋，肩不举，颈不可左右视。

手太阴之筋……其病当所过者支转筋痛，甚成息贲，胁急吐血。

---

①下：《太素·卷十三·经筋》作"上"，可据改。
②筋瘘颈肿：即瘰疬之类，亦称鼠瘘。

手心主之筋……其病当所过者支转筋，前^①及胸痛息贲。

手少阴之筋……其病当所过者支转筋，筋痛……其成伏梁唾血脓^②者，死不治。经筋之病，寒则反折^③筋急，热则筋弛纵不收，阴痿不用。阳急则反折，阴急则俯不伸。

足之阳明，手之太阳，筋急则口目为僻，眦急不能卒视。

（《灵枢·经筋》）

九、精神气血病机

帝曰：六气者，有余不足，气之多少，脑髓之虚实，血脉之清浊，何以知之？岐伯曰：精脱者，耳聋；气脱者，目不明；津脱者，腠理开，汗大泄；液脱者，骨属屈伸不利，色夭，脑髓消，胫酸，耳数鸣；血脱者，色白，夭然不泽，其脉空虚^④，此其候也。

黄帝曰：六气者，贵贱何如？岐伯曰：六气者，各有部主^⑤也，其贵贱善恶，可为常主，然五谷与胃为大海也。

（《灵枢·决气》）

雷公请问：气之多少，何者为逆？何者为从？黄帝答曰：阳从左，阴从右，老从上，少从下，是以春夏归阳为生，归秋冬为死，反之，则归秋冬为生，是以气多少逆皆为厥。

问曰：有余者厥耶？答曰：一上不下，寒厥到膝，少者秋冬

---

① 前：《太素·卷十三·经筋》无，可据删。
② 血脓：《太素·卷十三·经筋》作"脓血"，可据乙。
③ 反折：《太素·卷十三·经筋》无，可据删。
④ 其脉空虚：此前《甲乙经》卷一第十二有"脉脱者"三字，可据补。
⑤ 部主：统领。

死，老者秋冬生。气上不下，头痛巅疾①。求阳不得，求阴不审，五部隔无征，若居旷野，若伏空室，绵绵乎属不满日。

（《素问·方盛衰论》）

黄帝曰：何谓逆而乱？岐伯曰：清气在阴，浊气在阳，营气顺脉，卫气逆行，清浊相干，乱于胸中，是谓大悗。故气乱于心，则烦心密嘿，俯首静伏；乱于肺，则俯仰喘喝，接手以呼；乱于肠胃，则为霍乱；乱于臂胫，则为四厥；乱于头，则为厥逆，头重眩仆。

（《灵枢·五乱》）

帝曰：善。余已闻虚实之形，不知其何以生？岐伯曰：气血以并，阴阳相倾，气乱于卫，血逆于经，血气离居，一实一虚。血并于阴，气并于阳，故为惊狂。血并于阳，气并于阴，乃为炅中。血并于上，气并于下，心烦惋善怒。血并于下，气并于上，乱而喜忘。

帝曰：血并于阴，气并于阳，如是血气离居，何者为实？何者为虚？岐伯曰：血气者，喜温而恶寒，寒则泣不能流，温则消而去之，是故气之所并为血虚，血之所并为气虚。

帝曰：人之所有者，血与气耳。今夫子乃言血并为虚，气并为虚，是无实乎？岐伯曰：有者为实，无者为虚，故气并则无血，血并则无气，今血与气相失，故为虚焉。络之与孙脉俱输于经，血与气并，则为实焉。

（《素问·调经论》）

卧出而风吹之，血凝于肤者为痹，凝于脉者为泣，凝于足者为

---

①头痛巅疾：张志聪《黄帝内经素问集注》云："愚谓此下当有'少者春夏生，老者春夏死'句，或简脱耶？"可参。

厥。此三者，血行而不得反其空，故为痹厥也。人有大谷十二分，小溪三百五十四名，少十二俞，此皆卫气之所留止，邪气之所客也，针石缘而去之。

（《素问·五脏生成》）

帝曰：人之肉苛者，虽近衣絮，犹尚苛也，是谓何疾？岐伯曰：荣气虚，卫气实也①。荣气虚则不仁，卫气虚则不用，荣卫俱虚则不仁且不用，肉如故②也。人身与志不相有，曰死。

（《素问·逆调论》）

阴阳气道不通，四海闭塞，三焦不泻，津液不化，水谷并行肠胃之中，别于回肠，留于下焦，不得渗膀胱，则下焦胀，水溢则为水胀。

（《灵枢·五癃津液别》）

黄帝曰：夫血之与气，异名同类，何谓也？岐伯答曰：营卫者精气也，血者神气也，故血之与气，异名同类焉。故夺血者无汗，夺汗者无血，故人生有两死而无两生。

（《灵枢·营卫生会》）

黄帝曰：……余已知血气之平与不平，未知痈疽之所从生，成败之时，死生之期，有③远近，何以度之，可得闻乎？岐伯曰：经脉留行不止，与天同度，与地合纪。故天宿失度，日月薄蚀，地经失纪，

---

①荣气虚卫气实也：《素问识》："下文云：'营气虚则不仁，卫气虚则不用，营卫俱虚，则不仁且不用。'则此七字不相冒，恐是衍文。"可从。
②故：《太素·卷二十八·痹论》作"苛"，可据改。
③有：此前《太素·卷二十六·痈疽》有"期"字，可据补。

水道流溢，草萱①不成，五谷不殖，径路不通，民不往来，巷聚邑居，则②别离异处，血气犹然，请言其故。夫血脉营卫，周流不休，上应星宿，下应经数。寒邪③客于经络之中则血泣，血泣则不通，不通则卫气归之，不得复反，故痈肿。寒气化为热，热胜则腐肉，肉腐则为脓，脓不泻则烂筋，筋烂则伤骨，骨伤则髓消，不当骨空，不得泄泻，血枯空虚，则筋骨肌肉不相荣④，经脉败漏，熏于五脏，脏伤故死矣。

（《灵枢·痈疽》）

十、病传与预后

是故虚邪之中人也，始于皮肤，皮肤缓则腠理开，开则邪从毛发入，入则抵深，深则毛发立，毛发立则淅然，故皮肤痛。留而不去，则传舍于络脉，在络之时，痛于肌肉，其痛之时息，大经乃代。留而不去，传舍于经，在经之时，洒淅喜惊。留而不去，传舍于输，在输之时，六经不通，四肢则肢⑤节痛，腰脊乃强。留而不去，传舍于伏冲之脉，在伏冲之时，体重身痛。留而不去，传舍于肠胃，在肠

·病理篇·

①萱：《太素·卷二十六·痈疽》作"蘆"，可据改。蘆，草也。《广雅·释草》："苏、茱、芥、莽、蘆、毛，草也。"王念孙《疏证》："蘆，草之转声也。字或作'苴'。《管子·地图篇》'苴草林木蒲苇之所茂'，《灵枢经·痈疽》'草蘆不成，五谷不殖'。"

②则：《太素·卷二十六·痈疽》无，可据删。

③邪：《太素·卷二十六·痈疽》作"气"，可据改。

④脓不泻则烂筋……则筋骨肌肉不相荣：史常永《灵枢新考》云："《千金翼方》作：'脓不泻则烂筋，筋烂则伤骨，骨伤则髓消不当骨空，骨空不得泄泻则筋骨枯虚，枯虚则筋骨肌肉不相营（原注：一作亲）。'……文义见长。考此段经文并上下叠辞为句，如烂筋、筋烂，伤骨、骨伤，后之骨空、枯虚，也理应叠辞为句，文义方得两安。《灵枢》之血枯空虚，应是筋骨枯虚之误。以筋骨枯虚，乃上承筋烂、髓消而言。如谓血枯，则与前文不协，空虚二字又义无所指。《太素》作煎枯，或亦筋骨之音讹。营、荣《内经》常互通……'髓消不当骨空'，谓髓消不充骨孔也。"可参。

⑤则肢：《太素·卷二十七·邪传》无，可据删。

243

胃之时，贲响腹胀，多寒则肠鸣飧泄，食不化，多热则溏出麋①。留而不去，传舍于肠胃之外，募原之间，留着于脉，稽留而不去，息而成积。或着孙脉，或着络脉，或着经脉，或着输脉，或着于伏冲之脉，或着于膂筋，或着于肠胃之膜原，上连于缓筋，邪气淫泆，不可胜论。

（《灵枢·百病始生》）

夫邪之客于形也，必先舍于皮毛，留而不去，入舍于孙脉，留而不去，入舍于络脉，留而不去，入舍于经脉，内连五脏，散于肠胃，阴阳俱感，五脏乃伤，此邪之从皮毛而入，极于五脏之次也，如此则治其经焉。今邪客于皮毛，入舍于孙络，留而不去，闭塞不通，不得入于经，流溢于大络，而生奇病也。

（《素问·缪刺论》）

是故百病之始生也，必先②于皮毛，邪中之则腠理开，开则入客于络脉，留而不去，传入于经，留而不去，传入于腑，廪于肠胃。邪之始入于皮也，泝③然起毫毛，开腠理；其入于络也，则络脉盛色变；其入客于经也，则感虚乃陷下；其留于筋骨之间，寒多则筋挛骨痛，热多则筋弛骨消，肉烁䐃破，毛直而败。

帝曰：夫子言皮之十二部，其生病皆何如？岐伯曰：皮者，脉之部也。邪客于皮则腠理开，开则邪入客于络脉，络脉满则注于经

---

①麋：通"糜"，此谓似粥样物。《太素·卷二十七·邪传》作"糜"，所用是其本字。
②先：此后《太素·卷九·经脉皮部》有"客"字，可据补。
③泝：《太素·卷九·经脉皮部》作"沂"（杨上善读作"泝"），《甲乙经》卷二第一下作"渐"，当以作"渐"为是。按：《太素》作"沂"当是"渐"字省笔俗字或朽文，而《素问》作"泝"则表明，学者多以"沂"为"泝"与杨氏同。

脉，经脉满则入舍于腑脏也。故皮者有分部，不与[1]而生大病也。帝曰：善。

（《素问·皮部论》）

帝曰：内舍五脏六腑，何气使然？岐伯曰：五脏皆有合，病久而不去者，内舍于其合也。故骨痹不已，复感于邪，内舍于肾；筋痹不已，复感于邪，内舍于肝；脉痹不已，复感于邪，内舍于心；肌痹不已，复感于邪，内舍于脾；皮痹不已，复感于邪，内舍于肺。

（《素问·痹论》）

黄帝曰[2]：此乃所谓守一勿失万物毕者也。今余已闻阴阳之要，虚实之理，倾移之过，可治之属，愿闻病之变化，淫传绝败，而不可治者，可得闻乎？岐伯曰：要乎哉问。道，昭乎其如旦醒，窘乎其如夜瞑，能被而服之，神与俱成，毕将服之，神自得之，生神之理，可著于竹帛，不可传于子孙。

黄帝曰：何谓旦醒？岐伯曰：明于阴阳，如惑之解，如醉之醒。

黄帝曰：何谓夜瞑？岐伯曰：暗乎其无声，漠乎其无形，折毛发理，正气横倾，淫邪泮衍，血脉传溜，大气入脏，腹痛下淫，可以致死，不可以致生。

黄帝曰：大气入脏奈何？岐伯曰：病先发于心，一日而之肺，三日而之肝，五日而之脾，三日不已，死，冬夜半，夏日中。病先发于肺，三日而之肝，一日而之脾，五日而之胃，十日不已，死，冬日入，夏日出。病先发于肝，三日而之脾，五日而之胃，三日而之肾，

---

①与：杨上善《太素·卷九·经脉皮部》注："与，疗也。"
②黄帝曰：本段校勘参看"哲理篇·二、气、阴阳、五行·（二）阴阳·2.阴阳之道与象"。

·病理篇·

三日不已，死，冬日入，夏蚤食。病先发于脾，一日而之胃，二日而之肾，三日而之膂膀胱，十日不已，死，冬人定，夏晏食。病先发于胃，五日而之肾，三日而之膂膀胱，五日而上之心，二日不已，死，冬夜半，夏日昳。病先发于肾，三日而之膂膀胱，三日而上之心，三日而之小肠，三日不已，死，冬大晨，夏早晡。病先发于膀胱，五日而之肾，一日而之小肠，一日而之心，二日不已，死，冬鸡鸣，夏下晡。诸病以次相传，如是者，皆有死期，不可刺也；间一脏及二三四脏者，乃可刺也。

（《灵枢·病传》）

灵素新编

夫病传者，心病先心痛，一日而咳，三日胁支痛，五日闭塞不通，身痛体重，三日不已，死，冬夜半，夏日中。肺病喘咳，三日而胁支满痛，一日身重体痛，五日而胀，十日不已，死，冬日入，夏日出。肝病头目眩，胁支满，三日体重身痛，五日而胀，三日腰脊少腹痛，胫酸，三日不已，死，冬日入，夏早食。脾病身痛体重，一日而胀，二日少腹腰脊痛，胫酸，三日背膂①筋痛，小便闭，十日不已，死，冬人定，夏晏食。肾病少腹腰脊痛，胕酸，三日背膂筋痛，小便闭，三日腹胀，三日两胁支痛，三日不已，死，冬大晨，夏晏晡。胃病胀满，五日少腹腰脊痛，胕酸，三日背膂筋痛，小便闭，五日身体重，六日不已，死，冬夜半后，夏日昳。膀胱病小便闭，五日少腹胀，腰脊痛胕酸，一日腹胀，一日身体痛，二日不已，死，冬鸡鸣，夏下晡。诸病以次是②相传如是者，皆有死期，不可刺。间一脏止，及至三四脏者，乃可刺也。

（《素问·标本病传论》）

---

①膂：原作"胭"，据《龙龛手镜》，此即"膂"之俗字，故据改。下二"膂"字同。
②是：《灵枢·病传》无，梅花本据删，可从。

五脏受气于其所生，传之于其所胜，气舍于其①所生，死于其所不胜。病之且死，必先传行至其所不胜，病乃死。此言气之逆行也，故死。肝受气于心，传之于脾，气舍于肾，至肺而死。心受气于脾，传之于肺，气舍于肝，至肾而死。脾受气于肺，传之于肾，气舍于心，至肝而死。肺受气于肾，传之于肝，气舍于脾，至心而死。肾受气于肝，传之于心，气舍于肺，至脾而死。此皆逆死也。一日一夜五分之，此所以占死生②之早暮也。

黄帝曰：五脏相通，移皆有次，五脏有病，则各传其所胜。不治，法三月若六月，若三日若六日，传五脏而当死，是顺传所胜之次。故曰：别于阳者，知病从来；别于阴者，知死生之期。言知至其所困而死。

是故风者百病之长也，今风寒客于人，使人毫毛毕直，皮肤闭而为热，当是之时，可汗而发也；或痹不仁肿痛，当是之时，可汤熨及火灸刺而去之。弗治，病入舍于肺，名曰肺痹，发咳上气。弗治，肺即传而行之肝，病名曰肝痹，一名曰厥，胁痛出食，当是之时，可按若刺耳。弗治，肝传之脾，病名曰脾风，发瘅，腹中热，烦心出黄，当此之时，可按可药可浴。弗治，脾传之肾，病名曰疝瘕，少腹冤热而痛，出白，一名曰蛊，当此之时，可按可药。弗治，肾传之心，病筋脉相引而急，病名曰瘛，当此之时，可灸可药。弗治，满十日，法当死。肾因传之心，心即复反传而行之肺，发寒热，法当

---

①其：清·俞越《读书余录》云："两言'其所生'则无别矣，疑下句衍'其'字。"可参。
②死生：新校正云："按《甲乙经》'生'作'者'字，云'占死者之早暮'。详此经文专为言气之逆行也故死，即不言生之早暮，王氏改'者'作'生'，义不若《甲乙经》中《素问》本文。"今谓《甲乙经》多后人臆改之笔，故新校正之说，恐难为定论。古医经本作"死生"，为偏义复词，义指死亡，后人不查，臆改为"死者"，殊为无当。

三岁①死，此病之次也。然其卒发者，不必治于传，或其传化有不以次。不以次入者，忧恐悲喜怒，令不得以其次，故令人有大病矣。因而喜，大虚则肾气乘矣，怒则肝气乘矣，悲则肺气乘矣，恐则脾气乘矣，忧则心气乘矣，此其道也。故病有五，五五二十五变，及其传化。传，乘之名也。

大骨枯槁，大肉陷下，胸中气满，喘息不便，其气动形，期六月死，真脏脉见，乃予之期日。大骨枯槁，大肉陷下，胸中气满，喘息不便，内痛引肩项，期一月死，真脏见，乃予之期日。大骨枯槁，大肉陷下，胸中气满，喘息不便，内痛引肩项，身热，脱肉破䐃，真脏见，十月之内死。大骨枯槁，大肉陷下，肩髓内消，动作益衰，真脏来②见，期一岁死，见其真脏，乃予之期日。大骨枯槁，大肉陷下，胸中气满，腹内痛，心中不便，肩项身热，破䐃脱肉，目匡陷，真脏见，目不见人，立死，其见人者，至其所不胜之时则死。

急虚身中卒至，五脏绝闭，脉道不通，气不往来，譬于堕溺，不可为期。其脉绝不来，若人一息五六至③，其形肉不脱，真脏虽不见，犹死也。

病热脉静，泄而脉大，脱血而脉实，病在中、脉实坚，病在外、脉不实坚者，皆难治。

（《素问·玉机真脏论》）

---

①三岁：《读素问钞》："'三岁'当作'三日'。夫以肺病而来，各传所胜，至肾传心，法当十日死，及肾传之心，心复传肺，正所谓一脏不复受再伤者，又可延之三岁乎？"可据改。

②来：《太素·卷十四·真脏脉形》作"未"，可据改。

③一息五六至：新校正云："按人一息脉五六至，何得为死？必'息'字误，'息'当作'呼'乃是。"考《太素·卷十四·真脏脉形》同《素问》，而"息""呼"形声俱远，似无相误之理，故新校正之说无据而不可从。学者或受新校正启发，谓"息"当为"吸"之声误，似亦乏确据。今人史常永云："余疑'若人'二字当是'若又'二字之误，'又'乃'人'（引者注：疑'又''人'二字当互乙）之烂文。若又即或又。'其脉绝不来，若人一息五六至'，谓脉绝又至，至已而又绝，犹今之所谓陈-施（Cheyne-Stokes）氏呼吸者然，忽断忽续。此亦死前之危象也。在脉法，即所谓虾游。"（《本味集：史常永医学杂文》）可参。

黄帝问曰：五脏六腑，寒热相移者何？岐伯曰：肾移寒于肝①，痈肿少气。脾移寒于肝，痈肿筋挛。肝移寒于心，狂，隔中。心移寒于肺，肺消，肺消者，饮一溲二，死不治。肺移寒于肾，为涌水，涌水者，按腹不坚，水气客于大肠，疾行则鸣濯濯，如囊裹浆水之病②也。脾移热于肝，则为惊衄。肝移热于心，则死。心移热于肺，传为鬲消。肺移热于肾，传为柔痓③。肾移热于脾，传为虚肠澼，死，不可治。胞移热于膀胱，则癃、溺血。膀胱移热于小肠，鬲肠不便，上为口麋④。小肠移热于大肠，为虙瘕⑤，为沉。大肠移热于胃，善食而瘦入⑥，谓之食亦⑦。胃移热于胆，亦曰食亦。胆移热于脑，则

①肝：新校正云："按全元起本云'肾移寒于脾'……《甲乙经》亦作'移寒于脾'。王因误本，遂解为肝，亦智者之一失也。"《太素·卷二十六·寒热相移》亦作"脾"，可据改。

②如囊裹浆水之病：考俄藏敦煌文献Дx17453作"如囊裹将水状"，故疑古医经本作"如囊裹浆状"或"如囊裹浆之状"。敦煌抄本"将水"是书写之时"漿"字结构过于松散所致，《素问》在误"状"为"病"之外，又因"浆水"为熟语而衍"水"字。

③柔痓：《太素·卷二十六·寒热相移》作"素痓"，可据改。素，通"索"。素痓即索痓，《五十二病方》云："索痓者，如产时居湿地久，其肎直而口釦，筋挛难以信。"杨上善注云："素痓，强直不能回转。"可知素痓是以角弓反张、手足挛急、口噤不开为主要表现的疾病。

④麋：通"糜"，糜烂。古林书堂本、读书堂本、《太素·卷二十六·寒热相移》并作"糜"，所用是其本字。

⑤虙瘕：以肠中有坚积而疼痛为主症的一种疾病。虙，伏。

⑥入：新校正云："按《甲乙经》'入'作'又'……读连下文。"然衡诸上下文，作"又"于义不协，疑此是后人因"瘦入"不辞而臆改，故不敢从。今疑"入"乃"人"字形误，"瘦人"即使人消瘦之谓。

⑦食亦：张纲《中医百病名源考》认为，"亦"当读为"夜"，取幽冥隐翳之义，此病但见食而不见生肉反见消瘦，所食若冥若匿，故称"食亦"。可从。另，此病中"亦"字之解，歧说颇多，录之备考：第一，释作"移易"。如王冰云："食亦者，谓食入移易而过，不生肌肤也。"第二，视为虚词。如《圣济总录·胃门》云："食亦，言虽能食，亦若饥也。"张介宾云："虽食亦病瘦，所以谓之食亦。"第三，释作懈惰、疲困倦累。如张志聪、高士宗谓"亦"即"解㑊"。章太炎《新方言·释言第二》云："《说文》：'伿，堕也。'……《内经》有食亦病，亦即伿字。"李今庸《古医书研究》云："'亦'，字与'射''斁'通，义训'极'而为'疲困倦累'。""'食亦'病名之义，则为'饭后'而人体乏力感'疲困倦累'而不欲动作也。"

辛頞鼻渊①，鼻渊者，浊涕下不止也，传为衄衊、瞑目②，故得之气厥也。

（《素问·气厥论》）

---

①鼻渊：《太素·卷二十六·寒热相移》作"鼻㳠"，盖为避唐高祖李渊名讳所改，"㳠"乃"渊"之俗字，音义与"渊"无别。杨上善以"垢浊"释之，可证改"渊"为"㳠"非其所为。《千金要方》作"鼻洞"，《甲乙经》虽作"鼻渊"，然宋臣小注云："一作'洞'。"当亦是唐人避讳的产物。

②衄衊瞑目：衄衊，鼻流污血。瞑目，目昏眼花，视力下降。

诊法篇

一、诊病大要

（一）参合天地

黄帝问曰：余闻善言天者，必有验于人；善言古者，必有合于今；善言人者，必有厌于己。如此，则道不惑而要数极，所谓明也。今余问于夫子，令言而可知，视而可见，扪而可得，令验于己，而发蒙解惑，可得而闻乎？

（《素问·举痛论》）

帝曰：善。余欲临病人，观死生，决嫌疑，欲知其要，如日月光，可得闻乎？岐伯曰：色脉者，上帝之所贵也，先师之所传也。上古①使僦贷季理色脉而通神明，合之金木水火土，四时②，八风六合，不离其常，变化相移，以观其妙，以知其要。欲知其要，则色脉是矣。色以应日，脉以应月，常求其要，则其要也。夫色③之变化，以应四时之脉④，此上帝之所贵，以合于神明也，所以远死而近生。生道以长，命曰圣王。

（《素问·移精变气论》）

·诊法篇·

---

①上古：此后《太素·卷十九·知祝由》有"之时"二字，可据补。
②四时：此后《太素·卷十五·色脉诊》有"阴阳"二字，可据补。
③色：此后《太素·卷十五·色脉诊》有"脉"字，可据补。
④脉：《太素·卷十五·色脉诊》作"胜"，可据改。

帝曰：善。其法星辰者，余闻之矣。愿闻法往古者。岐伯曰：法往古者，先知《针经》也。验于来今者，先知日之寒温，月之虚盛，以候气之浮沉，而调之于身，观其立有验也。观其冥冥者，言形气荣卫之不形于外，而工独知之，以日之寒温、月之虚盛、四时气之浮沉参伍相合而调之，工常先见之，然而不形于外，故曰观于冥冥焉。通于无穷者，可以传于后世也。是故工之所以异也，然而不形见于外，故俱不能见也。视之无形，尝之无味，故谓冥冥，若神仿佛。

（《素问·八正神明论》）

黄帝问曰：人有四经十二从，何谓？岐伯对曰：四经应四时，十二从应十二月，十二月应十二脉。脉有阴阳，知阳者知阴，知阴者知阳。凡阳有五，五五二十五阳。所谓阴者，真脏也，见则为败，败必死也。所谓阳者，胃脘之阳也。别于阳者，知病处也；别于阴者，知死生之期。三阳在头，三阴在手，所谓一也。别于阳者，知病忌时；别于阴者，知死生之期。谨熟阴阳，无与众谋。所谓阴阳者，去者为阴，至者为阳；静者为阴，动者为阳；迟者为阴，数者为阳。

（《素问·阴阳别论》）

（二）诊病法度

黄帝问曰：诊法何如？岐伯对曰：诊法常以平旦，阴气未动，阳气未散，饮食未进，经脉未盛，络脉调匀，气血未乱，故乃可诊有过之脉。切脉动静而视精明，察五色，观五脏有余不足，六腑强弱，形之盛衰，以此参伍，决死生之分。

持脉有道，虚静为保。

（《素问·脉要精微论》）

夫脉之小大滑涩浮沉，可以指别；五脏之象，可以类推；五脏相音，可以意识；五色微诊，可以目察；能合脉色，可以万全。

（《素问·五脏生成》）

黄帝问于岐伯曰：余闻之，见其色，知其病，命曰明；按其脉，知其病，命曰神；问其病，知其处，命曰工。余愿闻见而知之，按而得之，问而极之，为之奈何？岐伯答曰：夫色脉与尺之相应也，如桴鼓影响之相应也，不得相失也，此亦本末根叶之出候也，故根死则叶枯矣。色脉形肉不得相失也，故知一则为工，知二则为神，知三则神且明矣。

黄帝曰：愿卒闻之。岐伯答曰：色青者，其脉弦也；赤者，其脉钩也；黄者，其脉代也；白者，其脉毛；黑者，其脉石。见其色而不得其脉，反得其相胜之脉，则死矣；得其相生之脉，则病已矣。

黄帝问于岐伯曰：五脏之所生，变化之病形何如？岐伯答曰：先定其五色五脉之应，其病乃可别也。

黄帝曰：色脉已定，别之奈何？岐伯曰：调其脉之缓急、小大、滑涩，而病变定矣。

黄帝曰：调之奈何？岐伯答曰：脉急者，尺之皮肤亦急；脉缓者，尺之皮肤亦缓；脉小者，尺之皮肤亦减而少气；脉大者，尺之皮肤亦贲而起；脉滑者，尺之皮肤亦滑；脉涩者，尺之皮肤亦涩。凡此变①者，有微有甚。故善调尺者，不待于寸；善调脉者，不待于色。能参合而行之者，可以为上工，上工十全九；行二者，为中工，中工十全七；行一者，为下工，下工十全六。

（《灵枢·邪气脏腑病形》）

诊法篇

---

①变：此前《太素·卷十五·色脉尺诊》有"六"字，可据补。

黄帝燕坐①，召雷公而问之曰：汝受术诵书者，若能览观杂学，及于比类，通合道理，为余言子所长。五脏六腑，胆、胃、大小肠、脾、胞、膀胱，脑、髓、涕、唾，哭泣悲哀，水所从行，此皆人之所生，治之过失，子务明之，可以十全，即不能知，为世所怨。雷公曰：臣请诵《脉经》上下篇，甚众多矣，别异比类，犹未能以十全，又安足以明之？

帝曰：子别试通五脏之过，六腑之所不和，针石之败，毒药所宜，汤液滋味，具言其状，悉言以对，请问不知。雷公曰：肝虚、肾虚、脾虚，皆令人体重烦冤，当投毒药、刺灸、砭石、汤液，或已或不已，愿闻其解。

帝曰：公何年之长而问之少？余真问以自谬也。吾问子窈冥，子言"上下篇"以对，何也？夫脾虚浮似肺，肾小浮似脾，肝急沉散似肾，此皆工之所时乱也，然从容得之。若夫三脏土木水参居，此童子之所知，问之何也？雷公曰：于此有人，头痛、筋挛、骨重、怯然少气、哕噫、腹满、时惊、不嗜卧，此何脏之发也？脉浮而弦，切之石坚，不知其解，复问所以三脏者，以知其比类也。

帝曰：夫从容之谓也。夫年长则求之于腑，年少则求之于经，年壮则求之于脏。今子所言皆失，八风菀熟，五脏消烁，传邪相受。夫浮而弦者，是肾不足也；沉而石者，是肾气内着也；怯然少气者，是水道不行，形气消索也；咳嗽烦冤者，是肾气之逆也。一人之气，病在一脏也。若言三脏俱行，不在法也。雷公曰：于此有人，四支解堕，喘咳血泄，而愚诊之，以为伤肺，切脉浮大而紧，愚不敢治，粗工下砭石，病愈多出血，血止身轻，此何物也？

① 黄帝燕坐：本段校勘参看"哲理篇·三、认知与思维"。下四段同。

帝曰：子所能治，知亦众多，与此病失矣。譬以鸿飞，亦冲于天。夫圣人之治病，循法守度，援物比类，化之冥冥，循上及下，何必守经。今夫脉浮大虚者，是脾气之外绝，去胃外归阳明也。夫二火不胜三水，是以脉乱而无常也。四支解墯，此脾精之不行也。喘咳者，是水气并阳明也。血泄者，脉急血无所行也。若夫以为伤肺者，由失以狂也。不引《比类》，是知不明也。夫伤肺者，脾气不守，胃气不清，经气不为使，真脏坏决，经脉傍绝，五脏漏泄，不衄则呕，此二者不相类也。譬如天之无形，地之无理，白与黑相去远矣。是失吾过矣，以子知之，故不告子。明引《比类》《从容》，是以名曰《诊轻》，是谓至道也。

（《素问·示从容论》）

黄帝在明堂①，雷公请曰：臣授业传之，行教以经论，从容形法，阴阳刺灸，汤药所滋。行治有贤不肖，未必能十全。若先言悲哀喜怒，燥湿寒暑，阴阳妇女，请问其所以然者。卑贱富贵，人之形体，所从群下，通使临事，以适道术，谨闻命矣。请问有毚愚仆漏之问，不在经者，欲闻其状。帝曰：大矣。

（《素问·解精微论》）

诊有十度：度人，脉度、脏度、肉度、筋度、俞度。阴阳气尽，人病自具②。脉动无常，散阴颇阳③。脉脱不具，诊无常行。诊必上下，度民君卿。受师不卒，使术不明。不察逆从，是为妄行。持

---

①黄帝在明堂：本段校勘参看本篇"三、情志病机"。
②度人脉度……人病自具：史常永《实用中医文献学》据韵校作"度人度脉，度脏度腑；度肉度筋，度经度俞；度阴度阳，人病自具"，并云："尽字、气字，是衍文还是另有脱简留下的残文，姑且不定。"可参。
③散阴颇阳：阴阳虚衰失和之义。散，失，消亡；颇，偏，倾。

雌失雄，弃阴附阳。不知并合，诊故不明。传之后世，反论自章。

至阴虚，天气绝；至阳盛，地气不足①。阴阳并交，至人之所行。阴阳并交者，阳气先至，阴气后至。是以圣人持诊之道，先后阴阳而持之，《奇恒之势》，乃六十首，诊合微之事，追阴阳之变，章五中之情，其中之论②，取虚实之要，定五度之事，知此乃足以诊。

是以切③阴不得阳，诊④消亡；得阳不得阴，守学不湛。知左不知右，知右不知左，知上不知下，知先不知后，故治不久。知丑知善，知病知不病，知高知下，知坐知起，知行知止，用之有纪，诊道乃具，万世不殆。起所有余，知所不足，度事上下，脉事因格。是以形弱气虚，死；形气有余，脉气不足，死；脉气有余，形气不足，生。

是以诊有大方，坐起有常，出入有行，以转神明，必清必净，上观下观，司八正邪，别五中部，按脉动静，循尺滑涩，寒温之意，视其大小，合之病能，逆从以得，复知病名，诊可十全，不失人情。故诊之或视息视意，故不失条理，道甚明察，故能长久。不知此道，失经绝理，亡言妄期⑤，此谓失道。

（《素问·方盛衰论》）

善诊者，察色按脉，先别阴阳。审清浊，而知部分；视喘息，听音声，而知所苦；观权衡规矩，而知病所主；按尺寸，观浮沉滑

①不足：详王注云："地气微而不升。"疑此二字为"微"之误。
②其中之论：《素问释义》："按'其中之论'四字衍。"详前后文义，此说可从。
③切：详前后文，当是"得"字之误。
④诊：此后疑有脱文，拟据下文"诊道乃具"补一"道"字，则"诊道消亡"与"守学不湛"义相顺承。
⑤亡言妄期：于鬯《香草续校书·内经素问》："'亡'亦当读为'妄'，'亡言'即妄言也。吴崑本正作'妄言妄期'。然则一用借字，一用正字，古书亦自有例，不必从作'妄'……《管子·山至数》篇所谓'不通于轻重谓之妄言'，此其义也。"可从。

涩，而知病所生。以治无过，以诊则不失矣。

（《素问·阴阳应象大论》）

睹其色，察其目，知其散复。一其形，听其动静者，言上工知相五色于目，有知调尺寸小大缓急滑涩，以言所病也①。知②其邪正者，知论虚邪与正邪之风也。

（《灵枢·小针解》）

黄帝曰：持针纵舍奈何？岐伯曰：必先明知十二经脉之本末，皮肤之寒热，脉之盛衰滑涩。其脉滑而盛者，病日进；虚而细者，久以持；大以涩者，为痛痹；阴阳如一者，病难治。其本末尚热者，病尚在；其热已衰者，其病亦去矣。持③其尺，察其肉之坚脆、大小、滑涩、寒温、燥湿。因视目之五色，以知五脏而决死生。视其血脉，察其色④，以知其寒热痛痹。

（《灵枢·邪客》）

【简评】

《素问》与《灵枢》以大量的篇幅展示了诊病的规则，要之有：

1.医生要有良好的职业道德和敬业精神

"诊有大方，坐起有常，出入有行，以转神明，必清必净"，

---

①病也：刘衡如谓："详文义，此后应将篇末（引者注：指《灵枢·小针解》）'所以察其目者，五脏使五色修明，修明则声章，声章者，则言声与平生异也'二十八字移入。"可从。
②知：刘衡如校云："详文义，此前应将后'一者，持心也'五字移入。"可从。
③持：此前《太素·卷二十七·刺法》有"因"字，可据补。
④色：此前《太素·卷二十七·刺法》有"五"字，可据补。

259

·诊法篇·

以及"持脉有道，虚静为保"，都是要求医者遵从行为规范，品行端庄，心想病家，抛弃杂念，如此才能运用正常思维，明察秋毫，不出疏漏。

2.善于综合运用望、闻、问、切多种诊察方法

"参合而行之者，可以为上工"，"知一为工，知二为神，知三则神且名矣"，这样才不会以偏概全，误诊误治。

3.诊病须知病人

诊病时要力求知晓诊疗对象的身份及相关情况。"诊必上下，度民君卿"，"卑贱富贵，人之形体所从"，人们的社会地位、经济状况、劳力与劳心等种种不同，都会影响体质与心理，必须予以充分注意，这是诊察疾病"不失人情"的要点。

4.比类辨析，变易求真

医生若能"观览杂学"，读百家书，以哲理明医理，方能临高望远，于比类中求同异，于变易中求真伪。力避"切阴不得阳，诊消亡，得阳不得阴，守学不湛。知左不知右，知右不知左，知上不知下，知先不知后"等片面做法，而臻"道甚明察，故能长久"之境。诊病的法则与技术上升到理论高度，方能恒久不衰。

（三）诊病之诚

黄帝曰：呜呼远哉！闵闵乎若视深渊，若迎浮云，视深渊尚可测，迎浮云莫知其际[①]。圣人之术，为万民式，论裁志意，必有法则，循经守数，按循医事，为万民副。故事有五过四德，汝知之乎？雷公避席再拜，曰：臣年幼小，蒙愚以惑，不闻五过与四德，《比类》《形名》，虚引其经，心无所对。

---

①际：清·于鬯《香草续校书·内经素问》云："'际'字当依《六微旨大论》作'极'。"可从。

灵素新编

帝曰：凡未诊病者，必问尝贵后贱。虽不中邪，病从内生，名曰脱营。尝富后贫，名曰失精，五气留连，病有所并。医工诊之，不在脏腑，不变躯形，诊之而疑，不知病名。身体日减，气虚无精，病深无气，洒洒然时惊。病深者，以其①外耗于卫，内夺于荣。良工所失，不知病情，此亦②治之一过也。凡欲诊病者，必问饮食居处，暴乐暴苦，始乐后苦③，皆伤精气。精气竭绝，形体毁沮。暴怒伤阴，暴喜伤阳，厥气上行，满脉去形。愚医治之，不知补泻，不知病情，精华日脱，邪气乃并，此治之二过也。善为脉者，必以比类、奇恒、从容知之。为工而不知道，此诊之不足贵，此治之三过也。诊有三常，必问贵贱，封君败伤，及欲侯王。故贵脱势，虽不中邪，精神内伤，身必败亡。始富后贫，虽不伤邪，皮焦筋屈，痿躄为挛。医不能严，不能动神，外为柔弱，乱至失常，病不能移，则医事不行，此治之四过也。凡诊者，必知终始，有知余绪，切脉问名，当合男女。离绝菀结，忧恐喜怒，五脏空虚，血气离守，工不能知，何术之语？尝富大伤，斩筋绝脉，身体复行，令泽不息。故伤败结，留薄归阳，脓积寒炅。粗工治之，亟刺阴阳，身体解散，四支转筋，死日有期。医不能明，不问所发，唯言死日，亦为粗工，此治之五过也。凡此五者，皆受术不通，人事不明也。

（《素问·疏五过论》）

黄帝在明堂，雷公侍坐。黄帝曰：夫子所通书受事众多矣，试言得失之意，所以得之，所以失之。雷公对曰：循经受业，皆言十全，其时有过失者，请闻其事解也。

---

①病深者以其：新校正云："按《太素》'病深者以其'作'病深以甚'也。"按：本段多为四字语，且叶韵，故可据新校正所引《太素》改。

②亦：吴崑注本无此字，《素问识》云："据下文例，'亦'字衍。"可参。

③后苦：新校正云："按《太素》作'始苦'。"义胜。

帝曰：子年少智未及邪？将言以杂合耶？夫经脉十二，络脉三百六十五，此皆人之所明知，工之所循用也。所以不十全者，精神不专，志意不理，外内相失，故时疑殆。诊不知阴阳逆从之理，此治之一失矣。受师不卒，妄作杂术，谬言①为道，更名自功②，妄用砭石，后遗身咎，此治之二失也。不适贫富贵贱之居，坐之薄厚，形之寒温，不适饮食之宜，不别人之勇怯，不知比类，足以自乱，不足以自明，此治之三失也。诊病不问其始，忧患饮食之失节，起居之过度，或伤于毒。不先言此，卒持寸口，何病能中？妄言作名，为粗所穷，此治之四失也。是以世人之语者，驰千里之外，不明尺寸之论，诊无人事。治数之道，从容之葆，坐③持寸口，诊不中五脉，百病所起，始以自怨，遗师其咎。是故治不能循理，弃术于市，妄治时愈，愚心自得④。呜呼！窈窈冥冥，熟⑤知其道？道之大者，拟于天地，配于四海，汝不知道之谕，受以明为晦。

（《素问·征四失论》）

凡治病⑥，必察其下⑦，适其脉⑧，观其志意，与其病也⑨。拘于

---

①谬言：谬，古林书堂本、读书堂本并作"缪"。日人丹波元坚《素问绍识》云："先兄曰：按：谬，当作'嘐'。《说文》：'嘐，夸言也。'《孟子》：'何以谓之狂也？曰：其志嘐嘐然。'俱可以证。"郭霭春主编《黄帝内经素问校注》从之。今谓"缪""谬"古可通用，谬（缪）言即妄言，义自可通，不烦改字；"谬"通"嘐"则于古无征，不可从。

②功：新校正云："按《太素》'功'作'巧'。"可据改。

③坐：徒然。

④妄治时愈愚心自得：新校正云："新校正云：按全元起本（自得）作'自巧'，《太素》作'自功'。"王注云："愚者百虑而一得，何自功之有耶？"疑本作"妄治得愈，愚心自功"。

⑤熟：王冰注："今详'熟'当作'孰'。"可从。

⑥病：此后《太素·卷十四·人迎脉口诊》有"者"字，可据补。

⑦下：此前《太素·卷十四·人迎脉口诊》有"上"字，可据补。

⑧脉：此后《太素·卷十四·人迎脉口诊》有"候"字，可据补。

⑨也：《太素·卷十四·人迎脉口诊》作"能"，可据改。能，通"态"。

鬼神者，不可与言至德。恶于针①石者，不可与言至巧。病不许治者，病必不治，治之无功矣。

（《素问·五脏别论》）

【简评】

　　《素问》的《疏五过论》和《征四失论》总结了医生在诊病过程中，特别是面对一些疑难病例，容易发生的种种过失，予以条陈明示，以为惩诫。其最要紧处应是"诊病不问其始，忧患饮食之失节，起居之过度，或伤于毒。不先言此，卒持寸口，何病能中？妄言作名，为粗所穷"，极言问诊的重要性。表明古医家在诊治疾病时，非常重视病史的采集，包括个人的经历、社会及家庭的变故，精神负担，饮食习惯，乃至外伤、中毒等意外，这些情况若不通过仔细询问，是不会知晓的。察得发病的始因，把握住疾病发展的规律，便不会忽视"尝贵后贱""暴乐暴苦"给病人身心带来的损害，就能早期识别"脱营""失精""痿躄"等精神内伤的严重疾患，而不至错过治疗时机。这里包含着为医者须保持开阔的视野，不仅熟悉天地自然，还要有洞察社会人生变易的大智慧。

二、望诊

（一）望面色

　　雷公问于黄帝曰：五色独决于明堂乎？小子未知其所谓也。黄帝曰：明堂者，鼻也。阙者，眉间也。庭者，颜也。蕃者，颊侧也。

---

①针：《太素·卷十四·人迎脉口诊》作"镜"，杨上善注云"镜，仕监反，铍也"，知《太素》原作"鑱"。

蔽者，耳门也。其间欲方大，去之十步，皆见于外，如是者，寿必中百岁。

雷公曰：五官之辨奈何？黄帝曰：明堂骨高以起，平以直，五脏次于中央，六腑挟其两侧，首面上于阙庭，王宫在于下极。五脏安于胸中，真色以致，病色不见，明堂润泽以清，五官恶得无辨乎？

雷公曰：其不辨者，可得闻乎？黄帝曰：五色之见也，各出其色①部。部骨陷者，必不免于病矣。其色部②乘袭者，虽病甚，不死矣。

雷公曰：官五色奈何？黄帝曰：青黑为痛，黄赤为热，白为寒，是谓五官。

雷公曰：以色言病之间甚奈何？黄帝曰：其色粗以明③，沉夭④者为甚，其色上行者病益甚，其色下行如云彻散者病方已。五色各有脏部，有外部，有内部也。色从外部走内部者，其病从外走内；其色从内走外⑤者，其病从内走外。病生于内者，先治其阴，后治其阳，反者益甚；其病生于阳者，先治其外，后治其内，反者益甚。其脉滑大以代而长者，病从外来，目有所见，志有所恶，此阳气之并也，可变而已。

雷公曰：小子闻风者，百病之始也；厥逆⑥者，寒湿之起⑦也。别之奈何？黄帝曰：常候阙中，薄泽为风，冲浊为痹，在地为厥，此其常也，各以其色言其病。

雷公曰：人不病卒死，何以知之？黄帝曰：大气入于脏腑者，

①色：《甲乙经》卷一第十五无，可据删。
②色部：《甲乙经》卷一第十五作"部色"，可据乙。
③粗以明：此后《甲乙经》卷一第十五有"者为间"三字，可据补。
④夭：原作"大"，据古林书堂本、医统正脉本改。
⑤从内走外：《甲乙经》卷一第十五作"从内部走外部"，与上文合，可据改。
⑥厥逆：据下文"冲浊为痹，在地为厥"，疑此二字当作"痹厥"。
⑦起：此前《甲乙经》卷一第十五有"所"字，可据补。

不病而卒死矣。

雷公曰：病小愈而卒死者，何以知之？黄帝曰：赤色出两颧，大如母指者，病虽小愈，必卒死。黑色出于庭，大如母指，必不病而卒死。

雷公再拜曰：善哉！其死有期乎？黄帝曰：察①色以言其时。

雷公曰：善乎！愿卒闻之。黄帝曰：庭者，首面也。阙上者，咽喉也。阙中者，肺也。下极者，心也。直下者，肝也。肝左者，胆也。下者，脾也。方上者，胃也。中央者，大肠也。挟大肠者，肾也。当肾者，脐也。面王以上者，小肠也。面王以下者，膀胱、子处也。颧者，肩也。颧后者，臂也。臂下者，手也。目内眦上者，膺乳也。挟绳而上者，背也。循牙车以下者，股也。中央者，膝也。膝以下者，胫也。当胫以下者，足也。巨分者，股里也。巨屈者，膝膑也。此五脏六腑肢节之部也，各有部分。有部分②，用阴和阳，用阳和阴③，当④明部分，万举万当，能别左右，是谓大道，男女异位，故曰阴阳，审察泽夭，谓之良工。沉浊为内，浮泽为外。黄赤为风，青黑为痛，白为寒，黄而膏润为脓，赤甚者为血，痛甚为挛，寒甚为皮不仁。五色各见其部，察其浮沉，以知浅深，察其泽夭，以观成败，察其散抟⑤，以知远近，视色上下，以知病处，积神于心，以知往今。故相气不微，不知是非，属意勿去，乃知新故。色明不粗，沉夭⑥为甚；不明不泽，其病不甚。其色散，驹驹然未有聚，其病散而气痛，聚未成也。肾乘心，心先病，肾为应，色皆如是。男子色在于

---

①察：此后《甲乙经》卷一第十五有"其"字，可据补。

②有部分：史常永《灵枢新考》认为"'有部分'三字是衍文，当删去。"可从。

③用阴和阳，用阳和阴：刘衡如校云："应据《甲乙经》卷一第十五改为'用阳和阴，用阴和阳'，末一'阳'字，与下'当''通'（读如汤）'工'（读如刚）协韵。"可从。

④当：《甲乙经》卷一第十五作"审"，可据改。

⑤抟：古林书堂本、医统正脉本并作"搏"，可据改。下"抟"字同。

⑥夭：原作"大"，据古林书堂本、医统正脉本改。

诊法篇

面王，为小腹痛，下为卵痛，其圜直为茎痛，高为本，下为首，狐疝癀阴之属也。女子^①在于面王，为膀胱、子处之病，散为痛，抟为聚，方员^②左右，各如其色形。其随而下至胝^③为淫，有润如膏状，为暴食不洁。左为左，右为右，其色有邪，聚散而不端，面色所指者也。色者，青黑赤白黄，皆端满有别乡。别乡赤者，其色亦大如榆荚，在面王为不日^④。其色上锐，首空上向，下锐下向，在左右如法。以五色命脏，青为肝，赤为心，白为肺，黄为脾，黑为肾。肝合筋，心合脉，肺合皮，脾合肉，肾合骨也。

（《灵枢·五色》）

言阴与阳，合于五行。五脏六腑，亦有所藏。四时八风，尽有阴阳。各得其位，合于明堂。各处色部，五脏六腑。察其所痛，左右上下。知其寒温，何经所在。审皮肤之^⑤寒温滑涩^⑥，知其所苦。膈有上下，知其^⑦气所在。

（《灵枢·官能》）

黄帝问于岐伯曰：余闻刺有五官五阅，以观五气。五气者，五脏之使也，五时之副也。愿闻其五使当安出？岐伯曰：五官者，五脏之阅也。

黄帝曰：愿闻其所出，令可为常。岐伯曰：脉出于气口，色见

---

①女子：此后《甲乙经》卷一第十五有"色"字，可据补。
②员：古同"圆"。
③胝：《甲乙经》卷一第十五作"骶"，并不可通。李今庸主编《新编黄帝内经纲目》校云："疑为'脤'之形误，即今之'唇'字。"可参。
④不日：《甲乙经》卷一第十五作"不月"，可据改。
⑤审皮肤之：《太素·卷十九·知官能》作"审尺之"。考本段为四字韵语，疑此句原作"审之尺肤"。
⑥寒温滑涩：考本段为四字韵语，前又有"知其寒温"，疑为古注误入正文。
⑦其：《太素·卷十九·知官能》无，可据删。

于明堂，五色更出，以应五时，各如其常，经气入脏，必当治里。

帝曰：善。五色独决于明堂乎？岐伯曰：五官已辨，阙庭必张，乃立明堂，明堂广大，蕃蔽见外，方壁高基，引垂居外，五色乃治，平博广大，寿中百岁。见此者，刺之必已，如是之人者，血气有余，肌肉坚致，故可苦①已针。

黄帝曰：五脉安出？五色安见？其常色殆者如何？岐伯曰：五官不辨，阙庭不张，小其明堂，蕃蔽不见，又埤其墙，墙下无基，垂角去外，如是者，虽平常殆，况加疾哉？

黄帝曰：五色之见于明堂，以观五脏之气，左右高下，各有形乎？岐伯曰：腑脏之在中也，各以次舍，左右上下，各如其度也。

（《灵枢·五阅五使》）

岐伯曰：五脏六腑，固尽有部，视其五色，黄赤为热，白为寒，青黑为痛，此所谓视而可见者也。

（《素问·举痛论》）

故色见青如草兹②者死，黄如枳实者死，黑如炲者死，赤如衃血者死，白如枯骨者死，此五色之见死也。青如翠羽者生，赤如鸡冠者生，黄如蟹腹者生，白如豕膏者生，黑如乌羽者生，此五色之见生也。

生于心，如以缟裹朱；生于肺，如以缟裹红；生于肝，如以缟裹绀；生于脾，如以缟裹栝楼实；生于肾，如以缟裹紫，此五脏所生之外荣也。

色味当五脏，白当肺、辛，赤当心、苦，青当肝、酸，黄当

·诊法篇·

---

① 苦：刘衡如云："详文义当作'治'。"可参。
② 草兹：即草席。

脾、甘，黑当肾、咸。故白当皮，赤当脉，青当筋，黄当肉，黑当骨。

凡相五色之奇脉^①，面黄目青，面黄目赤，面黄目白，面黄目黑者，皆不死也。面青目赤，面赤目白，面青目黑，面黑目白，面赤目青，皆死也。

（《素问·五脏生成》）

夫精明^②五色者，气之华也。赤欲如白裹朱，不欲如赭；白欲如鹅羽，不欲如盐；青欲如苍璧之泽，不欲如蓝；黄欲如罗裹雄黄，不欲如黄土；黑欲如重漆色，不欲如地苍^③。五色精微象见^④矣，其寿不久也。

（《素问·脉要精微论》）

黄帝问曰：余闻《揆度》《奇恒》，所指不同，用之奈何？岐伯对曰：《揆度》者，度病之浅深也。《奇恒》者，言奇^⑤病也。请言道之至数。《五色》《脉变》，《揆度》《奇恒》，道在于一。神转不回，回则不转，乃失其机。至数之要，迫近以微。著之玉版，命曰合《玉

---

①之奇脉：新校正云："按《甲乙经》无'之奇脉'三字。"今本《甲乙经》同新校正。可据删。

②精明：详文义，此二字为衍文。

③地苍：《太素·卷十六·杂诊》作"炭也"，杨注云"一曰如地。"新校正云："《甲乙经》作'炭色'。"今疑古本原作"灺"（烛烬，烛炭），"地"是"灺"形误，后人不晓其义臆补"苍"字则成"地苍"；"灺"字较为生僻，若后世在传抄中改用习见的同义词"炭"，更增"也"或"色"字，则有"炭也""炭色"之异文；或"炭"本旁注（解释"灺"字），后误入正文，而"灺"又误作"也"或"色"，亦属可能。《灵枢·经脉》"面如漆柴"，《太素·卷八·经脉连环》作"面黑如地色"，马王堆汉墓古医书《足臂十一脉灸经》作"面黬如灺色"，张家山汉墓出土古医书《脉书》作"面黬如灺色"，可以参看。

④五色精微象见：清·于鬯《香草续校书·内经素问》云："微盖衰微之义。精微者，精衰也。五色精微象见者，五色精衰象见也。"

⑤奇：此后《太素·卷十五·色脉诊》有"恒"字，可据补。

机》①。

客②色见上下左右，各在③其要。其色见浅者，汤液主治，十日已；其见深者，必齐④主治，二十一日已；其见大深者，醪酒主治，百日已；色夭面脱，不治，百日尽已。

色见上下左右，各在其要。上为逆，下为从。女子右为逆，左为从；男子左为逆，右为从。易，重阳死，重阴死。阴阳反他⑤，治在权衡相夺，《奇恒》事也，《揆度》事也。

（《素问·玉版论要》）

（二）察形态

夫五脏者，身之强也。头者精明之府，头倾视深，精神将夺矣。背者胸中之府，背曲肩随，府将坏矣。腰者肾之府，转摇不能，肾将惫矣。膝者筋之府，屈伸不能，行则偻附，筋将惫矣。骨者髓之

---

①命曰合玉机：王冰注云："《玉机》，篇名也。言以此回转之要旨，著之玉版，合同于《玉机论》文也。"相关文字又见于《素问·玉机真脏论》："吾得脉之大要，天下至数。《五色》《脉变》，《揆度》《奇恒》，道在于一。神转不回，回则不转，乃失其机。至数之要，迫近以微。著之玉版，藏之藏府，每旦读之，名曰《玉机》。"两相比勘，并衡诸句式，疑"合"字为衍。

②客：原作"容"，新校正云："按全元起本'容'作'客'。"《太素·卷十五·色脉诊》亦作"客"，结合王冰注云"容色者，他气也"，知王冰本本亦作"客"，故据改。

③在：察也。

④必齐：清·孙诒让《札迻·卷十一·素问王冰注》："此篇'必齐'对'汤液''醪酒'，《汤液醪醴论》'必齐毒药'对'镵石针艾'为文，'必'字皆当为'火'，篆文二字形近，因而致误。"今谓孙氏言"篆文二字形近"虽属可商（二字字形以隶书最为相近），但谓"必"字当为"火"则至当不移。

⑤阴阳反他：新校正云："按：《素问·阴阳应象大论》云：'阴阳反作。'是宋臣以'他'为'作'之误字。田晋藩《黄帝内经素问校证》云：'他，应作"祚"。祚，位也。王注："不得高下之宜。"正阴阳反其位也。'郭霭春主编《黄帝内经素问校注》引李笠曰："'反他'言与他人相反，故曰奇恒事也。"按：新校正可从，"反作"犹言反动、变动、变乱、动乱。"作"，别体作"佐"（《金石文字辨异·入声·药韵》"作"字引《汉北海相景君铭》），与"佗"形近，"佗""他"古为一字，故可误作"他"字。

府，不能久立，行则振掉，骨将惫矣。得强则生，失强则死。

（《素问·脉要精微论》）

黄帝曰：病形何如？取之奈何？伯高曰：夫百病变化，不可胜数，然皮有部，肉有柱，血气有输，骨有属。

黄帝曰：愿闻其故。伯高曰：皮之部，输于四末。肉之柱，在臂胫诸阳分肉之间，与足少阴分间。血气之输，输于诸络，气血留居，则盛而起。筋部无阴无阳，无左无右，候病所在。骨之属者，骨空之所以受益，而益脑髓者也[①]。

（《灵枢·卫气失常》）

黄帝曰：五脏之气阅于面者，余已知之矣。以肢节知而阅之奈何？岐伯曰：五脏六腑者，肺为之盖，巨肩陷咽，候见其外。

黄帝曰：善。岐伯曰：五脏六腑，心为之主，缺盆为之道，骺[②]骨有余，以候𩩲骭。

黄帝曰：善。岐伯曰：肝者主为将，使之候外，欲知坚固，视目小大。

黄帝曰：善。岐伯曰：脾者主为卫，使之迎粮，视唇舌好恶，以知吉凶。

黄帝曰：善。岐伯曰：肾者主为外，使之远听，视耳好恶，以知其性。

黄帝曰：善。愿闻六腑之候。岐伯曰：六腑者，胃为之海，广

[①]皮之部……而益脑髓者也：校勘参看"藏象篇·二、藏象模式·（十）头身四肢"。
[②]骺：原作"骺"，据古林书堂本、医统正脉本改。

骸①、大颈、张胸，五谷乃容；鼻隧以长，以候大肠；唇厚、人中长，以候小肠；目下果大，其胆乃横；鼻孔在外，膀胱漏泄；鼻柱中央起，三焦乃约。此所以候六腑者也。上下三等，脏安且良矣。

（《灵枢·师传》）

黄帝问于岐伯曰：人有八虚，各何以候？岐伯答曰：以候五脏。

黄帝曰：候之奈何？岐伯曰：肺心有邪，其气留于两肘；肝有邪，其气流于两腋；脾有邪，其气留于两髀；肾有邪，其气留于两腘。凡此八虚者，皆机关之室，真气之所过，血络之所游，邪气恶血，固不得住留，住留则伤筋络骨节，机关不得屈伸，故痀②挛也。

（《灵枢·邪客》）

（三）审官窍

黄帝曰：以官何候？岐伯曰：以候五脏。故肺病者，喘息鼻张③；肝病者，眦青；脾病者，唇黄；心病者，舌卷短，颧赤；肾病

---

①广骸：宽下巴。骸，《千金要方》卷十六第一作"胲"，《甲乙经》卷一第三校语谓"《太素》作'腒'"，三字并当训为"颏"。其间关系是，从骨从肉之字每相混，如《灵枢·经脉》有"髀"用作"脾"之证，故此"骸"自亦可作"胲"；《太素》之"腒"乃"胲"之俗字，"胲"之作"腒"，犹如"姟"之作"娚"。胲，《汉书·东方朔传》"啮齿牙，树颊胲，吐唇吻，擢项颐，结股脚，连脽尻"，颜师古注谓"颊肉曰胲"。然该句"齿牙""唇吻""项颐""股脚""脽尻"等词二字皆相为属别（段玉裁《说文解字注》注"脽"字语），故胲解作颊肉甚是可疑。《集韵·海韵》："頦，颊下曰頦，或作胲。"可知"胲"可作为"頦"之异体使用，而义为下巴。宋·宋慈《洗冤录·论沿身骨脉》："结喉之上者胲，胲两旁者曲颔。"元佚名《阳春白雪·愿成双》："妾守冯魁，似胲下瘿。"结喉之上，正是下巴，乃瘿之病位，可知"胲"有下巴义。《玉篇》："颏，颐下也。"此字音有"古亥切"，故"骸""胲""腒"似均可视为"颏"之通假字。

②痀：通"拘"，拘挛。

③张：原作"胀"，据古林书堂本、医统正脉本改。

者，颧与颜黑。

（《灵枢·五阅五使》）

黄帝问于伯高曰：何以知皮肉气血筋骨之病也？伯高曰：色起两眉[1]，薄泽者，病在皮。唇色青黄赤白黑者，病在肌肉。营气濡然者，病在血气。目色青黄赤白黑者，病在筋。耳焦枯受尘垢，病在骨。

（《灵枢·卫气失常》）

目赤色[2]者病在心，白在肺，青在肝，黄在脾，黑在肾。黄色不可名者，病在胸中。

诊目痛，赤脉从上下者，太阳病；从下上者，阳明病；从外走内者，少阳病。诊寒热，赤脉[3]上下至瞳子，见一脉一岁死，见一脉半一岁半死，见二脉二岁死，见二脉半二岁半死，见三脉三岁死。

（《灵枢·论疾诊尺》）

夫精明者，所以视万物，别白黑，审短长。以长为短，以白为黑，如是则精衰矣。

（《素问·脉要精微论》）

目黄者曰黄疸。

（《素问·平人气象论》）

---

①两眉：此后《甲乙经》卷六第六有"间"字，可据补。
②赤色：《太素·卷十七》残页作"色赤"，可据乙。
③赤脉：此后《太素·卷十六·杂诊》有"从"字，可据补。

目内陷者死。

足太阳气绝者，其足不可屈伸，死必戴眼。

瞳子高者，太阳不足；戴眼者，太阳已绝。此决死生之要，不可不察也。

（《素问·三部九候论》）

肝热病者，左颊先赤；心热病者，颜先赤；脾热病者，鼻先赤；肺热病者，右颊先赤；肾热病者，颐先赤。

（《素问·刺热》）

足太阴气绝者，则脉不荣肌肉，唇舌者肌肉之本也，脉不荣则肌肉软，肌肉软则舌萎人中满，人中满则唇反，唇反者肉先死。

（《灵枢·经脉》）

帝曰：愿闻十二经脉之终奈何？岐伯曰：太阳之脉，其终也，戴眼，反折，瘛疭，其色白，绝汗乃出，出则死矣。少阳终者，耳聋，百节皆纵，目𥆧绝系，绝系一日半死，其死也色先青白，乃死矣。阳明终者，口目动作，善惊妄言，色黄，其上下经盛，不仁，则终矣。少阴终者，面黑，齿长而垢，腹胀闭，上下不通而终矣。太阴终者，腹胀闭，不得息，善噫，善呕，呕则逆，逆则面赤，不逆则上下不通，不通则面黑皮毛焦而终矣。厥阴终者，中热嗌干，善溺，心烦，甚则舌卷卵上缩而终矣。此十二经之所败也。

（《素问·诊要经终论》）

（四）辨络脉

凡诊络脉，脉色青则寒且痛，赤则有热。胃中寒，手鱼之络多青矣；胃中有热，鱼际络赤。其暴①黑者，留久痹也；其有赤有黑有青者，寒热气②也；其青③短者，少气也。

（《灵枢·经脉》）

诊血脉者，多赤多热，多青多痛，多黑为久痹，多赤、多黑、多青皆见者，寒热。

（《灵枢·论疾诊尺》）

阳明之阳，名曰害蜚，上下同法，视其部中有浮络者，皆阳明之络也。其色多青则痛，多黑则痹，黄赤则热，多白则寒，五色皆见，则寒热也。络盛则入客于经，阳主外，阴主内。

（《素问·皮部论》）

黄帝问曰：夫络脉之见也，其五色各异，青黄赤白黑不同，其故何也？岐伯对曰：经有常色，而络无常变也。

帝曰：经之常色何如？岐伯曰：心赤，肺白，肝青，脾黄，肾黑，皆亦应其经脉之色也。

帝曰：络之阴阳，亦应其经乎？岐伯曰：阴络之色应其经，阳络之色变无常，随四时而行也。寒多则凝泣，凝泣则青黑，热多则淖泽，淖泽则黄赤，此皆常色，谓之无病。五色具见者，谓之寒热。帝曰：善。

（《素问·经络论》）

---

①暴：《太素·卷九·经络别异》作"鱼"，可据改。
②气：《太素·卷九·经络别异》无，可据删。
③青：此后《太素·卷九·经络别异》有"而小"二字，可据补。

三、闻诊

五脏者，中之守也。中盛脏满，气胜伤恐者，声如从室中言，是中气之湿也。言而微，终日乃复言者，此夺气也。衣被不敛，言语善恶不避亲疏者，此神明之乱也。仓廪不藏者，是门户不要也。水泉不止者，是膀胱不藏也。得守者生，失守者死。

（《素问·脉要精微论》）

岐伯对曰[①]：夫盐之味咸者，其气令器津泄；弦绝者，其音嘶败；木敷者，其叶发；病深者，其声哕。人有此三者，是谓坏腑，毒药无治，短针无取，此皆绝皮伤肉，血气争黑。

（《素问·宝命全形论》）

四、问诊

帝曰：余闻其要于夫子矣，夫子言不离色脉，此余之所知也。岐伯曰：治之极于一。

帝曰：何谓一？岐伯曰：一者因得之。

帝曰：奈何？岐伯曰：闭户塞牖，系之病者，数问其情，以从其意。得神者昌，失神者亡。帝曰：善。

（《素问·移精变气论》）

必审问其所始病，与今之所方病，而后各[②]切循其脉，视其经络浮沉，以上下逆从循之，其脉疾者不病，其脉迟者病，脉不往来者

---

① 岐伯对曰：本段校勘参看"哲理篇·三、认知与思维"。

② 各：《太素·卷十四》首篇无，可据删。

死，皮肤着者死。

（《素问·三部九候论》）

帝曰：其痛^①或卒然而止者，或痛甚不休者，或痛甚不可按者，或按之而痛止者，或按之无益者，或喘动应手者，或心与背相引而痛者，或胁肋与少腹相引而痛者，或腹痛引阴股者，或痛宿昔而成积者，或卒然痛死不知人、有少间复生者，或痛而呕者，或腹痛而后泄者，或痛而闭不通者。凡此诸痛，各不同形，别之奈何？岐伯曰：……热气留于小肠，肠中痛^②瘅热焦渴^③，则坚干不得出，故痛而闭不通矣。帝曰：所谓言而可知者也。

（《素问·举痛论》）

五、切诊

（一）脉诊

1. 经脉（脏脉）遍诊法

黄帝曰^④：经脉十二，而手太阴、足少阴、阳明独动不休，何也？岐伯曰：是明，胃脉也。胃为五脏六腑之海，其清气上注于肺，肺气从太阴而行之，其行也，以息往来，故人一呼脉再动，一吸脉亦再动，呼吸不已，故动而不止。

黄帝曰：气之过于寸口也，上十焉息？下八焉伏？何道从还？不知其极。岐伯曰：气之离脏也，卒然如弓弩之发，如水之下岸，上

---

① 痛：此后《太素·卷二十七·邪客》有"也"字，可据补并于其后加"，"。
② 痛：《太素·卷二十七·邪客》无，可据删。
③ 渴：通"竭"，干涸之意。《太素·卷二十七·邪客》即作"竭"。
④ 黄帝曰：本段校勘参看"藏象篇·四、生命物质与生命活动·（二）气、血、津、液·2.气血津液的运动变化"。下四段同。

于鱼以反衰，其余气衰散以逆上，故其行微。

黄帝曰：足之阳明，何因而动？岐伯曰：胃气上注于肺，其悍气上冲头者，循咽，上走空窍，循眼系，入络脑，出顑，下客主人，循牙车，合阳明，并下人迎，此胃气别走于阳明者也。故阴阳上下，其动也若一。故阳病而阳脉小者为逆，阴病而阴脉大者为逆。故阴阳俱静俱动，若引绳相倾者病。

黄帝曰：足少阴何因而动？岐伯曰：冲脉者，十二经之海也，与少阴之大络，起于肾下，出于气街，循阴股内廉，邪入腘中，循胫骨内廉，并少阴之经，下入内踝之后，入足下；其别者，邪入踝，出属跗上，入大指之间，注诸络，以温足胫，此脉之常动者也。

黄帝曰：营卫之行也，上下相贯，如环之无端。今有其卒然遇邪气，及逢大寒，手足懈惰，其脉阴阳之道，相输之会，行相失也，气何由还？岐伯曰：夫四末阴阳之会者，此气之大络也。四街者，气之径路也。故络绝则径通，四末解则气从合，相输如环。

黄帝曰：善。此所谓如环无端，莫知其纪，终而复始，此之谓也。

（《灵枢·动输》）

缺盆之中，任脉也，名曰天突，一①。次任脉侧之动脉，足阳明也，名曰人迎，二。次脉手阳明也，名曰扶突，三。次脉手太阳也，名曰天窗，四。次脉足少阳也，名曰天容，五。次脉手少阳也，名曰天牖，六。次脉足太阳也，名曰天柱，七。次脉颈②中央之脉，督脉也，名曰风府。腋内动脉，手太阴也，名曰天府。腋下三寸，手心主也，名曰天池。

---

①一：《太素·卷十一·本输》无，可据删。下"二""三""四""五""六""七"同。
②颈：《太素·卷十一·本输》作"项"，可据改。

足阳明挟喉之动脉也，其腧在膺中。手阳明次在其腧[①]外，不至曲颊一寸。手太阳当曲颊。足少阳在耳下曲颊之后。手少阳出耳后，上加完骨之上。足太阳挟项大筋之中发际。阴尺动脉在五里，五腧之禁也。

（《灵枢·本输》）

太阳脏独至，厥喘虚气逆，是阴不足、阳有余也，表里当俱泻，取之下俞。阳明脏独至，是阳气重并也，当泻阳补阴，取之下俞。少阳脏独至，是厥气也，跷前卒大，取之下俞，少阳独至者，一阳之过也。

太阴脏搏者，用心省真，五脉气少，胃气不平，三阴也，宜治其下俞，补阳泻阴。一阳独啸，少阳厥也，阳并于上，四[②]脉争张，气归于肾，宜治其经络，泻阳补阴。一阴至，厥阴之治也，真虚痛心，厥气留薄，发为白汗，调食和药，治在下俞。

帝曰：太阳脏何象？岐伯曰：象三阳而浮也。

帝曰：少阳脏何象？岐伯曰：象一阳也，一阳脏者，滑而不实也。

帝曰：阳明脏何象？岐伯曰：象大浮也。太阴脏搏，言伏鼓也。二阴搏至，肾沉不浮也。

（《素问·经脉别论》）

帝曰：扪而可得奈何？岐伯曰：视其主病之脉，坚而血及陷下者，皆可扪而得也。

（《素问·举痛论》）

---

①腧：《太素·卷十一·本输》无，可据删。
②四：《太素·卷十六·脉论》作"血"，可据改。

太阳脉至，洪大以长；少阳脉至，乍数乍疏，乍短乍长；阳明脉至，浮大而短。

（《素问·平人气象论》）

鼓一阳曰钩，鼓一阴曰毛，鼓阳胜急曰弦，鼓阳至而绝曰石，阴阳相过曰溜①。阴争于内，阳扰于外，魄汗未藏，四逆而起，起则熏肺，使人喘鸣。阴之所生，和本曰和。是故刚与刚，阳气破散，阴气乃消亡。淖则刚柔不和，经气乃绝②。死阴之属，不过三日而死；生阳之属，不过四日而死③。所谓生阳死阴者，肝之心谓之生阳，心之肺谓之死阴，肺之肾谓之重阴，肾之脾谓之辟阴，死不治。结阳者，肿四支。结阴者，便血一升，再结二升，三结三升。阴阳结斜，多阴少阳曰石水，少腹肿。二阳结谓之消，三阳结谓之隔，三阴结谓之水，一阴一阳结谓之喉痹。阴搏阳别，谓之有子。阴阳虚，肠辟死。阳加于阴，谓之汗。阴虚阳搏，谓之崩。三阴俱搏，二十日夜半死。二阴俱搏，十三日夕时死。一阴俱搏，十日④死。三阳俱搏且鼓，三日死。三阴三阳俱搏，心腹满，发尽，不得隐曲，五日死。二阳俱搏，其病温，死不治，不过十日死。

（《素问·阴阳别论》）

·诊法篇·

---

①溜：《太素·卷三·阴阳杂说》作"弹"，可据改。

②阳争于内……经气乃绝：校勘参看"病理篇·六、阴阳表里虚实寒热病机"。

③四日而死：新校正云："按别本作'四日而生'，全元起注本作'四日而已'，俱通。详上下文义，作'死'者非。"《太素·卷三·阴阳杂说》同全元起本，可据改。

④十日：此后古林书堂本、读书堂本、《太素·卷三·阴阳杂说》并有"平旦"二字，可据补。

【简评】

全身经络遍诊法当为早期的诊脉法，故《素问·举痛论》有"视其主病之脉，坚而血及陷下者，皆可扪而得也"之论。扪循切按与病位相关的经脉乃至络脉，从手感的坚实或陷下，或血络瘀滞，可判得虚实。《灵枢·动腧》提示了太阴、阳明等经脉的一定部位可触到搏动，显示了经脉中气血运动状态可成为诊察和治疗疾病的指标。《灵枢·经脉》言及各经脉的走行和主病之后，皆有"为此诸病，盛则泻之，虚则补之，热则疾之，寒则留之，陷下则灸之，不盛不虚，以经取之"之语，此"盛"与"衰"兼指病性与经脉，而"陷下"则仅指经脉，与《举痛论》同。

在三部九候诊脉法出现及寸口脉法大行其道之后，全身经络遍诊法并未废止，临证仍有一定应用价值。

2. 三部九候诊法

黄帝问曰[①]：余闻《九针》于夫子，众多博大，不可胜数。余愿闻要道，以属子孙，传之后世，著之骨髓，藏之肝肺，歃血而受，不敢妄泄，令合天道，必有终始，上应天光星辰历纪，下副四时五行，贵贱更立，冬阴夏阳，以人应之奈何？愿闻其方。岐伯对曰：妙乎哉问也！此天地之至数。

帝曰：愿闻天地之至数，合于人形血气，通决死生，为之奈何？岐伯曰：天地之至数，始于一，终于九焉。一者天，二者地，三者人，因而三之，三三者九，以应九野。故人有三部，部有三候，以决死生，以处百病，以调虚实，而除邪疾。

---

①黄帝问曰：本段校勘参看"哲理篇·一、天人观"。

帝曰：何谓三部？岐伯曰：有下部，有中部，有上部，部各有三候，三候者，有天有地有人也，必指而导之，乃以为真。上部天，两额之动脉；上部地，两颊之动脉；上部人，耳前之动脉。中部天，手太阴也；中部地，手阳明也；中部人，手少阴也。下部天，足厥阴也；下部地，足少阴也；下部人，足太阴也。故下部之天以候肝，地以候肾，人以候脾胃之气。

帝曰：中部之候奈何？岐伯曰：亦有天，亦有地，亦有人。天以候肺，地以候胸中之气，人以候心。

帝曰：上部以何候之？岐伯曰：亦有天，亦有地，亦有人。天以候头角之气，地以候口齿之气，人以候耳目之气。三部者，各有天，各有地，各有人。三而成天，三而成地，三而成人。三而三之，合则为九，九分为九野，九野为九脏。故神脏五，形脏四，合为九脏。五脏已败[1]，其色必夭，夭必死矣。

帝曰：决死生奈何？岐伯曰：形盛脉细，少气不足以息者危。形瘦脉大，胸中多气者死。形气相得者生，参伍不调者病，三部九候皆相失者死。上下左右之脉相应如参舂者病甚，上下左右相失不可数者死。中部之候虽独调，与众脏相失者死。中部之候相减者死。目内陷者死。

帝曰：何以知病之所在？岐伯曰：察[2]九候，独小者病，独大者病，独疾者病，独迟者病，独热者病，独寒者病，独陷下者病。以左手足上去踝五寸按之[3]，庶右手足当踝而弹之[4]。其[5]应过五寸以上，

---

①五脏已败：此后法藏敦煌文献P.3287有"刑脏以竭者"五字，或可据补"形脏已竭者"五字。
②察：此后《太素·卷十四》首篇有"其"字，可据补。
③以左手足上去踝五寸按之：《太素·卷十四》首篇无"足"字，法藏敦煌文献P.3287作"以左手去足内踝上五寸，指微按之"，文义较本经为顺，可参。
④庶右手足当踝而弹之：《太素·卷十四》首篇作"右手当踝而弹之"，敦煌抄本P.3287作"以右手指当踝上微而弹之"，文义较本经为顺，可参。
⑤其：此后敦煌抄本P.3287有"脉中气动"四字，可参。

蠕蠕然者，不病。其应疾①，中手浑浑然者病，中手徐徐然者病。其应上不能至五寸，弹之不应者死②。是以③脱肉身不去者死④。中部乍疏乍数者死，其脉代而钩者，病在络脉。九候之相应也，上下若一，不得相失。一候后则病，二候后则病甚，三候后则病危。所谓后者，应不俱也。察其腑脏，以知死生之期。必先知经脉⑤，然后知病脉。真脏脉见者胜⑥死。足太阳气绝者，其足不可屈伸，死必戴眼。

帝曰：冬阴夏阳奈何？岐伯曰：九候之脉，皆沉细悬绝者为阴，主冬，故以夜半死；盛躁喘数者为阳，主夏，故以日中死。是故寒热病者，以平旦死；热中及热病者，以日中死；病风者，以日夕死；病水者，以夜半死；其脉乍疏乍数，乍迟乍疾者，日⑦乘四季死。形肉已脱，九候虽调，犹死。七诊虽见，九候皆从者不死。所⑧言不死者，风气之病及经月之病，似七诊之病而非也，故言不死。若有七诊之病，其脉候亦败者死矣，必发哕噫。

（《素问·三部九候论》）

帝曰：善。然真邪以合，波陇不起，候之奈何？岐伯曰：审扪循三部九候之盛虚而调之，察其左右上下相失及相减者，审其病脏以期之。不知三部者，阴阳不别，天地不分。地以候地，天以候天，人以候人，调之中腑，以定三部，故曰：刺不知三部九候病脉之处，虽

①其应疾：敦煌抄本P.3287作"其气来疾"，可参。
②中手徐徐然者病……弹之不应者死：敦煌抄本P.3287作"其气来徐徐，上不能至五寸，弹之不应手者死也"，可参。
③是以：《太素·卷十四》首篇无，敦煌抄本P.3287作"其"，作"其"胜。
④脱肉身不去者死：敦煌抄本P.3287作"肌宾身充，气不去来者亦死"。按：疑当作"肌完身充，气不去来者亦死"。因"完""宾"形近，而"肌肉"又是习用之词，故敦煌抄本误作"宾"字。至《素问》《太素》误作"脱肉身不去者死"，文不可解矣。
⑤经脉：常脉，正常的脉象。王冰注云："经脉，四时五脏之脉。"亦是此意。
⑥者胜：《太素·卷十四》首篇作"胜者"，法藏敦煌文献P.3287无"胜"字，似当删。
⑦日：此前《太素·卷十四》首篇有"以"字，或可据补以求文例一律。
⑧所：此后法藏敦煌文献P.3287有"以"字，可据补。

有大过且至，工不能禁也。诛罚无过，命曰大惑。反乱大经，真不可复。用实为虚，以邪为真。用针无义，反为气贼。夺人正气，以从为逆。荣卫散乱，真气已失。邪独内着，绝人长命，予人夭殃。不知三部九候，故不能久长。

（《素问·离合真邪论》）

3. 寸口诊法

（1）诊寸口原理

帝曰：气口何以独为五脏主？岐伯曰：胃者，水谷之海，六腑之大源也。五味入口，藏于胃以养五脏气，气口亦太阴也。是以五脏六腑之气味，皆出于胃，变见于气口。

（《素问·五脏别论》）

食气入胃，散精于肝，淫气于筋。食气入胃，浊气归心，淫精于脉，脉气流经，经气归于肺，肺朝百脉，输精于皮毛，毛脉合精，行气于府，府精神明，留于四脏，气归于权衡，权衡以平，气口成寸，以决死生。

饮入于胃[①]，游溢精气，上输于脾，脾气散精，上归于肺，通调水道，下输膀胱，水精四布，五经并行，合于四时五脏阴阳，揆度以为常也。

（《素问·经脉别论》）

（2）脉合阴阳四时

帝曰：脉其四时动奈何？知病之所在奈何？知病之所变奈何？

---

①饮入于胃：本段校勘参看"哲理篇·二、气、阴阳、五行·（一）气·3.药食之气"。

知病乍^①在内奈何？知病乍在外奈何？请问此五^②者，可得闻乎？岐伯曰：请言其与天运转大也。万物之外，六合之内，天地之变，阴阳之应，彼春之暖，为夏之暑，彼秋之忿，为冬之怒，四变之动，脉与之上下，以春应中规，夏应中矩，秋应中衡，冬应中权。是故冬至四十五日，阳气微上，阴气微下；夏至四十五日，阴气微上，阳气微下。阴阳有时，与脉为期；期而相失，知脉所分；分之有期，故知死时。微妙在脉，不可不察；察之有纪，从阴阳始；始之有经，从五行生；生之有度，四时为宜^③；补泻^④勿失，与天地如一；得一之情，以知死生。是故声合五音，色合五行，脉合阴阳。

是故持脉有道，虚静为保。春日浮，如鱼之游在波^⑤；夏日在肤，泛泛乎万物有余；秋日下肤，蛰虫将去；冬日在骨，蛰虫周^⑥密，君子居室。故曰：知内者，按而纪之；知外者，终而始之。此六者，持脉之大法。

（《素问·脉要精微论》）

脉从阴阳，病易已；脉逆阴阳，病难已。脉得四时之顺，曰病无他^⑦；脉反四时及不间脏，曰难已。

脉有逆从四时，未有脏形，春夏而脉瘦^⑧，秋冬而脉浮大，命曰逆四时也；风热而脉静，泄而脱血脉实，病在中脉虚，病在外脉涩坚

---

①乍：古同"作"。

②五：《太素·卷十四·四时脉诊》作"六"，与下文"此六者，持脉之大法"合，可据改。

③宜：《太素·卷十四·四时脉诊》作"数"，可据改。

④补泻：《太素·卷十四·四时脉诊》作"徇数"，可据改。

⑤在波：《太素·卷十四·四时脉诊》作"在皮"。按：作"在皮"者自较《素问》为古，然恐亦非古经原貌，而是后世注语误入正文，"在波"则正由此"在皮"进一步讹误而来，当删。

⑥周：《太素·卷十四·四时脉诊》作"固"，可据改。

⑦无他：他，通"它"，即蛇。无他，即无蛇，犹无害、无虞。

⑧瘦：疑是"廋"字之误，隐匿之意，此指脉沉。

者，皆难治，命曰反四时也。

（《素问·平人气象论》）

黄帝问曰：春脉如弦，何如而弦？岐伯对曰：春脉者肝也，东方木也，万物之所以始生也。故其气来，软弱轻虚而滑，端直以长，故曰弦，反此者病。

帝曰：何如而反？岐伯曰：其气来实而强，此谓太过，病在外；其气来不实而微，此谓不及，病在中。

帝曰：春脉太过与不及，其病皆何如？岐伯曰：太过则令人善忘，忽忽眩冒而巅疾；其不及则令人胸痛引背，下则两胠胁满。

帝曰：善。夏脉如钩，何如而钩？岐伯曰：夏脉者心也，南方火也，万物之所以盛长也，故其气来盛去衰，故曰钩，反此者病。

帝曰：何如而反？岐伯曰：其气来盛去亦盛，此谓太过，病在外；其气来不盛去反盛，此谓不及，病在中。

帝曰：夏脉太过与不及，其病皆何如？岐伯曰：太过则令人身热而肤痛，为浸淫；其不及则令人烦心，上见咳唾，下为气泄。

帝曰：善。秋脉如浮，何如而浮？岐伯曰：秋脉者肺也，西方金也，万物之所以收成也，故其气来，轻虚以浮，来急去散，故曰浮，反此者病。

帝曰：何如而反？岐伯曰：其气来，毛而中央坚，两傍虚，此谓太过，病在外；其气来，毛而微，此谓不及，病在中。

帝曰：秋脉太过与不及，其病皆何如？岐伯曰：太过则令人逆气，而背痛愠愠然；其不及则令人喘呼吸少气[①]而咳，上气见血，下闻病音。

①吸少气：《太素·卷十四·四时脉形》无此三字，疑是。

帝曰：善。冬脉如营，何如而营？岐伯曰：冬脉者肾也，北方水也，万物之所以合藏也，故其气来沉以搏，故曰营，反此者病。

帝曰：何如而反？岐伯曰：其气来如弹石者，此谓太过，病在外；其去如数①者，此谓不及，病在中。

帝曰：冬脉太过与不及，其病皆何如？岐伯曰：太过则令人解㑊②，脊脉痛而少气不欲言；其不及则令人心悬如病饥，䏚中清，脊中痛，少腹满，小便变。帝曰：善。

帝曰：四时之序，逆从之变异也，然脾脉独何主？岐伯曰：脾脉者土也，孤脏以灌四傍者也。

帝曰：然则脾善恶，可得见之乎？岐伯曰：善者不可得见，恶者可见。

帝曰：恶者何如可见？岐伯曰：其来如水之流者，此谓太过，病在外；如鸟之喙者，此谓不及，病在中。

帝曰：夫子言脾为孤脏，中央土以灌四傍，其太过与不及，其病皆何如？岐伯曰：太过则令人四支不举；其不及，则令人九窍不通，名曰重强。

帝瞿然而起，再拜而稽首，曰：善。吾得脉之大要，天下至数。《五色》《脉变》；《揆度》《奇恒》，道在于一。神转不回，回则不转，乃失其机。至数之要，迫近以微。著之玉版，藏之藏府③，每旦读之，名曰《玉机》。

黄帝曰：……脉从四时，谓之可治；……脉逆四时，为不可治④。……所谓逆四时者，春得肺脉，夏得肾脉，秋得心脉，冬得脾

---

①数：《太素·卷十四·四时脉形》作"毛"，可据改。
②解㑊：犹懈怠。解，通"懈"。㑊，《说文·人部》："㑊，堕也。"段玉裁注云："医经'解㑊'之'㑊'当作此字。"可参。
③藏府：同义复词。府库。
④为不可治：《太素·卷十四·四时脉诊》作"谓之不治"。

脉，其至皆悬绝沉涩者，命曰逆四时。未有脏形，于春夏而脉沉涩，秋冬而脉浮大，名曰逆四时也。

（《素问·玉机真脏论》）

黄帝问曰：人有四经十二从，何谓？岐伯对曰：四经应四时，十二从应十二月，十二月应十二脉。脉有阴阳，知阳者知阴，知阴者知阳。凡阳有五，五五二十五阳。所谓阴者，真脏也，见则为败，败必死也。所谓阳者，胃脘之阳也。别于阳者，知病处也；别于阴者，知死生之期。三阳在头，三阴在手，所谓一也。别于阳者，知病忌时；别于阴者，知死生之期。谨熟阴阳，无与众谋。所谓阴阳者，去者为阴，至者为阳；静者为阴，动者为阳；迟者为阴，数者为阳。凡持真脉之脏脉①者，肝至悬绝急，十八日死；心至悬绝，九日死；肺至悬绝，十二日死；肾至悬绝，七日死；脾至悬绝，四日死。

（《素问·阴阳别论》）

（3）脉重胃气

平人之常，气禀于胃。胃者，平人之常气也。人无胃气曰逆，逆者死。春胃微弦曰平，弦多胃少曰肝病，但弦无胃曰死，胃而有毛曰秋病，毛甚曰今病。脏真散于肝，肝藏筋膜之气也。夏胃微钩曰平，钩多胃少曰心病，但钩无胃曰死，胃而有石曰冬病，石甚曰今病。脏真通于心，心藏血脉之气也。长夏胃微软弱曰平，弱多胃少曰脾病，但代无胃曰死，软弱有石曰冬病，弱②甚曰今病。脏真濡③于脾，脾藏肌肉之气也。秋胃微毛曰平，毛多胃少曰肺病，但毛无胃曰

---

①真脉之脏脉：《太素·卷三·阴阳杂说》作"真脏之脉"，可据改。
②弱：新校正云："按《甲乙经》'弱'作'石'。"可据改。
③濡：《太素·卷十五·尺寸诊》作"传"，可据改。

死，毛而有弦曰春病，弦甚曰今病。脏真高于肺，以行荣卫阴阳也。冬胃微石曰平，石多胃少曰肾病，但石无胃曰死，石而有钩曰夏病，钩甚曰今病。脏真下于肾，肾藏骨髓之气也。

肝见庚辛死，心见壬癸死，脾见甲乙死，肺见丙丁死，肾见戊己死，是谓真脏见，皆死。

人以水谷为本，故人绝水谷则死，脉无胃气亦死。所谓无胃气者，但得真脏脉，不得胃气也。所谓脉不得胃气者，肝不①弦、肾不石②也。

夫平心脉来，累累如连珠③，如循琅玕，曰心平，夏以胃气为本。病心脉来，喘喘连属，其中微曲，曰心病。死心脉来，前曲后居，如操带钩，曰心死。平肺脉来，厌厌聂聂，如落榆荚，曰肺平，秋以胃气为本。病肺脉来，不上不下，如循鸡羽，曰肺病。死肺脉来，如物之浮，如风吹毛，曰肺死。平肝脉来，软弱招招，如揭长竿末梢，曰肝平，春以胃气为本。病肝脉来，盈实而滑，如循长竿，曰肝病。死肝脉来，急④益劲，如新张弓⑤弦，曰肝死。平脾脉来，和柔相离，如鸡践地，曰脾平，长夏以胃气为本。病脾脉来，实而盈数，如鸡举足，曰脾病。死脾脉来，锐坚如乌之喙，如鸟之距，如屋之漏，如水之流，曰脾死。平肾脉来，喘喘累累如钩⑥，按之而坚，曰肾平，冬以胃气为本。病肾脉来，如引葛，按之益坚，曰肾病。死肾脉来，发如夺索，辟辟如弹石，曰肾死。

（《素问·平人气象论》）

①不：通"丕"，大，甚，严重。
②肾不石：详文例，此前疑脱"心不钩、脾不代、肺不毛"九字。
③连珠：清·于鬯《香草续校书·内经素问》云："'连珠'盖本作'珠连'。'连'与下文'如循琅''玕'字为韵……乙作'连珠'，则失韵矣。"可参。
④急：此后《太素·卷十五·五脏脉诊》有"而"字，可据补。
⑤弓：《太素·卷十五·五脏脉诊》无，可据删。
⑥钩：《太素·卷十五·五脏脉诊》作"旬"，与下"坚"叶韵，疑是。

大骨枯槁[1]，大肉陷下，胸中气满，喘息不便，其气动形，期六月死，真脏脉见，乃予之期日。大骨枯槁，大肉陷下，胸中气满，喘息不便，内痛引肩项，期一月死，真脏见，乃予之期日。大骨枯槁，大肉陷下，胸中气满，喘息不便，内痛引肩项，身热，脱肉破䐃，真脏见，十月之内死。大骨枯槁，大肉陷下，肩髓内消，动作益衰，真脏来见，期一岁死，见其真脏，乃予之期日。大骨枯槁，大肉陷下，胸中气满，腹内痛，心中不便，肩项身热，破䐃脱肉，目匡陷，真脏见，目不见人，立死，其见人者，至其所不胜之时则死。

急虚身中卒至，五脏绝闭，脉道不通，气不往来，譬于堕溺，不可为期。其脉绝不来，若人一息五六至，其形肉不脱，真脏虽不见，犹死也。

真肝脉至，中外急如循刀刃，责责然如按琴瑟弦，色青白不泽，毛折乃死。真心脉至，坚而搏，如循薏苡子累累然，色赤黑不泽，毛折乃死。真肺脉至，大而虚，如以毛羽中人肤，色白赤不泽，毛折乃死。真肾脉至，搏而绝，如指弹石辟辟然，色黑黄不泽，毛折乃死。真脾脉至，弱而乍数乍疏，色黄青不泽，毛折乃死。诸真脏脉见者，皆死不治也。

黄帝曰：见真脏曰死，何也？岐伯曰：五脏者，皆禀气于胃。胃者，五脏之本也。脏气者，不能自致于手太阴，必因于胃气，乃至于手太阴也，故五脏各以其时，自为[2]而至于手太阴也。故邪气胜者，精气衰也。故病甚者，胃气不能与之俱至于手太阴，故真脏之气独见。独见者，病胜脏也，故曰死。帝曰：善。

（《素问·玉机真脏论》）

---

①大骨枯槁：本段校勘参看"病理篇·十、病传与预后"。下段同。
②为：《素问释义》："为，当作'胃'。"可参。

脉有阴阳，知阳者知阴，知阴者知阳。凡阳有五，五五二十五阳。所谓阴者，真脏也，见则为败，败必死也。所谓阳者，胃脘之阳也。别于阳者，知病处也；别于阴者，知死生之期。三阳在头，三阴在手，所谓一也。别于阳者，知病忌时；别于阴者，知死生之期。谨熟阴阳，无与众谋。所谓阴阳者，去者为阴，至者为阳；静者为阴，动者为阳；迟者为阴，数者为阳。凡持真脉之脏脉者，肝至悬绝急，十八日死；心至悬绝，九日死；肺至悬绝，十二日死；肾至悬绝，七日死；脾至悬绝，四日死。

（《素问·阴阳别论》）

（4）色脉相参

帝曰：有故病五脏发动①，因伤脉色，各何以知其久暴至之病乎？岐伯曰：悉乎哉问也！征其脉小，色不夺者，新病也；征其脉不夺，其色夺者，此久病也；征其脉与五色俱夺者，此久病也；征其脉与五色俱不夺者，新病也。肝与肾脉并至，其色苍赤，当病毁②伤不见血，已见血，湿若中水也。

（《素问·脉要精微论》）

黄帝曰：凡治病，察其形气色泽，脉之盛衰，病之新故，乃治之，无后其时。形气相得，谓之可治；色泽以浮，谓之易已；脉从四时，谓之可治；脉弱以滑，是有胃气，命曰易治，取之以时。形气相失，谓之难治；色夭不泽，谓之难已；脉实以坚，谓之益甚；脉逆四

---

①有故病五脏发动："发动"犹言发作。"五脏"二字疑衍，删之则文气更胜。
②毁：《太素·卷十五·五脏脉诊》作"击"。

时，为不可治。必察四难，而明告之。

（《素问·玉机真脏论》）

（5）诸脉主病

夫脉者，血之府也。长则气治，短则气病，数则烦心，大则病进，上盛则气高，下盛则气胀，代则气衰，细则气少，涩则心痛。浑浑革至如涌泉，病进而色弊，绵绵其去如弦绝[1]，死。

心脉搏坚而长，当病舌卷不能言；其软而散者，当消环[2]自已。肺脉搏坚而长，当病唾血；其软而散者，当病灌汗，至今不复散发[3]也。肝脉搏坚而长，色不青，当病坠若搏，因血在胁下，令人喘逆；其软而散，色泽者，当病溢饮，溢饮者，渴暴多饮而易[4]入肌皮肠胃之外也。胃脉搏坚而长，其色赤，当病折髀；其软而散者，当病食痹[5]。脾脉搏坚而长，其色黄，当病少气；其软而散，色不泽者，当病足胻肿，若水状也。肾脉搏坚而长，其色黄而赤者，当病折腰；其软而散者，当病少血，至今不复也。

帝曰：诊得心脉而急，此为何病？病形何如？岐伯曰：病名心疝，少腹当有形也。

帝曰：何以言之？岐伯曰：心为牡脏，小肠为之使，故曰少腹当有形也。

---

①浑浑革至如涌泉……绵绵其去如弦绝：《脉经》卷一第十三作"浑浑革革，至如涌泉，病进而危；弊弊绵绵，其去如弦绝者"，可据改。
②环：《太素·卷十五·五脏脉诊》作"渴"，可据改。
③散发：《太素·卷十五·五脏脉诊》杨注无，疑是衍文，当删之，与下文肾脉条"至今不复也"相合。
④易：据古文字学家研究，在甲骨金文中，"易"是"益"之省体，而"益"与"溢"又可通假为用，如俞樾《诸子平议·庄子》即言"过度益也"之"益"字"当读为溢"，故此"易"视为"溢"的通假字。新校正云："按《甲乙经》'易'作'溢'。"说明古医家已知"易"即"溢"义，故将其改为"溢"字。
⑤食痹：王冰注："食则痛闷而气不散也。"

291

帝曰：诊得胃脉，病形何如？岐伯曰：胃脉实则胀，虚则泄。

粗大者，阴不足、阳有余，为热中也。来疾去徐，上实下虚，为厥巅疾。来徐去疾，上虚下实，为恶风①也。故中恶风者，阳气受也②。有脉俱沉细数者，少阴厥也；沉细数散者，寒热也；浮而散者，为眴仆。诸浮不躁者，皆在阳，则为热；其有躁者在手。诸细而沉者皆在阴，则为骨痛；其有静者在足。数动一代者，病在阳之脉也，泄③及便脓血。诸过者切之，涩者阳气有余也，滑者阴气有余也。阳气有余为身热无汗，阴气有余为多汗身寒，阴阳有余则无汗而寒④。推而外之，内而不外，有心腹积也。推而内之，外而不内，身有热也。推而上之，上而不下，腰足清也。推而下之，下而不上，头项痛也。按之至骨，脉气少者，腰脊痛而身⑤有痹也。

（《素问·脉要精微论》）

黄帝问曰：平人何如？岐伯对曰：人一呼脉再动，一吸脉亦再动，呼吸定息脉五动，闰以太息，命曰平人。平人者，不病也。常以不病调病人，医不病，故为病人平息以调之为法。人一呼脉一动，一吸脉一动，曰少气。人一呼脉三动，一吸脉三动而躁，尺热曰病温；尺不热，脉滑曰病风，脉涩曰痹。人一呼脉四动以上曰死，脉绝不至曰死，乍疏乍数曰死。

欲知寸口太过与不及，寸口之脉中手短者，曰头痛。寸口脉中手长者，曰足胫痛。寸口脉中手促上击者，曰肩背痛。寸口脉沉而坚者，曰病在中。寸口脉浮而盛者，曰病在外。寸口脉沉而弱，曰寒热

---

①恶风：即疬风。
②故中恶风者阳气受也：《太素·卷十五·五脏脉诊》无，疑是古注误入正文者，可据删。
③泄：此前《太素·卷十五·五脏脉诊》有"溏"字。
④阴阳有余则无汗而寒：《太素·卷十五·五脏脉诊》无，疑是古注误入正文，可据删。
⑤身：此后《太素·卷十五·五脏脉诊》有"寒"字。

及疝瘕、少腹痛。寸口脉沉而横，曰胁下有积，腹中有横积痛。寸口脉沉而喘，曰寒热。脉盛滑坚者，曰病在外。脉小实而坚者，病在内。脉小弱以涩，谓之久病。脉滑浮而疾者，谓之新病。脉急者，曰疝瘕、少腹痛。脉滑曰风。脉涩曰痹。缓而滑曰热中。盛而紧曰胀。

（《素问·平人气象论》）

肝满、肾满、肺满皆实，即为肿。肺之雍，喘而两胠①满。肝雍，两胠满，卧则惊，不得小便。肾雍，脚②下至少腹满，胫有大小，髀胻大，跛易③偏枯。心脉满大，痫瘛筋挛。肝脉小急，痫瘛筋挛。肝脉骛④暴，有所惊骇，脉不至若喑，不治自已。肾脉小急，肝脉小急，心脉小急，不鼓皆为瘕。肾肝并沉为石水，并浮为风水，并虚为死，并小弦欲惊。肾脉大急沉，肝脉大急沉，皆为疝。心脉搏滑急为心疝，肺脉沉搏为肺疝。三阳急为瘕，三阴急为疝，二阴急为痫厥，二阳急为惊。脾脉外鼓沉，为肠澼，久自已。肝脉小缓，为肠澼，易治。肾脉小搏沉，为肠澼下血，血温⑤身热者死。心肝澼亦下血，二脏同病者可治，其脉小沉涩为肠澼，其身热者死，热见七日死。胃脉沉鼓涩，胃外鼓大，心脉小坚急，皆鬲⑥偏枯。男子发⑦左，女子发右，不喑舌转，可治，三十日起；其从者喑，三岁起；年不满二十者，三岁死。脉至而搏，血衄身热者死，脉来悬钩浮为常

---

① 胠：《太素·卷十五·五脏脉诊》作"胁"，可据改。
② 脚：《太素·卷十五·五脏脉诊》作"胠"，可据改。
③ 跛易：杨上善、王冰均以"跛"字属上，杨谓"易"言"左右二脚更病"，王谓"易"言"血气变易"，似皆失当。清·孙诒让《札迻·卷十一·素问王冰注》"阴阳别论篇第七"云：易"当为'施'……亦作'弛'……盖痿跛之病，皆由筋骨解弛，古云痿易、跛易，易即弛也。"兹从之。
④ 骛：《太素·卷十五·五脏脉诊》作"惊"，可据改。
⑤ 温：清·尤怡《医学读书记·卷上·〈素问〉传写之误》："按'温'当作'溢'……血既流溢，复见身热，则阳过亢而阴受逼，有不尽已之梦，故死。"可参。
⑥ 鬲：《诸病源候论·卷一·风偏枯候》引作"为"，可据改。
⑦ 发：通"废"。《外台秘要·卷十九·风偏枯方二首》引作"废"可证。

脉。脉至如喘，名曰暴厥，暴厥者，不知与人言。脉至如数，使人暴惊，三四日自已。脉至浮合，浮合如数，一息十至以上，是经气予不足也，微见九十日死。脉至如火薪然^①，是心精之予夺也，草干而死。脉至如散叶，是肝气予虚也，木叶落而死。脉至如省客，省客者脉塞而鼓，是肾气予不足也，悬去枣华而死。脉至如丸泥，是胃精予不足也，榆荚落而死。脉至如横格，是胆气予不足也，禾熟而死。脉至如弦缕，是胞精予不足也，病善言，下霜而死；不言，可治。脉至如交漆，交漆者左右傍至也，微见三十日死；脉至如涌泉，浮鼓肌中，太阳气予不足也，少气味，韭英而死。脉至如颓土之状，按之不得，是肌气予不足也，五色先见黑，白垒发，死。脉至如悬雍，悬雍者浮揣切之益大，是十二俞之予不足也，水凝而死。脉至如偃刀，偃刀者浮之小急，按之坚大急，五脏菀熟^②，寒热独并于肾也，如此其人不得坐，立春而死。脉至如丸，滑不直手，不直手者按之不可得也，是大肠气予不足也，枣叶生而死。脉至如华者，令人善恐，不欲坐卧，行立常听，是小肠气予不足也，季秋而死。

（《素问·大奇论》）

黄帝曰：请问脉之缓、急、小、大、滑、涩之病形何如？岐伯曰：臣请言五脏之病变也。心脉急甚者为瘈疭，微急为心痛引背，食不下；缓甚为狂笑，微缓为伏梁在心下，上下行，时唾血；大甚为喉吤^③，微大为心痹引背，善泪出；小甚为善哕，微小为消瘅；滑甚为善渴，微滑为心疝引脐，小腹鸣；涩甚为喑^④，微涩为血溢，维厥，

①火薪然：烧柴草貌。按：《太素·卷十五·五脏脉诊》作"火新燃"，文亦可通。
②熟："热"字之误。
③喉吤：亦作"喉介"（法藏敦煌文献P.3481即如此写法），是以喉中介碍不舒为主要表现的病证。后世以喉中吤吤有声为注，不可从。
④喑：法藏敦煌文献P.3481作"厥"。

耳鸣，颠疾。肺脉急甚为癫疾，微急为肺寒热，怠惰，咳唾血，引腰背胸，若^①鼻息肉不通；缓甚为多汗，微缓为痿，瘘，偏风^②，头以下汗出不可止；大甚为胫肿，微大为肺痹引胸背，起恶日光；小甚为泄，微小为消瘅；滑甚为息贲上气，微滑为上下出血；涩甚为呕血，微涩为鼠瘘，在颈支腋之间，下不胜其上，其应善酸矣。肝脉急甚者为恶言，微急为肥气在胁下，若覆杯；缓甚为善呕，微缓为水瘕痹^③也；大甚为内痈，善呕衄，微大为肝痹阴缩，咳引小腹；小甚为多饮，微小为消瘅；滑甚为癀疝，微滑为遗溺；涩甚为溢饮，微涩为瘈挛筋痹。脾脉急甚为瘈疭，微急为膈中，食饮入而还出，后沃沫；缓甚为痿厥，微缓为风痿，四肢不用，心慧然若无病；大甚为击仆，微大为疝气^④，腹里^⑤大脓血，在肠胃之外；小甚为寒热，微小为消瘅；滑甚为癀癃，微滑为虫毒蛔蝎腹热；涩甚为肠癀，微涩为内癀^⑥，多下脓血。肾脉急甚为骨癫疾，微急为沉厥，奔豚^⑦，足不收，不得前后；缓甚为折脊，微缓为洞^⑧，洞者，食不化，下嗌还出；大甚为阴痿，微大为石水，起脐已下，至小腹腄腄然，上至胃脘，死不治；小甚为洞泄，微小为消瘅；滑甚为癃癀，微滑为骨痿，

---

①若：《脉经》卷三第四作"苦"，可据改。
②瘘偏风：《太素·卷十五·五脏脉诊》、法藏敦煌文献P.3481并作"漏风"。疑本作"漏风"，后误"漏"为"瘘"，又误增"偏"字。若作"偏风"，则与下文"头以下汗出不可止"不合。
③水瘕痹：具体症状经中未见明言，然以肝脉微缓测之，此病当以肝失疏泄，水液内停，腹中气机不通为关键病机，以腹中疼痛为主要临床表现。
④疝气：《脉经》卷三第三作"痞气"，《难经·五十六难》以肥气、伏梁、息贲、痞气、贲豚合称五脏之积，故此"疝气"以作"痞气"为是。
⑤里：《脉经》卷三第三作"裹"，《素问·腹中论》有"裹大脓血"语，可据改。
⑥癀：《太素·卷十五·五脏脉诊》作"溃"，与下文"多下脓血"合，可据改。
⑦奔豚：《太素·卷十五·五脏脉诊》无，《甲乙经》卷四二下在"沉厥"之前，《甲乙经》可从。
⑧洞：此后《甲乙经》卷四二下有"泄"字，可据补。下"洞"字同。

坐不能起，起则目无所见；涩甚为大痈，微涩为不月、沉痔。

（《灵枢·邪气脏腑病形》）

一日一夜五十营，以营五脏之精。不应数者，名曰狂生。所谓五十营者，五脏皆受气。持其脉口，数其至也，五十动而不一代者，五脏皆受气；四十动一代者，一脏无气；三十动一代者，二脏无气；二十动一代者，三脏无气；十动一代者，四脏无气；不满十动一代者，五脏无气，予之短期，要在终始。所谓五十动而不一代者，以为常也，以知五脏之期。予之短期者，乍数乍疏也。

（《灵枢·根结》）

脉短气绝死，病温虚甚死。

搏脉痹躄，寒热之交。脉孤为消气①，虚②泄为夺血。孤为逆，虚为从。行《奇恒》之法，以太阴始。行所不胜曰逆，逆则死；行所胜曰从，从则活。八风四时之胜，终而复始，逆行一过，不复可数，论要毕矣。

（《素问·玉版论要》）

【简评】

《黄帝内经》中关于"气口何以独为五脏主"的讨论，不只是阐明了诊寸口脉的原理，同时也昭示了临证上独取寸口的趋向。"气口成寸，以决死生（《素问·经脉别论》），方寸之地恰容医者三指同切，以细察脉的动象。除大、小、缓、急、迟、数之外，诸如浮、

---

① 气：《太素·卷十五·色脉诊》无，可据删。
② 虚：此后《太素·卷十五·色脉诊》有"为"字，可据补。

沉、滑、涩、虚、实、微、散、细、软、躁、静、弦、钩、横、格、紧、结、代，乃至真脏脉之种种怪象，恐只能由寸口处得知，因其他部位的脉动实在难以呈现出如此繁多的变化，其细微差别亦难于捕捉。

从经文记载上看，两经中明言寸口脉象之处，如《素问·平人气象论》的"寸口脉之太过不及"云云，虽然不多，但仍可从文义中测知其所指仍为寸口脉。如论诊法的专篇《素问·脉要精微论》中有"长则气治，短则气病"句，若无"寸"这一尺度标准，何言长短？见于《灵枢·邪气脏腑病形》的有关五脏脉缓急、大小、滑涩的论述，虽一时难断是指所属经脉之动，还是指寸口的相应部位，但验之同篇文字，此段上文有"脉急者，尺之皮肤亦急；脉缓者，尺之皮肤亦缓"与"善调尺者，不待于寸"等语，则可确信此"寸"即是指寸口而言。显然五脏脉之六变，皆从寸口脉察知。那么，诊寸口察五脏病，是据五脏的不同主时以时察之呢？还是五脏脉在寸口各有定位呢？前者之用，如《素问·玉机真脏论》"春脉如弦"，"春脉者肝也"；"夏脉如钩"，"夏脉者心也"；"秋脉如浮"，"秋脉者肺也"；"冬脉如营"，"冬脉者肾也"；而脾脉则"善者不可得见，恶者可见"。还列出肝、心、肺、肾、脾脉之太过与不及所主之病，多为本脏及相关经脉系统内之病。此仅示脏气主时及发病的一般规律。然医生不会只在某脏气旺之时诊病，当是随见随诊，以左右寸口脉的不同部位分主五脏之病。观《素问·大奇论》有"肾肝并沉为石水，并浮为风水"，此"并"字当意味着在寸口脉同时诊得，即同时诊察寸口脉的不同部位。现存文献中，寸口之分寸、关、尺三部始见于《难经》。而据《脉经·两手六部所主五脏六腑阴阳顺逆》，寸关尺三部的脏腑定位或源于《脉法赞》。其后各家皆宗之，在脏腑定位上大同小异。揆之《素问·脉要精微论》将左右尺肤分段，每段皆定所主脏腑及全身相应部位，则当时的医家未必没有将寸口脉分段定位的想法与实践，只是未明言耳。

4. 人迎寸口合诊法

睹其色，察其以①，知其散复者，视其目色，以知病之存亡也。一其形，听其动静者，持气口人迎以视其脉，坚且盛且滑者病日进，脉软者病将下，诸经实者病三日已。气口候阴，人迎候阳也。

（《灵枢·四时气》）

谨奉天道，请言终始。终始者，经脉为纪，持其脉口、人迎，以知阴阳有余不足，平与不平，天道毕矣。所谓平人者不病，不病者，脉口、人迎应四时也，上下相应而俱往来②也，六经之脉不结动也，本末之寒温之③相守司也，形肉血气必相称也，是谓平人。少气者，脉口、人迎俱少而不称尺寸④也。如是者，则阴阳俱不足，补阳则阴竭，泻阴则阳脱。如是者，可将⑤以甘药，不可饮以至剂。如此者，弗灸；不已者，因而泻之，则五脏气坏矣。

人迎一盛，病在足少阳；一盛而躁，病在手少阳。人迎二盛，病在足太阳；二盛而躁，病在手太阳。人迎三盛，病在足阳明；三盛而躁，病在手阳明。人迎四盛，且大且数⑥，名曰溢阳，溢阳为外

①以：《太素·卷二十三·杂刺》作"目"，可据改。史常永《灵枢新考》以"以"属下读，云："察其二字，文不成义。《太素》作察其目，当从之补。"今谓此由"目"误作"目"，而"目"即"以"之古字。史氏之说，未达一间。

②来：此前《太素·卷十四·人迎脉口诊》有"俱"字，可据补。另，"平人者不病……上下相应而俱往来也"一段，《太素·卷十四·人迎脉口诊》"寸口主中，人迎主外"杨上善注云："《九卷·始终（引者注：此二字误倒）篇》曰：'平人者，不病也；不病者，脉口、人迎应四时也；应四时者，上下相应，俱往俱来也。'"可参。

③之：《太素·卷十四·人迎脉口诊》无，可据删。

④尺寸：法度。《韩非子·安危》："六曰有尺寸而无意度。"

⑤将：将养。

⑥且数：此后《太素·卷十四·人迎脉口诊》有"者"字，可据补。

格。脉口一盛，病在足厥阴；厥阴①一盛而躁，在手心主。脉口二盛，病在足少阴；二盛而躁，在手少阴。脉口三盛，病在足太阴；三盛而躁，在手太阴。脉口四盛，且大且数者，名曰溢阴，溢阴为内关，内关不通，死不治。人迎与太阴脉口俱盛四倍以上，命曰关格，关格者，与之短期。

人迎一盛，泻足少阳而补足厥阴，二泻一补，日一取之，必切而验之，疎②取之上，气和乃止。人迎二盛，泻足太阳，补足少阴，二泻一补，二日一取之，必切而验之，疎取之上，气和乃止。人迎三盛，泻足阳明而补足太阴，二泻一补，日二取之，必切而验之，疎取之上，气和乃止。脉口一盛，泻足厥阴而补足少阳，二补一泻，日一取之，必切而验之，疎而取上，气和乃止。脉口二盛，泻足少阴而补足太阳，二补一泻，二日一取之，必切而验之，疎取之上，气和乃止。脉口三盛，泻足太阴而补足阳明，二补一泻，日二取之，必切而验之，疎而取之上，气和乃止。所以日二取之者，太阳③主胃，大富于谷气，故可日二取之也。人迎与脉口俱盛三倍以上，命曰阴阳俱溢，如是者，不开则血脉闭塞，气无所行，流淫于中，五脏内伤。如此者，因而灸之，则变易而为他病矣。

（《灵枢·终始》）

雷公曰：愿闻为工。黄帝曰：寸口主中，人迎主外，两者相应，俱往俱来若引绳，大小齐等。春夏人迎微大，秋冬寸口微大，如是者名曰平人。人迎大一倍于寸口，病在足少阳，一倍而躁，在手少阳；人迎二倍，病在足太阳，二倍而躁，病在手太阳；人迎三倍，病

---

①厥阴：《太素·卷十四·人迎脉口诊》无，可据删。

②疎：古林书堂本作"疎"，《太素·卷十四·人迎脉口诊》作"躁"，可据改作"躁"。下五"疎"同。

③阳：《太素·卷十四·人迎脉口诊》作"阴"，可据改。

在足阳明，三倍而躁，病在手阳明。盛则为热，虚则为寒，紧则为痛痹，代则乍甚乍间。盛则泻之，虚则补之，紧痛①则取之分肉，代则取血络且饮药，陷下则灸之，不盛不虚，以经取之，名曰经刺。人迎四倍者，且大且数，名曰溢阳，溢阳为外格，死不治。必审按其本末，察其寒热，以验其脏腑之病。

寸口大于人迎一倍，病在足厥阴，一倍而躁，在手心主；寸口二倍，病在足少阴，二倍而躁，在手少阴；寸口三倍，病在足太阴，三倍而躁，在手太阴。盛则胀满、寒中、食不化，虚则热中、出糜②、少气、溺色变，紧则痛痹，代则乍痛乍止。盛则泻之，虚则补之，紧则先刺而后灸之，代则取血络而后调之，陷下则徒灸之，陷下者，脉血结于中，中有着血，血寒，故宜灸之，不盛不虚，以经取之。寸口四倍者，名曰内关，内关者，且大且数，死不治。必审察其本末之寒温③，以验其脏腑之病，通其营④输，乃可传于大数。大数曰：盛则徒泻之，虚则徒补之，紧则灸刺且饮药，陷下则徒灸之，不盛不虚，以经取之。所谓经治者，饮药，亦曰⑤灸刺。脉急则引，脉大⑥以弱，则欲安静，用力无劳⑦也。

（《灵枢·禁服》）

雷公曰：病之益甚，与其方衰如何？黄帝曰：外内皆在焉。切其脉口滑小紧以沉者，病益甚，在中；人迎气大紧以浮者，其病益

---

①痛：《甲乙经》卷四第一上无此字，与后文"紧则先刺而后灸之"文例合，可据删。
②糜：《太素·卷十四·人迎脉口诊》作"糜"，可据改。
③必审察其本末之寒温：《甲乙经》卷四第一上作"必审按其本末，察其寒热"，与前文合，可据改。
④营：《太素·卷十四·人迎脉口诊》作"荥"，可据改。
⑤曰：《甲乙经》卷四第一上作"用"，可据改。
⑥大：《太素·卷十四·人迎脉口诊》作"代"，可据改。
⑦用力无劳：《太素·卷十四·人迎脉口诊》作"无劳用力"，可据乙。

甚，在外。其脉口浮滑者，病日进^①；人迎沉而滑者，病日损。其脉口滑以沉者，病日进，在内；其人迎脉滑盛以浮者，其病日进，在外。脉之浮沉及人迎与寸口气小大等者，病难已。病之在脏，沉而大者，易已，小为逆；病在腑，浮而大者，其病易已。人迎盛坚者，伤于寒；气口盛坚者，伤于食。

（《灵枢·五色》）

人病，其寸口之脉与人迎之脉小大等及其浮沉等者，病难已也。

（《灵枢·论疾诊尺》）

肺手太阴之脉……盛者寸口大三倍于人迎，虚者则寸口反小于人迎也。

大肠手阳明之脉……盛者人迎大三倍于寸口，虚者人迎反小于寸口也。

胃足阳明之脉……盛者人迎大三倍于寸口，虚者人迎反小于寸口也。

脾足太阴之脉也^②……盛者寸口大三倍于人迎，虚者寸口反小于人迎。

心手少阴之脉……盛者寸口大再倍于人迎，虚者寸口反小于人迎也。

小肠手太阳之脉……盛者人迎大再倍于寸口，虚者人迎反小于寸口也。

膀胱足太阳之脉……盛者人迎大再倍于寸口，虚者人迎反小于寸

---

①进：《太素·卷十四·人迎脉口诊》作"损"，可据改。
②也：原脱，据古林书堂本、医统正脉本补。

口也。

肾足少阴之脉……盛者寸口大再倍于人迎，虚者寸口反小于人迎也。

心主手厥阴心包络之脉……盛者寸口大一倍于人迎，虚者寸口反小于人迎也。

三焦手少阳之脉……盛者人迎大一倍于寸口，虚者人迎反小于寸口也。

胆足少阳之脉……盛者人迎大一倍于寸口，虚者人迎反小于寸口也。

肝足厥阴之脉……盛者寸口大一倍于人迎，虚者寸口反小于人迎也。

（《灵枢·经脉》）

故人迎一盛，病在少阳；二盛，病在太阳；三盛，病在阳明；四盛已上，为格阳。寸口一盛，病在厥阴；二盛，病在少阴；三盛，病在太阴；四盛已上，为关阴。人迎与寸口俱盛四倍已上为关格，关格之脉赢①，不能极于天地之精气，则死矣。

（《素问·六节藏象论》）

①赢：此字并新校正语，古林书堂、读书堂本一致，而与顾从德本不同，详情如下：古林堂本、读书堂本"赢"并作"赢"，新校正云："详'赢'當作'盈'。脉盛四倍已上，非赢也，乃盛極也，古文'赢'與'盈'通用。"顾本新校正第一个"赢"字作"赢"，余则与前者同。今谓新校正本《素问》经文当以作"赢"者是，而新校正文则当作"详'赢'當作'赢'。脉盛四倍已上，非赢也，乃盛極也，古文'赢'與'盈'通用"。若不如此，则其文难通。当然，新校正以"赢"为"赢"字之误，认为"赢"通"盈"，甚是。

【简评】

足阳明胃经人迎脉的搏动代表一身之阳,手太阴肺经寸口脉的搏动代表一身之阴,同察两者,"以知阴阳有余不足"。《灵枢》多篇记载了其原理与应用情况,体现了古医家对人迎寸口合诊法的重视,据此而论,此法在早期可能颇为流行。揆诸实际,验之临床,人迎脉搏动的幅度与力度,在平人和一般的病人都会超过寸口脉,而超过二倍以上者并不多见;寸口脉动一般不会超过人迎脉,超二、三、四倍者更为罕见。临床若遇到此等少见情况,确须考虑是否存在"血脉闭塞,气无所行"的严重病症,也确须进一步"审按其本末,察其寒热,以验其脏腑之病",采用妥善的治疗方法,以不致"变易而为他病矣"。

5. 诊虚里

胃之大络,名曰虚里,贯鬲络肺,出于左乳下,其动应衣[1],脉宗气也。盛喘数绝者,则病在中;结而横,有积矣;绝不至曰死。乳之下,其动应衣,宗气泄也。

(《素问·平人气象论》)

(二) 诊尺肤

黄帝问于岐伯曰:余欲无视色持脉,独调其尺,以言其病,从外知内,为之奈何?岐伯曰:审其尺之缓急、小大、滑涩,肉之坚脆,而病形定矣。……尺肤滑其[2]淖泽者,风也。尺肉弱者,解㑊。安卧脱肉者,寒热,不治。尺肤滑而泽脂者,风也。尺肤涩者,风痹

---

[1]衣:《甲乙经》卷四第一中作"手",可据改。
[2]其:《太素·卷十五·尺诊》作"以",可据改。

也。尺肤粗，如枯鱼之鳞者，水泆饮也。尺肤热甚，脉盛躁者，病温也；其脉盛而滑者，病①且出也。尺肤寒，其②脉小者，泄，少气。尺肤炬然，先热后寒者，寒热也。尺肤先寒，久大③之而热者，亦寒热也。肘所独热者，腰以上热；手所独热者，腰以下热。肘前独热者，膺前热；肘后独热者，肩背热；臂中独热者，腰腹热。肘后粗，以下三四寸热者，肠④中有虫；掌中热者，腹中热；掌中寒者，腹中寒。鱼上白肉有青血脉者，胃中有寒。尺炬然热，人迎大者，当夺血。尺坚大⑤，脉小甚，少气悗有加，立死。

（《灵枢·论疾诊尺》）

尺内两傍，则季胁也，尺外以候肾，尺里以候腹。中附上，左外以候肝，内以候鬲；右外以候胃，内以候脾。上附上，右外以候肺，内以候胸中；左外以候心，内以候膻中。前以候前，后以候后。上竟上者，胸喉中事也；下竟下者，少腹腰股膝胫足中事也。

（《素问·脉要精微论》）

臂多青脉，曰脱血。尺脉缓涩⑥，谓之解㑊。安卧脉盛，谓之脱血。尺涩脉滑，谓之多汗。尺寒脉细，谓之后泄。脉尺粗常热⑦者，谓之热中。

（《素问·平人气象论》）

---

①病：《太素·卷十五·尺诊》作"汗"，可据改。
②其：《太素·卷十五·尺诊》作"甚"而属上，可据改。
③大：《太素·卷十五·尺诊》作"持"，可据改。
④肠：《太素·卷十五·尺诊》作"腹"，可据改。
⑤大：《脉经》卷四第一作"人迎"而属下文，疑是。
⑥尺脉缓涩：据文例，当作"尺缓脉涩"。
⑦脉尺粗常热：疑当作"脉粗尺常热"。

灵素新编

黄帝曰：调之奈何？岐伯答曰：脉急者，尺之皮肤亦急；脉缓者，尺之皮肤亦缓；脉小者，尺之皮肤亦减而少气；脉大者，尺之皮肤亦贲而起；脉滑者，尺之皮肤亦滑；脉涩者，尺之皮肤亦涩。凡此变者，有微有甚。故善调尺者，不待于寸；善调脉者，不待于色。

（《灵枢·邪气脏腑病形》）

【简评】

尺肤诊是古医家创造的一种实用诊法，在一段时间内与脉诊并行，故有"善调尺者，不待于寸"之说。尺肤诊的原理亦为"从外知内"，通过目察及循按从腕至肘的皮肤，以其寒热、缓急、坚脆、滑涩的不同外象，推求脏腑及体内一定部位的病变。经中所载各条诊例，临证多可验证。此尺肤诊的验案，在汉初仓公淳于意的"诊籍"中即曾见到。其"诊籍"十九："临菑泛里女子薄吾病甚"，"臣意诊其脉，曰：'蛲瘕。'蛲瘕为病，腹大，上肤黄粗，循之戚戚然。臣意饮以芫华一撮，即出蛲可数升，病已。""臣意所以知薄吾病者，切其脉，循其尺，其尺索刺粗，而毛美奉发，是虫气也。其色泽者，中脏无邪气及重病。"案中诊尺肤之法，与《灵枢·论疾诊尺》的"肘后粗，以下三四寸热者，肠中有虫"颇为一致。

《素问·脉要精微论》的尺肤分部理论，使该诊法更趋细化。此分部序列或为寸口诊法寸、关、尺分部主病理论的先声。

（三）扪患处

黄帝曰：愿尽闻其所由然。岐伯曰：其着孙络之脉而成积者，其积往来上下，臂手①孙络之居也，浮而缓，不能句积而止之，故往来移行；肠胃之间②水，凑渗注灌，濯濯有音，有寒则䐜③䐜满雷引，故时切痛。其着于阳明之经，则挟脐而居，饱食则益大，饥则益小。其着于缓筋也，似阳明之积，饱食则痛，饥则安。其着于肠胃之募原也，痛而外连于缓筋，饱食则安，饥则痛。其着于伏冲之脉者，揣之应手而动，发手则热气下于两股，如汤沃之状。其着于膂筋在肠后者，饥则积见，饱则积不见，按之不得。其着于输之脉者，闭塞不通，津液不下，孔窍干壅。此邪气之从外入内，从上下也。

（《灵枢·百病始生》）

视人之目窠④上微痈，如⑤新卧起状，其颈脉动，时咳，按其手足上，窅而不起者，风水肤胀也。

（《灵枢·论疾诊尺》）

黄帝问于岐伯曰：水与肤胀、鼓胀、肠覃、石瘕、石水⑥，何以别之？岐伯答曰：水始起也，目窠⑦上微肿，如⑧新卧起之状，其颈

---

①臂手：《甲乙经》卷八第二作"擘乎"，学者多谓可据改，并云"擘"通"辟"，为"聚"之义。考"臂"从"辟"得声，自可与"辟"通借，且《太素》亦与《灵枢》同，故无烦改"臂"为"擘"。"手"确为"乎"字之误，《太素》亦同，但其究属形讹，还是受常用语词"臂手"影响致误，今已难确指。《甲乙经》作"擘乎"，"乎"字不误，"擘"则是"辟"之借字，旧注云"擘，音拍，破尽也"，非是。
②胃之间：《太素·卷二十七·邪传》作"间之"，可据删乙。
③䐜：《太素·卷二十七·邪传》作"脉"，《甲乙经》卷八第二作"腹"，可据《甲乙经》改。
④窠：《太素·卷二十九·胀论》作"果"，据《灵枢》文例，可据改为"裹"。
⑤如：此后《金匮要略·水气病脉证并治》有"蚕"字，疑是。
⑥石水：此病后文未载。详《灵枢·邪气脏腑病形》云："肾脉……微大为石水，起脐已下至小腹䐜䐜然，上至胃脘，死不治。"《素问·阴阳别论》云："阴阳结斜，多阴少阳曰石水，少腹肿。"《素问·大奇论》云："肾肝并沉为石水。"《金匮要略·水气病》云："石水，其脉自沉，外证腹满不喘。"石水之情亦大概可知。
⑦窠：《太素·卷二十九·胀论》作"果"，据《灵枢》文例，可据改为"裹"。
⑧如：此后《金匮要略·水气病脉证并治》有"蚕"字，疑是。

脉动，时咳，阴股间寒，足胫瘇，腹乃大，其水已成矣。以手按其腹，随手而起，如裹水之状，此其候也。

黄帝曰：肤胀何以候之？岐伯曰：肤胀者，寒气客于皮肤之间，鼛鼛①然不坚，腹大，身尽肿，皮厚，按其腹，窅而不起，腹色不变，此其候也。

（《灵枢·水胀》）

岐伯曰：寒气客于脉外则脉寒，脉寒则缩蜷，缩蜷则脉绌急，则②外引小络，故卒然而痛，得炅则痛立止；因重中于寒，则痛久矣。寒气客于经脉之中，与炅气相薄则脉满，满则痛而不可按也；寒气稽留，炅气从上③，则脉充大而血气乱，故痛甚不可按也。寒气客于肠胃之间，膜原之下，血不得散，小络急引故痛；按之则血气散，故按之痛止。寒气客于侠脊之脉，则深按之不能及，故按之无益也。寒气客于冲脉，冲脉起于关元，随腹直上，寒气客则脉不通，脉不通则气因之，故喘动应手矣。寒气客于背俞之脉则脉泣，脉泣则血虚，血虚则痛，其俞注于心，故相引而痛；按之则热气至，热气至则痛止矣。

（《素问·举痛论》）

· 诊法篇 ·

---

①鼛鼛：《太素·卷二十九·胀论》作"殼殼"，可据改。
②则：此前梅花本据守山阁本补"绌急"二字，与古林书堂本、读书堂本合，可从。
③上：疑是"之"字形误。

论治篇

一、治疗思想

（一）法天则地

黄帝问曰：用针之服，必有法则焉，今何法何则？岐伯对曰：法天则地，合以天光。

帝曰：愿卒闻之。岐伯曰：凡刺之法，必候日月星辰，四时八正之气，气定乃刺之。是故天温日明，则人血淖液①而卫气浮，故血易泻，气易行；天寒日阴，则人血凝泣而卫气沉。月始生，则血气始精，卫气始行；月郭满，则血气实，肌肉坚；月郭空，则肌肉减，经络虚，卫气去，形独居。是以因天时而调血气也。是以天寒无刺，天温无疑，月生无泻，月满无补，月郭空无治，是谓得时而调之。因天之序，盛虚之时，移光定位，正立而待之。故曰②：月生而泻，是谓藏③虚；月满而补，血气扬溢④，络有留血，命曰重实；月郭空而

---

①淖液：李今庸《古医书研究》谓："淖，乃'淖'之坏文。""'淖液'即'潮汐'。"可从。潮汐，海水时涨时落，此谓人体气血如海水之潮汐。

②曰：原作"日"，据《太素·卷二十四·天忌》与《素问·移精变气论》王冰注语所引改。

③藏：《太素·卷二十四·天忌》同。因杨上善注云"故刺之重虚也"，故学者或谓可据改为"重"字，以"重虚"与下文"重实"形成对文。今谓改为"重"字，证据似嫌不足。新校正云："按全元起本'藏'作'减'，'藏'当作'减'。"可从。而"减虚"，犹言泻虚，亦即"虚虚"之义。

④扬溢：王冰注《素问·移精变气论》引作"盈溢"，学者或谓当据改。今谓"扬溢"犹"洋溢"，即充溢流动、充满、充盛之义，不烦改字。王氏引作"盈溢"，盖是据其义而引，非别有古本作"盈溢"也。《太素·卷二十四·天忌》杨上善注云："扬溢，盛也。"以"盛"释"扬溢"，亦是。

治，是谓乱经。阴阳相错，真邪不别，沉以留止，外虚内乱，淫邪乃起。

帝曰：星辰八正何候？岐伯曰：星辰者，所以制日月之行也。八正者，所以候八风之虚邪以时至者也。四时者，所以分春秋冬夏之气所在，以时调之也八正之虚邪，而避之勿犯也。以身之虚，而逢天之虚，两虚相感，其气至骨，入则伤五脏，工候救之，弗能伤也。故曰天忌，不可不知也。

（《素问·八正神明论》）

暮世之治病也则不然，治不本四时，不知日月，不审逆从，病形已成，乃欲微针治其外，汤液治其内，粗工凶凶，以为可攻，故病未已，新病复起。

（《素问·移精变气论》）

顺天之时，而病可与期。顺者为工，逆者为粗。

（《灵枢·顺气一日分为四时》）

黄帝曰：善。治之奈何？岐伯答曰：察其所痛，以知其应，有余不足，当补则补，当泻则泻，毋逆天时，是谓至治。

（《灵枢·百病始生》）

黄帝问曰：医之治病也，一病而治各不同，皆愈，何也？岐伯对曰：地势使然也。故东方之域，天地之所始生也。鱼盐之地，海滨傍水。其民食鱼而嗜咸，皆安其处，美其食。鱼者使人热中，盐者胜血，故其民皆黑色疏理，其病皆为痈疡，其治宜砭石。故砭石者，

灵素新编

亦从东方来①。西方者，金玉之域，沙石之处，天地之所收引也。其民②陵居而多风，水土刚强。其民不衣而褐荐，其民华③食而脂肥，故邪不能伤其形体，其病生于内，其治宜毒药。故毒药者，亦从西方来。北方者，天地所闭藏之域也。其地高陵居，风寒冰冽。其民乐野处而乳食，脏寒生满病，其治宜灸焫。故灸焫者，亦从北方来。南方者，天地所长养，阳之所盛处也。其地下④，水土弱，雾露之所聚也。其民嗜酸而食胕，故其民皆致理而赤色，其病挛痹，其治宜微针。故九针者，亦从南方来。中央者，其地平以湿，天地所以生万物也众⑤。其民食杂而不劳，故其病多痿厥寒热，其治宜导引按跷⑥。故导引按跷者，亦从中央出⑦也。故圣人杂合以治，各得其所宜，故治所以异，而病皆愈者，得病之情，知治之大体也。

（《素问·异法方宜论》）

因不知合之四时五行，因加相胜，释邪攻正，绝人长命。

（《素问·离合真邪论》）

是故春气在经脉，夏气在孙络，长夏气在肌肉，秋气在皮肤，冬气在骨髓中。

帝曰：余愿闻其故。岐伯曰：春者，天气始开，地气始泄，冻

---

①来：《公羊传·隐公十一年》："诸侯来曰朝，大夫来曰聘。"徐彦疏："外乡向内乃言来。"

②民：详文义，当为"地"之误字。

③华：王冰注："华，酥酪骨肉之类也。"

④下：此前《太素·卷十九·知方地》有"污"字，可据补。

⑤所以生万物也众：《太素·卷十九·知方地》作"所生物色者众"，可据改。

⑥导引按跷：王冰注："导引，谓摇筋骨，动支节；按，谓抑按皮肉；跷，谓捷举手足。"《慧琳音义·卷十八·大乘大集地藏十轮经第二卷》"按摩"条云："凡人自摩自捏，申（伸）缩手足，除劳去烦，名为导引。若使人握搦身体，或摩或捏，即名按摩也。"

⑦出：《集韵》："自内而外也。"本篇于东西南北四方皆用"来"字，唯中央曰"出"，足见此篇作者当是中央之人。

解冰释，水行经通，故人气在脉。夏者，经满气溢，入①孙络受血，皮肤充实。长夏者，经络皆盛，内溢肌中。秋者，天气始收，腠理闭塞，皮肤引急。冬者盖藏，血气在中，内着骨髓，通于五脏。是故邪气者，常随四时之气血而入客也，至其变化，不可为度，然必从其经气，辟除其邪，除其邪则乱气不生。

（《素问·四时刺逆从论》）

黄帝曰：卫气之在于身也，上下往来不以期，候气而刺之，奈何？伯高曰：分有多少，日有长短，春秋冬夏，各有分理，然后常以平旦为纪，以夜尽为始。是故一日一夜，水下百刻，二十五刻者，半日之度也，常如是毋已，日入而止，随日之长短，各以为纪而刺之。谨候其时，病可与期；失时反候者，百病不治。

（《灵枢·卫气行》）

帝曰：天不足西北，左寒而右凉，地不满东南，右热而左温，其故何也？岐伯曰：阴阳之气，高下之理，太少之异也。东南方，阳也，阳者其精降于下，故右热而左温。西北方，阴也，阴者其精奉于上，故左寒而右凉。是以地有高下，气有温凉，高者气寒，下者气热。故适寒凉者胀，之②温热者疮，下之则胀已，汗之则疮已，此腠理开闭之常，太少之异耳。

帝曰：其于寿夭何如？岐伯曰：阴精所奉其人寿，阳精所降其人夭。

帝曰：善。其病也，治之奈何？岐伯曰：西北之气散而寒之，东南之气收而温之，所谓同病异治也。故曰：气寒气凉，治以寒凉，

---

①入：《素问经注节解》云："删'入'字。"可从。
②之：往。

灵素新编

行水渍之；气温气热，治以温热，强其内守。必同其气，可使平也，假者反之。

帝曰：善。一州之气，生化寿夭不同，其故何也？岐伯曰：高下之理，地势使然也。崇高则阴气治之，污下则阳气治之，阳胜者先天，阴胜者后天，此地理之常，生化之道也。

帝曰：其有寿夭乎？岐伯曰：高者其气寿，下者其气夭，地之小大异也，小者小异，大者大异。故治病者，必明天道地理，阴阳更胜，气之先后，人之寿夭，生化之期，乃可以知人之形气矣。

必先岁气，无伐天和，无盛盛，无虚虚，而遗人夭殃，无致邪，无失正，绝人长命。

帝曰：其久病者，有气从不康，病去而瘠，奈何？岐伯曰：昭乎哉圣人之问也！化不可代，时不可违。夫经络以通，血气以从，复其不足，与众齐同，养之和之，静以待时，谨守其气，无使倾移，其形乃彰，生气以长，命曰圣王。故《大要》曰：无代化，无违时，必养必和，待其来复。此之谓也。

（《素问·五常政大论》）

【简评】

整合《灵》《素》两经相关的记述，一个完整的疾病论治体系已清晰地显示出来。这个结构由治疗思想、治疗原则、治疗理法和治疗手段构成。作为第一层次的治疗思想，是治疗疾病、恢复健康的总体构想，为两经学术思想在治疗领域的体现。从根本上说，疾病源于人与生存环境（包括自然环境和社会环境）之间的失和，因此疾病之治必须着眼于人与环境之间和谐的重建。经中提出的"法天则地""从容人事"和"致和平"的各项主张，充分彰显了中华传统文化天地人

·论治篇·

和的意蕴，可以全程指导疾病的诊治。

"法天则地"，要求治病必须取法并遵循天地自然规律。天，天道，包括天体运动带来的季节轮回、昼夜更替、月郭满亏和气候变化等；地，地理，包括地貌、地域和地区物产等。"人生于地，悬命于天"，天地自然时时处处维系着人的生命活动，故《经》中养生治病皆首重天地，"治不法天之纪，不用地之理，则灾害至矣"（《素问·阴阳应象大论》）。

（二）从容人事

故曰：圣人之治病也，必知天地阴阳，四时经纪，五脏六腑，雌雄表里，刺灸砭石，毒药所主，从容人事，以明经道，贵贱贫富，各异品理，问年少长，勇怯之理，审于分部，知病本始，八正九候，诊必副矣。治病之道，气内①为宝，循求其理，求之不得，过在表里。守数据治，无失俞理，能行此术，终身②不殆。不知俞理，五脏菀熟，痈发六腑。诊病不审，是谓失常。谨守此治，与经相明，《上经》《下经》，《揆度》《阴阳》，《奇恒》《五中》，决以《明堂》，审于《终始》，可以横行。

（《素问·疏五过论》）

黄帝曰：《逆顺五体》者，言人骨节之小大，肉之坚脆，皮之厚薄，血之清浊，气之滑涩，脉之长短，血之多少，经络之数，余已知之矣，此皆布衣匹夫之士也。夫王公大人，血食之君，身体柔脆，肌肉软弱，血气慓悍滑利，其刺之徐疾、浅深、多少，可得同之乎？岐

---

①气内：据新校正引杨上善注"人身中气为内气"，疑此二字误倒。
②终身：犹言始终。

伯答曰：膏粱菽藿之味，何可同也？气滑即出疾，其①气涩则出迟，气悍则针小而入浅，气涩则针大而入深，深则欲留，浅则欲疾。以此观之，刺布衣者深以留之，刺大人者微以徐之，此皆因气慓悍滑利也。

（《灵枢·根结》）

黄帝曰：刺寒痹内热奈何？伯高答曰：刺布衣者，以火焠之。刺大人者，以药熨之。

（《灵枢·寿天刚柔》）

黄帝曰：二十五人者，刺之有约乎？岐伯曰：美眉者，足太阳之脉，气血多；恶眉者，血气少；其肥而泽者，血气有余；肥而不泽者，气有余，血不足；瘦而无泽者，气血俱不足。审察其形气有余不足而调之，可以知逆顺矣。

（《灵枢·阴阳二十五人》）

是以世人之语者，驰千里之外，不明尺寸之论，诊无人事。治数之道，从容之葆，坐持寸口，诊不中五脉，百病所起，始以自怨，遗师其咎。是故治不能循理，弃术于市，妄治时愈，愚心自得。鸣呼！窈窈冥冥，熟知其道？道之大者，拟于天地，配于四海，汝不知道之谕，受以明为晦。

（《素问·征四失论》）

黄帝问于岐伯曰：余闻《九针》于夫子，而行之于百姓。百姓

---

① 其：详文义文例，疑此字为衍。

之血气，各不同形，或神动而气先针行，或气与针相逢，或针已出气独行，或数刺乃知，或发针而气逆，或数刺病益剧。凡此六者，各不同形，愿闻其方。岐伯曰：重阳之人，其神易动，其气易往也。

黄帝曰：何谓重阳之人？岐伯曰：重阳之人，熇熇高高，言语善疾，举足善高，心肺之脏气有余，阳气滑盛而扬，故神动而气先行。

黄帝曰：重阳之人而神不先行者，何也？岐伯曰：此人颇有阴者也。

黄帝曰：何以知其颇有阴也？岐伯曰：多阳者多喜，多阴者多怒，数怒者易解，故曰颇有阴。其阴阳之离合难，故其神不能先行也。

黄帝曰①：其气与针相逢奈何？岐伯曰：阴阳和调而血气淖泽滑利，故针入而气出，疾而相逢也。

黄帝曰：针已出而气独行者，何气使然？岐伯曰：其阴气多而阳气少，阴气沉而阳气浮者内藏，故针已出，气乃随其后，故独行也。

黄帝曰：数刺乃知，何气使然？岐伯曰：此人之多阴而少阳，其气沉而气往难，故数刺乃知也。

黄帝曰：针入而气逆者，何气使然？岐伯曰：其气逆，与其数刺病益甚者，非阴阳之气，浮沉之势也，此皆粗之所败，上之所失，其形气无过焉。

（《灵枢·行针》）

---

①黄帝曰：本段及后文"黄帝曰：针入而气逆者，何气使然"一段校勘参看"病理篇·七、体质·（一）概述"。

黄帝曰：愿闻人之白黑肥瘦小①长，各有数乎？岐伯曰：年质壮大，血气充盈，肤革坚固，因加以邪，刺此者，深而留之，此肥人也②。广肩腋项，肉薄厚皮而黑色，唇临临然，其血黑以浊，其气涩以迟，其为人也，贪于取与，刺此者，深而留之，多益其数也。

黄帝曰：刺瘦人奈何？岐伯曰：瘦人者，皮薄色少，肉廉廉然，薄唇轻言，其血清气滑，易脱于气，易损于血，刺此者，浅而疾之。

黄帝曰：刺常人奈何？岐伯曰：视其白黑，各为调之，其端正敦厚者，其血气和调，刺此者，无失常数也。

黄帝：刺壮士真骨者奈何？岐伯曰：刺壮士真骨，坚肉缓节，监监然，此人重则气涩血浊，刺此者，深而留之，多益其数；劲则气滑血清，刺此者，浅而疾之。

黄帝曰：刺婴儿奈何？岐伯曰：婴儿者，其肉脆血少气弱，刺此者，以豪针③，浅刺而疾发针，日再可也。

（《灵枢·逆顺肥瘦》）

【简评】

人事，既为人体自身特点即个体差异，更谓人的社会行为乃至社会世事。人的个体差异，包括性别、年龄、体质和性情等。人的行为活动之种种表现，与其家族背景、社会地位、国风民俗密切相关。社会动荡、重大变故，极易影响一些特定的群体，使其身心遭受严重的伤害。华夏大地进入春秋战国以来，诸侯割据，连年征战，

---

①小：《太素·卷二十二·刺法》作"少"，可据改。
②此肥人也：《太素·卷二十二·刺法》无，但杨注有"此为肥人"，故疑此为古注误入正文，可据删。
③针：原作"刺"，据医统正脉本改，与《太素·卷二十二》合。

"春秋之中，弑君三十六，亡国五十二，诸侯奔走不得保其社稷者不可胜数"（司马迁语）。战国时期，七雄纵横，内争外斗，权谋战祸交织，无尽无休。古医家目睹了"封君败伤，及欲侯王"，"故贵脱势"，"尝贵后贱"，"始富后贫"，"暴乐暴苦"等社会乱象及人群中的健康问题，从医学角度上总结出社会因素致病规律，提出了诊治"脱营""失精""痿躄"之类心身疾病的新思路——"从容人事"。

从容人事，要求医者通晓人间世事和人的行为规范，更好地察知社会心理因素引发的心身俱损之病。这类迥异于外感病的"精神内伤"病，必须形神兼治，"不失人情"。

综观《灵枢》与《素问》两经诸篇，关于社会医学的记载，资料翔实，内容丰富，足征上古医家眼界之开阔，思虑之周密。惜后世医著中相关的记述反而偏少，深度广度皆不及《灵》《素》。对这份珍贵的医学遗产，今人还须大力发掘与弘扬。

（三）求中致和

凡阴阳之要，阳密乃固。两者不和，若春无秋，若冬无夏，因而和之，是谓圣度。

是故谨和五味，骨正筋柔，气血以流，凑理以密，如是则骨气以精，谨道如法，长有天命。

（《素问·生气通天论》）

必先度其形之肥瘦，以调其气之虚实，实则泻之，虚则补之。必先去其血脉，而后调之，无问其病，以平为期。

（《素问·三部九候论》）

谨察阴阳所在而调之，以平为期，正者正治，反者反治。

夫气之胜也，微者随之，甚者制之；气之复也，和者平之，暴者夺之，皆随胜气，安其屈伏，无问其数，以平为期。此其道也。

高者抑之，下者举之，有余折之，不足补之，佐以所利，和以所宜。

故《大要》曰：谨守病机，各司其属，令其调达，而致和平。

（《素问·至真要大论》）

【简评】

"和"为中国传统文化的基本元素之一，代表着事物的和谐、顺畅、无过无不及。因而，古医家便用"和"来表示生命活动的正常秩序和健康无病的良好状态："血和则经脉流行，营覆阴阳，筋骨劲强，关节清（滑）利矣。卫气和则分肉解利，皮肤调柔，腠理致密矣。志意和则精神专直，魂魄不散，悔怒不起，五脏不受邪矣。寒温和则六腑化谷，风痹不作，经脉通利，肢节得安矣。此人之常平也。"（《灵枢·本脏》）与"和"义近之"平""中""正"等字也常见于经中，共为和平中正之谓。"生病起于过用"（《素问·经脉别论》），太过与不及皆令人失和，故相转失和；令机体恢复到气血和调并与环境和谐的"常平"之态，自是治疗之要旨。临证之时，针对阴阳相倾、气血虚实、脏腑气争、经气失序等种种失和之势，偏倾者当求其平，盈亏者当求其匀，相争者当求其和，逆乱者当求其顺。具体治法中的"高者抑之""下者举之""有余折之""不足补之""寒者热之""热者寒之""结者散之""燥者濡之""急者缓之""散者收之""逸者行之""坚者软之""脆者坚之"等，皆为补偏救弊、求中致和思想的体现。

二、治疗原则

（一）早期治疗

用针之服，必有法则，上视天光，下司八正，以辟奇邪，而观百姓，审于虚实，无犯其邪。是得天之露，遇岁之虚，救而不胜，反受其殃，故曰：必知天忌，乃言针意；法于往古，验于来今；观于窈冥，通于无穷；粗之所不见，良工之所贵①；莫知其形，若神仿佛。邪气②之中人也，洒淅动形。正邪之中人也微，先见于色，不知于其③身，若有若无，若亡若存，有形无形，莫知其情。是故上工之取气，乃救其萌芽；下工守其已成，因败其形。

（《灵枢·官能》）

岐伯曰：法往古者，先知《针经》也。验于来今者，先知日之寒温，月之虚盛，以候气之浮沉，而调之于身，观其立有验也。观其冥冥者，言形气荣卫之不形于外，而工独知之，以日之寒温、月之虚盛、四时气之浮沉参伍相合而调之，工常先见之，然而不形于外，故曰观于冥冥焉。通于无穷者，可以传于后世也。是故工之所以异也，然而不形见于外，故俱不能见也。视之无形，尝之无味，故谓冥冥，若神仿佛。虚邪者，八正之虚邪气也。正邪者，身形若用力，汗出，腠理开，逢虚风，其中人也微，故莫知其情，莫见其形。

（《素问·八正神明论》）

黄帝问于伯高曰：余闻气有逆顺，脉有盛衰，刺有大约，可得

---

①粗之所不见良工之所贵：考"故曰"以下为四字韵语，疑此本作"粗所不见，工之所贵"。
②邪气：《灵枢·邪气脏腑病形》作"虚邪"，与下文"正邪"对文，可据改。
③其：《太素·卷十九·知官能》无，可据删。

闻乎？伯高曰：气之逆顺者，所以应天地、阴阳、四时、五行也。脉之盛衰者，所以候血气之虚实、有余不足。刺之大约者，必明知病之可刺，与其未可刺，与其已不可刺也。

黄帝曰：候之奈何？伯高曰：《兵法》曰：无迎逢逢之气，无击堂堂之阵。《刺法》曰：无刺熇熇之热，无刺漉漉之汗，无刺浑浑之脉，无刺病与脉相逆者。

黄帝曰：候其可刺奈何？伯高曰：上工，刺其未生者也。其次，刺其未盛者也。其次，刺其已衰者也。下工，刺其方袭者也，与其形之盛者也，与其病之与脉相逆者也。故曰：方其盛也，勿敢毁伤，刺其已衰，事必大昌。故曰：上工治未病，不治已病。此之谓也。

（《灵枢·逆顺》）

故邪风之至，疾如风雨。故善治者治皮毛，其次治肌肤，其次治筋脉，其次治六腑，其次治五脏。治五脏者，半死半生也。

（《素问·阴阳应象大论》）

上工救其萌牙[①]，必先见[②]三部九候之气尽调，不败而救之，故曰上工。下工救其已成，救其已败[③]。救其已成者，言不知三部九候之相失，因病而败之也。知其所在者，知诊三部九候之病脉处而治之，故曰守其门户焉，莫知其情而见邪形也。

（《素问·八正神明论》）

---

①牙：通"芽"。《文选·扬雄〈据秦美新〉》："或玄而萌，或黄而牙。"

②见：《太素·卷二十四·本神论》作"知"，可据改。

③救其已成救其已败：刘衡如云："《太素》卷二十四'本神论'无此八字，但《灵枢·官能》篇及《太素》卷十五'知官能'均有'守其已成，因败其形'八字，形与成协谐，义长。疑此间八字有误，当据二书改正。"可参。

肝热病者，左颊先赤；心热病者，颜先赤；脾热病者，鼻先赤；肺热病者，右颊先赤；肾热病者，颐先赤。病虽未发，见赤色者刺之，名曰治未病。

（《素问·刺热》）

帝曰：夫经言有余者泻之，不足者补之。今热为有余，寒为不足。夫疟者之寒，汤火不能温也，及其热，冰水不能寒也，此皆有余不足之类。当此之时，良工不能止，必须其自衰乃刺之，其故何也？愿闻其说。岐伯曰：经言无刺熇熇之热，无刺浑浑之脉，无刺漉漉之汗，故为其病逆，未可治也。夫疟之始发也，阳气并于阴，当是之时，阳虚而阴盛，外无气，故先寒栗也。阴气逆极，则复出之阳，阳与阴复并于外，则阴虚而阳实，故先热而渴。夫疟气者，并于阳则阳胜，并于阴则阴胜，阴胜则寒，阳胜则热。疟者，风寒之气不常也，病极则复至①病之发也，如火之热，如风雨不可当也。故经言曰：方其盛时，必毁②，因其衰也，事必大昌。此之谓也。夫疟之未发也，阴未并阳，阳未并阴，因而调之，真气得安，邪气乃亡。故工③不能治其已发，为其气逆也。

（《素问·疟论》）

灵素新编

---

①病极则复至：王冰以"至"字与下"病之发也"为句，据新校正所云，《甲乙经》、全元起本、《太素》皆以"病极则复至"为句，今本《甲乙经》《太素》与新校正所引一致，兹从新校正所引三传本标点。

②必毁：《灵枢·逆顺》作"勿敢毁伤"，《太素·卷二十五·三疟》作"勿敢必毁"，《灵枢》可从。

③工：原作"二"，据古林书堂本、读书堂本、医统正脉本改，与《太素·卷二十五·三疟》合。

（二）治病求本与标本先后

治病必求于本。

（《素问·阴阳应象大论》）

必伏其所主，而先其所因。

（《素问·至真要大论》）

帝曰：愿闻要道。岐伯曰：治之要极，无失色脉，用之不惑，治之大则。逆从到①行，标本不得，亡神失国。去故就新，乃得真人。

（《素问·移精变气论》）

黄帝问曰：病有标本，刺有逆从，奈何？岐伯对曰：凡刺之方，必别阴阳，前后相应，逆从得施，标本相移。故曰：有其在标而求之于标，有其在本而求之于本，有其在本而求之于标，有其在标而求之于本。故治有取标而得者，有取本而得者，有逆取而得者，有从取而得者。故知逆与从，正行无问；知标本者，万举万当；不知标本，是谓妄行。夫阴阳逆从，标本之为道也，小而大，言一而知百病之害，少而多，浅而博，可以言一而知百也。以浅而知深，察近而知远，言标与本，易而勿及。治反为逆，治得为从。先病而后逆者治其本，先逆而后病者治其本。先寒而后生病者治其本，先病而后生寒者治其本。先热而后生病者治其本②。先热而后生中满者治其标。先病而后泄者治其本，先泄而后生他病者治其本。必且调之，乃治其他

---

①到：通"倒"。《太素·卷十五·色脉诊》作"倒"，所用是其本字。

②治其本：此后《甲乙经》卷六第二有"先病而后生热者治其本"十字，或可据补。

·论治篇·

325

病。先病而后生中满者治其标，先中满而后烦心者治其本。人有客气，有同^①气。小大不利治其标，小大利治其本。病发而有余，本而标之，先治其本，后治其标。病发而不足，标而本之，先治其标，后治其本。谨察间甚，以意调之，间者并行，甚者独行。先小大不利而后生病者治其本^②。

（《素问·标本病传论》）

黄帝曰：治之奈何？岐伯曰：春夏先治其标，后治其本；秋冬先治其本，后治其标。

（《灵枢·师传》）

帝曰：善。病之中外何如？岐伯曰：从内之外者，调其内；从外之内者，治其外；从内之外而盛于外者，先调其内而后治其外；从外之内而盛于内者，先治其外，而后调其内；中外不相及，则治主病。

（《素问·至真要大论》）

【简评】

"治病必求于本"与"有其病在本求之于本"，虽皆为"求本"，但所求之"本"指向不同。"治病必求于本"上承"阴阳者，天地之道也，万物之纲纪，变化之父母，生杀之本始，神明之府也"，其"本"无疑是阴阳，此阴阳既可代表医学之总纲，也可代表疾病的本

---

①同：新校正云："按全元起本'同'作'固'。"可据改。
②先小大不利而后生病者治其本：详文义，疑此十三字原在"小大利治其本"句下，错简于此。

灵素新编

原。因此，"治病求本"即是针对疾病的本原或证候的本质施治。"有其病在本求之本"上承"有其病在标而求之于标"，下接"有其病在本而求之于标，有其病在标而求之于本"，皆标与本相对为言，"本"指先出现的病候，"标"指后出现的病候，先治本还是先治标还须依病情而定，即"标本相移"，与"治病求本"将"本"作为施治的恒定不变的目标殊异，两者不可混淆。

"标本先后"也可称为"标本缓急"，经中确有"先热而后生中满者治其标"，"小大不利治其标"，中满与二便不通系急症，必须先治，但不能简单归结为"急则治其标，缓则治其本"。前贤张介宾明察于此，颇有警醒之论："按此篇（指《素问·标本病传论》——引者注）标本之义，凡治本者十之八九，治标者惟中满及小大不利二者而已。盖此二者，亦不过因其急而不得不先之也……奈何今之医家，多不知求本求标、孰缓孰急之道，以故治标者常八九，治本者无二三，且动称'急则治其标，缓则治其本'，尚不知孰为可缓，孰为最急，颠倒错认，举手误人，是未明此篇标本之真义耳。"（《类经·卷十·标本类》）

（三）协调阴阳

阴阳反他，治在权衡相夺，《奇恒》事也，《揆度》事也。

（《素问·玉版论要》）

故曰：用针之要，在于知调阴与阳[①]；调阴与阳，精气乃光；合形与气，使神内藏。故曰：上工平气，中工乱脉，下工绝气危生，故曰下工[②]不可不慎也。必审五脏变化之病，五脉之应，经络之实虚，

---

① 阴与阳：《太素·卷二十二·刺法》无，可据删。
② 故曰下工：《甲乙经》卷五第六无，可据删。

皮之柔粗，而后取之也。

（《灵枢·根结》）

　　黄帝问于少师曰[①]：余闻人之生也，有刚有柔，有弱有强，有短有长，有阴有阳，愿闻其方。少师答曰：阴中有阴，阳中有阳，审知阴阳，刺之有方，得病所始，刺之有理，谨度病端，与时相应，内合于五脏六腑，外合于筋骨皮肤。是故内有阴阳，外亦有阴阳。在内者，五脏为阴，六腑为阳；在外者，筋骨为阴，皮肤为阳。故曰：病在阴之阴者，刺阴之荥输；病在阳之阳者，刺阳之合；病在阳之阴者，刺阴之经；病在阴之阳者，刺络脉。故曰：病在阳者，命曰风；病在阴者，命曰痹；阴阳俱病，命曰风痹。病有形而不痛者，阳之类也；无形而痛者，阴之类也。无形而痛者，其阳完而阴伤之也，急治其阴，无攻其阳；有形而不痛者，其阴完而阳伤之也，急治其阳，无攻其阴。阴阳俱动，乍有形，乍无形，加以烦心，命曰阴胜其阳，此谓不表不里，其形不久。

（《灵枢·寿夭刚柔》）

　　和气之方，必通阴阳。五脏为阴，六腑为阳。传之后世，以血为盟。敬之者昌，慢之者亡。无道行私，必得天殃。谨奉天道，请言《终始》。

（《灵枢·终始》）

---

①黄帝问于少师曰：本段校勘参看"哲理篇·二、气、阴阳、五行·（二）阴阳·3.法阴阳"。

灵素新编

（四）治重神气

故针有悬布天下者五，黔首共馀食①，莫知之也。一曰治神，二曰知养身，三曰知毒药为②真，四曰制砭石小大，五曰知腑脏血气之诊。五法俱立，各有所先。今末世之刺也，虚者实之，满者泄之，此皆众工所共知也。若夫法天则地，随应而动，和之者若响，随之者若影，道无鬼神，独来独往。

帝曰：愿闻其道。岐伯曰：凡刺之真，必先治神，五脏已定，九候已备，后乃存针。众脉不见，众凶弗闻，外内相得，无以形先，可玩往来，乃施于人。人有虚实，五虚勿近，五实勿远，至其当发，间不容瞬③。手动若务，针耀而匀，静意视义，观适之变，是谓冥冥，莫知其形，见其乌乌，见其稷稷，从④见其飞，不知其谁，伏如横⑤弩，起如发机。

帝曰：何如而虚？何如而实？岐伯曰：刺实者须其虚，刺虚者须其实，经气已至，慎守勿失，深浅在志，远近若一，如临深渊，手

①馀食：新校正云："按全元起本'馀食'作'饱食'……又《太素》作'饮食'。"今本《太素》同新校正。章太炎《论〈素问〉〈灵枢〉》认为当作"饱食"，云："观'饱'字之误为'馀'，则知本依古文作'餽'，故识者知为'饱'，不识者误为'馀'。"可从。而《太素》作"饮"之因，或亦当作如是观。

②为：通"伪"，假，不真。《汉书·郊祀志上》："（少翁）乃为帛书以饭牛，阳不知，言此牛腹中有奇，杀视得书。书言甚怪，天子识其手，问之，果为书。"

③瞬：原作"（日寅）"，新校正云："按《甲乙经》'（日寅）'作'瞚'，全元起本及《太素》作'晌'。"（据古林书堂本、读书堂本）俗书"日""目"每每相混，故"（日寅）"即"瞚"字，义谓眨眼，而"晌"可通"瞚"，今以"瞬"为正字，故据改。

④从：清·于鬯《香草续校书·内经素问》云："'从'字盖'徒'字形近之误。'不知'与'徒见'意义相合。"考诸碑刻俗字文献，"徒"作"从"用例甚夥，于氏之论可从。

⑤横：俗字"才""木"不分，故此即"撗"之俗字（日人抄宋版《太平圣惠方·卷十九·针经序》引作"撗"，或可为证），字亦作"擴"，今简化作"扩"。然"扩弩"之"扩"古多作"彉"或"彍"，如《孙子·兵势篇》"势如彍弩，节如发机"，《淮南子·兵略》"疾如彍弩，势如发矢"，《抱朴子·吴失》"危机急于彍弩，亡征著于日月"。作"撗""横"或"擴"，疑是后世所造分别字。

如握虎，神无营于众物。

（《素问·宝命全形论》）

凡刺之法，先必本于神。

（《灵枢·本神》）

治病之道，气内为宝，循求其理，求之不得，过在表里。

（《素问·疏五过论》）

用针之类，在于调气。

（《灵枢·刺节真邪》）

养之和之，静以待时，谨守其气，无使倾移，其形乃彰，生气以长，命曰圣王。

（《素问·五常政大论》）

（五）顺之而治

黄帝曰：余闻先师，有所心藏，弗著于方。余愿闻而藏之，则而行之，上以治民，下以治身，使百姓无病，上下和亲，德泽下流，子孙无忧，传于后世，无有终时，可得闻乎？岐伯曰：远乎哉问也。夫治民与自治①，治彼与治此，治小与治大，治国与治家，未有逆而能治之②也，夫惟顺而已矣。顺者，非独阴阳脉论、气之逆顺也，百

---

①自治：《太素·卷二·顺养》作"治自"。按：古医经当本作"治身"，后因"身"字损坏而讹为"治自"，再讹而为"自治"。上文云"上以治民，下以治身"，是其证也。《文子·道厚》："真人者，知大己而小天下，贵治身而贱治人。"汉·牟子《理惑论》："道之为物，居家可以事亲，宰国可以治民，独立可以治身。"亦是其旁证。
②之：《太素·卷二·顺养》作"者"，可据改。

姓人民，皆欲顺其志也。

黄帝曰：顺之奈何？岐伯曰：入国问俗，入家问讳，上堂问礼，临病人问所便。

黄帝曰：便病人奈何？岐伯曰：夫中热消瘅则便寒，寒中之属则便热。胃中热则消谷，令人县心善饥，脐以上皮热；肠中热则出黄如糜，脐以下皮寒①。胃中寒则腹②胀，肠中寒则肠鸣飧泄。胃中寒，肠中热，则胀而且泄；胃中热，肠中寒，则疾饥，小腹痛胀。

黄帝曰：胃欲寒饮③，肠欲热饮，两者相逆，便之奈何？且夫王公大人，血食之君，骄恣从欲轻人，而无能禁之，禁之则逆其志，顺之则加其病，便之奈何？治之何先？岐伯曰：人之情，莫不恶死而乐生，告之以其败，语之以其善，导之以其所便，开之以其所苦，虽有无道之人，恶有不听者乎？

黄帝曰：治之奈何？岐伯曰：春夏先治其标，后治其本；秋冬先治其本，后治其标。

黄帝曰：便其相逆者奈何？岐伯曰：便此者，食饮衣服，亦欲适寒温，寒无凄怆④，暑无出汗。食饮者，热无灼灼，寒无沧沧。寒温中适，故气将持，乃不致邪僻也。

（《灵枢·师传》）

黄帝曰：经脉十二者，别为五行，分为四时，何失而乱？何得而治？岐伯曰：五行有序，四时有分，相顺则治，相逆则乱。

---

①脐以下皮寒：刘衡如校云："详文义似应改作'热'。自杨上善以下，历代注家解释此段，语多牵强，或以此五字属下，或改前'上'为'下'，义均未安。如易'热'字，则文义豁然矣。"可参。
②腹：《太素·卷二·顺养》作"膜"。
③饮：原作"饥"，据古林书堂本改，与《太素·卷二·顺养》合。
④怆：《太素·卷二·顺养》作"凄"，可据改。

黄帝曰：何谓相顺？岐伯曰：经脉十二者，以应十二月。十二月者，分为四时。四时者，春秋冬夏，其气各异，营卫相随，阴阳已和，清浊不相干，如是则顺之而治。

黄帝曰：五乱者，刺之有道乎？岐伯曰：有道以来，有道以去，审知其道，是谓身宝。

黄帝曰：善。愿闻其道。岐伯曰：气在于心者，取之手少阴①、心主之输。气在于肺者，取之手太阴荥、足少阴输。气在于肠胃者，取之足太阴、阳明；不下者，取之三里。气在于头者，取之天柱、大杼；不知，取足太阳荥输。气在于臂足，取之先去血脉，后取其阳明、少阳之荥输。

黄帝曰：补泻奈何？岐伯曰：徐入徐出，谓之导气。补泻无形，谓之同精。是非有余不足也，乱气之相逆也。

黄帝曰：允②乎哉道，明乎哉论，请著之玉版，命曰治乱也。

（《灵枢·五乱》）

黄帝曰：凡此四海者，何利何害？何生何败？岐伯曰：得顺者生，得逆者败；知调者利，不知调者害。

黄帝曰：余已闻逆顺，调之奈何？岐伯曰：审守其输而调其虚实，无犯其害，顺者得复，逆者必败。

（《灵枢·海论》）

黄帝问于岐伯曰③：余闻针道于夫子，众多毕悉矣。夫子之道应若失，而据未有坚然者也，夫子之问学熟乎？将审察于物而心生之

---

①手少阴：此后《太素·卷十二·营卫气行》有"经"字，可据补。
②允：《太素·卷十二·营卫气行》作"光"字，可据改。
③黄帝问于岐伯曰：本段校勘参看"哲理篇·一、天人观"。

乎？岐伯曰：圣人之为道者，上合于天，下合于地，中合于人事，必有明法，以起度数，法式检押，乃后可传焉。故匠人不能释尺寸而意短长，废绳墨而起平水也；工人不能置规而为圆，去矩而为方。知用此者，固自然之物，易用之教，逆顺之常也。

黄帝曰：愿闻自然奈何？岐伯曰：临深决水，不用功力，而水可竭也。循掘决冲①，而经可通也。此言气之清涩，血之清浊，行之逆顺也。

黄帝曰：临深决水奈何？岐伯曰：血清气浊②，疾泻之则气竭焉。

黄帝曰：循掘决冲奈何？岐伯曰：血浊气涩，疾泻之则经可通也。

（《灵枢·逆顺肥瘦》）

（六）攻邪养正（扶正祛邪）

毒药攻邪，五谷为养，五果为助，五畜为益，五菜为充，气味合而服之，以补精益气。此五者，有辛酸甘苦咸，各有所利，或散或收，或缓或急，或坚或软，四时五脏，病随五味所宜也。

（《素问·脏气法时论》）

帝曰：病在中而不实不坚，且聚且散，奈何？岐伯曰：悉乎哉问也！无积者求其脏，虚则补之，药以祛之，食以随之，行水渍之，和其中外，可使毕已。

帝曰：有毒无毒，服有约乎？岐伯曰：病有久新，方有大小，

---

①决冲：此后《甲乙经》卷五第六有"不顾坚密"四字，可据补，与"不用功力"形成对文。

②浊：《太素·卷二十二·刺法》作"滑"，可据改。

有毒无毒，固宜常制矣。大毒治病，十去其六；常毒治病，十去其七；小毒治病，十去其八；无毒治病，十去其九。谷肉果菜，食养尽之，无使过之，伤其正也。不尽，行复如法。

帝曰：其久病者，有气从不康，病去而瘠，奈何？岐伯曰：昭乎哉，圣人之问也！化不可代，时不可违。夫经络以通，血气以从，复其不足，与众齐同，养之和之，静以待时，谨守其气，无使倾移，其形乃彰，生气以长，命曰圣王。故《大要》曰：无代化，无违时，必养必和，待其来复。此之谓也。

（《素问·五常政大论》）

黄帝问曰：妇人重身，毒之何如？岐伯曰：有故无殒，亦无殒也[①]。帝曰：愿闻其故何谓也。岐伯曰：大积大聚，其可犯也，衰其大半而止，过者死。

（《素问·六元正纪大论》）

三、治疗理法

（一）平调阴阳寒热

寒者热之，热者寒之。

帝曰：论言治寒以热，治热以寒，而方士不能废绳墨而更其道也。有病热者，寒之而热，有病寒者，热之而寒，二者皆在，新病复起，奈何治？岐伯曰：诸寒之而热者取之阴，热之而寒者取之阳，所谓求其属也。

帝曰：善。服寒而反热，服热而反寒，其故何也？岐伯曰：治

---

①有故无殒亦无殒也：王冰注："上'无殒'，言母必全；'亦无殒'，言子亦不死也。"

灵素新编

其王气，是以反也。

帝曰：善。病之中外何如？岐伯曰：调气之方，必别阴阳，定其中外，各守其乡，内者内治，外者外治，微者调之，其次平之，盛者夺之，汗之①下之，寒热温凉，衰之以属，随其攸利，谨道如法，万举万全，气血正平，长有天命。

（《素问·至真要大论》）

西北之气散而寒之，东南之气收而温之，所谓同病异治也。故曰：气寒气凉，治以寒凉，行水渍之；气温气热，治以温热，强其内守。必同其气，可使平也，假者反之。

（《素问·五常政大论》）

病生于内者，先治其阴，后治其阳，反者益甚；其病生于阳者，先治其外，后治其内，反者益甚。

（《灵枢·五色》）

阴盛而阳虚，先补其阳，后泻其阴而和之；阴虚而阳盛，先补其阴，后泻其阳而和之。

病在上者下取之，病在下者高取之，病在头者取之足，病在腰②者取之腘。

病痛者阴也，痛而以手按之不得者阴也，深刺之。病在上者阳也，病在下者阴也，痒者阳也，浅刺之。

病先起③阴者，先治其阴，而后治其阳；病先起阳者，先治其

---

①之：原作"者"，据古林书堂本、读书堂本、医统正脉本改。
②腰：原作"足"，据医统正脉本改，与《太素·卷二十二·三刺》合。
③起：此后《太素·卷二十二·三刺》有"于"字，可据补。下"病先起无阳者"句中"起"字同。

阳，而后治其阴。

（《灵枢·终始》）

病有形而不痛者，阳之类也；无形而痛者，阴之类也。无形而痛者，其阳完而阴伤之也，急治其阴，无攻其阳；有形而不痛者，其阴完而阳伤之也，急治其阳，无攻其阴。阴阳俱动，乍有形，乍无形，加以烦心，命曰阴胜其阳，此谓不表不里，其形不久。

（《灵枢·寿夭刚柔》）

古之善用针艾者，视人五态乃治之，盛者泻之，虚者补之。

（《灵枢·通天》）

黄帝曰：刺其诸阴阳奈何？岐伯曰：按其寸口人迎，以调阴阳，切循其经络之凝涩，结而不通者，此于身皆为痛痹，甚则不行，故凝涩。凝涩者，致气以温之，血和乃止。其结络者，脉结血不和，决之乃行。故曰：气有余于上者，导而下之；气不足于上者，推而休①之；其稽留不至者，因而迎之；必明于经隧，乃能持之。寒与热争者，导而行之；其宛陈血不结者，则而予之②。必先明知二十五人，则③血气之所在，左右上下，刺约毕也。

（《灵枢·阴阳二十五人》）

黄帝曰：治人之五态奈何？少师曰：太阴之人，多阴而无阳，其阴血浊，其卫气涩，阴阳不和，缓筋而厚皮，不之疾泻，不能移

---

①休：《甲乙经》卷一第十六作"往"，可据改。
②则而予之：《甲乙经》卷一第十六作"即而取之"，可据改。
③则：《甲乙经》卷一第十六作"别"，可据改。

之。少阴之人，多阴①少阳，小胃而大肠，六腑不调，其阳明脉小而太阳脉大，必审调之，其血易脱，其气易败也。太阳之人，多阳而少②阴，必谨调之，无脱其阴，而泻其阳，阳重脱者易狂，阴阳皆脱者，暴死不知人也。少阳之人，多阳③少阴，经小而络大，血在中而气④外，实阴而虚阳，独泻其络脉则强，气脱而疾，中气不足，病不起也。阴阳和平之人，其阴阳之气和，血脉调，谨诊其阴阳，视其邪正，安⑤容仪，审有余不足，盛则泻之，虚则补之，不盛不虚，以经取之。此所以调阴阳，别五态之人者也。

（《灵枢·通天》）

（二）虚实补泻

必先度其形之肥瘦，以调其气之虚实，实则泻之，虚则补之。必先去其血脉，而后调之，无问其病，以平为期。

（《素问·三部九候论》）

为此诸病，盛则泻之，虚则补之，热则疾之，寒则留之，陷下则灸之，不盛不虚，以经取之。

（《灵枢·经脉》）

故曰：刺实者，刺其来也；刺虚者，刺其去也。此言气存亡之时，以候虚实而刺之。是故谨候气之所在而刺之，是谓逢时。在⑥于

---

① 多阴：此后《甲乙经》卷一第十六有"而"字，可据补。
② 少：《甲乙经》卷一第十六作"无"，可据改。
③ 多阳：此后《甲乙经》卷一第十六有"而"字，可据补。
④ 气：此后《甲乙经》卷一第十六有"在"字，可据补。
⑤ 安：此后《甲乙经》卷一第十六有"其"字，可据补。
⑥ 在：此前《太素·卷十二·卫五十周》有"病"字，可据补。

三阳，必候其气在于阳①而刺之；病在于三阴，必候其气在阴分而刺之。

（《灵枢·卫气行》）

少气者，脉口、人迎俱少而不称尺寸也。如是者，则阴阳俱不足，补阳则阴竭，泻阴则阳脱。如是者，可将以甘药，不可饮以至剂。如此者弗灸，不已者因而泻之，则五脏气坏矣。

（《灵枢·终始》）

黄帝曰：形气之逆顺奈何？岐伯曰：形气不足，病气有余，是邪胜也，急泻之。形气有余，病气不足，急补之。形气不足，病气不足，此阴阳气俱不足也，不可刺之，刺之则重不足，重不足则阴阳俱竭，血气皆尽，五脏空虚，筋骨髓枯，老者绝灭，壮者不复矣。形气有余，病气有余，此谓阴阳俱有余也，急泻其邪，调其虚实。故曰：有余者泻之，不足者补之，此之谓也。故曰：刺不知逆顺，真邪相搏。满而补之，则阴阳四溢，肠胃充郭，肝肺内膜，阴阳相错。虚而泻之，则经脉空虚，血气竭枯，肠胃偪辟，皮肤薄著，毛腠夭膲②，予③之死期。

（《灵枢·根结》）

（脉）诸小者，阴阳形气俱不足，勿取以针，而调以甘药也。

（《灵枢·邪气脏腑病形》）

---

①阳：此后《太素·卷十二·卫五十周》有"分"字，可据补。
②膲：《太素·卷二十二·刺法》作"燋"，古同"焦"，可据改。
③予：原作"子"，据医统正脉本改，与《太素·卷二十二·刺法》合。

诛罚无过，命曰大惑。反乱大经，真不可复。用实为虚，以邪为真。用针无义，反为气贼。夺人正气，以从为逆。荣卫散乱，真气已失。邪独内着，绝人长命，予人天殃。不知三部九候，故不能久长。因不知合之四时五行，因加相胜，释邪攻正，绝人长命。邪之新客来也，未有定处，推之则前，引之则止，逢而泻之，其病立已。

（《素问·离合真邪论》）

高者抑之，下者举之，有余折之，不足补之，佐以所利，和以所宜。

（《素问·至真要大论》）

（三）正反逆从

谨察阴阳所在而调之，以平为期，正者正治，反者反治。

治诸胜复，寒者热之，热者寒之，温者清之，清者温之，散者收之，抑者散之，燥者润之，急者缓之，坚者软之，脆者坚之，衰者补之，强者泻之，各安其气，必清必静，则病气衰去，归其所宗，此治之大体也。

寒者热之，热者寒之，微者逆之，甚者从之，坚者削之，客者除之，劳者温之，结者散之，留者攻之，燥者濡之，急者缓之，散者收之，损者温[1]之，逸者行之，惊者平之，上之下之，摩之浴之，薄之劫之，开之发之，适事为故[2]。

帝曰：何谓逆从？岐伯曰：逆者正治，从者反治，从少从多，观其事也。

---

[1]温：古林书堂本、读书堂本并作"益"，可据改。
[2]故：原则，准则。

帝曰：反治何谓？岐伯曰：热因寒用，寒因热用①，塞因塞用，通因通用，必伏其所主，而先其所因，其始则同，其终则异，可使破积，可使溃坚，可使气和，可使必已。

帝曰：善。气调②而得者何如？岐伯曰：逆之，从之，逆而从之，从而逆之，疏气③令调，则其道也。

（《素问·至真要大论》）

（四）表里异治

帝曰：夫子言虚实者有十，生于五脏。五脏，五脉耳。夫十二经脉皆生其病，今夫子独言五脏。夫十二经脉者，皆络三百六十五节，节有病必被经脉，经脉之病皆有虚实，何以合之？岐伯曰：五脏者，故得六腑与为表里，经络支节，各生虚实，其④病所居，随而调之。病在脉，调之血；病在血，调之络⑤；病在气，调之卫；病在肉，调之分肉；病在筋，调之筋；病在骨，调之骨⑥，燔针劫刺其下及与急者；病在骨，焠针药熨；病不知所痛，两跷为上；身形有痛，九候莫病，则缪刺之；痛⑦在于左而右脉病者，巨刺之。必谨察其九候，针道备矣。

（《素问·调经论》）

黄帝曰：善。病之中外何如：岐伯曰：调气之方，必别阴阳，

---

①热因寒用，寒因热用：现今学者多认为当据文例改作"热因热用，寒因寒用"，可从。
②气调：六气调和，亦即气候正常。
③气：指人身之气机。
④其：此前《太素·卷二十四·虚实所生》有"视"字，可据补。
⑤病在脉调之血；病在血，调之络：《太素·卷二十四·虚实所生》作"病在血，调之脉"。
⑥病在骨调之骨：《太素·卷二十四·虚实所生》无，可据删。
⑦痛：《太素·卷二十四·虚实所生》作"病"，可据改。

定其中外，各守其乡，内者内治，外者外治，微者调之，其次平之，盛者夺之，汗之下之，寒热温凉，衰之以属，随其攸利，谨道如法，万举万全，气血正平，长有天命。帝曰：善。

（《素问·至真要大论》）

黄帝问于少师曰①：余闻人之生也，有刚有柔，有弱有强，有短有长，有阴有阳，愿闻其方。少师答曰：阴中有阴，阳中有阳，审知阴阳，刺之有方，得病所始，刺之有理，谨度病端，与时相应，内合于五脏六腑，外合于筋骨皮肤。是故内有阴阳，外亦有阴阳。在内者，五脏为阴，六腑为阳；在外者，筋骨为阴，皮肤为阳。故曰：病在阴之阴者，刺阴之荥输；病在阳之阳者，刺阳之合；病在阳之阴者，刺阴之经；病在阴之阳者，刺络脉。故曰：病在阳者，命曰风；病在阴者，命曰痹；阴阳俱病，命曰风痹。病有形而不痛者，阳之类也；无形而痛者，阴之类也。无形而痛者，其阳完而阴伤之也，急治其阴，无攻其阳；有形而不痛者，其阴完而阳伤之也，急治其阳，无攻其阴。阴阳俱动，乍有形，乍无形，加以烦心，命曰阴胜其阳，此谓不表不里，其形不久。

黄帝问于伯高曰：余闻形气病之先后，外内之应，奈何？伯高答曰：风寒伤形，忧恐忿怒伤气。气伤脏，乃病脏；寒伤形，乃应形；风伤筋脉，筋脉乃应。此形气外内之相应也。

黄帝曰：刺之奈何？伯高答曰：病九日者，三刺而已。病一月者，十刺而已。多少远近，以此衰之。久痹不去身者，视其血络，尽出其血。

黄帝曰：外内之病，难易之治奈何？伯高答曰：形先病而未入

·论治篇·

脏者，刺之半其日；脏先病而形乃应者，刺之倍其日。此外①内难易之应也。

（《灵枢·寿天刚柔》）

阴盛而阳虚，先补其阳，后泻其阴而和之。阴虚而阳盛，先补其阴，后泻其阳而和之。

从腰以上者，手太阴阳明皆主之；从腰以下者，足太阴阳明皆主之。病在上者下取之，病在下者高取之，病在头者取之足，病在腰者取之腘。病生于头者头重，生于手者臂重，生于足者足重，治病者先刺其病所从生者也。

病痛者阴也，痛而以手按之不得者阴也，深刺之。病在上者阳也，病在下者阴也，痒者阳也，浅刺之。病先起阴者，先治其阴而后治其阳；病先起阳者，先治其阳而后治其阴。

（《灵枢·终始》）

病生于内者，先治其阴，后治其阳，反者益甚；其病生于阳者，先治其外，后治其内，反者益甚。

（《灵枢·五色》）

经病者治其经，孙络病者治其孙络血②，血病身有痛者治其经络。其病者在奇邪，奇邪之脉则缪刺之。留瘦③不移，节而刺之。上

---

① 外：原作"月"，据古林书堂本、医统正脉本改。
② 孙络病者治其孙络血：新校正云："按《甲乙经》云'络病者治其络血'，无二'孙'字。"《太素·卷十四》首篇作"孙络病者治其孙络"。结合上下文，今疑古医经本作"络病者治其络"。
③ 瘦：疑是"廋"字之误。廋，隐匿，隐藏。

实下虚，切而从之，索其结络脉，刺出其血，以见①通之。

（《素问·三部九候论》）

四、疗法

（一）疗法要略

砭石者，亦从东方来。

毒药者，亦从西方来。

灸焫者，亦从北方来。

九针者，亦从南方来。

导引按跷者，亦从中央出也。

（《素问·异法方宜论》）

黄帝曰：余受《九针》于夫子，而私览于诸方，或有导引行气、乔②摩、灸、熨、刺、焫、饮药，之③一者，可独守耶？将尽行之乎？岐伯曰：诸方者，众人之方也，非一人之所尽行也。

（《灵枢·病传》）

客色见上下左右，各在其要。其色见浅者，汤液主治，十日已；其见深者，必齐主治，二十一日已；其见大深者，醪酒主治，百日已；色夭面脱，不治，百日尽已。

（《素问·玉版论要》）

①见：《太素·卷十四》首篇无"见"字，可据删。
②乔：通"蹻"，即跷，指按跷。
③之：刘衡如谓："借为'是'，此也。"可参。

形乐志苦，病生于脉，治之以灸刺。形苦志乐，病生于筋，治之以熨引。形乐志乐，病生于肉，治之以针石。形苦志苦，病生于咽喝①，治之以甘药。形数惊恐，筋脉不通，病生于不仁，治之以按摩醪药。是谓形②。

（《灵枢·九针论》）

形乐志苦，病生于脉，治之以灸刺。形乐志乐，病生于肉，治之以针石。形苦志乐，病生于筋，治之以熨引。形苦志苦，病生于咽嗌，治之以百③药。形数惊恐，经络不通，病生于不仁，治之以按摩醪药。是谓五形志也。

（《素问·血气形志》）

病在脉④，调之血；病在血，调之络；病在气，调之卫；病在肉，调之分肉；病在筋，调之筋，病在骨，调之骨，燔针劫刺其下及与急者；病在骨，焠针药熨；病不知所痛，两跷为上；身形有痛，九候莫病，则缪刺之；痛在于左而右脉病者，巨刺之。必谨察其九候，针道备矣。

（《素问·调经论》）

（二）针灸疗法（详见刺法灸法篇）

（三）药物疗法

中古之治病，至而治之，汤液十日，以去八风五痹之病，十日

---

① 喝：《素问·血气形志》作"嗌"，可据改。
② 形：《素问·血气形志》作"五形志也"，可据改。
③ 百：《灵枢·九针论》作"甘"，可据改。
④ 病在脉：本段校勘参看"论治篇·三、治疗理法·（四）表里异治"。

不已，治以草苏①，草荄之枝②，本末为助，标本已得，邪气乃服。

（《素问·移精变气论》）

　　肝苦急，急食甘以缓之。

　　心苦缓，急食酸以收之。

　　脾苦湿，急食苦以燥之。

　　肺苦气上逆，急食苦以泄之。

　　肾苦燥，急食辛以润之，开腠理，致津液，通气也。

　　肝欲散，急食辛以散之，用辛补之，酸泻之。

　　心欲软，急食咸以软之，用咸补之，甘泻之。

　　脾欲缓，急食甘以缓之，用苦泻之，甘补之。

　　肺欲收，急食酸以收之，用酸补之，辛泻之。

　　肾欲坚，急食苦以坚之，用苦补之，咸泻之。

　　辛散，酸收，甘缓，苦坚，咸软。

（《素问·脏气法时论》）

　　黄帝问于少俞曰：五味入于口也，各有所走，各有所病。酸走筋，多食之，令人癃；咸走血，多食之，令人渴；辛走气，多食之，令人洞心；苦走骨，多食之，令人变呕；甘走肉，多食之，令人悗心。余知其然也，不知其何由，愿闻其故。少俞答曰：酸入于胃，其

---

①草苏：《方言》云："苏、芥，草也。江淮南楚之间曰苏。"知草苏为同义复词，即草之义，此指草药。王冰注云："草苏谓药煎也。"已得草苏之实，但其于草苏本义作何解，已难测知。明·马莳云："苏者，叶也。"清·张志聪云："苏，茎也。"均属无据之臆说，不可从。日人森立之云："草苏王注为得。苏即酥古字。草苏者，其煎汁浓稠如酥也。"未免求之过深。今人引《方言》郭璞注"苏犹芦，语转也"为解（张登本、武长春主编《内经词典》），语欠明晰，亦不可从。

②草荄之枝：之，犹"与"也。训见清·王引之《经传释词》。药用草荄、草枝，正所谓"本末为助"。

气涩以收，上之两焦，弗能出入也，不出即留于胃中，胃中和温，则下注膀胱，膀胱之胞薄以懦，得酸则缩绻，约而不通，水道不行，故癃。阴者，积筋之所终也，故酸入而走筋矣。

黄帝曰：咸走血，多食之，令人渴，何也？少俞曰：咸入于胃，其气上走中焦，注于脉，则血气走之，血与咸相得则凝，凝则胃中汁注之，注之则胃中竭，竭则咽路焦，故舌本干而善渴。血脉者，中焦之道也，故咸入而走血矣。

黄帝曰：辛走气，多食之，令人洞心，何也？少俞曰：辛入于胃，其气走于上焦，上焦者，受气而营诸阳者也，姜韭之气熏之，营卫之气不时受之，久留心下，故洞心。辛与气俱行，故辛入而与汗俱出。

黄帝曰：苦走骨，多食之，令人变呕，何也？少俞曰：苦入于胃，五谷之气皆不能胜苦，苦入下脘，三焦之道皆闭而不通，故变呕。齿者，骨之所终也，故苦入而走骨，故入而复出，知其走骨也。

黄帝曰：甘走肉，多食之，令人悗心，何也？少俞曰：甘入于胃，其气弱小，不能上至于上焦，而与谷留于胃中，者①令人柔润者也，胃柔则缓，缓则虫动，虫动则令人悗心。其气外通于肉，故甘走肉。

（《灵枢·五味论》）

气味有薄厚，性用有躁静，治保有多少，力化有浅深。

帝曰：气有多少，病有盛衰，治有缓急，方有大小，愿闻其约奈何？岐伯曰：气有高下，病有远近，证有中外，治有轻重，适其至所为故也。《大要》曰：君一臣二，奇之制也；君二臣四，偶之制

---

① 者：此前《太素·卷二·调食》有"甘"字，可据补。

也；君二臣三，奇之制也；君二①臣六，偶之制也。故曰：近者奇之，远者偶之，汗者不以奇，下者不以偶②，补上治上制以缓，补下治下制以急，急则气味厚，缓则气味薄，适其至所，此之谓也。病所远而中道气味之③者，食而过之，无越其制度也。是故平气之道，近而奇偶，制小其服也；远而奇偶，制大其服也。大则数少，小则数多。多则九之，少则二之。奇之不去则偶之，是谓重方。偶之不去，则反佐以取之，所谓寒热温凉，反从其病也。

帝曰：善。五味阴阳之用何如？岐伯曰：辛甘发散为阳，酸苦涌泄为阴，咸味涌泄为阴，淡味渗泄为阳。六者或收或散，或缓或急，或燥或润，或软或坚，以所利而行之，调其气使其平也。

帝曰：非调气而得者，治之奈何？有毒无毒，何先何后？愿闻其道。岐伯曰：有毒无毒，所治为主，适大小为制也。

帝曰：请言其制。岐伯曰：君一臣二，制之小也；君一臣三佐五，制之中也；君一臣三佐九，制之大也。

夫五味入胃，各归所喜，故④酸先入肝，苦先入心，甘先入脾，辛先入肺，咸先入肾。久而增气，物化之常也；气增而久，夭之由也。

帝曰：善。方制君臣何谓也？岐伯曰：主病之谓君，佐君之谓臣，应臣之谓使，非上下三品⑤之谓也。

---

①二：古林书堂本、读书堂本、医统正脉本并作"三"。今疑作"二"作"三"者皆非王冰次注本原貌，而王本本作"三"（"亖"之古字）也，后误作"三"，进而误作"二"。《素问病机气宜保命集·卷上·本草论》以"君二臣四、君四臣六"为偶方，可为助证。
②汗者不以奇下者不以偶：据王冰"汗药不以偶方，气不足以外发泄；下药不以奇制，药毒攻而致过"注语，疑"奇""偶"二字互倒，可据乙。
③之：刘衡如疑"之"为"乏"之误。可从。
④故：原作"攻"，据《素问·宣明五气》新校正所引改。
⑤三品：新校正云："按神农云：上药为君，主养命以应天；中药为臣，养性以应人；下药为佐使，主治病以应地也。"

帝曰：三品何谓？岐伯曰：所以明善恶之殊贯①也。

（《素问·至真要大论》）

（四）醪酒疗法

黄帝问曰：为五谷汤液及醪醴奈何？岐伯对曰：必以稻米，炊之稻薪，稻米者完，稻薪者坚。

帝曰：何以然？岐伯曰：此得天地之和，高下之宜，故能至完；伐取得时，故能至坚也。

帝曰：上古圣人作汤液醪醴，为而不用，何也？岐伯曰：自②古圣人之作汤液醪醴者，以为备耳。夫上古作汤液，故为而弗服也③。中古之世，道德稍衰，邪气时至，服之万全。

帝曰：今之世不必已，何也？岐伯曰：当今之世，必齐毒药攻其中，镵石针艾治其外也。

（《素问·汤液醪醴论》）

（五）饮食疗法

肝色青，宜食甘，粳米、牛肉、枣、葵皆甘。心色赤，宜食酸，小豆、犬肉、李、韭皆酸。肺色白，宜食苦，麦、羊肉、杏、薤皆苦。脾色黄，宜食咸，大豆、豕肉、栗、藿皆咸。肾色黑，宜食辛，黄黍、鸡肉、桃、葱皆辛。辛散，酸收，甘缓，苦坚，咸软。毒药攻邪，五谷为养，五果为助，五畜为益，五菜为充，气味合而服

---

①殊贯：异同。殊，异；贯，同。《吕氏春秋·贵直论第三·过理》："亡国之主一贯。"高诱注云："贯，同。"
②自：《太素·卷十九·知古今》作"上"，可据改。
③夫上古作汤液故为而弗服也：详其文义，疑古医经本作"故上古作汤液，为而弗服也"，后"故"字窜乱于"为而弗服"上，而后人更增"夫"字。

之，以补精益气。此五者，有辛酸甘苦咸，各有所利，或散或收，或缓或急，或坚或软，四时五脏，病随五味所宜也。

（《素问·脏气法时论》）

黄帝曰：谷之五味，可得闻乎？伯高曰：请尽言之。五谷：粳米甘，麻酸，大豆咸，麦苦，黄黍辛。五果：枣甘，李酸，栗咸，杏苦，桃辛。五畜：牛甘，犬酸，猪咸，羊苦，鸡辛。五菜：葵甘，韭酸，藿咸，薤苦，葱辛。五色：黄色宜甘，青色宜酸，黑色宜咸，赤色宜苦，白色宜辛。凡此五者，各有所宜。五宜：所言五色①者，脾病者，宜食粳米饭、牛肉、枣、葵；心病者，宜食麦、羊肉、杏、薤；肾病者，宜食大豆黄卷②、猪肉、栗、藿；肝病者，宜食麻、犬肉、李、韭；肺病者，宜食黄黍、鸡肉、桃、葱。五禁：肝病禁辛，心病禁咸，脾病禁酸，肾病禁甘，肺病禁苦。肝色青，宜食甘，粳米饭、牛肉、枣、葵皆甘。心色赤，宜食酸，犬③肉、麻④、李、韭皆酸。脾色黄，宜食咸，大豆、豕肉、栗、藿皆咸。肺色白，宜食苦，麦、羊肉、杏、薤皆苦。肾色黑，宜食辛，黄黍、鸡肉、桃、葱皆辛。

（《灵枢·五味》）

---

①色：《太素·卷二·调食》作"宜"，可据改。
②大豆黄卷：《太平御览·卷八百四十一·谷部五》"豆"条引《吴氏本草》曰："大豆黄卷……初出土黄牙是也。"今医家所用大豆黄卷即发芽的大豆，与此相类。然北京大学所藏秦牍《泰原有死者》载"死人所贵黄圈"，"黄圈者，大叔（菽）殹"，似"黄卷"又可用作大豆的别名（李零《北大秦牍<泰原有死者>简介》指"黄圈"为"大豆黄卷"，"是用大豆发出的黄色豆芽"，或有可商）。故这里的"大豆黄卷"或许还存在一种可能，那就是其本作"黄卷"，而"大豆"则是古注语误入正文者。考《甲乙经》卷六第九作"大豆"，或正是以通俗的"大豆"替换少为人知的"黄卷"而成。
③犬：原作"大"，据古林书堂本、医统正脉本改，与《太素·卷二·调食》合。
④麻：据文例，此字当在"犬肉"之前。

（六）情志疗法

悲胜怒。

恐胜喜。

怒胜思。

喜胜忧。

思胜恐。

（《素问·阴阳应象大论》）

黄帝曰：胃欲寒饮，肠欲热饮，两者相逆，便之奈何？且夫王公大人，血食之君，骄恣从欲轻人，而无能禁之，禁之则逆其志，顺之则加其病，便之奈何？治之何先？岐伯曰：人之情，莫不恶死而乐生。告之以其败，语之以其善，导之以其所便，开之以其所苦，虽有无道之人，恶有不听者乎？

（《灵枢·师传》）

黄帝问曰：余闻古之治病，惟其移精变气，可祝由①而已。今世治病，毒药治其内，针石治其外，或愈或不愈，何也？岐伯对曰：往古人②居禽兽之间，动作以避寒，阴居以避暑，内无眷慕之累，外无

---

① 祝由：祝，亦作"呪""咒"，本是"詶"之俗字，今通作"咒"；由，亦作"誧""褕""袖"。二字含义相同，既可分开使用（马王堆出土古医书《五十二病方》有"祝曰""由曰"之用例，只是"由"字曾被误释作"古"，后由李家浩准确释出。），亦可构成同义复词，皆诅咒之意。杨上善以"以祝为去病所由"为释，王冰以"祝说病由"为解，全元起谓"祝由，南方神"，皆不可从。

② 人：此前《太素·卷十九·知祝由》有"民"字，可据补。考"民人"一词，秦汉典籍屡见，故此当本作"民人"。李唐之时，需避太宗李世民名讳，或有删"民"字者，故《素问》作"人"。《太素》正文作"民人"，而杨注无"民"字，亦为避讳故。

伸宦^①之形^②，此恬憺之世，邪不能深入也。故毒药不能治其内，针石不能治其外，故可移精祝由而已。当今之世不然，忧患缘^③其内，苦形伤其外，又失四时之从，逆寒暑之宜，贼风数至，虚邪朝夕^④，内至五脏骨髓，外伤空窍肌肤，所以小病必甚，大病必死^⑤，故祝由不能已也。

（《素问·移精变气论》）

黄帝曰^⑥：……其毋所遇邪气，又毋怵惕之所志，卒然而病者，其故何也？唯有因鬼神之事乎？岐伯曰：此亦有故邪留而未发，因而志有所恶，及有所慕，血气内乱，两气相抟。其所从来者微，视之不见，听而不闻，故似鬼神。

黄帝曰：其祝而已者，其故何也？岐伯曰：先巫者，因^⑦知百病之胜，先知其病之所从生者，可祝而已也。

（《灵枢·贼风》）

---

① 伸宦：《太素·卷十九·知祝由》作"申宦"，新校正云："按全元起本'伸'作'奥'。"医统正脉本《素问》作"伸官"，或受其影响，学者有将顾从德本认作"伸官"者，并提出当据全元起本校作"奥官"，而对其具体训释则约有三种意见：第一，读作"痍瘝"，解作"疲病"（郭霭春主编《黄帝内经素问校注》）；第二，读作"痍瘝"，谓"痍乃牢狱之灾，瘝乃徭役之苦"，"痍瘝"指古代社会不人道的刑罚和徭役（王玉川）；第三，谓"奥官"为"吏官"之误，而"吏官之形"即吏官之冠带（日·森立之《素问考注》）。以上解说疑皆非是。今谓古医经本当作"奥宦"，"申"是由"奥"俗体"申"相误而来，"伸"则是因"申"为"伸"古字再次致误，而"官"则由"宦"之俗体"宦"（《太素》即写作此形）而误；"奥宦"即贵宦，"贵"繁体作"贵"，从"奥"得声，故"奥"可通"贵"；《论语》"有荷蒉而过孔氏之门"，《说文·艸部》"蒉"字条引作"奥"字，此虽是"奥"通"蒉"之例，但亦可证"奥"可通"贵"，而"贵宦"为古人熟语，意谓贵官显宦。清儒张文虎《舒艺堂续笔》云："疑'奥'乃'贵'之烂文。"亦属有理，但终不如径以通假释之。
② 形：通"刑"，伤害。
③ 缘：《太素·卷十九·知祝由》作"琢"，可据改。"琢"与"伤"对文，当亦伤害之意。
④ 朝夕：通"潮汐"。谓邪气如海水之潮汐而袭人。
⑤ 死：此后《太素·卷十九·知祝由》有"者"字。
⑥ 黄帝曰：本段校勘参看"病理篇·一、百病起因"。
⑦ 因：《太素·卷二十八·诸风杂论》作"固"，可据改。

（七）手术疗法

徒疢^①，先取环谷下三寸，以铍针针之，已刺而筒之，而内之，入而复之^②，以尽其疢，必坚来，缓则烦悗^③，来^④急则安静，间一日^⑤刺之，疢尽乃止。饮闭药，方刺之时徒饮之，方饮无食，方食无饮，无食他食，百三十五日。

（《灵枢·四时气》）

发于足指，名脱痈^⑥，其状赤黑，死不治；不赤黑，不死。不衰^⑦，急斩之，不则死矣。

（《灵枢·痈疽》）

（八）其他疗法

1. 按摩导引

2. 药熨、熏洗

足阳明之筋……其病……引缺盆及颊，卒口僻，急者目不合，热则筋纵，目不开。颊筋有寒则急，引颊移口，有热则筋弛纵，缓不胜收，故僻。治之以马膏膏其急者，以白酒和桂以涂其缓者，以桑钩

---

①疢：《太素·卷二十三·杂刺》作"水"，下诸"疢"字同。考"疢"是"水"表示疾病时的后起分别字，字书之中，以《广韵》收录最早，而敦煌文献中有用例，疑作"水"者为古医经旧貌。

②之：《甲乙经》卷八第四作"出"，可据改。

③必坚来缓则烦悗：《太素·卷二十三·杂刺》作"必坚束之缓则烦宛"。古书"悗"可作"宛"，而"宛"又可作"惌"，故疑此句当作"必坚束，束缓则烦悗"。《太素》之"之"字，实为重文符之误；《素问》既因重文符误脱一字（《素问·阴阳应象大论》"不知用此，则早衰之节也"，因重文符脱一"衰"字，是其比也。）更误"束"为"来"。

④来：《太素·卷二十三·杂刺》作"束"，可据改。

⑤一日：《太素·卷二十三·杂刺》作"日一"，可据乙。

⑥痈：《太素·卷二十六·痈疽》作"疽"，可据改。

⑦不衰：此前《太素·卷二十六·痈疽》有"治之"二字，可据补。

钩之，即以生桑灰①置之坎中，高下以②坐等。以膏熨急颊，且饮美酒，啖美炙肉③，不饮酒者，自强也，为之三拊④而已。

足之阳明，手之太阳，筋急则口目为僻，眦急不能卒视，治皆如右方也。

（《灵枢·经筋》）

其有邪者，渍形以为汗。

（《素问·阴阳应象大论》）

3. 束指、牵引

痿厥为四末束悗，乃疾解之，日二，不仁者十日而知，无休，病已止。

（《灵枢·杂病》）

疟之且发也，阴阳之且移也，必从四末始也，阳已伤，阴从之，故先其时坚束其处，令邪气不得入，阴气不得出，审候见之，在孙络盛坚而血者皆取之，此真往而未得并⑤者也。

（《素问·疟论》）

---

①灰：《太素·卷十三·经筋》作"炭"，可据改。
②以：《太素·卷十三·经筋》作"与"，可据改。
③肉：《太素·卷十三·经筋》无，可据删。
④拊："傅"之俗字。《千金要方》卷十三第七治头风方"芥子末，酢和傅头一周时"，敦煌医药文献P.3596"傅"作"拊"，可证"拊"为"傅"之俗字。
⑤真往而未得并：《太素·卷二十五·三疟》作"直往而取"，义胜。

刺法灸法篇

一、刺法总则

黄帝问于岐伯曰：余子万民，养百姓，而收其租税。余哀其不给①，而属有疾病。余欲勿使被毒药，无用砭石，欲以微针通其经脉，调其血气，营其逆顺出入之会，令可传于后世，必明为之法，令终而不灭，久而不绝，易用难忘，为之经纪。异其章②，别其表里，为之终始，令各有形，先立《针经》。愿闻其情。岐伯答曰：臣请推而次之，令有纲纪，始于一③终于九焉。请言其道。小针之要，易陈而难入。粗守形，上④守神。神乎神，客在门。未睹其疾，恶知其原？刺之微，在速迟，粗守关，上守机，机之动，不离其空，空中之机，清静而微。其来不可逢，其往不可追。知机之⑤道者，不可挂以发；不知机道⑥，叩之不发。知其往来，要与之期，粗之暗乎，妙哉工独有之。往者为逆，来者为顺，明知逆顺，正行无问。逆而夺之，恶得无虚？追而济之，恶得无实？迎之随之，以意和之，针道毕矣。凡用针者，虚则实之，满则泄之，宛陈则除之，邪胜则虚之。《大要》曰：徐而疾则实，疾而徐则虚。言实与虚，若有若无；察后

①给：《太素·卷二十一·九针要道》作"终"，与"姓""病"协韵，可据改。终，谓终其天年。
②章：此前《太素·卷二十一·九针要道》有"篇"字，可据补。
③一：此后《太素·卷二十一·九针要道》有"而"字，可据补。
④上：《太素·卷二十一·九针要道》作"工"，可据改。下文"上守机"同。
⑤之：《太素·卷二十一·九针要道》无，可据删。
⑥道：《太素·卷二十一·九针要道》作"者"，可据改。

与先，若存若亡^①；为虚与实，若得若失。虚实之要，九针最妙；补泻之时，以针为之。泻曰^②必持^③内之，放而出之，排阳得^④针，邪气得泄。按而引针，是谓内温，血不得散，气不得出也^⑤。补曰随之，随之意，若妄^⑥之，若行若按，如蚊虻止，如留如还，去如弦绝^⑦，令左属右，其气故止，外门已闭，中气乃实，必无留血，急取诛之。持针之道，坚者为宝，正指直刺，无针左右。神在秋毫，属意病者，审视血脉者^⑧，刺之无殆。方刺之时，必在悬阳^⑨，及与两卫^⑩，神属勿去，知病存亡。血脉者^⑪，在腧横居，视之独澄^⑫，切之独坚。

夫气之在脉也，邪气在上，浊气在中，清气在下。故针陷脉则邪气出，针中脉则浊气出，针太深则邪气反沉，病益^⑬。故曰：皮肉筋脉，各有所处，病^⑭各有所宜，各不同形，各以任其所宜。无实无虚^⑮，损^⑯不足而益有余，是谓甚^⑰病，病益甚^⑱。取五脉者死，取三脉者恇；夺阴者死，夺阳者狂，针害毕矣。刺之而气不至，无问其

---

①若存若亡：《太素·卷二十一·九针要道》作"若亡若存"，可据改。
②泻曰：此后《素问·离合真邪论》王冰注引《针经》文有"迎之，迎之意"五字，可据补。
③持：此后《太素·卷二十一·九针要道》有"而"字，可据补。
④得：《太素·卷二十一·九针要道》作"出"，可据改。
⑤也：《太素·卷二十一·九针要道》无，可据删。
⑥妄：《太素·卷二十一·九针要道》作"忘"，与《素问·离合真邪论》王冰注引文一致，可据改。
⑦弦绝：《太素·卷二十一·九针要道》作"绝弦"，可据乙。
⑧者：《太素·卷二十一·九针要道》无，可据删。
⑨必在悬阳：在，察。《尔雅·释诂》："在，察也。"悬阳，杨上善认为所指为鼻，刘衡如认为当指目，云："称目为悬阳，亦犹谓'目如悬珠'。"疑刘说为是。
⑩卫：《太素·卷二十一·九针要道》作"衡"，可据改。衡，即眉。
⑪血脉者：此前太素·卷二十一·九针要道》有"取"字，可据补。
⑫澄：《太素·卷二十一·九针要道》作"满"，可据改。
⑬益：此后《太素·卷二十一·九针要道》有"甚"字，可据补。
⑭病：此后《太素·卷二十一·九针要道》有"各有所舍，针"五字，可据补。
⑮无实无虚：《太素·卷二十一·九针要道》作"无实实，无虚虚"，可据改。
⑯损：此前《太素·卷二十一·九针要道》有"无"字，可据补。
⑰甚：《太素·卷二十一·九针要道》作"重"，可据改。

⑱病益甚：史常永《灵枢新考》云："疑是注语误入经文。"可参。

数；刺之而气至，乃去之，勿复针。针各有所宜，各不同形，各任其所为。刺之要，气至而有效，效之信，若风之吹云，明乎若见苍天，刺之道毕矣。

睹其色，察其目，知其散复；一其形，听其动静，知其邪正。右主推之，左持而御之，气至而去之。凡将用针，必先诊脉，视气之剧易^①，乃可以治也。五脏之气已绝于内，而用针者反实其外，是谓重竭，重竭必死，其死也静，治之者，辄反其气，取腋与膺；五脏之气已绝于外，而用针者反实其内，是谓逆厥，逆厥则必死，其死也躁，治之者，反取四末。

今夫五脏之有疾也，譬犹刺也，犹污也，犹结也，犹闭也。刺虽久，犹可拔也；污虽久，犹可雪也；结虽久，犹可解也；闭虽久，犹可决也。或言久疾之不可取者，非其说也。夫善用针者，取其^②疾也，犹拔刺也，犹雪污也，犹解结也，犹决闭也。疾虽久，犹可毕也。言不可治者，未得其术也。刺诸热者，如以手探汤；刺寒清者，如人不欲行。阴有阳疾者，取之下陵三里，正往无殆，气下乃止，不下复始也。疾高而内者，取之阴之陵泉；疾高而外者，取之阳之陵泉也。

（《灵枢·九针十二原》）

所谓易陈者，易言也。难入者，难著于人也。粗守形者，守刺法也。上^③守神者，守人之血气，有余不足，可补泻也。神客^④者，正邪共会也。神者，正气也。客者，邪气也。在门者，邪循正气之所

---

①剧易：犹言盛衰。
②取其：《太素·卷二十一·诸原所生》作"其取"，可据乙。
③上：《太素·卷二十一·九针要解》作"工"，可据改。
④神客：此为古医家解《灵枢·九针十二原》"神乎神，客在门"时，误以"神客在门"为句所致，不可不知。

出入也。未睹其疾者，先知邪正何经之疾也。恶知其原者，先知何经之病，所取之处也。刺之微在数①迟者，徐疾之意也。粗守关者，守四肢而不知血气正邪之往来也。上②守机者，知守气也。机之动，不离其空中③者，知气之虚实，用针之徐疾也。空中之机，清净④以微者，针以得气，密意守气勿失也。其来不可逢者，气盛不可补也。其往不可追者，气虚不可泻也。不可挂以发者，言气易失也。扣之不发者，言⑤不知补泻之意也，血气已尽而气不下也。知其往来者，知气之逆顺盛虚也。要与之期者，知气之可取之时也。粗之暗者，冥冥不知气之微密也。妙哉工独有之者，尽知针意也。往者为逆者，言气之虚而小，小者逆也。来者为顺者，言形气之平，平者顺也。明知逆顺，正行无问者，言知所取之处也。迎而夺之者，泻也。追而济之者，补也。所谓虚则实之者，气口虚而当补之也。满则泄之者，气口盛而当泻之也。宛陈则除之者，去血脉也。邪胜则虚之者，言诸经有盛者，皆泻其邪也。徐而疾则实者，言徐内而疾出也。疾而徐则虚者，言疾内而徐出也。言实与虚，若有若无者，言实者有气，虚者无气也。察后与先，若亡若存者，言气之虚实，补泻之先后也，察其气之已下与常存也。为虚与实，若得若失者，言补者佖然若有得也，泻则恍然若有失也。夫气之在脉也，邪气在上者，言邪气之中人也高，故邪气在上也；浊气在中者，言水谷皆入于胃，其精气上注于肺，浊溜于肠胃，言⑥寒温不适，饮食不节，而病生于肠胃，故命

---

① 数：详《灵枢·九针十二原》云："刺之微，在速迟。"疑是"速"字之误。

② 上：《太素·卷二十一·九针要解》作"工"，可据改。

③ 中：《灵枢·九针十二原》《太素·卷二十一·九针要解》并无，可据删。

④ 净：通"静"。《灵枢·九针十二原》《太素·卷二十一·九针要解》并作"静"，所用是其本字。

⑤ 者言：原作"言者"，据古林书堂本、医统正脉本乙正，与《太素·卷二十一·九针要解》合。

⑥ 言：刘衡如云："详文义疑'若'之误。"可参。

曰浊气在中也；清气在下者，言清湿地气之中人也，必从足始，故曰清气在下也。针陷脉则邪气出者，取之上。针中脉则浊气出者，取之阳明合也。针太深则邪气反沉者，言浅浮之病，不欲深刺也，深则邪气从之入，故曰反沉也。皮肉筋脉，各有所处者，言经络各有所主也。取五脉者死，言病在中，气不足，但用针尽大泻其诸阴之脉也。取三阳之①脉者唯②，言尽泻三阳之气，令病人惼然不复也。夺阴者死，言取尺之五里，五往者也。夺阳者狂，正言也③。睹其色，察其目，知其散复，一其形，听其动静者，言上④工知相五色于目，有知调尺寸小大缓急滑涩，以言所病也⑤。知⑥其邪正者，知论虚邪与正邪之风也。右主推之，左持而御之者，言持针而出入也。气至而去之者，言补泻气调而去之也。调气在于终始⑦。一者，持心也⑧。节之交，三百六十五会者，络脉之渗灌诸节者也⑨。所谓五脏之气已绝于内者，脉口气内绝不至，反取其外之病处与阳经之合，有留针以致阳气，阳气至则内重竭，重竭则死矣，其死也无气以动，故静。所谓五脏之气已绝于外者，脉口气外绝不至，反取其四末之输，有留针以致其阴气，阴气至则阳气反入，入则逆，逆则死矣，其死也阴气有余，故躁。所以察其目者，五脏使五色循明⑩，循明则声章，声章者，则

①阳之：《灵枢·九针十二原》《太素·卷二十一·九针要解》并无，可据删。
②唯：《灵枢·九针十二原》《太素·卷二十一·九针要解》并作"惼"，可据改。
③正言也：刘衡如云："此后应据《九针十二原》将后'节之交，三百六十五会者，络脉之渗灌诸节者也'十九字移入。"可参。
④上：《太素·卷二十一·九针要解》无，可据删。
⑤病也：刘衡如云："详文义，此后应将篇末（引者注：指《灵枢·小针解》篇末）'所以察其目者，五脏使五色修明，修明则声章，声章者，则言声与平生异也'二十八字移入。"可参。
⑥知：刘衡如谓："详文义，此前应将后'一者，持心也'五字移入。"可从。
⑦调气在于终始：《灵枢·九针十二原》无，疑是古注误入正文，当删。
⑧一者，持心也：刘衡如云："此五字应移至前'知其邪正者'之前。"可参。
⑨节之交……络脉之渗灌诸节者也：刘衡如云："此十九字应移至前'正言也'之后。"可参。
⑩循明：详文义，疑是"修明"之误。下"循明"同。修明，清明。

言声与平生异也①。

（《灵枢·小针解》）

黄帝问曰：愿闻九针之解，虚实之道。岐伯对曰：刺虚则实之者，针下热也，气实乃热也②。满而泄之者，针下寒也，气虚乃寒也③。菀陈则除之者，出恶血也。邪胜则虚之者，出针勿按。徐而疾则实者，徐出针而疾按之。疾而徐则虚者，疾出针而徐按之。言实与虚者，寒温气多少也。若无若有者，疾不可知也。察后与先者，知病先后也。为虚与实者，工勿失其法。若得若失者，离其法也。虚实之要，九针最妙者，为其各有所宜也。补泻之时者，与气开阖相合也。九针之名，各不同形者，针穷其所当补泻也。刺实须其虚者，留针④阴气隆至，乃去针⑤也。刺虚须其实者，阳气隆至，针下热乃去针也。经气已至，慎守勿失者，勿变更也。深浅在志者，知病之内外也。近远如一者，深浅其候等也。如临深渊者，不敢堕也。手如握虎者，欲其壮也。神无营⑥于众物者，静志观病人，无左右视也。义无邪下者，欲端以正也。必正其神者，欲瞻病人，目制其神，令气易行也。

（《素问·针解》）

故针有悬布天下者五⑦，黔首共余食，莫知之也。一曰治神，二

---

①所以察其目者……则言声与平生异也：刘衡如云："此段应移至前'以言所病也'之后。"可参。

②气实乃热也：《太素·卷十九·知针石》无，可据删。

③气虚乃寒也：《太素·卷十九·知针石》无，可据删。

④留针：详文例，疑此二字为衍。

⑤乃去针：此前《素问吴注》补"针下寒"三字，与下文"针下热"为对文，可从。

⑥营：通"荧"，惑乱。《荀子·宥坐》"言谈足以饰邪营众"，杨倞注："营读为荧。"

⑦故针有悬布天下者五：本段校勘参看"论治篇·二、治疗原则·（四）治重神气"。下段同。

曰知养身，三曰知毒药为真，四曰制砭石小大，五曰知腑脏血气之诊。五法俱立，各有所先。今末世之刺也，虚者实之，满者泄之，此皆众工所共知也。若夫法天则地，随应而动，和之者若响，随之者若影，道无鬼神，独来独往。

帝曰：愿闻其道。岐伯曰：凡刺之真，必先治神，五脏已定，九候已备，后乃存针。众脉不见，众凶弗闻，外内相得，无以形先，可玩往来，乃施于人。人有虚实，五虚勿近，五实勿远，至其当发，间不容瞬。手动若务，针耀而匀，静意视义，观适之变，是谓冥冥，莫知其形，见其乌乌，见其稷稷，从见其飞，不知其谁，伏如横弩，起如发机。

（《素问·宝命全形论》）

黄帝问于岐伯曰①：余闻《九针》于夫子，众多矣，不可胜数。余推而论之，以为一纪。余司诵之，子听其理，非则语余，请其正道，令可久传，后世无患，得其人乃传，非其人勿言。岐伯稽首再拜曰：请听圣王之道。

黄帝曰：用针之理，必知形气之所在②。左右上下，阴阳表里。血气多少，行之逆顺③。出入之合，谋④伐有过。知解结知⑤补虚泻实，上下气门⑥。明通⑦于四海，审其所在。寒热淋露，以⑧输异处。

---

①黄帝问于岐伯曰：本段校勘参看"哲理篇·四、医道传承理念与法规"。
②之所在：疑衍，删之则成四字韵语。
③逆顺：疑二字误倒，乙之则合韵。
④谋：《太素·卷十九·知官能》作"诛"，可据改。
⑤知解结知：此四字置于大段四字韵语之中，殊不可解，疑为衍文，或其前后有脱文。
⑥气门：《太素·卷十九·知官能》作"之气"，可据改。
⑦通：《太素·卷十九·知官能》无，可据删。
⑧以：《太素·卷十九·知官能》作"荥"，可据改。

审于调气，明于经隧。左右肢①络，尽知其会。寒与热争，能②合而调之。虚与实邻，知③决而通之。左右不调，把而行之。明于逆顺，乃知可治。阴阳不奇，故知起时。审于本末，察其寒热。得邪所在，万刺不殆。知官九针，刺道毕矣。

（《灵枢·官能》）

用针之类，在于调气。气积于胃，以通营卫，各行其道。宗气留于海，其下者注于气街，其上者走于息道。故厥在于足，宗气不下，脉中之血，凝而留止，弗之火调，弗能取之。用针者，必先察其经络之实虚，切而循之，按而弹之，视其应动者，乃后取之④而下之。六经调者，谓之不病，虽病，谓之自已也。一经上实下虚而不通者，此必有横络盛加于大经，令之不通，视而泻之，此所谓解结也。

（《灵枢·刺节真邪》）

故曰⑤：刺不知逆顺，真邪相搏。满而补之，则阴阳四溢，肠胃充郭，肝肺内膜，阴阳相错。虚而泻之，则经脉空虚，血气竭枯，肠胃僻辟，皮肤薄著，毛腠夭膲，予之死期。故曰：用针之要，在于知调阴与阳；调阴与阳，精气乃光；合形与气，使神内藏。故曰上工平气，中工乱脉，下工绝气危生，故曰下工不可不慎也。必审五脏变化之病，五脉之应，经络之实虚，皮之柔粗，而后取之也。

（《灵枢·根结》）

---

①肢：《太素·卷十九·知官能》作"支"，可据改。
②能：疑衍，删之则成四字韵语。
③知：疑衍，删之则成四字韵语。
④之：《太素·卷二十二·五邪刺》无，可据删。
⑤故曰：本段校勘参看"论治篇"中"二、治疗原则·（三）协调阴阳"与"三、治疗理法·（二）虚实补泻"。

灵素新编

黄帝问于少师曰①：余闻人之生也，有刚有柔，有弱有强，有短有长，有阴有阳，愿闻其方。少师答曰：阴中有阴，阳中有阳，审知阴阳，刺之有方，得病所始，刺之有理，谨度病端，与时相应，内合于五脏六腑，外合于筋骨皮肤。是故内有阴阳，外亦有阴阳。在内者，五脏为阴，六腑为阳；在外者，筋骨为阴，皮肤为阳。故曰：病在阴之阴者，刺阴之荥输；病在阳之阳者，刺阳之合；病在阳之阴者，刺阴之经；病在阴之阳者，刺络脉。

（《灵枢·寿夭刚柔》）

黄帝曰：取之奈何？伯高曰：夫病变化，浮沉深浅，不可胜穷，各在其处，病间者浅之，甚者深之，间者小之，甚者众之，随变而调气，故曰上工。

（《灵枢·卫气失常》）

二、九针之宜

九针之名，各不同形。一曰镵针，长一寸六分；二曰员针，长一寸六分；三曰鍉针，长三寸半；四曰锋针，长一寸六分；五曰铍针，长四寸，广二分半；六曰员利针，长一寸六分；七曰毫针，长三②寸六分；八曰长针，长七寸；九曰大针，长四寸。镵针者，头大末锐，去③泻阳气；员针者，针④如卵形，揩摩分间，不得伤肌肉，以泻分气；鍉针者，锋如黍粟之锐，主按脉勿陷，以致其气；锋针

---

①黄帝问于少师曰：本段校勘参看"哲理篇·二、气、阴阳、五行·（二）法阴阳"。
②三：《灵枢·九针论》《太素·卷二十一·九针所象》并作"一"，可据改。
③去：《太素·卷二十一·九针所象》作"主"，可据改。
④针：《太素·卷二十一·九针所象》作"锋"，可据改。

者，刃三隅，以发痼疾；铍针者，末如剑锋，以取大脓；员利针者，大①如牦②，且员且锐，中身微大，以取暴气；毫针者，尖如蚊虻喙，静以徐往，微以久留，之而养③，以取痛痹；长针者，锋利身薄，可以取远痹；大针者，尖如梃，其锋微员，以泻机关之水也。九针毕矣。

（《灵枢·九针十二原》）

黄帝曰：余闻九针于夫子，众多博大矣。余犹不能寤，敢问九针焉生？何因而有名？岐伯曰：九针者，天地之大数也，始于一而终于九。故曰：一以法天，二以法地，三以法人，四以法时，五以法音，六以法律，七以法星，八以法风，九以法野。

黄帝曰：以针应九之数奈何？岐伯曰：夫圣人之起天地之数也，一而九之，故以立九野；九而九之，九九八十一，以起黄钟数焉。以针应数也，一者天也，天者阳也，五脏之应天者肺，肺者五脏六腑之盖也，皮者肺之合也，人之阳也，故为之治针，必以大其头而锐其末，令无得深入而阳气出；二者地也④，人之所以应土者肉也，故为之治针，必筒其身而员其末，令无得伤肉分，伤则气得竭；三者人也，人之所以成生者血脉也，故为之治针，必大其身而员其末，令可以按脉勿陷，以致其气，令邪气独出；四者时也，时者四时八风之客于经络之中，为瘤⑤病者也，故为之治针，必筒其身而锋其末，令可以泻热出血，而瘤病竭；五者音也，音者冬夏之分，分于子午，阴

---

①大：《灵枢·九针论》《太素·卷二十一·九针所象》并作"尖"，可据改。
②牦：本义为牦牛尾。此指有弹性的硬毛。
③之而养：详《灵枢·九针论》有云"微以久留，正气因之，真邪俱往，出针而养"，刘衡如主张将此校为"正气因之，真邪俱往，出之而养"，史常永《灵枢新考》则主张校作"出之而养"，似略胜刘说。
④地也：此后《太素·卷二十一·九针所象》有"地者土也"四字，可据补。
⑤瘤：《太素·卷二十一·九针所象》作"痼"，可据改。

与阳别，寒与热争，两气相抟①，合为痈脓者也，故为之治针，必令其末如剑锋，可以取大脓；六者律也，律者调阴阳四时而合十二经脉，虚邪客于经络而为暴痹者也，故为之治针，必令尖如氂，且员且锐，中身微大，以取暴气；七者星也，星者人之七窍，邪之所②客于经，而为痛痹，舍于经络者也，故为之治针，令尖如蚊虻喙，静以徐往，微以久留，正气因之，真邪俱往，出针而养者也；八者风也，风者人之股肱八节也，八正之虚风，八风伤人，内舍于骨解腰脊节腠理③之间，为深痹也，故为之治针，必长其身，锋其末，可以取深邪远痹，九者野也，野者人之节解皮肤之间也，淫邪流溢于身，如风水之状，而溜不能过于机关大节者也，故为之治针，令尖如挺④，其锋微员，以取大气之不能过于关节者也。

黄帝曰：针之长短有数⑤乎？岐伯曰：一曰镵针者，取法于巾针⑥，去末寸半⑦卒锐之，长一寸六分，主热在头身也。二曰员针，取法于絮针，筒其身而卵⑧其锋，长一寸六分，主治分间气。三曰鍉针，取法于黍粟之锐，长三寸半，主按脉取气，令邪出。四曰锋针，取法于絮针，筒其身，锋其末，长一寸六分，主痈热出血。五曰铍针，取法于剑锋，广二分半，长四寸，主大痈脓，两热争者也。六曰员利针，取法于牦针⑨，微大其末，反小其身，令可深内也，长一寸六分，主取痈痹者也。七曰毫针，取法于毫毛，长一寸六分，主寒热

①抟：古林书堂本作"搏"，《太素·卷二十一·九针所象》作"薄"，"搏""薄"古可通用，参考《灵枢》字例，可改作"搏"。
②之所：《太素·卷二十一·九针所象》无，可据删。
③理：《太素·卷二十一·九针所象》无，可据删。
④挺：《灵枢·九针十二原》作"梃"，可据改。
⑤数：《太素·卷二十一·九针所象》作"法"，疑是。
⑥巾针：《灵枢·九针论》篇末音释云："一本作布针"，与《太素·卷二十一·九针所象》合。
⑦寸半：《太素·卷二十一·九针所象》作"半寸"，可据乙。
⑧卵：原作"卯"，据古林书堂本、医统正脉本改，与《太素·卷二十一·九针所象》合。
⑨针：《太素·卷二十一·九针所象》无此字，可据删。

痛痹在络者也。八曰长针，取法于綦针，长七寸，主取深邪远痹者也。九曰大针，取法于锋针，其锋微员，长四寸，主取大气不出关节者也。针形毕矣，此九针大小长短法也。

（《灵枢·九针论》）

凡刺之要，官针最妙。九针之宜，各有所为。长短大小，各有所施也[①]。不得其用，病弗能移。疾浅针深，内伤良肉，皮肤为痈；病深针浅，病气不泻，支[②]为大脓。病小针大，气泻太甚，疾必为害；病大针小，气不泄泻[③]，亦复为败。失[④]针之宜，大者泻[⑤]，小者不移。已言其过，请言其所施。病在皮肤，无常处者，取以镵针于病所，肤白勿取。病在分肉间，取以员针于病所。病在经络痼痹者，取以锋针[⑥]。病在脉，气少当补之[⑦]者，取以鍉针于井荥分输。病为大脓者，取以铍针。病痹气暴发者，取以员利针。病痹气，痛而不去者，取以毫针。病在中者，取以长针。病水肿，不能通[⑧]关节者，取以大针。病在五脏固居者，取以锋针，泻于井荥分输，取以四时。

（《灵枢·官针》）

帝曰：余闻九针上应天地四时阴阳，愿闻其方，令可传于后世以为常也。岐伯曰：夫一天、二地、三人、四时、五音、六律、七星、八风、九野，身形亦应之，针各有所宜，故曰九针。人皮应天，

---

①也：《太素·卷二十二·九针所主》无，可据删。
②支：《太素·卷二十二·九针所主》作"反"，可据改。
③气不泄泻：《太素·卷二十二·九针所主》作"大气不泻"，可据改。
④失：《太素·卷二十二·九针所主》作"夫"，可据改。
⑤泻：此前《太素·卷二十二·九针所主》有"大"字，可据补。
⑥病在经络痼痹者取以锋针：《太素·卷二十二·九针所主》无，可据删。
⑦之：《太素·卷二十二·九针所主》无，可据删。
⑧通：《太素·卷二十二·九针所主》作"过"，可据改。

人肉应地，人脉应人，人筋应时，人声应音，人阴阳合气应律，人齿面目应星，人出入气应风，人九窍三百六十五络应野。故一针皮，二针肉，三针脉，四针筋，五针骨，六针调阴阳，七针益精，八针除风，九针通九窍，除三百六十五节气，此之谓各有所主也。人心意应八风，人气应天，人①发齿耳目五声应五音六律，人阴阳脉血气应地，人肝目应之九，九窍三百六十五②。

（《素问·针解》）

三、诸刺法

（一）九刺应九变

凡刺有九，以③应九变。一曰输刺，输刺者，刺诸经荥输脏腧也。二曰远道刺，远道刺者，病在上，取之下，刺腑腧也。三曰经刺，经刺者，刺大经之结络经分也。四曰络刺，络刺者，刺小络之血脉也。五曰分刺，分刺者，刺分肉之间也。六曰大泻④刺，大泻刺者，刺大脓以铍针也。七曰毛刺，毛刺者，刺浮痹⑤皮肤也。八曰巨刺，巨刺者，左取右，右取左。九曰焠刺，焠刺者，刺⑥燔针则取痹也。

（《灵枢·官针》）

---

①人：此前《太素·卷十九·知针石》有"人面应之七星"，可据补。
②人心意应八风……九窍三百六十五：张琦《素问释义》云："句不可解，亦烂文也。"
③以：原作"日"，据古林书堂本、医统正脉本改，与《太素·卷二十二·九刺》合。
④泻：《太素·卷二十二·九刺》无，疑是。下"泻"字同。
⑤浮痹：此后《太素·卷二十二·九刺》有"于"字，可据补。
⑥刺：《太素·卷二十二·九刺》无，可据删。

（二）十二节刺应十二经

凡刺有十二节，以应十二经。一曰偶刺，偶刺者，以手直心若背，直痛所，一刺前，一刺后，以治心痹，刺此者傍针之也。二曰报刺，报刺者，刺①痛无常处也②，上下行者，直内无拔针，以左手随病所按之，乃出针，复刺之也。三曰恢刺，恢刺者，直刺傍之，举之前后，恢筋急，以治筋痹也。四曰齐刺，齐刺者，直入一，傍入二，以治寒气小深者；或曰三刺，三刺者，治痹气小深者也。五曰扬③刺，扬刺者，正内一，傍内四，而浮之，以治寒气之博大者也。六曰直针刺，直针刺者，引皮乃刺之，以治寒气之浅者也。七曰输刺，输刺者，直入直出，稀发针而深之，以治气盛而热者也。八曰短刺，短刺者，刺骨痹，稍摇而深之，致针骨所，以上下摩骨也。九曰浮刺，浮刺者，傍入而浮之，以治肌急而寒者也。十曰阴刺，阴刺者，左右率④刺之，以治寒厥，中⑤寒厥，足⑥踝后少阴也。十一曰傍针刺，傍针刺者，直刺、傍刺各一，以治留痹久居者也。十二曰赞刺，赞刺者，直入直出，数发针而浅之出血，是谓治痈肿也。

（《灵枢·官针》）

阴刺⑦，入一傍四处。治寒热深专者，刺大脏，迫脏刺背，背俞

---

①刺：《太素·卷二十二·十二刺》无，可据删。

②也：《太素·卷二十二·十二刺》无，可据删。

③扬：《太素·卷二十二·十二刺》作"阳"，可据改，与下"阴刺"形成对文。下"扬刺"同。

④率：《太素·卷二十二·十二刺》作"卒"，可据改。

⑤中：《太素·卷二十二·十二刺》作"针"，可据改。

⑥足：《太素·卷二十二·十二刺》作"取"，可据改。

⑦阴刺：新校正云："按《甲乙经》'阳刺者，正内一，傍内四；阴刺者，左右卒刺之'，此'阴刺'疑是'阳刺'也。"核之《灵枢·官针》《太素·卷二十二·十二刺》，新校正之说可从。

也。刺之迫脏，脏会腹中，寒热去而止。与刺之要，发针而浅出血。

（《素问·长刺节论》）

（三）浅深三刺

脉之所居深不见者，刺之微内针，而久留之，以致其空脉气也。脉浅者勿刺，按绝其脉乃刺之，无令精出，独出其邪气耳。所谓三刺则谷气出者，先浅刺绝皮，以出阳邪；再刺则阴邪出者，少益深，绝皮致肌肉，未入分肉间也；已入分肉之间，则谷气出。故《刺法》曰：始刺浅之，以逐邪气而来血气；后刺深之，以致阴气之邪；最后刺极深之，以下谷气。此之谓也。故用针者，不知年之所加，气之盛衰，虚实之所起，不可以为工也。

（《灵枢·官针》）

（四）五刺应五脏

凡刺有五，以应五脏。一曰半刺，半刺者，浅内而疾发针，无针伤肉，如拔毛状，以取皮气，此肺之应也。二曰豹文刺，豹文刺者，左右前后针之，中脉为故，以取经络之血者，此心之应也。三曰关刺①，关刺者，直刺左右，尽筋上，以取筋痹，慎无出血，此肝之应也，或曰渊刺，一曰岂刺。四曰合谷②刺，合谷刺者，左右鸡足，针于分肉之间，以取肌痹，此脾之应也。五曰输刺，输刺者，直入直

---

① 关刺：《太素·卷二十二·五刺》作"开刺"，可据改。史常永《灵枢新考》云："关刺应作开刺。关与开，字形相近而讹。再考《方言》说：'阖笘（本书引者按：史文原误作'苦'，兹正之），开也。东齐开户谓之阖苦，楚谓之闓。'郭璞注：'闓，亦开字也。'《说文》：'闓，开也。'古岂、闓、开同声同义，岂即闓之省。故开刺即闓刺，闓刺也就是岂刺，名异实同。"史氏还说："渊为阖之同声互借字。"认为"渊刺即阖刺，阖刺也即是开刺，故后面说或曰渊刺，一曰岂刺"。甚是精当。唯其云："《太素》或曰渊刺作或曰开刺。《太素》之所以作开刺而不作渊刺，是由于避讳唐太祖李渊的名字而改的。"乃据萧延平本立说，而与仁和寺古钞本不合。

② 谷：《太素·卷二十二·五刺》无，可据删。下"谷"字同。

出，深内之至骨，以取骨痹，此肾之应也。

（《灵枢·官针》）

（五）缪刺与巨刺

黄帝问曰：余闻缪刺，未得其意，何谓缪刺？岐伯对曰：夫邪之客于形也，必先舍于皮毛，留而不去，入舍于孙脉，留而不去，入舍于络脉，留而不去，入舍于经脉，内连五脏，散于肠胃，阴阳俱感，五脏乃伤，此邪之从皮毛而入，极于五脏之次也，如此则治其经焉。今邪客于皮毛，入舍于孙络，留而不去，闭塞不通，不得入于经，流溢于大络①，而生奇病也。夫邪客大络者，左注右，右注左，上下左右②与经相干，而布于四末，其气无常处，不入于经俞，命曰缪刺。

帝曰：愿闻缪刺，以左取右，以右取左，奈何？其与巨刺，何以别之？岐伯曰：邪客于经，左盛则右病，右盛则左病，亦有移易者，左痛③未已而右脉先病，如此者，必巨刺之，必中其经，非络脉也。故络病者，其痛与经脉缪处，故命曰缪刺。

治诸经，刺之所过者，不病④则缪刺之。

邪客于五脏之间，其病也，脉引而痛，时来时止，视其病⑤，缪刺之于手足爪甲上，视其脉，出其血，间日一刺，一刺不已，五刺已。

凡刺之数，先视其经脉，切而从之，审其虚实而调之。不调者经刺之，有痛而经不病者缪刺之，因视其皮部有血络者尽取之，此缪

---

① 大络：新校正云："按全元起云：'大络，十五络也。'"
② 左右：《太素·卷二十三·量缪刺》无，可据删。
③ 痛：《太素·卷二十三·量缪刺》作"病"。
④ 病：《太素·卷二十三·量缪刺》作"痛"。
⑤ 病：此后《太素·卷二十三·量缪刺》有"脉"字，可据补。

刺之数也。

（《素问·缪刺论》）

四、施针原则

（一）用针必知阴阳形气

凡刺之道，毕于《终始》。明知《终始》，五脏为纪，阴阳定矣。阴者主脏，阳者主腑。阳受气于四末，阴受气于五脏。故泻者迎之，补者随之。知迎知随，气可令和。和气之方，必通阴阳。五脏为阴，六腑为阳。传之后世，以血为盟。敬之者昌，慢之者亡。无道行私，必得天殃。

凡刺之法，必察其形气。形肉未脱，少气而脉又躁，躁厥者，必为缪刺之，散气可收，聚气可布。深居静处，占①神往来；闭户塞牖，魂魄不散；专意一神，精气之②分；毋闻人声，以收其精；必一其神，令志在针；浅而留之，微而浮之，以移其神，气至乃休。男内女外，坚拒勿出，谨守勿内，是谓得气。

（《灵枢·终始》）

黄帝问于岐伯曰③：余闻《九针》于夫子，众多矣，不可胜数。余推而论之，以为一纪。余司诵之，子听其理，非则语余，请其正道，令可久传，后世无患，得其人乃传，非其人勿言。岐伯稽首再拜曰：请听圣王之道。

黄帝曰：用针之理，必知形气之所在。左右上下，阴阳表里。

---

①占：《太素·卷二十二·三刺》作"与"，可据改。
②之：《太素·卷二十二·三刺》作"不"，可据改。
③黄帝问于岐伯曰：本段校勘参看"哲理篇·四、医道传承理念与法规"。

血气多少，行之逆顺。出入之合，谋伐有过。知解结知补虚泻实，上下气门。明通于四海，审其所在。寒热淋露，以输异处。审于调气，明于经隧。左右肢络，尽知其会。寒与热争，能合而调之。虚与实邻，知决而通之。左右不调，把而行之。明于逆顺，乃知可治。阴阳不奇，故知起时。审于本末，察其寒热。得邪所在，万刺不殆。知官九针，刺道毕矣①。明于五输，徐疾所在。屈伸出入，皆有条理。言阴与阳，合于五行。五脏六腑，亦有所藏。四时八风，尽有阴阳。各得其位，合于明堂。各处色部，五脏六腑。察其所痛，左右上下。知其寒温，何经所在。审皮肤之寒温滑涩，知其所苦；膈有上下，知其气所在②；先得其道，稀而疏之；稍深以留，故能徐入③之。大热在上，推而下之；从下上者，引而去之；视前痛④者，常先取之。大寒在外，留而补之；入于中者，从合泻之。针所不为，灸之所宜。上气不足，推而扬之；下气不足，积而从之；阴阳皆虚，火自当之。厥而寒甚，骨廉陷下；寒过于膝，下陵三里。阴络所过，得之留止；寒入于中，推而行之。经陷下者，火则当之；结络坚紧，火所治之。不知所苦，两跷之下，男阴女阳⑤，良工所禁，针论毕矣。用针之服，必有法则，上视天光，下司八正，以辟奇邪，而观百姓，审于虚实，无犯其邪。是得天之露，遇岁之虚，救而不胜，反受其殃，故曰：必知天忌，乃言针意；法于往古，验于来今；观于窈冥，通于无穷；粗之所不见，良工之所贵；莫知其形，若神仿佛。邪气之中人也，洒淅动形。正邪之中人也微，先见于色，不知于其身，若有若无，若亡若存，有形无形，莫知其情。是故上工之取气，乃救其萌芽；下工守其

①用针之理……刺道毕矣：校勘参看“刺法灸法篇·一、刺法总则”。
②言阴与阳……其气所在：校勘参看“诊法篇·二、望诊·（一）望面色”。
③入：《太素·卷十九·知官能》无，可据删。
④痛：《太素·卷十九·知官能》作“病”，可据改。
⑤男阴女阳：《太素·卷十九·知官能》作“男阳女阴”，“阴”与“禁”协韵，可据改。

已成，因败其形^①。

（《灵枢·官能》）

黄帝问于岐伯曰^②：余闻针道于夫子，众多毕悉矣。夫子之道应若失，而据未有坚然者也，夫子之问学熟乎？将审察于物而心生之乎？岐伯曰：圣人之为道者，上合于天，下合于地，中合于人事，必有明法，以起度数，法式检押，乃后可传焉。故匠人不能释尺寸而意短长，废绳墨而起平水也，工人不能置规而为圆，去矩而为方。知用此者，固自然之物，易用之教，逆顺之常也。

黄帝曰^③：愿闻自然奈何？岐伯曰：临深决水，不用功力，而水可竭也。循掘决冲，而经可通也。此言气之清涩，血之清浊，行之逆顺也。

黄帝曰^④：愿闻人之白黑肥瘦小长，各有数乎？岐伯曰：年质壮大，血气充盈，肤革坚固，因加以邪，刺此者，深而留之，此肥人也。广肩腋项，肉薄厚皮而黑色，唇临临然，其血黑以浊，其气涩以迟，其为人也，贪于取与，刺此者，深而留之，多益其数也。

黄帝曰：刺瘦人奈何？岐伯曰：瘦人者，皮薄色少，肉廉廉然，薄唇轻言，其血清气滑，易脱于气，易损于血，刺此者，浅而疾之。

黄帝曰：刺常人奈何？岐伯曰：视其白黑，各为调之，其端正敦厚者，其血气和调，刺此者，无失常数也。

黄帝：刺壮士真骨者奈何？岐伯曰：刺壮士真骨，坚肉缓节，监监然，此人重则气涩血浊，刺此者，深而留之，多益其数；劲则气

---

①用针之服……因败其形：校勘参看"论治篇·二、治疗原则·（一）早期治疗"。
②黄帝问于岐伯曰：本段校勘参看"哲理篇·一、天人观"。
③黄帝曰：本段校勘参看"论治篇·二、治疗原则·（五）顺之而治"。
④黄帝曰：本段校勘参看"论治篇·一、治疗思想·（二）从容人事"。

滑血清，刺此者，浅而疾之。

黄帝曰[①]：刺婴儿奈何？岐伯曰：婴儿者，其肉脆血少气弱，刺此者，以豪针，浅刺而疾发针，日再可也。

黄帝曰：临深决水奈何？岐伯曰：血清气浊[②]，疾泻之，则气竭焉。

黄帝曰：循掘决冲奈何？岐伯曰：血浊气涩，疾泻之，则经可通也。

（《灵枢·逆顺肥瘦》）

（二）用针时机

黄帝问于伯高曰：余闻气有逆顺，脉有盛衰，刺有大约，可得闻乎？伯高曰：气之逆顺者，所以应天地、阴阳、四时、五行也。脉之盛衰者，所以候血气之虚实有余不足。刺之大约者，必明知病之可刺，与其未可刺，与其已不可刺也。

黄帝曰：候之奈何？伯高曰：《兵法》曰：无迎逢逢之气，无击堂堂之阵。《刺法》曰：无刺熇熇之热，无刺漉漉之汗，无刺浑浑之脉，无刺病与脉相逆者。

黄帝曰：候其可刺奈何？伯高曰：上工，刺其未生者也。其次，刺其未盛者也。其次，刺其已衰者也。下工，刺其方袭者也，与其形之盛者也，与其病之与脉相逆者也。故曰：方其盛也，勿敢毁伤，刺其已衰，事必大昌。故曰：上工治未病，不治已病。此之谓也。

（《灵枢·逆顺》）

①黄帝曰：本段校勘参看"论治篇·一、治疗思想·（二）从容人事"。
②浊：《太素·卷二十二·刺法》作"滑"，可据改。

灵素新编

（三）补泻方圆

帝曰：余闻补泻，未得其意。岐伯曰：泻必用方，方者①，以气方盛也，以月方满也，以日方温也，以身方定也，以息方吸而内针，乃复候其方吸而转针，乃复候其方呼而徐引针，故曰泻必用方，其气而②行焉。补必用员，员者行也，行者移也，刺必中其荣，复以吸排针也。故员与方，非针也。

（《素问·八正神明论》）

是故工之用针也，知气之所在，而守其门户；明于调气，补泻所在，徐疾之意，所取之处；泻必用员，切而转之，其气乃行，疾而③徐出，邪气乃出，伸而迎之，遥④大其穴，气出乃疾；补必用方，外引其皮，令当其门，左引其枢，右推其肤，微旋而徐推之，必端以正，安以静，坚心无解，欲微以留，气下而疾出之，推其皮，盖其外门，真气乃存。用针之要，无忘其⑤神。

（《灵枢·官能》）

黄帝问曰：余闻《九针》九篇，夫子乃因而九之，九九八十一篇，余尽通其意矣。经言气之盛衰，左右倾移，以上调下，以左调右，有余不足，补泻于荣⑥输，余知之矣。此皆荣卫之倾移，虚实之所生，非邪气从外入于经也。余愿闻邪气之在经也，其病人何如？取

---

①方者：森立之曰："'方者'下恐有脱文，据下文'员者行也，行者移也'之例，则似当作'方者正也，正者直也'。"

②而：《太素·卷二十四·本神论》作"乃"，可据改。

③而：《太素·卷十九·知官能》作"入"，可据改。

④遥：《太素·卷十九·知官能》作"摇"，可据改。

⑤其：《太素·卷十九·知官能》作"养"，可据改。

⑥荣：原作"荣"，据《太素·卷二十四·真邪补泻》改。

之奈何？岐伯对曰：……其至寸口中手也，时大时小，大则邪至，小则平，其行无常处，在阴与阳，不可为度，从而察之，三部九候，卒然逢之，早遏其路①。吸则内针，无令气忤，静以久留，无令邪布，吸则转针，以得气为故，候呼引针，呼尽乃去，大气皆出，故命曰泻。

帝曰：不足者补之，奈何？岐伯曰：必先扪而循之，切而散之，推而按之，弹而怒之，抓②而下之，通而取之，外引其门，以闭其神，呼尽内针，静以久留，以气至为故，如待所贵，不知日暮，其气以至，适而自护，候吸引针，气不得出，各在其处，推阖其门，令神气存，大气留止③，故命曰补。

帝曰：候气奈何？岐伯曰：夫邪④去络入于经也，舍于血脉之中，其寒温未相得，如涌波之起也，时来时去，故不常在。故曰方其来也，必按而止之，止而取之，无逢其冲而泻之。真气者，经气也，经气太虚，故曰其来不可逢，此之谓也。故曰候邪不审，大气已过，泻之则真气脱，脱则不复，邪气复至，而病益蓄，故曰其往不可追，此之谓也。不可挂以发者，待邪之至时而发针写矣⑤。若先若后者，

---

①岐伯对曰……早遏其路：校勘参看"哲理篇·一、天人观"。
②抓：古同"搔"，《太素·卷二十四·真邪补泻》即作"搔"。
③大气留止：《太素·卷二十四·真邪补泻》无，可据删。
④邪：此后《太素·卷二十四·真邪补泻》有"气"字，可据补。
⑤不可挂以发者待邪之至时而发针写矣：俞樾《读书余录·内经素问》："'不可挂以发者'六字衍文，'写'字乃'焉'字之误。本作'待邪之至时，而发针焉矣'，盖总承上文而结之。上文一则曰'其来不可逢，此之谓也'，一则曰'其往不可追，此之谓也'，此则总结之，曰'待邪之至时，而发针焉'，正对黄帝'候气奈何'之问。今衍此六字，盖涉下文而误。下文云：'故曰：知机道者，不可挂以发；不知机者，扣之不发。'今误入此，文义不可通。又据上文虽是言写，然'发针写矣'殊苦不词，盖'写'与'焉'形似而误耳。"今谓俞说可参，若据其说，则"矣"字或亦是后人所补。盖"焉"误为"写"，则"而发针写"语气略欠通顺，故后之读者臆补一"矣"字。

血气已尽①，其病不可②下。故曰：知其可，取如发机；不知其③，取如扣椎。故曰：知机道者，不可挂以发；不知机者，扣之不发。此之谓也。

帝曰：补泻奈何？岐伯曰：此攻邪也，疾出以去盛血，而复其真气。此邪新客，溶溶未有定处也，推之则前，引之则止，逆而刺之④。温血⑤也，刺出其血，其病立已。

（《素问·离合真邪论》）

帝曰：血气以并，病形以成，阴阳相倾，补泻奈何？岐伯曰：泻实者，气盛乃内针，针与气俱内，以开其门，如利其户，针与气俱出，精气不伤，邪气乃下，外门不闭，以出其疾，摇大其道，如利其路，是谓大泻，必切而出，大气乃屈⑥。

帝曰：补虚奈何？岐伯曰：持针勿置，以定其意，候呼内针，气出针入，针空四塞，精无从去，方实而疾出针，气入针出，热不得还，闭塞其门，邪气布散，精气乃得存，动气候⑦时，近气不失，远气乃来，是谓追之。

（《素问·调经论》）

夫实者，气入也；虚者，气出也。气实者，热也；气虚者，寒

·刺法灸法篇·

---

①血气已尽：新校正云："按全元起本作'血气已虚'，'尽'字当作'虚'字，此字之误也。"可据改。
②可：《太素·卷二十四·真邪补泻》无，可据删。
③其：此后《太素·卷二十四·真邪补泻》有"可"字，可据补。
④逆而刺之：《太素·卷二十四·真邪补泻》无，似可据删。
⑤温血：张琦《素问释义》："温，疑作'蕴'，蓄血也。"可参。
⑥屈：竭尽。《荀子·王制》"使国家足用而财物不屈"，杨倞注："屈，竭也。"
⑦气候：《太素·卷二十四·虚实所生》作"无后"，可据改。

也。入实者，左手开针空也。入虚者，左手闭针空也

（《素问·刺志论》）

凡刺之道，气调而止，补阴泻阳，音气益彰，耳目聪明，反此者血气不行。所谓气至而有效者，泻则益虚，虚者脉大如其故而不坚也，坚如其故者，适虽言故，病未去也。补则益实，实者脉大如其故而益坚也，夫①如其故而不坚者，适虽言快，病未去也。故补则实，泻则虚，痛虽不随针，病必衰去。必先通十二经脉之所生病，而后可得传于终始矣。故阴阳不相移，虚实不相倾，取之其经。

凡刺之属，三刺至谷气②，邪僻妄合，阴阳易居，逆顺相反，沉浮异处，四时不得，稽留淫泆，须针而去。故一刺则阳邪出，再刺则阴邪出，三刺则谷气至，谷气至而止。所谓谷气至者，已补而实，已泻而虚，故以知谷气至也。邪气独去者，阴与阳未能调，而病知愈也。故曰补则实，泻则虚，痛虽不随针，病必衰去矣。阴盛而阳虚，先补其阳，后泻其阴而和之。阴虚而阳盛，先补其阴，后泻其阳而和之。三脉动于足大指之间，必审其实虚。虚而泻之，是谓重虚，重虚病益甚。凡刺此者，以指按之，脉动而实且疾者疾泻之，虚而徐者则补之，反此者病益甚。其动也，阳明在上，厥阴在中，少阴③在下。

（《灵枢·终始》）

【简评】

针刺当遵循补虚泻实这一基本原则是《灵》《素》两经的共同认

---

①夫：《太素·卷十四·人迎脉口诊》作"大"，可据改。
②气：《太素·卷二十二·三刺》无，可据删。
③少阴：《太素·卷二十二·三刺》改作"太阴"，可据改。

识，但在补泻时所需针具的选择上，《素问·八正神明论》言"泻必用方""补必用员"，《灵枢·官能》说"泻必用员""补必用方"，适正相反，当是不同学派的主张。

（四）持针纵舍

黄帝问于岐伯曰：余愿闻持针之数，内针之理，纵舍之意，扞皮开腠理，奈何？脉之屈折，出入之处，焉至而出，焉至而止，焉至而徐，焉至而疾，焉至而入？六腑之输于身者，余愿尽闻少^①序，别离之处。离而入阴，别而入^②阳，此^③何道而从行？愿尽闻其方。岐伯曰：帝之所问，针道毕^④矣。

黄帝曰^⑤：持针纵舍奈何？岐伯曰：必先明知十二经脉之本末，皮肤之寒热，脉之盛衰滑涩。其脉滑而盛者，病日进；虚而细者，久以持；大以涩者，为痛痹；阴阳如一者，病难治。其本末尚热者，病尚在；其热已衰者，其病亦去矣。持其尺，察其肉之坚脆、大小、滑涩、寒温、燥湿。因视目之五色，以知五脏而决死生。视其血脉，察其色，以知其寒热痛痹。

黄帝曰：持针纵舍，余未得其意也。岐伯曰：持针之道，欲端以正，安以静，先知虚实，而行疾徐，左手执骨，右手循之，无与肉果。泻欲端以正，补必闭肤，辅^⑥针导气，邪得淫泆，真气得居。

黄帝曰：扞皮开腠理奈何？岐伯曰：因其分肉，左^⑦别其肤，微

①少：《太素·卷九·脉行同异》作"其"，可据改。
②入：《太素·卷九·脉行同异》作"行"，可据改。
③此：《太素·卷九·脉行同异》作"皆"，可据改。
④毕：原作"乖"，据医统正脉本改，与《太素·卷九·脉行同异》合。
⑤黄帝曰：本段校勘参看"诊法篇·一、诊病大要·（二）诊病法度"。
⑥辅：《太素·卷二十二·刺法》作"转"，可据改。
⑦左：《太素·卷二十二·刺法》作"在"，可据改。

刺法灸法篇

内而徐端之，适神不散，邪气得去。

（《灵枢·邪客》）

（五）刺之诸变

黄帝曰：病之六变者，刺之奈何？岐伯答曰：诸急者多寒；缓者多热；大者多气少血；小者血气皆少；滑者阳气盛，微有热；涩者多血少气，微有寒。是故刺急者，深内而久留之；刺缓者，浅内而疾发针，以去其热；刺大者，微泻其气，无出其血；刺滑者，疾发针而浅内之，以泻其阳气而去其热；刺涩者，必中其脉，随其逆顺而久留之，必先按而循之，已发针，疾按其痏，无令其血出，以和其脉。诸小者，阴阳形气俱不足，勿取以针，而调以甘药也。

（《灵枢·邪气脏腑病形》）

黄帝曰：余闻刺有三变，何谓三变？伯高答曰：有刺营者，有刺卫者，有刺寒痹之留经者。

黄帝曰：刺三变者奈何？伯高答曰：刺营者出血，刺卫者出气，刺寒痹者内热。

（《灵枢·寿夭刚柔》）

（六）脏腑病之刺

黄帝曰：余闻五脏六腑之气，荥输所入为合，今何道从入？入安连过？愿闻其故。岐伯答曰：此阳脉之别入于内，属于腑者也。

黄帝曰：荥输与合，各有名乎？岐伯答曰：荥输治外经，合治内腑。

黄帝曰：治内腑奈何？岐伯曰：取之于合。

黄帝曰：合各有名乎？岐伯答曰：胃合①于三里，大肠合入于巨虚上廉，小肠合入于巨虚下廉，三焦合入于委阳，膀胱合入于委中央②，胆合入于阳陵泉。

黄帝曰：取之奈何？岐伯答曰：取之三里者，低跗；取之巨虚者，举足；取之委阳者，屈伸而索之；委中者，屈而取之；阳陵泉者，正③竖膝，予之齐下，至委阳之阳取之。取诸外经者，揄申而从之。

（《灵枢·邪气脏腑病形》）

帝曰④：神有余不足何如？岐伯曰：神有余则笑不休，神不足则悲。血气未并，五脏安定，邪客于形，洒淅起于毫毛，未入于经络也，故命曰神之微。

帝曰：补泻奈何？岐伯曰：神有余，则泻其小络之血，出血勿之深斥，无中其大经，神气乃平。神不足者，视其虚络，按而致之，刺而利之，无出其血，无泄其气，以通其经，神气乃平。

帝曰：刺微奈何？岐伯曰：按摩勿释，着针勿斥，移气于不足，神气乃得复。

帝曰：善。气有余不足奈何？岐伯曰：气有余则喘咳上气，不足则息利少气。血气未并，五脏安定，皮肤微病，命曰白气微泄。

帝曰：补泻奈何？岐伯曰：气有余，则泻其经隧，无伤其经，无出其血，无泄其气；不足，则补其经隧，无出其气。

帝曰：刺微奈何？岐伯曰：按摩勿释，出针视之，曰我将深

· 刺法灸法篇 ·

---

① 合：此后《太素·卷十一·腑病合输》有"入"字，可据补。

② 央：《太素·卷十一·腑病合输》无，可据删。

③ 正：此后《太素·卷十一·腑病合输》有"立"字，可据补。

④ 帝曰：本段校勘参看"病理篇·六、阴阳表里虚实寒热病机"。下文论"气有余不足""血有余不足""形有余不足"三段同。

之，适人必革，精气自伏，邪气散乱，无所休息，气泄腠理，真气乃相得。

帝曰：善。血有余不足奈何？岐伯曰：血有余则怒，不足则恐。血气未并，五脏安定，孙络外溢，则经有留血。

帝曰：补泻奈何？岐伯曰：血有余，则泻其盛经，出其血；不足，则视①其虚经，内针其脉中，久留而视②，脉大疾出其针，无令血泄。

帝曰：刺留血奈何？岐伯曰：视其血络，刺出其血，无令恶血得入于经，以成其疾。

帝曰：善。形有余不足奈何？岐伯曰：形有余则腹胀，泾溲不利，不足则四支不用。血气未并，五脏安定，肌肉蠕动，命曰微风。

帝曰：补泻奈何？岐伯曰：形有余则泻其阳经，不足则补其阳络。

帝曰：刺微奈何？岐伯曰：取分肉间，无中其经，无伤其络，卫气得复，邪气乃索。

帝曰：善。志有余不足奈何？岐伯曰：志有余则腹胀、飧泄，不足则厥。血气未并，五脏安定，骨节有动。

帝曰：补泻奈何？岐伯曰：志有余则泻然筋血者③，不足则补其复溜。

帝曰：刺未并奈何？岐伯曰：即取之，无中其经，邪所乃能

①视：《太素·卷二十四·虚实补泻》作"补"，可据改。
②久留而视：新校正云："按《甲乙经》云'久留之血至'，《太素》同。"可据改。
③泻然筋血者：此后《太素·卷二十四·虚实补泻》有"出其血"三字，可据补。另，新校正云："按《甲乙经》及《太素》云：'泻然筋血者，出其血。'杨上善云：'然筋当是然谷下筋。'再详诸处引然谷者，多云'然骨之前血者'，疑少'骨之'二字，'前'字误作'筋'字。"其说可参。

灵素新编

立虚。

（《素问·调经论》）

邪在肺，则病皮肤痛，寒热，上气，喘，汗出，咳动肩背，取之膺中外腧，背三节五藏①之傍，以手疾按之，快然乃刺之，取之缺盆中以越之。

邪在肝，则两胁中痛，寒中，恶血在内，行善掣，节时脚肿②，取之行间以引胁下，补三里以温胃中，取血脉以散恶血，取耳间青脉以去其掣。

邪在脾胃，则病肌肉痛，阳气有余，阴气不足，则热中善饥；阳气不足，阴气有余，则寒中肠鸣腹痛；阴阳俱有余，若俱不足，则有寒有热：皆调于三里。

邪在肾，则病骨痛阴痹，阴痹者，按之而不得，腹胀腰痛，大便难，肩背颈项痛，时眩，取之涌泉、昆仑，视有血者尽取之。

邪在心，则病心痛，喜悲，时眩仆，视有余不足，而调之其输也。

（《灵枢·五邪》）

（七）气血病之刺

帝曰：阴与阳并③，血气以并，病形以成，刺之奈何？岐伯曰：

---

①三节五藏：《太素·卷二十二·五脏刺》作"三椎五椎"，"椎""节"并指脊椎骨，故可据校作"三节五节"或"三椎五椎"。《灵枢·五邪》原校云："一本作'五顡'，又'五节'。"（引者注：此从古林书堂本、医统正脉本、居敬堂本校语中虽误作"顡"，但篇末音释不误。）"顡"为"椎"之异体，可知《灵枢》传本中早已有作"顡"作"节"之异。

②邪在肝……节时脚肿：校勘参看"病理篇·七、脏腑病机"。

③阴与阳并：《太素·卷二十四·虚实所生》作"阴之与阳"，可据改。

刺此者取之经隧，取血于营，取气于卫，用形哉，因四时多少高下。

（《素问·调经论》）

黄帝曰：五乱者，刺之有道乎？岐伯曰：有道以来，有道以去，审知其道，是谓身宝。

黄帝曰：善。愿闻其道。岐伯曰：气在于心者，取之手少阴[1]、心主之输。气在于肺者，取之手太阴荥、足少阴输。气在于肠胃者，取之足太阴、阳明；不下者，取之三里。气在于头者，取之天柱、大杼；不知，取足太阳荥输。气在于臂足，取之先去血脉，后取其阳明、少阳之荥输。

黄帝曰：补泻奈何？岐伯曰：徐入徐出，谓之导气，补泻无形，谓之同精，是非有余不足也，乱气之相逆也。

黄帝曰：允[2]乎哉道，明乎哉论，请著之玉版，命曰治乱也。

（《灵枢·五乱》）

（八）头身四肢病之刺

手屈而不伸者，其病在筋；伸而不屈者。其病在骨。在骨守骨，在筋守筋。

刺[3]诸痛者，其脉皆实。故曰[4]从腰以上者，手太阴、阳明皆主之；从腰以下者，足太阴、阳明皆主之。病在上者下取之，病在下者高取之，病在头者取之足，病在腰者取之腘。病生于头者头重，生于手者臂重，生于足者足重，治病者先刺其病所从生者也。

（《灵枢·终始》）

①手少阴：此后《太素·卷十二·营卫气行》有"经"字，可据补。
②允：《太素·卷十二·营卫气行》作"光"字，可据改。
③刺：此后《太素·卷二十二·三刺》有"诸痛者，深刺之"，可据补，并于此后加"；"。
④故曰：《太素·卷二十二·三刺》无，可据删。

刺家不诊①，听病者言。在头头疾痛，为藏针之②，刺至骨病已上③，无伤骨肉及皮，皮者道也。

（《素问·长刺节论》）

（九）经络之刺

夫人之常数，太阳常多血少气，少阳常少血多气，阳明常多气多血，少阴常少血多气，厥阴常多血少气，太阴常多气少血，此天之常数。

今知手足阴阳所苦，凡治病必先去其血，乃去其所苦，伺之所欲，然后泻有余，补不足。

刺阳明出血气，刺太阳出血恶气，刺少阳出气恶血，刺太阴出气恶血，刺少阴出气恶血，刺厥阴出血恶气也。

（《素问·血气形志》）

阳明多血多气，太阳多血少气，少阳多气少血，太阴多血少气，厥阴多血少气，少阴多气少血。故曰刺阳明出血气，刺太阳出血恶气，刺少阳出气恶血，刺太阴出血恶气，刺厥阴出血恶气，刺少阴

①不诊：孙鼎宜曰："按'不诊'或为'来诊'。《荀子·大略》：'从诸侯不。'杨注：'不当为来'。"今谓作"不诊"文自可通，似不烦改字。

②在头头疾痛为藏针之：新校正云："按全元起本云'为针之'，无'藏'字。"考《太素·卷二十三·杂刺》亦有"藏"字，疑全元起本非是。审其文气，疑本作"在头头痛，疾为藏针"。至于"之"字，或本为重文符，代"针"字，当属下读。如此，则"诊""言""针"叶韵。

③刺至骨病已上："刺"前"之"字疑本作"针"且当与此连读已如上注所揭，而"上"或为"止"字之误。再详本篇末句有"止针"之语，《素问》王冰注语中"止针"一词三见，故或可据补"针"字，以与上文"诊""言""针"叶韵。另，《太素·卷二十三·杂刺》无"上"字。

出气恶血也。

（《灵枢·九针论》）

黄帝曰：愿闻其奇邪而不在经者。岐伯曰：血络是也。

黄帝曰：刺血络而仆者，何也？血出而射者，何也？血少①黑而浊者，何也？血出清而半为汁者，何也？发针而肿者，何也？血出若多若少而面色苍苍者，何也？发针而②面色不变而烦悗者，何也？多出血而不动摇者，何也？愿闻其故。岐伯曰：脉气盛而血虚者，刺之则脱气，脱气则仆。血气俱盛而阴气多者，其血滑，刺之则射；阳气畜积，久留而不泻者，其血黑以浊，故不能射。新饮而液渗于络，而未合和于血也，故血出而汁别焉；其不新饮者，身中有水，久则为肿。阴气积于阳，其气因于络，故刺之血未出而气先行，故肿。阴阳之气，其新相得而未和合，因而泻之，则阴阳俱脱，表里相离，故脱色而苍苍然。刺之血出多，色不变而烦悗者，刺络而虚经，虚经之属于阴者阴脱，故烦悗。阴阳相得而合为痹者，此为内溢于经，外注于络，如是者，阴阳俱有余，虽多出血，而弗能虚也。

黄帝曰：相之奈何？岐伯曰：血脉者盛③，坚横以赤，上下无常处，小者如针，大者如箸④，则而泻之万全也。故无失数矣，失数而反，各如其度。

黄帝曰：针入而肉着者，何也？岐伯曰：热气因于针则针热，热则肉着于针，故坚焉。

（《灵枢·血络论》）

---

①少：《太素·卷二十三·量络刺》作"出"，可据改。
②而：《太素·卷二十三·量络刺》无，可据删。
③者盛：《太素·卷二十三·量络刺》作"盛者"，可据乙。
④箸：原作"筯"，是"箸"的异体字。《太素·卷二十三·量络刺》作"楮"，亦是"箸"字异体。然古林书堂本、医统正脉本并作"筋"，与《灵枢》《太素》有别。

（十）四时之刺

春取络脉诸荥大经分肉之间，甚者深取之，间者浅取之。夏取诸腧孙络肌肉皮肤之上。秋取诸合，余如春法。冬取诸井诸腧之分，欲深而留之。此四时之序，气之所处，病之所舍，脏之所宜。

（《灵枢·本输》）

黄帝问于岐伯曰：夫四时之气，各不同形，百病之起，皆有所生。灸刺之道，何者为定①？岐伯答曰：四时之气，各有所在。灸别②之道，得气穴为定③。故春取经血脉分肉之间，甚者深刺之，间者浅刺之；夏取盛经孙络，取分间绝皮肤；秋取经腧，邪在腑，取之合；冬取井④荥，必深以留之。

（《灵枢·四时气》）

春取络脉，夏取分腠，秋取气口，冬取经输，凡此四时，各以时⑤为齐。络脉治皮肤，分腠治肌肉，气口治筋脉，经输治骨髓、五脏。

（《灵枢·寒热病》）

帝曰：春取络脉分肉何也？岐伯曰：春者木始治，肝气始生，肝气急，其风疾，经脉常深，其气少，不能深入，故取络脉分肉间。

帝曰：夏取盛经分腠何也？岐伯曰：夏者火始治，心气始长，

①定：史崧本原校云："一本作宝。"与《太素·卷二十三·杂刺》合，可据改。
②别：《太素·卷二十三·杂刺》作"刺"，可据改。
③定：《太素·卷二十三·杂刺》作"宝"，可据改，与前问语相合。
④井：原作"并"，据古林书堂本、医统正脉本改，与《太素·卷二十三·杂刺》合。
⑤时：《太素·卷二十六·寒热杂说》无，可据删。

脉瘦气弱，阳气留①溢，热熏分腠，内至于经，故取盛经分腠，绝肤而病去者，邪居浅也。所谓盛经者，阳脉也。

帝曰：秋取经俞②何也？岐伯曰：秋者金始治，肺将收杀，金将胜火，阳气在合，阴气初胜，湿气及体，阴气未盛，未能深入，故取俞以泻阴邪，取合以虚阳邪，阳气始衰，故取于合。

帝曰：冬取井荥③何也？岐伯曰：冬者水始治，肾方闭，阳气衰少，阴气坚盛，巨阳伏沉，阳脉乃去④，故取井以下阴逆，取荥以实阳气。故曰：冬取井荥，春不鼽衄。此之谓也。

（《素问·水热穴论》）

帝曰：春亟治经络，夏亟治经俞，秋亟治六腑，冬则闭塞。闭塞者，用药而少针石也。所谓少针石者，非痈疽之谓也，痈疽不得顷时回。

（《素问·通评虚实论》）

岐伯曰：……是故邪气者，常随四时之气血而入客也。至其变化，不可为度，然必从其经气，辟除其邪，除其邪则乱气不生。

帝曰：逆四时而生乱气奈何？岐伯曰：春刺络脉，血气外溢，令人少气；春刺肌肉，血气环⑤逆，令人上气；春刺筋骨，血气内着，令人腹胀。夏刺经脉，血气乃竭，令人解㑊；夏刺肌肉，血气内却，令人善恐；夏刺筋骨，血气上逆，令人善怒。秋刺经脉，血气上

---

①留：《太素·卷十一·变输》作"流"，新校正云"别本'留'一作'流'"，可据改。
②经俞：据下文"取俞以泻阴邪，取合以虚阳邪""冬取井荥"及"取井以下阴逆，取荥以实阳气"文例，疑是"合俞"之误。
③荥：原作"荣"，据古林书堂本、读书堂本、医统正脉本改，与《太素·卷十一·变输》合。
④去：通"弃"，藏。
⑤环：通"旋"，旋即。

逆，令人善忘；秋刺络脉，气不外行，令人卧不欲动；秋刺筋骨，血气内散，令人寒栗。冬刺经脉，血气皆脱，令人目不明；冬刺络脉，内气①外泄，留为大痹；冬刺肌肉，阳气竭绝，令人善忘。凡此四时刺者，大逆之病，不可不从也，反之，则生乱气相淫病焉。故刺不知四时之经，病之所生，以从为逆，正气内乱，与精相薄。必审九候，正气不乱，精气不转。

（《素问·四时刺逆从论》）

黄帝问曰：诊要何如？岐伯对曰：正月二月，天气始方，地气始发，人气在肝。三月四月，天气正方，地气定发，人气在脾。五月六月，天气盛，地气高，人气在头。七月八月，阴气始杀，人气在肺。九月十月，阴气始冰，地气始闭，人气在心。十一月十二月，冰复，地气合，人气在肾。

故春刺散俞及与分理，血出而止，甚者传气，间者环也②。夏刺络俞，见血而止，尽气闭环，痛病必下。秋刺皮肤，循理，上下同法，神变而止。冬刺俞窍于分理，甚者直下，间者散下。春夏秋冬，各有所刺，法其所在。

春刺夏分，脉乱气微，入淫骨髓，病不能愈，令人不嗜食，又且少气；春刺秋分，筋挛逆气，环为咳嗽，病不愈，令人时惊，又且哭；春刺冬分，邪气着脏，令人胀，病不愈，又且欲言语。夏刺春分，病不愈，令人解㑊；夏刺秋分，病不愈，令人心中欲无言，惕惕如人将捕之；夏刺冬分，病不愈，令人少气，时欲怒。秋刺春分，病不已，令人惕然，欲有所为，起而忘之；秋刺夏分，病不已，令人益

·刺法灸法篇·

---

①内气：《素问·诊要经终论》新校正引作"血气"，可据改。
②环也：新校正云："按《太素》'环也'作'环已'。"可据改。环，通"旋"，"环已"犹言即愈。

嗜卧，又且善梦；秋刺冬分，病不已，令人洒洒时寒。冬刺春分，病不已，令人欲卧不能眠，眠而有见；冬刺夏分，病不愈，气上，发为诸痹；冬刺秋分，病不已，令人善渴。

（《素问·诊要经终论》）

（十一）多少浅深之刺

黄帝问曰：愿闻刺要。岐伯对曰：病有浮沉，刺有浅深，各至其理，无过其道。过之则内伤，不及则生外壅，壅则邪从之。浅深不得，反为大贼，内动五脏，后生大病。故曰：病有在毫毛腠理者，有在皮肤者，有在肌肉者，有在脉者，有在筋者，有在骨者，有在髓者。是故刺毫毛腠理无伤皮，皮伤则内动肺，肺动则秋病温疟，泝泝然①寒栗；刺皮无伤肉，肉伤则内动脾，脾动则七十二日四季之月病腹胀，烦不嗜食。刺肉无伤脉，脉伤则内动心，心动则夏病心痛；刺脉无伤筋，筋伤则内动肝，肝动则春病热而筋弛；刺筋无伤骨，骨伤则内动肾，肾动则冬病胀腰痛；刺骨无伤髓，髓伤则销铄胻酸，体解㑊然不去矣。

（《素问·刺要论》）

黄帝问曰：愿闻刺浅深之分。岐伯对曰：刺骨者无伤筋，刺筋者无伤肉，刺肉者无伤脉，刺脉者无伤皮，刺皮者无伤肉，刺肉者无伤筋，刺筋者无伤骨。

帝曰：余未知其所谓，愿闻其解。岐伯曰：刺骨无伤筋者，针至筋而去，不及骨也。刺筋无伤肉者，至肉而去，不及筋也。刺肉无伤脉者，至脉而去，不及肉也。刺脉无伤皮者，至皮而去，不及脉

灵素新编

①泝泝然：详文义，疑"泝"是"淅"字之误。淅淅然，恶寒貌。

也。所谓刺皮无伤肉者，病在皮中，针入皮中，无伤肉也。刺肉无伤筋者，过肉中筋也。刺筋无伤骨者，过筋中骨也。此之谓反也。

（《素问·刺齐论》）

补须①一方实，深取之，稀按其痏，以极出其邪气；一方虚，浅刺之，以养其脉，疾按其痏，无使邪气得入。邪气来也紧而疾，谷②气来也徐而和。脉实者，深刺之，以泻其气；脉虚者，浅刺之，使精气无得出，以养其脉，独出其邪气。

春气在毛③，夏气在皮肤，秋气在分肉，冬气在筋骨，刺此病者，各以其时为齐。故刺肥人者，以④秋冬之齐；刺瘦人者，以春夏之齐。病痛者阴也，痛而以手按之不得者阴也，深刺之。病在上者阳也，病在下者阴也，痒者阳也，浅刺之。病先起阴者，先治其阴，而后治其阳；病先起阳者，先治其阳，而后治其阴。

久病者，邪气入深，刺此病者，深内而久留之，间日而复刺之，必先调其左右，去其血脉，针道毕矣。

（《灵枢·终始》）

黄帝问于伯高曰：余闻形气病之先后，外内之应奈何？伯高答曰：风寒伤形，忧恐忿怒伤气。气伤脏，乃病脏；寒伤形，乃应形；风伤筋脉，筋脉乃应。此形气外内之相应也。

黄帝曰：刺之奈何？伯高答曰：病九日者，三刺而已。病一月

---

①补须：《太素·卷二十二·三刺》杨上善注云："量此'补'下脱一'泻'字。"《类经》卷十九第八张介宾注云："补，当作'刺'。"《灵枢经校释》云："'补须'二字与下文不属，疑有脱误。"《校释》之说可取。
②谷：原作"邪"，据古林书堂本、医统正脉本改，与《太素·卷二十二·三刺》合。
③毛：此前《太素·卷二十二·三刺》有"毫"字，可据补。
④以：原脱，据医统正脉本补，与《太素·卷二十二·三刺》合。

·刺法灸法篇·

者，十刺而已。多少远近，以此衰之。久痹不去身者，视其血络，尽出其血。

黄帝曰：外内之病，难易之治奈何？伯高答曰：形先病而未入脏者，刺之半其日；脏先病而形乃应者，刺之倍其日。此外内难易之应也。

（《灵枢·寿夭刚柔》）

伯高曰：夫百病变化，不可胜数，然皮有部，肉有柱，血气有输，骨有属。黄帝曰：愿闻其故。伯高曰：皮之部，输于四末。肉之柱，在臂胫诸阳分肉之间，与足少阴分间。血气之输，输于诸络，气血留居，则盛而起。筋部无阴无阳，无左无右，候病所在。骨之属者，骨空之所以受益，而益脑髓者也①。

黄帝曰：取之奈何？伯高曰：夫病变化，浮沉深浅，不可胜穷，各在其处，病间者浅之，甚者深之，间者小之，甚者众之，随变而调气，故曰上工。

（《灵枢·卫气失常》）

黄帝曰：夫经水之应经脉也，其远近浅深，水血之多少各不同，合而以刺之奈何？岐伯答曰：足阳明，五脏六腑之海也，其脉大血多，气盛热壮，刺此者，不深弗散，不留不泻也。足阳明刺深六分，留十呼。足太阳深五分，留七呼。足少阳深四分，留五呼。足太阴深三分，留四呼。足少阴深二分，留三呼。足厥阴深一分，留二呼。手之阴阳，其受气之道近，其气之来疾，其刺深者②皆无过

①皮之部……而益脑髓者也：校勘参看"藏象篇·二、藏象模式·（十）头身四肢"。
②者：《太素·卷五·十二水》无此字，可据删。

灵素新编

394

二分，其留皆无过一呼。其少长大小肥瘦，以心撩之^①，命曰法天之常。灸之亦然。灸而过此者得恶火，则骨枯脉涩^②；刺而过此者，则脱气。

黄帝曰：夫经脉之小大，血之多少，肤之厚薄，肉之坚脆，及腘^③之大小，可为量度^④乎？岐伯答曰：其可为度量者，取其中度^⑤也，不甚脱肉而血气不衰^⑥也。若夫^⑦度之人，痟^⑧瘦而形肉脱者，恶可以度量刺乎？审切循扪按，视其寒温盛衰而调之，是谓因适而为之真也。

（《灵枢·经水》）

（十二）五节之刺、五邪之刺

黄帝问于岐伯曰：余闻刺有五节，奈何？岐伯曰：固有五节：一曰振埃，二曰发蒙，三曰去爪^⑨，四曰彻衣，五曰解惑。

黄帝曰：夫子言五节，余未知其意。岐伯曰：振埃者，刺外经，去阳病也。发蒙者，刺腑输，去腑病也。去爪者，刺关节肢络^⑩也。彻衣者，尽刺诸阳之奇输也。解惑者，尽知调阴阳，补泻有余不足，相倾移也。

①以心撩之：史崧音释云："一本作'以意料之'。"并通。

②涩：《太素·卷五·十二水》作"缋"，然杨上善注云"溃脓"，知"缋"乃"溃"之形误，可据改。

③腘：《太素·卷五·十二水》作"腘"，可据改。

④量度：《太素·卷五·十二水》作"度量"，可据乙正。

⑤中度：此后《太素·卷五·十二水》有"者"字，可据补。

⑥不衰：此后《太素·卷五·十二水》有"者"字，可据补。

⑦夫：《太素·卷五·十二水》作"失"，可据改。

⑧痟：《太素·卷五·十二水》作"瘠"，可据改。

⑨爪：《太素·卷二十二·五节刺》"刺节言去爪"杨上善注云："或'水'错为'爪'字耳。""'水'错为'爪'字"之说可从。后"去爪"之"爪"亦当如此。

⑩肢络：《太素·卷二十二·五节刺》作"之支络"，可据改。杨上善注："支络，孙络也。"

黄帝曰：余闻刺有五邪，何谓五邪？岐伯曰：病有持①痈者，有容大者，有狭小者，有热者，有寒者，是谓五邪。

黄帝曰：刺五邪奈何？岐伯曰：凡刺五邪之方②，不过五章，痹③热消灭，肿聚散亡，寒痹益温，小者益阳，大者必去，请道其方。凡刺痈邪无迎陇，易俗移性不得脓，脆④道更行去其乡，不安处所乃散亡。诸阴阳过痈者，取之其⑤输泻之⑥。凡刺大邪日⑦以小，泄夺其有余乃益虚⑧剽其通⑨，针⑩其邪肌肉亲，视之毋有反其真。刺诸阳分肉间⑪。凡刺小邪日以大，补其不足乃无害，视其所在迎之界，远近尽至其⑫不得外，侵而行之乃自费。刺分肉间⑬。凡刺热邪越而苍，出游不归乃无病，为开通⑭辟门户，使邪得出病乃已。凡刺寒邪日以温，徐往徐来致其神，门户已闭气不分，虚实得调其气存也⑮。

黄帝曰：官针奈何？岐伯曰：刺痈者用铍针，刺大者用锋针，刺小者用员利针，刺热者用镵针，刺寒者用毫针也。

（《灵枢·刺节真邪》）

---

①持：《太素·卷二十二·五节刺》作"时"，二字古通用。

②凡刺五邪之方：凡，原作"几"，据古林书堂本、医统正脉本改，与《太素·卷二十二·五邪刺》合。另，以下至"请道其方"为四字韵语，故疑"之方"二字为衍。

③痹：《太素·卷二十二·五邪刺》作"瘅"，可据改。

④脆：《太素·卷二十二·五邪刺》作"诡"，可据改。诡，异也。

⑤其：《太素·卷二十二·五邪刺》无此字，可据删。

⑥诸阴阳过痈者取之其输泻之："痈"后《太素·卷二十二·五邪刺》有"所"字，可据补。刘衡如云："详文义，疑是原注，应加括号。"可参。

⑦日：刘衡如认为字当作"曰"，可从。后二"日"字同。

⑧乃益虚：据刘衡如说，此三字"疑是原注，应加括号"，可参。

⑨通：《太素·卷二十二·五邪刺》作"道"，可据改。

⑩针：此后《太素·卷二十二·五邪刺》有"干"字，可据补。

⑪刺诸阳分肉间：据刘衡如说，本句"疑是原注，应加括号"，可参。

⑫其：《太素·卷二十二·五邪刺》无，可据删。

⑬刺分肉间：据刘衡如说，本句"疑是原注，应加括号"，可参。

⑭通：《太素·卷二十二·五邪刺》作"道乎"，可据改。

⑮其气存也：《太素·卷二十二·五邪刺》作"真气存"，"也"字可据删，"其"字或不必改。

（十三）刺禁

黄帝问曰：愿闻禁数。岐伯对曰：脏有要害，不可不察。肝生于左，肺藏于右，心部于表，肾治于里，脾为之使，胃为之市。鬲肓之上，中有父母；七节之傍，中有小心。从之有福，逆之有咎。刺中心，一日死，其动为噫。刺中肝，五日死，其动为语。刺中肾，六日死，其动为嚏。刺中肺，三日死，其动为咳。刺中脾，十日死，其动为吞。刺中胆，一日半死，其动为呕。刺跗上中大脉，血出不止死。刺面中溜脉，不幸为盲。刺头中脑户，入脑立死。刺舌下中脉太过，血出不止为喑。刺足下布络中脉，血不出为肿。刺郄中①大脉，令人仆脱色。刺气街中脉，血不出，为肿鼠仆②。刺脊间中髓，为伛。刺乳上，中乳房，为肿根蚀。刺缺盆中内陷，气泄，令人喘咳逆。刺手鱼腹内陷，为肿。无刺大醉，令人气乱。无刺大怒，令人气逆。无刺大劳人，无刺新饱人，无刺大饥人，无刺大渴人，无刺大惊人。刺阴股中大脉，血出不止死。刺客主人内陷中脉，为内漏为聋。刺膝髌出液，为跛。刺臂太阴脉，出血多立死。刺足少阴脉，重虚出血，为舌难以言。刺膺中陷中肺，为喘逆仰息。刺肘中内陷，气归之，为不屈伸。刺阴股下三寸内陷，令人遗溺。刺掖下胁间内陷，令人咳。刺少腹中膀胱溺出，令人少腹满。刺腨肠内陷为肿。刺匡上陷骨中脉，为漏为盲。刺关节中液出，不得屈伸。

（《素问·刺禁论》）

帝曰：善。刺五脏，中心一日死，其动为噫；中肝五日死，其

---

①郄中：详文义文例，此后疑脱一"中"字，《黄帝内经素问注证发微》校云："'郄中'之下有一'中'字，去声。"可据补。
②仆：新校正云："按别本'仆'一作'臎'。"可据改。

动为语；中肺三日死，其动为咳；中肾六日死，其动为嚏欠；中脾十日死，其动为吞。刺伤人五脏必死，其动则依其脏之所变候知其死也。

（《素问·四时刺逆从论》）

凡刺胸腹者，必避五脏。中心者环①死，中脾者五日死，中肾者七日死，中肺者五日死。中鬲者，皆为伤中，其病虽愈，不过一岁必死。

刺避五脏者，知逆从也。所谓从者，鬲与脾肾之处，不知者反之。刺胸腹者，必以布憿②着之，乃从单布上刺，刺之不愈复刺。刺针必肃，刺肿摇针，经刺勿摇，此刺之道也。

（《素问·诊要经终论》）

是故用针者，察观病人之态，以知精神魂魄之存亡得失之意，五者以伤，针不可以治之也。

（《灵枢·本神》）

---

①环：通"旋"，旋即。王冰不解"环"为"旋"之借字，故曲解之，云："气行如环之一周则死也，正谓周十二辰也。"不可从。

②憿：新校正云："按别本'憿'一作'幑'，又作'撽'。"清·于鬯《香草续校书·内经素问》云："憿，当读为'缴'。《广雅·释诂》：'繜，缠也。''繜'即'缴'字，《说文》亦作'繜'。《汉书·司马相如传》颜注云：'缴绕，犹缠绕也。'然则'缴着之'者，谓以布缠着于胸腹也。作'憿'者，借字。林校正引别本作'幑'，又作'撽'，俱借字也。"今人多于说。今考《玉篇·巾部》云："幑，公了切，幑胫，行滕也。"而《隶篆万象名义·卷二十八·巾部》作"憿"，故本篇"憿"字实由"幑"的俗体"憿"楷化而来。不然，据《说文·心部》"憿，幸也"之训，是无论如何也难以读通"必以布憿着之"这句话的。若视"憿"为"幑"之别体，由其本义"行滕"（即裹腿布）加以引申，则可有缠绕之义。至于"撽"字，很可能是因书写者想着缠绕这一动作与手有关，故将其字改从"扌"写作"撽"形。也就是说，新校正所见别本所用"撽"字实亦"幑"之别体，而并非《庄子·至乐》"撽以马捶"中义与"击"同的"撽"字。再考《慧琳音义》卷七十九有"憿绕"一词，注引《声类》云："憿，行缠也。"卷六十二有"缴腰"一词，注引《考声》云"缴，行滕也。"足见慧琳认为"憿""缴"二字的缠绕义皆源于"幑"。要之，于氏以"缴"为本字，以"幑""撽"为借字，犹有可商。

凡刺之禁：新内勿刺，新刺勿内。已醉勿刺，已刺勿醉。新怒勿刺，已刺勿怒。新劳勿刺，已刺勿劳。已饱勿刺，已刺勿饱。已饥勿刺，已刺勿饥。已渴勿刺，已刺勿渴。大惊大怒，必定其气，乃刺之。乘车来者，卧而休之，如食顷乃刺之。出①行来者，坐而休之，如行十里顷乃刺之。凡此十二禁者，其脉乱气散，逆其营卫，经气不次，因而刺之，则阳病入于阴，阴病出为阳，则邪气复生，粗工勿察，是谓伐身，形体淫泆②，乃消脑髓，津液不化，脱其五味，是谓失气也。

（《灵枢·终始》）

黄帝曰：诸病皆有逆顺，可得闻乎？岐伯曰：腹胀，身热，脉大，是一逆也；腹鸣而满，四肢清，泄，其脉大，是二逆也；衄而不止，脉大，是三逆也；咳且溲血，脱形，其脉小劲，是四逆也；咳，脱形身热，脉小以疾，是谓五逆也。如是者，不过十五日而死矣。其腹大胀，四末清，形脱泄甚，是一逆也；腹胀便血，其脉大，时绝，是二逆也；咳，溲血，形肉③脱，脉搏④，是三逆也；呕血，胸满引背，脉小而疾，是四逆也；咳呕腹胀，且飧泄，其脉绝，是五逆也。如是者，不及一时而死矣。工不察此者而刺之，是谓逆治。

黄帝曰：夫子之言针甚骏，以配天地，上数天文，下度地纪，内别五脏，外次六腑，经脉二十八会，尽有周纪，能杀生人，不能起死者，子能反之乎？岐伯曰：能杀生人，不能起死者也。

黄帝曰：余闻之则为不仁，然愿闻其道，弗行于人。岐伯曰：

---

① 出：《甲乙经》卷五第一上作"步"，可据改。
② 泆：史崧《音释》作"泺"，可据改。
③ 肉：原作"内"，据古林书堂本改。
④ 搏：原作"抟"，据古林书堂本、医统正脉本改。

是明道也，其必然也，其如刀剑之可以杀人，如饮酒使人醉也，虽勿诊，犹可知矣。

黄帝曰：愿卒闻之。岐伯曰：人之所受气者，谷也。谷之所注者，胃也。胃者，水谷气血之海也。海之所行云气者，天下也。胃之所出气血者，经隧也。经隧者，五脏六腑之大络也，迎而夺之而已矣。

黄帝曰：上下有数乎？岐伯曰：迎之五里，中道而止，五至而已，五往而脏之气尽矣，故五五二十五而竭其输矣。此所谓夺其天气者也，非能绝其命而倾其寿者也。

黄帝曰：愿卒闻之。岐伯曰：窥门而刺之者，死于家中；入门而刺之者，死于堂上。黄帝曰：善乎方，明哉道。请著之玉版，以为重宝，传之后世，以为刺禁，令民勿敢犯也。

（《灵枢·玉版》）

黄帝问于岐伯曰：余闻刺有五禁，何谓五禁？岐伯曰：禁其不可刺也。

黄帝曰：余闻刺有五夺。岐伯曰：无泻其不可夺者也。

黄帝曰：余闻刺有五过。岐伯曰：补泻无过其度。

黄帝曰：余闻刺有五逆。岐伯曰：病与脉相逆，命曰五逆。

黄帝曰：余闻刺有九宜。岐伯曰：明知九针之论，是谓九宜。

黄帝曰：何谓五禁？愿闻其不可刺之时。岐伯曰：甲乙日自乘，无刺头，无发蒙于耳内。丙丁日自乘，无振埃于肩喉廉泉。戊己日自乘四季，无刺腹去爪泻水。庚辛日自乘，无刺关节于股膝。壬癸日自乘，无刺足胫。是谓五禁。

黄帝曰：何谓五夺？岐伯曰：形肉已夺，是一夺也；大夺血之后，是二夺也；大汗出之后，是三夺也；大泄之后，是四夺也；新产及大血之后，是五夺也。此皆不可泻。

黄帝曰[1]：何谓五逆？岐伯曰：热病脉静，汗已出，脉盛躁，是一逆也；病泄，脉洪大，是二逆也；着痹不移，䐃肉破，身热，脉偏绝，是三逆也；淫而夺形，身热，色夭然白，及后下血衃，血衃笃重，是谓四逆也；寒热夺形，脉坚搏，是谓五逆也。

（《灵枢·五禁》）

（十四）针刺注意

刺上关者，呿不能欠[2]；刺下关者，欠不能呿[3]。刺犊鼻者，屈不能伸；刺两关[4]者，伸不能屈。

（《灵枢·本输》）

黄帝曰：以治之奈何？岐伯曰：正月、二月、三月，人气在左，无刺左足之阳；四月、五月、六月，人气在右，无刺右足之阳；七月、八月、九月，人气在右，无刺右足之阴；十月、十一月、十二月，人气在左，无刺左足之阴。

黄帝曰：五行以东方为甲乙木主春，春者苍色，苍色主肝，肝者足厥阴也。今乃以甲为左手之少阳，不合于数，何也？岐伯曰：此天地之阴阳也，非四时五行之以次行也。

（《灵枢·阴阳系日月》）

---

①黄帝曰：本段校勘参看"病理篇·六、阴阳表里虚实寒热病机"。
②刺上关者，呿不能欠：呿、欠皆张口之意，于义不合。学者多疑"欠"为"欱"之坏字，而"欱"通"合"，刺上关"呿不能合"，于义为得。《庄子·秋水篇》有"公孙龙口呿而不合"之语，呿、合对文，或可为助证。虽然，因《吕氏春秋·重言篇》有"君呿而不唫"语，而"唫""吟"古通用，即噤闭之意，而《素问·宝命全形论》有"呿吟至微"语，或此"欠"字是"唫""吟"之误，亦未可知。
③刺下关者，欠不能呿：呿、欠皆张口之意，于义不合。学者多疑"欠"为"欱"之坏字，而"欱"通"合"，刺上关"呿不能合"，于义为得。详参上注。
④两关：《太素·卷十一·本输》作"内关"。

刺之害，中而不去则精泄，害①中而去则致气，精泄则病益甚而恇，致气则生为痈疡。

（《灵枢·九针十二原》）

凡刺之害，中而不去则精泄，不中而去则致气，精泄则病甚而恇，致气则生为痈疽也。

（《灵枢·寒热病》）

五、灸法

为此诸病，盛则泻之，虚则补之，热则疾之，寒则留之，陷下则灸之，不盛不虚，以经取之。

（《灵枢·经脉》）

以火补者，毋吹其火，须自灭也。以火泻者，疾吹其火，传其艾，须其火灭也。

（《灵枢·背腧》）

络满经虚，灸阴刺阳；经满络虚，刺阴灸阳。

（《素问·通评虚实论》）

①害：《太素·卷二十一·九针要道》作"不"，可据改。

灸寒热之法，先灸项大椎，以年为壮数①，次灸橛骨，以年为壮数，视背俞陷者灸之，举臂肩上陷者灸之，两季胁之间灸之，外踝上绝骨之端灸之，足小指次指间灸之，腨下陷脉灸之，外踝后灸之，缺盆骨上切之坚痛如筋者灸之，膺中陷骨间灸之，掌束骨②下灸之，脐下关元三寸灸之，毛际动脉灸之，膝下三寸分间灸之，足阳明③跗上动脉灸之，巅上一④灸之，犬所啮之处灸之三壮，即以犬伤病法灸之，凡当灸二十九处。伤食，灸之不已者，必视其经之过于阳者，数刺其俞而药之⑤。

（《素问·骨空论》）

---

①以年为壮数：王冰注云："如患人之年数。"张志聪注云："谓子鼠为生肖之始，十二岁一周，周而复始也。"高世栻注云："计其结核初起之年，以年数之多少而为灸之壮数。"张说之谬似不必辩，久病之人恐难确记其病程，故高说恐亦非是，而王说较为可信。另，"壮"有伤义，而灸则有伤，故以"壮"作为艾灸的度量单位。此犹如针法一刺称一痏，而"痏"亦是疮、伤之义。
②掌束：《太素·卷二十六·灸寒热法》作"去骭"，杨上善注云："骭，音于，髑骭穴也。"详上下文所述所灸部位，疑本作"髑骭"。
③足阳明：此后《太素·卷二十六·灸寒热法》有"灸之"二字，可据改补，并于其后加""，"。
④一：《太素·卷二十六·灸寒热法》作"动脉"，可据改。
⑤而药之：以疗之。而，以；药，通"疗"。

403

疾病篇

一、外感病类

（一）中风（伤风）

　　黄帝问曰：余闻风者百病之始也，以针治之奈何？岐伯对曰：风从外入，令人振寒，汗出头痛，身重恶寒[①]，治在风府，调其阴阳，不足则补，有余则泻。大风颈项痛，刺风府，风府在上椎。大风汗出，灸譩譆，譩譆在背下侠脊傍三寸所，厌[②]之，令病者呼譩譆，譩譆应手。从风憎风，刺眉头。失枕[③]，在肩上横骨间，折使揄臂齐肘正，灸脊中[④]。

（《素问·骨空论》）

---

①寒：此前《太素·卷十一·骨空》有"风"字，可据补。

②厌：通"压"，按压。《素问识》："马云：厌，'压'同。吴云：以手按其穴也。简按：《说文》曰：擪，大指按也。"

③失枕：又称落枕，《诸病源候论·卷三十·失枕候》云："失枕，头项有风，在于筋之间，因卧而气血虚者，值风发动，故失枕。"古医家将失枕作为"风者百病之始"说的一个例证，可知巢氏之论实与《素问》一脉相承。

④失枕……灸脊中：此处暂据王冰注释断句，意谓治疗失枕，当于肩上横骨间取穴针刺，并于脊椎上施灸，而"折使揄臂齐肘正"是对施灸部位的描述。马莳则作如下断句："失枕，在肩上横骨间。折，使揄臂齐肘正，灸脊中。"认为前句言失枕之治，后句言折臂之治。杨上善、吴崑、张志聪、高世栻所注又各不相同，以至于博洽多闻的丹波元简也只能说"诸说不知何是"（《素问识》）。

病风①，且寒且热炅，汗出②，一日数过，先刺诸分理络脉；汗出，且寒且热，三日一刺，百日而已。

（《素问·长刺节论》）

帝曰：五脏风之形状不同者何？愿闻其诊，及其病能③。岐伯曰：肺风之状，多汗恶风，色皏然白，时咳短气，昼日则差，暮则甚，诊在眉上，其色白。心风之状，多汗恶风，焦绝，善怒吓，赤色，病甚则言不可快，诊在口，其色赤。肝风之状，多汗恶风，善悲，色微苍，嗌干善怒，时憎女子，诊在目下，其色青。脾风之状，多汗恶风，身体怠惰，四支不欲动，色薄微黄，不嗜食，诊在鼻上，其色黄。肾风之状，多汗恶风，面痝然浮肿，脊④痛，不能正立，其色炲，隐曲不利，诊在肌上⑤，其色黑。胃风之状，颈多汗恶风，食饮不下，鬲塞不通，腹善满，失衣则䐜胀，食寒则泄，诊形瘦而腹大。首风之状，头面多汗恶风，当先风一日则病甚，头痛不可以出内，至其风日则病少愈。漏风之状，或多汗，常不可单衣，食则汗

---

①风：病名。据《素问》的《平人气象论》《疟论》《长刺节论》及《灵枢·岁露论》，此病以恶寒发热为主症，但热势不高，可随汗出而缓解，且无休作有时的特征，实与后世所谓感冒极为相似。

②且寒且热炅汗出：《太素·卷二十三·杂刺》无"热"字，可据删。按：裘锡圭指出此"炅"字即"热"的异体，认为"大概今本所从出的《素问》古本原全用'炅'，后人改'炅'为'热'而又改之未尽，遂至全书'炅''热'错处"，并明确说："《长刺节论》'病风，且寒且热炅，汗出，一日数过'，'热''炅'二字相重。应是先有人注'热'于'炅'，后人不明其意，遂将二字都抄作正文。《太素·杂刺》'病风，且寒且炅，一日数过'，'炅'上并无'热'字，可证。人民卫生出版社出版的《黄帝内经素问》把上引《长刺节论》文标点为'且寒且热，炅汗出'，是不妥当的。"甚确。

③其诊及其病能：王冰云："诊，谓可言之证。能，谓内作病形。"能，通"态"。

④脊：此前《太素·卷二十八·诸风状诊》有"腰"字，可据补。

⑤肌上：肌，通"䐃"。"䐃"上即颧部。《太素·卷二十八·诸风状诊》作"颐"，义同。《素问识》："高本'肌'作'䐃'，注云：'䐃。'旧本讹'肌'，今改。䐃，两颊肉也。䐃上，颧也。颧，肾所主也。简按：《说文》：'䐃，颊肉也。'《五阅五使》篇云：'肾病者，颧与颜黑。'高注确有所据。然'幾''几'通用，故'饑'作'饥'，'機'作'机'，则'肌'不必改'䐃'。"

出，甚则身汗，喘息恶风，衣常①濡，口干善渴，不能劳事。泄风之状，多汗，汗出泄衣上，口中干，上渍其风②，不能劳事，身体尽痛则寒。帝曰：善。

（《素问·风论》）

帝曰：善。有病身热解堕，汗出如浴，恶风少气，此为何病？岐伯曰：病名曰酒风。

帝曰：治之奈何？岐伯曰：以泽泻、术各十分，麋衔五分，合，以三指撮，为后饭③。

（《素问·病能论》）

【简评】

上述诸病，有但名"风"者，有结合相兼致病因素命名的"酒风"，有结合病位命名的"肝风""心风""脾风""肺风""肾风""胃风""首风"，有结合主症命名的"漏风""泄风"，而"恶风""恶寒""身热""汗出"是其共同特征，故其实皆属后世所谓伤风范畴。

据《素问·平人气象论》，虽然风病与温病均可见"一呼脉三动，一吸脉三动而躁"的表现，但可以尺肤的热与不热来进行鉴别，可知此类风病虽有发热的表现，但其热势远比温病轻。《素问·疟论》云："风独常在，疟得有时而休。"《灵枢·岁露论》亦云："风常

---

①常：恒常。考《太素·卷二十八·诸风状诊》作"裳"，学者或云当据改，或云"常"通"裳"。然详杨上善注云："衣裳恒湿。"故疑《太素》本亦作"常"，后涉杨注而误作"裳"。

②上渍其风：《素问识》云："四字未详，或恐是衍文。"可参。

③后饭：杨上善《太素·卷三十·酒风》注："先食后服，故曰后饭也。"王冰注："饭后药先，谓之后饭。"二说义正相反。《医心方·卷一·服药节度第三》云：《葛氏方》云：凡服药不言先食后食者，皆在食前。其应食后者，自各说之。"据此，似食前服药为常例而无交待的必要，故此"后饭"或当以杨注为是。

在，而疟特以时休。"又可知此类风病的恶寒发热是持续的，而不像疟病那样间日乃至间数日而寒热休作。《素问·长刺节论》"病风，且寒且热炅，汗出，一日数过"的记述则提示此类疾病的寒热可随汗出而解，一日发作多次。

《素问·风论》论五脏风，谓肝风、心风、脾风、肺风、肾风分别为春甲乙日、夏丙丁日、季夏戊己日、秋庚辛日、冬壬癸日感风而得，当是在"人与天地相参"思想的指导下，据五行学说所做的推想，非为临床实际观察所得。

（二）风厥

帝曰：有病身热、汗出、烦满，烦满不为汗解，此为何病？岐伯曰：汗出而身热者，风也；汗出而烦满不解者，厥也：病名曰风厥。

帝曰：愿卒闻之。岐伯曰：巨阳主气，故先受邪。少阴与其为表里也，得热则上从之，从之则厥也。

帝曰：治之奈何？岐伯曰：表里刺之，饮之服汤①。

（《素问·评热病论》）

黄帝曰：人之善病风厥漉汗者，何以候之？少俞答曰：肉不坚，腠理疏，则善病风。

黄帝曰②：何以候肉之不坚也？少俞答曰：腘肉不坚而无分理理

---

①饮之服汤：《太素·卷二十五·热病说》作"饮之汤"，王冰注云："饮之汤者，谓止逆上之肾气也。"亦无"服"字，故可据删"服"字。关于"汤"字，注家皆以汤药释之，然据《素问·汤液醪醴论》所言"为五谷汤液及醪醴……必以稻米，炊之稻薪"，结合马王堆汉墓出土古医书《五十二病方》每用米汤疗疾，则此"汤"极可能是用五谷煎煮成的液体。
②黄帝曰：本段校勘参考"病理篇·五、体质病理"。

者粗理，粗理而皮不致者腠理疏。此言其浑然者。

（《灵枢·五变》）

【简评】

《经》中以"风厥"命名的疾病有三。其中，《素问·评热病论》所载"风厥"，因太阳受风化热、少阴精亏气逆为关键病机，以"身热汗出烦满，烦满不为汗解"为主要表现，仅需"表里刺之，饮之服汤"，便可治愈，可见病非重疾。据其表现，当为太阳少阴两感之证。《灵枢·五变》所载易发于"肉不坚，腠理疏"之人的"风厥"，以"漉汗"为主症，或可归于后世所谓虚人感冒的范畴。此外，《素问·阴阳别论》亦载"风厥"一病，为"二阳一阴发病，主惊骇背痛，善噫善欠"，以邪扰厥阴、肝经气逆、肝胃不和为关键病机，当属内伤病范畴，与前二者有着本质区别，不可混淆。

（三）劳风

帝曰：劳风为病何如？岐伯曰：劳风法在肺下。其为病也，使人强上[1]冥视，唾出若涕，恶风而振寒，此为劳风之病[2]。

---

①强上：犹言"上强"，即颈项强直不舒。清·于鬯《香草续校书·内经素问》云："'强上'无义，'上'疑'工'字之误。'工'盖'项'字之借，'项'谐'工'声，故借'工'为'项'。强工者，强项也。王注云：'故使人头项强而视不明也。'即其证矣。"今之学者，从之者众，几成定论。今谓"强上"一语，又见于《素问·脉解》"所谓强上引背者，阳气大上而争，故强上也"，而"上"的类似用法在先秦文献中则《左传》有"上偻"之例（"召公四年"，"哀公十四年"），此"上"字取上部之义，在人体指颈项而言，王注《脉解》云："强上，谓颈项禁强也。"（引者注：顾从德本"禁"作"噤"，此据古林书堂本、读书堂本。）与注《评热病论》云"头项"相较更为准确，而杜预注《左传》云"上偻，肩伛"则不可从。要之，"强上"文自可通，不烦改字。
②此为劳风之病：《太素·卷二十五·热病说》作"此为劳中之病"，杨上善注云："劳中得风为病，名曰劳中，亦曰劳风。"审本段句势，前曰"其为病也"，此再以"此为劳风之病"作结，确有语意冗沓之感。若从《太素》，以"此为劳中之病"作结，则文从字顺。

411

帝曰：治之奈何？岐伯曰：以救俯仰，巨阳引。精者三日，中年者五日，不精者七日。咳出青黄涕，其状如脓，大如弹丸，从口中若鼻中出，不出则伤肺，伤肺则死也。

（《素问·评热病论》）

【简评】

本病因劳倦太过、风邪侵袭而起，病位在肺，初起见"强上冥视，唾出若涕，恶风而振寒"的表证。观其预后，本病既有"精者三日，中年者五日，不精者七日"而愈者，又有青黄脓涕"不出则伤肺，伤肺则死"者，可谓轻重悬殊，以今日的眼光来看恐非一病。若在三五七天内即可治愈者，或即风热感冒、风热咳嗽之类；而现咳吐脓浊痰液，甚至"伤肺则死"者，则极似肺痈之病。揆之临证，肺痈初起可见表证，与风热感冒、风热咳嗽的表现相似，早期诊断不易，古医家将其以劳风一病统之，亦属情理中事。

（四）疠风

疠者，有荣气热胕，其气不清，故使其鼻柱坏而色败，皮肤疡溃。风寒客于脉而不去，名曰疠风，或名曰寒热。

（《素问·风论》）

病大风，骨节重，须眉堕，名曰大风，刺肌肉为故，汗出百日；刺骨髓，汗出百日。凡二百日，须眉生而止针[①]。

（《素问·长刺节论》）

①针：《太素·卷二十三·杂刺》无此字，可据删。

疠风者，素刺其肿上^①；已刺，以锐针针其处^②，按出其恶气，肿尽乃止，常食方食，无食他食。

（《灵枢·四时气》）

【简评】

一般认为，"疠""疠风""大风"即癞疾，也就是今天所说的麻风病。应该说这一结论对于古医籍中记载的绝大多数"疠""疠风""大风"是适用的。但需要注意的是，《经》中"疠风"似有属于后世所谓"恶脉""赤脉""瘑病""胹病""编病"范畴者。

第一，《黄帝内经》论疠风病因病机，有"脉风成为疠"（《素问·脉要精微论》）与"风寒客于脉而不去"（《素问·风论》）的记述，其病位首应在血脉。后世论"恶脉""赤脉""瘑病""胹病""编病"，皆以风邪入于筋脉立论，与此甚为切合。

第二，《黄帝内经》论疠风之治，有"素刺其肿上"（《灵枢·四时气》）的记载。此"素刺"，《太素》作"索刺"，是指沿着患者绳索状的肿起之处进行针刺。麻风病患者难见"索"状之肿，而"恶脉""赤脉""瘑病""胹病""编病"则有"龖耸聚如死蚯蚓状""如

①素刺其肿上：素，通"索"，《太素·卷二十三·杂刺》即作"索"。因疠风乃"风寒客于脉而不去"所致，患处之肿呈条索状，故治疗以"素（索）刺其肿上"为法。旧注或谓"素刺"即平素之刺，或谓"索刺"即散刺，疑误。

②以锐针针其处：《太素·卷二十三·杂刺》作"以兑针兑其处"，《甲乙经》卷十一第九下作"以吮其处"。详其文义，三者皆有不合。考俗书"免"可作"兑"或"免"形，如敦煌文献"P.2418号《父母恩重经讲经文》中"纊"既有从糸从兑形者，又有从糸从免形者，是其证也，则"镜"俗书可作"銳"或"锐"形，其古字"免"则可作"兑"或"免"形，故疑古医经本作"以镜针镜其处"或"以免针免其处"。今《灵枢》作"以锐针针其处"，盖因"锐其处"不辞而臆改；《甲乙经》作"吮其处"，疑因文有误脱，且误"免"或"兑"为"允"，后人不解，复臆添"口"旁而成。史常永《灵枢新考》云："《甲乙经》的说法，保持了古《针经》的原貌。"恐非。

·
疾
病
篇
·

编绳"的表现。

基于以上原因，我们认为，《黄帝内经》中的"疠风"不尽是麻风，而必有是"恶脉""赤脉""瘑病""腨病""编病"，亦即淋巴管炎者。

（五）风寒感冒

黄帝曰：人之振寒者，何气使然？岐伯曰：寒气客于皮肤，阴气盛，阳气虚，故为振寒寒栗。补诸阳。

振寒者，补诸阳。

（《灵枢·口问》）

今风寒客于人，使人毫毛毕直，皮肤闭而为热，当是之时，可汗而发也。

（《素问·玉机真脏论》）

振寒洒洒，鼓颔，不得汗出，腹胀烦悗，取手太阴。刺虚者，刺其去也；刺实者，刺其来也。

（《灵枢·寒热病》）

【简评】

以上引文中，"振寒""毫毛毕至"虽用词有异但含义无别，均指恶寒战栗之症。对于其病因病机，古医家或言"寒气客于皮肤"，或言"风寒客于人"，可见重视的是寒邪侵袭。据其寒邪侵袭之主导病机，振寒、无汗、发热之主症，当可归于后世所谓风寒感冒范畴。

（六）伤寒

黄帝问曰：今夫[1]热病者，皆伤寒之类也。或愈或死，其死皆以六七日之间，其愈皆以十日以上者，何也？不知其解，愿闻其故。岐伯对曰：巨阳者，诸阳之属也，其脉连于风府，故为诸阳主气也。人之伤于寒也，则为病热，热虽甚不死；其两感于寒而病者，必不免于死。

帝曰：愿闻其状。岐伯曰：伤寒一日，巨阳受之，故头项痛、腰脊强。二日阳明受之，阳明主肉，其脉侠鼻络于目，故身热目疼而鼻干，不得卧也。三日少阳受之，少阳主胆[2]，其脉循胁络于耳，故胸胁痛而耳聋。三阳经络皆受其病，而未入于脏者，故可汗而已。四日太阴受之，太阴脉布胃中，络于嗌，故腹满而嗌干。五日少阴受之，少阴脉贯肾，络于肺，系舌本，故口燥舌干而渴。六日厥阴受之，厥阴脉循阴器而络于肝，故烦满而囊缩。三阴三阳，五脏六腑皆受病，荣卫不行，五[3]脏不通，则死矣。其不两感于寒者，七日巨阳病衰，头痛少愈；八日阳明病衰，身热少愈；九日少阳病衰，耳聋微闻；十日太阴病衰，腹减如故，则思饮食；十一日少阴病衰，渴止不满[4]，舌干已而嚏；十二日厥阴病衰，囊纵，少腹微下，大气皆去，病日已矣。

帝曰：治之奈何？岐伯曰：治之各通其脏脉，病日衰已矣。其未满三日者，可汗而已；其满三日者，可泄而已。

帝曰：热病已愈，时有所遗者，何也？岐伯曰：诸遗者，热甚

---

① 今夫：发语词。
② 胆：《太素·卷二十五·热病决》作"骨"，可据改。
③ 五：《太素·卷二十五·热病决》作"腑"，可据改。
④ 不满：《素问识》："《甲乙》《伤寒例》并无'不满'二字。简按：上文不言腹满，此必衍文。"可参。

而强食之，故有所遗也①。若此者，皆病已衰而热有所藏，因其谷气相薄，两热相合，故有所遗也。

帝曰：善。治遗奈何？岐伯曰：视其虚实，调其逆从，可使必已矣。

帝曰：病热当何禁之？岐伯曰：病热少愈，食肉则复，多食则遗，此其禁也。

帝曰：其病两感于寒者，其脉应与其病形何如？岐伯曰：两感于寒者，病一日则巨阳与少阴俱病，则头痛口干而烦满；二日则阳明与太阴俱病，则腹满身热，不欲②食，谵言；三日则少阳与厥阴俱病，则耳聋囊缩而厥，水浆不入，不知人，六日死。

帝曰：五脏已伤，六腑不通，荣卫不行，如是之后，三日乃死，何也？岐伯曰：阳明者，十二经脉之长也，其血气盛，故不知人三日，其气乃尽，故死矣。

（《素问·热论》）

【简评】

伤寒之病名，得自"伤于寒"。但与感寒小疾不同，伤寒乃是一种在某一时期大范围流行的热性病，在其大流行时期堪称各种热病的代表，故有"今夫热病者，皆伤寒之类也"之论。显然，《素问·热论》总结了历史上多次流行的符合寒邪伤人特点的热病的规律。此类疾病，起病急，传变快，初起邪犯太阳经现发热、头痛、腰脊强，随

---

① 热甚而强食之故有所遗也：食，通"饲"，喂饲。《淮南子·说林》云："病热而强之餐……欲救之，反为恶。"可证外感病热势炽盛之时当适当禁食，在秦汉时期已成医界共识，且为较多非医者所熟悉，故《淮南子》引之以谕人。英谚云"Feedacold, starveafever"，足见西方亦有与此类似的认识。

② 欲：《太素·卷二十五·热病决》无，可据删。

即递次出现可归之于阳明、少阳、太阴、少阴、厥阴的变证，轻者数日可愈，重者短期即呈危笃。这一六经传变规律，为后汉张仲景所继承并发展创新，《素问·热论》无疑是仲景《伤寒论》的理论源头。

《素问·热论》的"今夫热病者，皆伤寒之类也"，至《难经·五十八难》演成"伤寒有五"之说，意为中风、伤寒、湿温、温病、热病皆可泛称伤寒。《难经》之说，可能反映的也是作者所处的一个历史时段的认识，不可认为自上古至秦汉皆是如此。观《灵枢·热病》《素问·刺热》《素问·评热病论》等篇，多处言及的热病、温病皆未归于伤寒门下；并述热病呈多种类型，温病有"冬伤于寒"而致者、有阳邪内陷于阴分所致者，皆与《热论》所载伤寒大异。这表明上古秦汉多数医家并不认为伤寒可囊括各种外感热病，或许"热病"更适合作为此类疾病的总称。至后世明清年间，温病学派卓有建树，遂又兴起寒温之争，更以伤寒为诸外感病的统领。

此外，晚清西医东渐，以"伤寒"译"**typhoid**"，指伤寒杆菌所致的一种传染病，与中医学之"伤寒"大异，此亦不可不知。

（七）温热病

四时之变，寒暑之胜，重阴必阳，重阳必阴，故阴主寒，阳主热，故寒甚则热，热甚则寒，故曰：寒生热，热生寒，此阴阳之变也。故曰：冬伤于寒，春生瘅热；春伤于风，夏生后泄肠澼；夏伤于暑，秋生痎疟；秋伤于湿，冬生咳嗽。是谓四时之序也。

（《灵枢·论疾诊尺》）

黄帝问曰：有病温者，汗出辄复热，而脉躁疾不为汗衰，狂言不能食，病名为何？岐伯对曰：病名阴阳交，交者死也。

帝曰：愿闻其说。岐伯曰：人所以汗出者，皆生于谷，谷生于精。今邪气交争于骨肉而得汗者，是邪却而精胜也。精胜则当能食而不复热，复热者邪气也，汗者精气也。今汗出而辄复热者，是邪胜也；不能食者，精无俾也；病而留者①，其寿可立而倾也②。且夫《热论》曰：汗出而脉尚躁盛者死。今脉不与汗相应，此不胜其病也，其死明矣。狂言者是失志，失志者死。今见三死，不见一生，虽愈必死也。

（《素问·评热病论》）

热病三日，而气口静、人迎躁者，取之诸阳，五十九刺，以泻其热而出其汗，实其阴以补其不足者。身热甚，阴阳皆静者，勿刺也；其可刺者，急取之，不汗出则泄。所谓勿刺者，有死征也。热病七日八日，脉口动喘而短③者，急刺之，汗且自出，浅刺手大指间。热病七日八日，脉微小，病者溲血，口中干，一日半而死，脉代者，一日死。热病已得汗出，而脉尚躁，喘且复热，勿刺肤④，喘甚者死。热病七日八日，脉不躁，躁不散数，后三日中有汗；三日不汗，四日死。未曾汗者，勿腠⑤刺之。

热病先肤痛，窒鼻充面，取之皮，以第一针，五十九，苛轸⑥

---

① 病而留者：《太素·卷二十五·热病说》作"瘅也而留者"，（引者注：据杨注，疑"瘅也"为"也瘅"之误倒，"也"字当属上读。）《甲乙经》卷七第一中作"热而留者"，"瘅""热"义同，但文气欠佳，或字有讹误。《脉经》卷七第十八作"汗出而热留者"，疑是。

② 其寿可立而倾也：《太素·卷二十五·热病说》作"其尽可立而伤也"。今谓虽《素问》文义自安，但《太素》于义难通，考虑到"立而待也"为古人熟语，故疑其文本作"其尽可立而待也"。草书，"待""伤"相近，"寿""尽"相仿，误"待"作"伤"，则成《太素》之文；误"尽"作"寿"，则义不可解，或后人又据其意改"待"作"倾"（《灵枢·玉版》有"绝其命而倾其寿"之语）。

③ 短：《太素·卷二十五·热病说》作"眩"，可据改。《灵枢经》原校云："一本作弦。"疑"弦"亦"眩"字之误。

④ 刺肤：《太素·卷二十五·热病说》作"庸刺"，可据改。

⑤ 腠：《太素·卷二十五·热病说》作"庸"，可据改。

⑥ 轸：通"疹"。皮疹。

灵素新编

鼻，索皮于肺，不得索之火①，火者心也。热病先身涩，倚而热，烦悗，干唇口嗌，取之皮②，以第一针，五十九，肤胀口干，寒汗出，索脉于心，不得索之水，水者肾也。热病嗌干多饮，善惊，卧不能起③，取之肤肉，以第六针，五十九，目眦青，索肉于脾，不得索之木，木者肝也。热病面青脑痛④，手足躁，取之筋间，以第四针，于四逆，筋躄目浸⑤，索筋于肝，不得索之金，金者肺也。热病数惊，瘛疭而狂，取之脉，以第四针，急泻有余者，癫疾毛发去，索血于心，不得索之水，水者肾也。热病身重骨痛，耳聋而好瞑，取之骨，以第四针，五十九刺，骨病不食，啮齿耳青，索骨于肾，不得索之土，土者脾也。热病不知所痛，耳聋，不能自收，口干，阳热甚，阴颇有寒者，热在髓，死不可治。热病头痛，颞颥目瘛脉痛，善衄，厥热病也，取之以第三针，视有余不足，寒热，痔⑥。热病体重，肠中热，取之以第四针，于其腧及下诸指间，索气于胃络，得气也。热病挟脐急痛，胸胁满，取之涌泉与阴陵泉，取以第四针，针嗌里。热病而汗且出，及脉顺可汗者，取之鱼际、太渊、大都、太白，泻之则热去，补之则汗出，汗出太甚，取内踝上横脉以止之。热病已得汗而脉尚躁盛，此阴脉之极也，死；其得汗而脉静者，生。热病者，脉尚盛

---

①不得索之火：马莳、张介宾、张志聪等读作"不得，索之火"，解作如刺之而病不退，则当求之于火，即益心火以制肺金。酌其文义，参考《素问》《灵枢》"不得"一词用例，疑其非是，故据杨上善注文之意予以标点。后"不得索之水""不得索之木""不得索之金""不得索之土"同。

②皮：刘衡如校云："应据下文'索脉于心'，例之前后各条改为'脉'。"可从。

③起：《太素·卷二十五·热病说》作"定"，可据改。《说文·宀部》："定，安也。"

④面青脑痛：《太素·卷二十五·热病说》作"而胸胁痛"，可据改。

⑤筋躄目浸：躄，《太素·卷二十五·热病说》作"辟"，可据改。《史记·扁鹊仓公列传》"邪气辟矣"，司马贞《索隐》云："辟，犹聚也。"今谓"筋辟"言目浸之病机。由目浸乃筋聚而成，可知目浸当有筋聚的表现。古人"筋""脉"每多互训，故此"目浸"即张家山出土古医书《脉书》所载"脉蔽童子"的"脉浸"，亦即《释名·释疾病》所言"目生肤入眸子"的"浸"病，与后世所谓"胬肉攀睛"同。旧注谓"目浸"乃"目眦泪出""泪出不收""眼泪浸淫"之义，不可从。

⑥寒热痔：张介宾云："寒热痔三字于上下文义不相续，似为衍文。"可参。

躁，而不得汗者，此阳脉之极也，死；脉盛躁，得汗静者，生。

热病不可刺者有九：一曰，汗不出，大颧发赤，哕者，死；二曰，泄而腹满甚者，死；三曰，目不明，热不已者，死；四曰，老人婴儿，热而腹满者，死；五曰，汗不出，呕下血者，死；六曰，舌本烂，热不已者，死；七曰，咳而衄，汗不出，出不至足者，死；八曰，髓热者，死；九曰，热而痉者，死。腰折，瘛疭，齿噤齘也①。凡此九者，不可刺也。

所谓五十九刺者，两手外内侧各三，凡十二痏；五指间各一，凡八痏，足亦如是；头入发一寸傍三分各三，凡六痏；更入发三寸边五，凡十痏；耳前后口下者各一，项中一，凡六痏；巅上一，囟会一，发际一，廉泉一，风池二，天柱二。

（《灵枢·热病》）

帝曰：夫子言治热病五十九俞，余论②其意，未能领③别其处，愿闻其处，因闻其意。岐伯曰：头上五行、行五者，以越诸阳之热逆也。大杼、膺俞、缺盆、背俞，此八者，以泻胸中之热也。气街、三里、巨虚上下廉，此八者，以泻胃中之热也。云门、髃骨、委中、髓空，此八者，以泻四支之热也。五脏俞傍五，此十者，以泻五脏之热也。凡此五十九穴者，皆热之左右也。

（《素问·水热穴论》）

肝热病者，小便先黄，腹痛多卧身热，热争则狂言及惊，胁满

---

① 腰折瘛疭齿噤齘也：详文义，疑此八字乃古注误入正文者。
② 论：思；思考。郭霭春主编《黄帝内经素问校注》云："疑误，似应作'谕'，形近致误。《广雅·释言》：'谕，晓也。'"今谓由下文云"因闻其意"，知黄帝实未晓其意。若晓其意，则不必再云"因闻其意"，故疑郭说非是。再详"论"古有"思"义，兹从之。
③ 领：《太素·卷十一·气穴》无，可据删。

痛，手足躁，不得安卧，庚辛甚，甲乙大汗，气逆则庚辛死，刺足厥阴、少阳，其逆则头痛员员，脉引冲头也[1]。心热病者，先不乐，数日乃热，热争则卒心痛，烦闷善呕，头痛，面赤无汗，壬癸甚，丙丁大汗，气逆则壬癸死，刺手少阴、太阳。脾热病者，先头重颊痛，烦心颜青，欲呕身热，热争则腰痛不可用俯仰[2]，腹满，泄，两颔痛，甲乙甚，戊己大汗，气逆则甲乙死，刺足太阴、阳明。肺热病者，先淅然厥[3]，起毫毛，恶风寒，舌上黄，身热，热争则喘咳，痛走胸膺背，不得大息，头痛不堪，汗出而寒，丙丁甚，庚辛大汗，气逆则丙丁死，刺手太阴、阳明，出血如大豆[4]，立已。肾热病者，先腰痛胻酸，苦渴数饮，身热，热争则项痛而强，胻寒且酸，足下热，不欲言，其逆则项痛员员澹澹然，戊己甚，壬癸大汗，气逆则戊己死，刺足少阴、太阳。诸汗者，至其所胜日汗出也[5]。

肝热病者，左颊先赤。心热病者，颜先赤。脾热病者，鼻先赤。肺热病者，右颊先赤。肾热病者，颐先赤。病虽未发，见赤色者刺之，名曰治未病。热病从部所起者，至期而已；其刺之反者，三周而已；重逆则死。

①其逆则头痛员员脉引冲头也：详其文例，疑本在"不得安卧"后，错简于此。
②腰痛不可用俯仰：《太素·卷二十五·五脏热病》作"腰痛不用"。郭霭春主张据明抄本与《圣济总录》所引删"用"字。今谓《太素》作"腰痛不用"，当系脱"俯仰"二字所致，虽语意不完，但古本无"可"字之旧貌犹存，而此处当本作"腰痛不用俯仰"。"不用"即"不可"也，汉魏南北朝时期习见，而隋唐时期亦有用例，如《金匮要略·百合狐惑阴阳毒病证治》"不用闻食臭时"，《齐民要术·卷六·养鹅鸭》"不用闻打鼓""不用器淋灰，不用见新产妇"，《太素·卷十五·五脏脉诊》杨上善注云"不用见日光"，皆是佳证。今本《素问》作"腰痛不可用俯仰"，疑"可"是古注误入正文者，当删。《圣济总录》与郭氏所见明抄本作"腰痛不可俯仰"，疑是后人因"不可用"难解而径删"用"字，非有别本可据也。
③淅然厥：《太素·卷二十五·五脏热病》作"沂然"（杨上善认作"沍"字，误），"沂"系"淅"之减笔俗字或朽文虽难断言，但足证"厥"字为衍，可据删。
④出血如大豆：《太素·卷二十五·五脏热病》杨上善注云："出血如豆，言其少也。"疑"大"为衍文，或"大豆"二字互乙，本当作"豆大"也。
⑤诸汗者至其所胜日汗出也：《太素·卷二十五·五脏热病》无，疑是古注误入正文，可据删。

诸当汗者，至其所胜日，汗大出也。

诸治热病，以①饮之寒水乃刺之，必寒衣之，居止寒处，身寒而止也。

热病先胸胁痛，手足躁，刺足少阳、补足太阴②，病甚者为五十九刺。热病始手臂痛者，刺手阳明、太阴而汗出止。热病始于头首者，刺项太阳而汗出止。热病始于足胫者，刺足阳明而汗出止③。热病先身重骨痛，耳聋好瞑，刺足少阴④，病甚为五十九刺。热病先眩冒而热，胸胁满，刺足少阴、少阳。

太阳之脉，色荣颧，骨热病也⑤，荣未交曰⑥，今⑦且得汗，待时而已；与厥阴脉争见者死，期不过三日，其热病内连肾⑧，少阳之脉色也⑨。少阳之脉，色荣颊，前⑩热病也，荣未交曰，今且得汗⑪，待时而已；与少阴脉争见者死，期不过三日⑫。

热病气穴：三椎下间主胸中热，四椎下间主鬲中热，五椎下间主肝热，六椎下间主脾热，七椎下间主肾热。荣在骶也，项上三椎陷

---

①以：通"已"。《太素·卷二十五·五脏热病》作"已"，所用是其本字。
②足太阴：新校正云："详'足太阴'，全元起本及《太素》作'手太阴'。"《太素·卷二十五·五脏热病》与新校正所言相合，可据改。
③热病始于足胫者刺足阳明而汗出止：新校正云："按此条《素问》本无，《太素》亦无，今按《甲乙经》添入。"可据删。
④阴：《太素·卷二十五·五脏热病》作"阳"，可据改。
⑤骨：王冰以"骨"字属上读，不可从。
⑥交曰：《太素·卷廿五·五脏热病》作"天日"，可据改。"交"与"天"，"曰"与"日"，俗书易混，此乃"天日"误作"交曰"之因。王冰误"日"为"曰"，以其属下读，云"曰者，引古经法之端由也"，非是。
⑦今：《太素·卷二十五·五脏热病》作"令"，可据改。
⑧其热病内连肾：详文义文例，疑此系古注误入正文者。
⑨少阳之脉色也：《太素·卷二十五·五脏热病》无，疑是古注误入正文，可据删。新校正云"乃王氏所添"，亦无确据。
⑩前：《太素·卷二十五·五脏热病》作"筋"，可据改。王冰以"前"字属上读，或其误在王冰之前。
⑪荣未交曰今且得汗：《太素·卷二十五·五脏热病》作"荣未天日，今且得汗"，参前"骨热病"《太素》文字，当作"荣未天日，令且得汗"。
⑫期不过三日：《太素·卷二十五·五脏热病》无此五字。

者中也，颊下逆颧为大瘕①，下牙车②为腹满，颧后为胁痛，颊上者鬲上③也

（《素问·刺热》）

病④始手臂者，先取手阳明、太阴而汗出；病始头首者，先取项太阳而汗出；病始足胫者，先取足阳明而汗出。臂太阴可汗出，足阳明可汗出。故取阴而汗出甚者，止之于阳；取阳而汗出甚者，止之于阴。

（《灵枢·寒热病》）

脉短气绝死，病温虚甚死。

（《素问·玉版论要》）

黄帝曰：刺节言彻衣，夫子乃言尽刺诸阳之奇输，未有常处也，愿卒闻之。岐伯曰：是阳气有余而阴气不足，阴气不足则内热，阳气有余则外热，内热相抟，热于怀炭，外畏绵帛近，不可近身，又不可近席，腠理闭塞则汗不出，舌焦唇槁腊，干嗌燥，饮食不让美恶⑤。

黄帝曰：善。取之奈何？岐伯曰：取⑥之于其天府、大杼三痏，又刺中膂以去其热，补足手太阴以去⑦其汗，热去汗稀，疾于彻衣。

---

①大瘕：《难经·五十七难》云："大瘕泄者，里急后重，数至圊而不能便，茎中痛。"或即此病。又，森立之云："大瘕者，谓瘕积之大者也。《阳明篇》所云欲作固瘕之类是也。"
②牙车：亦名颊车，即下颌骨。《释名·释形体》："牙车，牙所载也，或曰颊车。"
③鬲上：《灵枢·上膈》载有以"食饮入而还出"为主要临床表现的疾病，名曰上膈，疑即此病。
④病：此前《素问·刺热》有"热"字，可据补。下二"病"字同。
⑤岐伯曰……饮食不让美恶：校勘参看"病理篇·六、阴阳表里虚实寒热病机"。
⑥取：原作"或"，据《太素·卷二十二·五节刺》改。
⑦去：《太素·卷二十二·五节刺》作"出"，可据改。

黄帝曰：善。

（《灵枢·刺节真邪》）

凡病伤寒而成温者，先夏至日者为病温，后夏至日者为病暑，暑当与汗皆出，勿止。

（《素问·热论》）

上寒下热，先刺其项太阳，久留之，已刺①则熨项与肩胛，令热下合乃止，此所谓推而上之者也。上热下寒，视其虚脉而陷之于经络者取之，气下乃止，此所谓引而下之者也。大热遍身，狂而妄见、妄闻、妄言，视足阳明及大络取之，虚者补之，血而②实者泻之，因其③偃卧，居其头前，以两手四指挟按颈动脉，久持之，卷而切推，下至缺盆中，而复止④如前，热去乃止，此所谓推而散之者也。

（《灵枢·刺节真邪》）

【简评】

本节所辑，是有别于伤寒的种种急性发热疾病。《灵枢·热病》与《素问·刺热》记载了早期对热病的认识。两篇文体相近，内容亦有相通之处。诸种热病皆未言及发生原因，其分型则归于五脏，如同痹、痿等杂病一样，不若《素问·热论》论伤寒之系统。许多篇中出现的温病和暑病，发热为主症，自当属于热病范畴。温病、暑病可因"冬伤于寒"所致，"凡病伤寒而成温者，先夏至日为病温，后夏至

---

① 刺：《太素·卷二十二·五节刺》无，可据删。
② 而：《太素·卷二十二·五节刺》无，可据删。
③ 其：《太素·卷二十二·五节刺》作"令"，可据改。
④ 止：《太素·卷二十二·五节刺》作"上"，可据改。

日为病暑"，此成为后世伏气温病学说的立论依据；亦可因感受时邪而即发，称为"阴阳交"的一种温病，乃由于阳热之邪陷入阴分交结不解，该病也因此而得名，阳热邪气非前季之伏邪，说明温病又可因新感而发。补入《素问》传本的七篇大论中的《六元正纪大论》，多次提到在不同气候条件下的温病或温厉流行。凡此种种，皆表明上古至秦汉时期，人们十分关注不同年份及不同地区流行的热病，并进行了整理、归纳和命名，为外感热病学的发展奠定了基础。

（八）疟

黄帝问曰：夫痎疟皆生于风，其蓄作有时者何也？岐伯对曰：疟之始发也，先起于毫毛，伸欠乃作，寒栗鼓颔，腰脊俱痛，寒去则内外皆热，头痛如破，渴欲冷饮。

帝曰：何气使然？愿闻其道。岐伯曰：阴阳上下交争，虚实更作，阴阳相移也。阳并于阴，则阴实而阳虚。阳明虚则寒栗鼓颔也，巨阳虚则腰背头项痛①，三阳俱虚则阴气胜，阴气胜则骨寒而痛。寒生于内，故中外皆寒。阳盛则外热，阴虚则内热，外内皆热，则喘而渴，故欲冷饮也。此皆得之夏伤于暑，热气盛，藏于皮肤之内，肠胃之外，此荣气之所舍也。此令人汗空疏，腠理开，因得秋气，汗出遇风，及得之以浴，水气舍于皮肤之内，与卫气并居。卫气者，昼日行于阳，夜行于阴，此气得阳而外出，得阴而内薄，内外相薄，是以日作。

帝曰：其间日而作者何也？岐伯曰：其气之舍深，内薄于阴，阳气独发，阴邪内着，阴与阳争，不得出，是以间日而作也。

①巨阳虚则腰背头项痛：滑寿云："此下当有少阳虚一节。"胡天雄《素问补识》云："不及少阳虚者，后有'三阳俱虚'句统之也。必欲补之者，当补'少阳虚伸欠乃作'，与'足少阳之疟，身体解㑊'句亦合。"

帝曰：善。其作日晏与其日早者，何气使然？岐伯曰：邪气客于风府，循膂而下，卫气一日一夜大会于风府，其明日，日下一节，故其作也晏，此先客于脊背也，每至于风府则腠理开，腠理开则邪气入，邪气入则病作，以此日作稍益晏也。其出于风府，日下一节，二十五日下至骶骨，二十六日入于脊内①，注于伏膂之脉，其气上行，九日出于缺盆之中，其气日高，故作日益早也。其间日发者，由邪气内薄于五脏，横连募原也，其道远，其气深，其行迟，不能与卫气俱行，不得皆出②，故间日乃作也。

帝曰：夫子言卫气每至于风府，腠理乃发，发则邪气入，入则病作。今卫气日下一节，其气之发也不当风府，其日作者奈何？岐伯曰：此邪气客于头项，循膂而下者也，故虚实不同，邪中异所，则不得当其风府也。故邪中于头项者，气至头项而病；中于背者，气至背而病；中于腰脊者，气至腰脊而病；中于手足者，气至手足而病。卫气之所在，与邪气相合，则病作。故③风无常府，卫气之所发，必开其腠理，邪气之所合，则其府也。

帝曰：善。夫风之与疟也，相似同类，而风独常在，疟得④有时而休者，何也？岐伯曰：风气留其处，故常在；疟气随经络沉以内薄，故卫气应乃作。

帝曰：疟先寒而后热者何也？岐伯曰：夏伤于大暑，其汗大

---

①二十五日下至骶骨，二十六日入于脊内：新校正云："按：全元起本'二十五日'作'二十一日'，'二十六日'作'二十二日'，《甲乙经》《太素》并同。"今仁和寺本《太素·卷二十五·疟解》作"二十一日""二十二日"，与新校正所说相合，可据以回改，以复《素问》古貌。

②不得皆出：《太素·卷二十五·疟解》作"谐出"，"皆""偕"古可通用，故可据删为"皆出"，属上读。

③此邪气客于头项……则病作故：新校正云："按全元起本及《甲乙经》《太素》自'此邪气客于头项'至下'则病作故'八十八字并无。"今本《太素·卷二十五·疟解》同新校正。若据删，则文义较为顺承。

④得：特也；独也。《灵枢·岁露》云："夫风之与疟也，相与同类，而风常在，而疟特以时休何也？"是其证也。

出，腠理开发，因遇夏气凄沧之水寒①，藏于腠理皮肤之中，秋伤于风，则病成矣。夫寒者阴气也，风者阳气也，先伤于寒而后伤于风，故先寒而后热也，病以时作，名曰寒疟。

帝曰：先热而后寒者何也？岐伯曰：此先伤于风，而后伤于寒，故先热而后寒也，亦以时作，名曰温疟。其但热而不寒者，阴气先绝，阳气独发，则少气烦冤，手足热而欲呕，名曰瘅疟。

帝曰：夫经言有余者泻之，不足者补之。今热为有余，寒为不足。夫疟者之寒，汤火不能温也，及其热，冰水不能寒也，此皆有余不足之类。当此之时，良工不能止，必须其自衰乃刺之，其故何也？愿闻其说。岐伯曰：经言无刺熇熇之热，无刺浑浑之脉，无刺漉漉之汗，故为其病逆，未可治也。夫疟之始发也，阳气并于阴，当是之时，阳虚而阴盛，外无气，故先寒栗也。阴气逆极，则复出之阳，阳与阴复并于外，则阴虚而阳实，故先热而渴。夫疟气者，并于阳则阳胜，并于阴则阴胜，阴胜则寒，阳胜则热。疟者，风寒之气不常也，病极则复。至病之发也，如火之热，如风雨不可当也。故经言曰：方其盛时必毁，因其衰也，事必大昌②。此之谓也。夫疟之未发也，阴未并阳，阳未并阴，因而调之，真气得安，邪气乃亡，故工③不能治其已发，为其气逆也。

帝曰：善。攻之奈何？早晏何如？岐伯曰：疟之且发也，阴阳之且移也，必从四末始也，阳已伤，阴从之，故先其时坚束其处，令

---

①水寒：新校正云："按《甲乙经》《太素》'水寒'作'小寒迫之'。"清·于鬯《香草续校书·内经素问》云："'水'是'小'字之误，林校引《甲乙经》《太素》作'小寒迫之'可证。'迫之'二字，或不必补。"今仁和寺本《太素·卷二十五·三疟》"水寒"作"小寒寒迫之"，较新校正所引多一"寒"字，文气略胜，或可补校读为"因遇夏气凄沧之小寒，寒迫之"。

②至病之发也……事必大昌：校勘参看"论治篇·二、治疗原则·（一）早期治疗"。

③工：原作"二"，据古林书堂本、读书堂本、医统正脉本改，与《太素·卷二十五·三疟》合。

邪气不得入，阴气不得出；审候见之在孙络盛坚而血者，皆取之，此真①往而②未得并者也。

帝曰：疟不发，其应何如？岐伯曰：疟气者，必更盛更虚，当③气之所在也。病在阳，则热而脉躁；在阴，则寒而脉静；极则阴阳俱衰，卫气相离，故病得休；卫气集，则复病也。

帝曰：时有间二日或至数日发，或渴或不渴，其故何也？岐伯曰：其间日者，邪气与卫气客于六府④，而有⑤时相失，不能相得，故休数日乃作也。疟者，阴阳更胜也，或甚或不甚，故或渴或不渴。

帝曰：论言夏伤于暑，秋必病疟。今疟不必应者，何也？岐伯曰：此应四时者也。其病异形者，反四时也。其以秋病者寒甚，以冬病者寒不甚，以春病者恶风，以夏病者多汗。

帝曰：夫病温疟与寒疟而皆安舍？舍于何脏？岐伯曰：温疟者，得之冬中于风，寒气藏于骨髓之中，至春则阳气大发，邪气不能自出，因遇大暑，脑髓烁，肌肉消，腠理发泄，或⑥有所用力，邪气与汗皆⑦出，此病藏于肾，其气先从内出之于外也。如是者，阴虚而阳盛，阳盛则热矣，衰则气复反入，入则阳虚，阳虚则寒矣，故先热而后寒，名曰温疟。

帝曰：瘅疟何如？岐伯曰：瘅疟者，肺素有热，气盛于身，厥逆上冲，中气实而不外泄，因有所用力，腠理开，风寒舍于皮肤之内、分肉之间而发，发则阳气盛，阳气盛而不衰，则病矣。其气不及

---

①真：《太素·卷二十五·三疟》作"直"，可据改。

②而：此后《太素·卷二十五·三疟》有"取"字，可据补。

③当：《太素·卷二十五·三疟》作"随"，可据改。

④六府：丹波元简云："考上文并无客于六府之说，疑是'风府'之讹。"可参。

⑤有：《太素·卷二十五·三疟》无，可据删。

⑥或：《太素·卷二十五·三疟》作"因"，可据改。

⑦皆：通"偕"，俱也。《太素·二十五·三疟》作"偕"，所用是其本字。

于①阴，故但热而不寒，气内藏于心，而外舍于分肉之间，令人消烁脱肉，故命曰瘅疟。帝曰：善。

（《素问·疟论》）

黄帝问于岐伯曰：经言夏日伤暑，秋病疟，疟之发以时，其故何也？岐伯对曰：邪客于风府，病循膂而下，卫气一日一夜，常大会于风府，其明日日下一节，故其日作晏。此其先客于脊背也，故每至于风府则腠理开，腠理开则邪气入，邪气入则病作，此所以日作尚②晏也。卫气之行风府，日下一节，二十一日下至尾底③，二十二日入脊内，注于伏冲之脉，其行九日，出于缺盆之中，其气上行，故其病稍益至④。其内抟⑤于五脏，横连募原，其道远，其气深，其行迟，不能日作，故次⑥日乃稸积而作焉。

黄帝曰：卫气每至于风府，腠理乃发，发则邪入焉。其卫气日下一节，则不当风府奈何？岐伯曰：风府无常，卫气之所应，必开其腠理，气之所舍节，则其府也。

黄帝曰：善。夫风之与疟也，相与同类，而风常在，而疟特以时休何也？岐伯曰：风气留其处，疟气随经络沉以内抟，故卫气应乃作也。帝曰：善。

（《灵枢·岁露论》）

足太阳之疟，令人腰痛头重，寒从背起，先寒后热，熇熇暍暍

---

①及于：《太素·卷二十五·三疟》作"反之"，可据改。
②尚：通"常"。《诸病源候论·卷十一·疟病候》引作"常"。
③底：《诸病源候论·卷十一·疟病候》引作"骶"，可据改。
④至：《太素·卷二十五·疟解》作"早"，可据改。
⑤抟：古林书堂本作"搏"，《太素·卷二十五·疟解》作"薄"，"搏""薄"古可通用，参考《灵枢》字例，可改作"搏"。下"抟"字同。
⑥次：《太素·卷二十五·疟解》作"间"。

然，热止汗出，难已，刺郄中出血。

足少阳之疟，令人身体解㑊，寒不甚，热不甚，恶见人，见人心惕惕然，热多汗出甚，刺足少阳。

足阳明之疟，令人先寒，洒淅洒淅[①]，寒甚久乃热，热去汗出，喜见日月光火，气乃快然，刺足阳明跗上。

足太阴之疟，令人不乐，好大息，不嗜食，多寒热汗出，病至则善呕，呕已乃衰，即取之。

足少阴之疟，令人呕吐甚，多寒热，热多寒少，欲闭户牖而处，其病难已。

足厥阴之疟，令人腰痛，少腹满，小便不利如癃状，非癃也，数便[②]，意恐惧，气不足，腹中悒悒[③]，刺足厥阴。

肺疟者，令人心寒，寒甚热，热间善惊，如有所见者，刺手太阴、阳明。

心疟者，令人烦心甚，欲得清水，反寒多，不甚热，刺手少阴。

肝疟者，令人色苍苍然，太息，其状若死者，刺足厥阴见血。

脾疟者，令人寒，腹中痛，热则肠中鸣，鸣已汗出，刺足太阴。

肾疟者，令人洒洒然，腰脊痛宛转[④]，大便难，目眴眴然，手足寒，刺足太阳、少阴。

胃疟者，令人且[⑤]病也，善饥而不能食，食而支满腹大，刺足阳

①洒淅洒淅：裘锡圭认为此系"洒洒淅淅"之误。考《外台秘要·卷五·五脏及胃疟方》引此文正作"洒洒淅淅"，可证其说甚确，可据乙正。
②便：此前《太素·卷二十五·十二疟》有"小"字，可据补。
③悒悒：不畅；不舒。王冰注："悒悒，不畅之貌。"
④宛转：翻滚。
⑤且：《太素·卷二十五·十二疟》作"疸"，可据改。或谓作"疸"亦是后人所改，而古医经本当作"瘅"也，即发热之义。但征诸临床，作"疸"指黄疸，于医理文义亦属可通。

明、太阴横脉出血。

疟发，身方热，刺跗上动脉，开其空，出其血，立寒。

疟方欲寒，刺手阳明太阴、足阳明太阴。

疟，脉满大急，刺背俞，用中针，傍伍①胠俞各一，适肥瘦，出其血也。疟，脉小实急，灸胫少阴，刺指井。疟，脉满大急，刺背俞，用五胠俞、背俞②各一，适行至于血也。疟，脉缓大虚，便宜③用药，不宜用针。

凡治疟④，先发如食顷，乃可以治，过之则失时也。

诸疟而脉不见⑤，刺十指间出血，血去必已，先视身之赤如小豆者尽取之。

十二疟者，其发各不同时，察其病形，以知其何脉之病也。先其发时如食顷而刺之，一刺则衰，二刺则知，三刺则已；不已，刺舌下两脉出血；不已，刺郄中盛经出血，又刺项已下侠脊者，必已。舌下两脉者，廉泉也。

刺疟者，必先问其病之所先发者，先刺之。先头痛及重者，先刺头上及两额两眉间出血。先项背痛者，先刺之。先腰脊痛者，先刺郄中出血。先手臂痛者，先刺手少阴、阳明⑥、十指间。先足胫酸痛者，先刺足阳明、十指间出血。

风疟疟⑦发，则汗出恶风，刺三阳经背俞之血者。胻酸痛甚，

---

①伍：古林书堂本、读书堂本并作"五"，可据改。
②用五胠俞背俞：《太素·卷三十·刺疟节度》作"用第五针，胠输"，而王冰以"五胠俞"连读，云"谓讝谵主之"，未详孰是。
③宜：古林书堂本、读书堂本并无，疑此是衍文。
④疟：此后《太素·卷三十·刺疟节度》有"者"字，可据补。
⑤脉不见：此后《太素·卷二十五·十二疟》有"者"字，可据补。
⑥手少阴阳明：《太素·卷二十五·十二疟》作"阴阳"，然杨上善注云："手表里阴阳之脉，十指之间也。"知《太素》本作"手阴阳"，可参。
⑦疟：《太素·卷二十五·十二疟》作"之"，可据改。《素问》作"疟"，疑是误认"之"字为重文符加以回改所致。

按之不可，名曰胕髓病，以镵针针绝骨出血，立已。身体小痛，刺至阴①诸阴之井，无出血，间日一刺。疟，不渴，间日而作，刺足太阳；渴而间日作，刺足少阳。温疟，汗不出，为五十九刺。

（《素问·刺疟》）

疟，不渴，间日而作，取足阳明；渴而日作，取手阳明。

（《灵枢·杂病》）

温疟，汗不出，为五十九刺。

（《灵枢·四时气》）

【简评】

疟病古今多见，先秦文献《尚书》《周礼》《礼记》等即有"疟疾"或"虐疾"的记载。疟病之作，每呈暴发流行之势，向为医家所关注，历代医著对该病证治多有专篇专论。

《素问·疟论》等全面总结了对疟病的认识，对疟的成因、发病季节、发作规律及类型、证候机理、疟病转归和治疗措施皆进行了深入的探讨，得出了明确的结论。古时，人们尚无法知晓细菌、病毒、原虫等极微小的病原体进入人体后会引发多种疾病，只能借助传统思维方式，在宏观领域内探索各种疾病的发生原因和发展规律，揆度证候的机理。特别是对于疟这种有一定发作周期的疾病，必然更会多费一番心思。"疟气"说的提出，很好地解决了疟病的理论难题。"疟气"是外邪在一定气候条件下侵入人体后的产物，颇具病原

---

① 至阴：《太素·卷二十五·十二疟》作"之"，俄藏敦煌文献Дx17453作"至"，"之""至"义同，可据删"阴"字。

学的意味。认为"疟气随经络沉以内薄"的过程中，与有固定运行周期的卫气相遇相争则病作；不相遇则病休，即处于缓解期；再相遇则复作——"卫气应乃作"，"卫气相离，故得病休"，"卫气集，则复作也"，合理地解释了疟病发作的周期性。又以疟气的入阴出阳，"并于阳则阳胜，并于阴则阴胜，阴胜则寒，阳胜则热"，论证了寒热交作的机理。立论之精，论理之妙，堪为两经释病诸篇之最切者。

关于疟病的分型，《疟论》和《刺疟》既有按寒与热的先发后发及程度不同而分的寒疟、温疟、瘅疟，以及汗出恶风的风疟（痎疟可为通用名），又有按其兼症不同而分的六经疟合五脏疟、胃疟之十二疟。类型之多，除昭示疟病的复杂多变，也为临证施针指明了路径。

文中一再强调，疟病的治疗，把握时机十分重要。主张"先发如食顷，乃可以治，过之则失时也"，"工不能治其已发，为其气逆也"。

《刺疟》明示诸疟皆用针刺，灸法仅1条，药物疗法亦仅1条，即"疟脉缓大虚，便宜用药，不宜用针"。《灵枢》乃至《素问》多篇大概多系主张"勿使被毒药，无用砭石，欲以微针通其经脉，调其血气"（《灵枢·九针十二原》），拥立《针经》的医家所撰，故治病多用针，极少用药。对难治的疟病，作者也未完全排除药物疗法。从医学发展的进程来看，药物治疗疟病当是与针并行的常用方法。查《神农本草经》（据辑佚本）所载365种药物中，具有治疗疟、温疟功效的就有十数种之多，即恒山（常山）、蜀漆、防葵、莸花、白头翁、女青、徐长卿、白薇、羊踯躅、牡蛎、当归、麻黄、防己、猪苓、巴豆、腐婢、蜈蚣等，广涉上、中、下三品，且多非用于补虚。《神农本草经》问世虽在《灵》《素》之后，但其成书同样会经历一个很长的历史时期。其所收录的的大量草、石、果、肉各类药物的疗效认定，必有长期实践积累和反复验证的背景。也就是说，针灸家们热衷于行针治百病之时，药物疗法也在经方家手中大行其道。东汉以降，以药治疟已成为医家之首选。

（九）痉病

风痉，身反折，先取足太阳及①腘中及血络出血；中有寒，取三里。

（《灵枢·热病》）

【简评】

痉病之作，口噤、项强、身躯及四肢强制性抽搐甚至角弓反张。此类证候多见于温热病中，常与高热、神昏并见。然《灵》《素》二经中亦有关于原发的痉病的论述。

《灵枢·热病》的"风痉"的"背反折"之症并未发生在大热之后，甚至可以"中有寒"，似可视为独立的疾病，亦即原发之痉病。风痉者，因风而痉作也。《素问·至真要大论》有"诸暴强直，皆属于风"和"诸痉项强，皆属于湿"，认为风气异常和湿气异常都可成为致痉之因，"暴"者表明风之痉发作更为卒暴。因风因湿致痉的理念，可上溯至马王堆汉墓出土帛书《五十二病方》。这部更古老的方书于"伤痉"条称"痉者，伤，风入伤，身信（伸）而不能诎（屈）"，认定风邪是由伤口侵入人体而成患的。本病易发于战争中的兵刃伤，也见于新生儿。在"伤痉"条中的"婴儿索痉"有云："索痉者，如产时居湿地久，其肎（肯）直而口釦，筋挛难以信

---

①及：《灵枢·杂病》云："厥挟脊而痛者至顶，头沉沉然，目肮肮然，腰脊强，取足太阳腘中血络。"《素问·刺腰痛》云："腰痛，侠脊而痛至头几几然，目肮肮，欲僵仆，刺足太阳郄中出血。"故知此与其后两"及"字皆为衍文。

（伸）。"（李今庸谓"肎"即背，"釦"即"唫"。说亦可参。）此即新生儿脐带风。当然，病机十九条中的风与湿等所指是大环境中的六气之变，与风入伤口及居处潮湿自有广狭之别。

（十）霍乱

乱于肠胃，则为霍乱。

气在于肠胃者，取之足太阴、阳明；不下者，取之三里。

（《灵枢·五乱》）

霍乱，刺俞傍五，足阳明及上傍三。

（《素问·通评虚实论》）

足太阴之别，名曰公孙，……厥气上逆则霍乱，实则肠①中切痛，虚则鼓胀，取之所别也。

（《灵枢·经脉》）

【简评】

霍乱之发，由于清浊相乱干犯脾胃，主症为吐泻并作。巢元方《诸病源候论》谓"其病挥霍之间，便致缭乱也"，霍乱之名或得于此。《素问·六元正纪大论》称"太阴所致为中满霍乱吐下"，"热至则身热、吐下霍乱"，示本病有一定的时令性，且会多人同时发病。本病虽可群发，但非相互染易所致，故《素问》以降至清中叶之前的医著皆未将其归于疫疠之病。由此可知，中国古时的霍乱与起源于印

---

①肠：《太素·卷九·十五络脉》作"腹"。"腹""肠"二字俗书皆可作"膓"，故《灵枢》《太素》实有可通之处，今疑作"腹"为是。

度呈暴发流行的同名疾病并不是同一种病，后者传染性极强、死亡率极高，二者同名，当为译者借用不审使然。国人首次明确描述这种输入性疾病的著作是王士雄（孟英）的《霍乱论》，时已在清道光年间。本土的霍乱大抵多为细菌性食物中毒，重者也会危及生命，历代医家皆立法设方以图救治。如仲景书于伤寒六经病后特置《霍乱病脉证并治》一节，对吐利后手足厥冷、四肢拘急、脉微欲绝者用四逆汤、通脉四逆汤、通脉四逆加猪胆汁汤；葛洪《肘后备急方》倡用灸法及温酒诸多单方治霍乱转筋、腹痛吐利等。

（十一）肠澼

春伤于风，夏生飧泄肠澼。

（《灵枢·论疾诊尺》）

食饮不节，起居不时者，阴受之。……阴受之则入五脏。……入五脏则䐜满闭塞，下为飧泄，久为肠澼。

（《素问·太阴阳明论》）

帝曰[①]：三阳者，至阳也，积并则为惊，病起疾风，至如礔砺，九窍皆塞，阳气滂溢，干嗌喉塞。并于阴，则上下无常，薄为肠澼。此谓三阳直心，坐不得起，卧者便身全，三阳之病。

（《素问·著至教论》）

帝曰：肠澼便血何如？岐伯曰：身热则死，寒则生。
帝曰：肠澼下白沫何如？岐伯曰：脉沉则生，脉浮则死。

---

①帝曰：本段校勘参看"哲理篇·四、医道传承理念与法规"。

帝曰：肠澼下脓血何如？岐伯曰：脉悬绝则死，滑大则生。

帝曰：肠澼之属，身不热，脉不悬绝，何如？岐伯曰：滑大者曰生，悬涩者曰死，以脏期之。

（《素问·通评虚实论》）

脾脉外鼓沉为肠澼，久自已。肝脉小缓为肠澼，易治。肾脉小搏沉，为肠澼下血，血温[①]身热者死。心肝澼亦下血，二脏同病者可治，其脉小沉涩为肠澼，其身热者死，热见七日死。

（《素问·大奇论》）

【简评】

肠澼的主症为下利，排泄物有白沫及脓血。肠澼的下利与飧泄、洞泄、濡泻之水谷杂下甚至泻下如注不同，便次增多但排便不爽，故另立其名。肠澼之义，肠为病位；澼者，谓漂洗丝织物，有声有沫，用以喻其病状。本病后来又称"赤沃""大瘕泄""热利""痢""滞下"，宋以后出现"痢疾"之名并沿用至今。

肠澼之发，有缓有急。缓者，"食饮不节，起居不时者，阴受之……入五脏则䐜满闭塞，下为飧泄，久为肠澼"（《素问·太阴阳明论》）。急者，"三阳者，至阳也。积并则为惊，病起疾风，至如礔砺……并于阴，则上下无常，薄为肠澼"（《素问·著至教论》）。两者虽然病位相同，病状相似，但病性可能会有大异，临床必须详察。

"春伤于风，夏生后泄肠澼"（《素问·论疾诊尺》），示外邪引发的肠澼多发于天气炎热的季节。此类肠澼多起病急骤、病程较短，可归

疾病篇

---

①温：清·尤怡《医学读书记·卷上·〈素问〉传写之误》："按'温'当作'溢'。……血既流溢，复见身热，则阳过亢而阴受逼，有不尽已之梦，故死。"可参。

437

于外感热病范畴。

同为外邪所致的肠澼，也有轻重不同的表现。《素问·通评虚实论》和《素问·大奇论》皆据脉证判定其转归。如肠澼便血，"身热则死，寒则生"；肠澼下白沫，"脉沉则生，脉浮则死"；肠澼下脓血，"脉悬绝则死，滑大则生"；脾脉外鼓的肠澼，可"久自已"；肝脉小缓的肠澼"易治"；肾脉小搏沉的肠澼下血，"血温（溢？）身热者死"；心肝脉小沉涩的肠澼，"身热者死，热见七日死"。总之，身大热，脉见不足及无根之脉，预后不佳；身无热，脉见有余和缓，预后多良。既数言死证，表明本病会严重危害人们的健康和生命，应予高度重视。对于那些发病缓渐者，虽无身热表现，其脓血便或为继发之症，也不可皆以"慢性痢疾"视之，须探寻其原发病，以"必伏其所主，而先其所因"，治其病本。

（十二）寒热病

皮寒热者，不可附席，毛发焦，鼻槁腊，不得汗，取三阳之络，以①补手太阴。肌寒热者，肌痛，毛发焦而唇槁腊，不得汗，取三阳于下以去其血者，补足太阴以出其汗。骨寒热者，病无所安，汗注不休，齿未槁，取其少阴于阴股之络；齿已槁，死不治。骨厥亦然。

（《灵枢·寒热病》）

灸寒热之法②，先灸项大椎，以年为壮数，次灸橛骨，以年为壮数，视背俞陷者灸之，举臂肩上陷者灸之，两季胁之间灸之，外踝上绝骨之端灸之，足小指次指间灸之，腨下陷脉灸之，外踝后灸之，缺

①以：《太素·卷二十六·寒热杂说》无，可据删。
②灸寒热之法：本段校勘参看"刺法灸法篇·五、灸法"。

盆骨上切之坚痛如筋者灸之，膺中陷骨间灸之，掌束骨下灸之，齐下关元三寸灸之，毛际动脉灸之，膝下三寸分间灸之，足阳明跗上动脉灸之，巅上一灸之，犬所啮之处灸之三壮，即以犬伤病法灸之，凡当灸二十九处。伤食，灸之不已者，必视其经之过于阳者，数刺其俞而药之。

（《素问·骨空论》）

治寒热深专者，刺大脏，迫脏刺背，背俞也，刺之迫脏，脏会腹中，寒热去而止。与刺之要，发针而浅出血。

（《素问·长刺节论》）

凡刺寒热者，皆多血络，必间日而一取之，血尽而止，乃调其虚实；其小而短者少气，甚者泻之则闷，闷甚则仆，不得言，闷则急坐之也。

（《灵枢·经脉》）

三虚相抟①，则为暴病卒死。两实一虚，病则为淋露寒热。

（《灵枢·九宫八风》）

【简评】

寒热作为症状，即或恶寒或发热之谓；作为病名，则指与寒热相关的特定疾病。《素问·风论》说："风之伤人也，或为寒热……其寒也则衰食饮，其热也则消肌肉，故使人怢栗而不能食，名曰寒

---

①抟：古林书堂本作"搏"，《太素·卷二十八·九宫八风》作"薄"，"搏""薄"古可通用，参考《灵枢》字例，可改作"搏"。

热。"衰饮食和消肌肉多是耗费时日的慢性过程，与恶寒发热的一般外感病明显不同。该篇还说："风寒客于脉而不去，名曰疠风，或名曰寒热。"疠风发展至"鼻柱坏而色败，皮肤疡溃"已是晚期，识别甚易；而曾以"寒热病"名之者，或是对该病未现皮损及荣颜改变前漫长过程的概称。《经》中还有将"寒热"与症名相连者，亦多指寒热病，如《灵枢·寒热》的"寒热瘰疬在于颈项者，皆何气使生？岐伯曰：此皆鼠瘘寒热之毒气也，留于脉而不去者也"，《灵枢·九宫八风》的"两实一虚，病则为淋露寒热"，皆如是。"瘰疬"是状其颈腋间经脉连生硬结如串珠，发生于寒热病之中。此词语后来也独立成为病名。"淋露"为何？注家众说纷纭。清末莫枚士《研经言·释露》云："'淋露'，即'羸露'，古者以为疲困之称。《左传·昭公元年》'勿使有所壅闭湫底以露其体。'注：'露，羸也。''淋'古多作'癃'。《汉书》有'癃疲'之病，是'淋'亦通'疲'。"提出"淋露"即"羸露"。近有学者认为"淋露"系联绵词，以声见义，二字声母皆同"羸"，"羸"即其义，一声之转也（张纲《中医百病名源考》），或更贴切。"淋露"即羸瘦，为寒热病的晚期表现。综上所述，可知寒热病为一组慢性病的概称，病程较长，时寒时热，缠绵不休，兼证各异，终至患者羸弱不起。故《灵枢·寒热病》之"皮寒热""肌寒热""骨寒热"之外候皆有相应部位的枯槁，而皮、肌、骨实代表寒热病的不同阶段，至骨病势最为深重，全身严重不适，汗出如注，濒临死亡。这组名为"寒热"的疾病中，可包括疠风、瘰疬（鼠瘘），还可有症见"怠惰、咳唾血、引腰背胸，若（苦）鼻息肉不通"名为"肺寒热"（《灵枢·邪气脏腑病形》），即后世所谓"传尸""痨瘵"者等多种疾病。以体质而言，《灵枢·五变》谓"小骨弱肉者，善病寒热"，确为经验之谈。

另外，《素问·骨空论》"灸寒热之法"中提及的"犬所啮"和

"伤食"所致的寒热之病，又与该篇所论的其他数种寒热不同，一为犬伤感染，一为食积发热，二者皆未必以羸弱不治为结局。然篇中详载的灸法，又当为寒热病已致体虚者所设，或更适合寒热病晚期。

二、内科杂病

（一）咳嗽

黄帝问曰：肺之令人咳，何也？岐伯对曰：五脏六腑皆令人咳，非独肺也。

帝曰：愿闻其状。岐伯曰：皮毛者，肺之合也，皮毛先受邪气，邪气以从其合也。其寒饮食入胃，从肺脉上至于肺则肺寒，肺寒则外内合邪，因而客之，则为肺咳。五脏各以其时受病，非其时，各传以与之。人与天地相参，故五脏各以治时感于寒则受病，微则为咳，甚者为泄为痛。乘秋则肺先受邪，乘春则肝先受之，乘夏则心先受之，乘至阴则脾先受之，乘冬则肾先受之。

帝曰：何以异之？岐伯曰：肺咳之状，咳而喘息有音，甚则唾血。心咳之状，咳则心痛，喉中介介[1]如梗状，甚则咽肿喉痹。肝咳之状，咳则两胁下痛，甚则不可以转，转则两胠下满。脾咳之状，咳则右胁下痛，阴阴引肩背，甚则不可以动，动则咳剧。肾咳之状，咳则腰背相引而痛，甚则咳涎。

帝曰：六腑之咳奈何？安所受病？岐伯曰：五脏之久咳，乃移于六腑。脾咳不已，则胃受之；胃咳之状，咳而呕，呕甚则长虫出。肝咳不已，则胆受之；胆咳之状，咳呕胆汁。肺咳不已，则大肠受之；大肠咳状，咳而遗失[2]。心咳不已，则小肠受之；小肠咳状，咳

---

①介介：介碍，梗阻。
②失：《太素·卷二十九·咳论》作"矢"，可据改。矢，屎也。

而失①气，气与咳俱失。肾咳不已，则膀胱受之；膀胱咳状，咳而遗溺。久咳不已，则三焦受之；三焦咳状，咳而腹满，不欲食饮。此皆聚于胃，关于肺，使人多涕唾而面浮肿气逆也。

帝曰：治之奈何？岐伯曰：治脏者治其俞，治腑者治其合，浮肿者治其经。帝曰：善。

（《素问·咳论》）

咳且溲血，脱形，其脉小劲，是四逆也；咳，脱形身热，脉小以疾，是谓五逆也。

（《灵枢·玉版》）

【简评】

"肺为咳"，咳症病位在肺，肺失清宣可致咳。而咳既可发自肺本脏，也可由其他脏腑传来，即"五脏六腑皆令人咳，非独肺也"。"人与天地相参"，将人与自然视为一个整体本是《灵》《素》的基本思想，而此语在咳病专论中着意提出，其寓意为咳病与天时之相关更为显著，也提示咳主要是外感病。《灵》《素》对疾病多以脏腑分类法，对于咳病而言，不仅落实了"五脏六腑皆令人咳"的论断，而且指明了治疗的方向。就咳病的结局而言，迁延不愈者可致腹满、咳唾血、脱形以至死亡，皆符合临床实际。

①失：详其文义，疑亦是"矢"字之误。

灵素新编

（二）喘

气有余则喘咳上气，不足则息利少气。

（《素问·调经论》）

气满胸中，喘息，取足太阴大指之端，去爪甲如薤①叶，寒则留之，热则疾之，气下乃止。

（《灵枢·热病》）

邪客于手阳明之络，令人气满胸中，喘息而支胠，胸中热，刺手大指次指爪甲上，去端如韭叶各一痏，左取右，右取左，如食顷已。

（《素问·缪刺论》）

黄帝曰：刺节言振埃，夫子乃言刺外经，去阳病，余不知其所谓也。愿卒闻之。岐伯曰：振埃者，阳气大逆上②，满于胸中，愤瞋肩息，大气逆上，喘喝坐伏，病恶埃烟，饐③不得息，请言振埃，尚疾于振埃。

黄帝曰：善。取之何如？岐伯曰：取之天容。

黄帝曰：其咳上气，穷诎胸痛者，取之奈何？岐伯曰：取之廉泉。

黄帝曰：取之有数乎？岐伯曰：取天容者，无过一里④；取廉泉

①薤：《太素·卷三十·气逆满》作"韭"，可据改。
②上：《太素·卷二十二·五节刺》无，涉下文"大气逆上"而衍，可据删。
③饐：古同"噎"。阻塞，闭塞。
④一里：《太素·卷二十二·五节刺》杨上善注："一里，一寸也，故《明堂》刺天容□（入？）一寸也。"

者，血变而止。帝曰：善哉。

（《灵枢·刺节真邪》）

肺藏气^①，气舍魄，肺气虚则鼻塞不利少气，实则喘喝胸盈仰息。

（《灵枢·本神》）

夫不得卧，卧则喘者，是水气之客也。

（《素问·逆调论》）

喘咳者，是水气并阳明也。

（《素问·示从容论》）

气逆则取其太阴、阳明、厥阴^②，甚取少阴、阳明动者之经也。少气，身漯漯^③也，言吸吸也，骨酸体重，懈惰不能动，补足少阴。短气，息短不属，动作气索，补足少阴，去血络也。

（《灵枢·癫狂》）

气逆上，刺膺中陷者与下胸动脉。

（《灵枢·杂病》）

其上气有音者，治其喉中央，在缺盆中者。其病上冲喉者，治

---

①肺藏气：本段校勘参看"病理篇·六、阴阳表里虚实寒热病机"。
②厥阴：《太素·卷三十·厥逆》无"阴"字，以"厥"属下读，可参。
③漯漯：即湿湿，湿润之义。明·方以智《通雅·卷八·释诂·謰语》："古人形相似则随笔用之，漯、濕、淫互通。"

444

其渐，渐者，上侠颐也。

（《素问·骨空论》）

【简评】

喘或喘息为气息不利、呼吸困难之症。喘症见于多种疾病，以喘为主症者，可定为喘病。按经文所述，喘可分虚实，"愤䐜肩息，大气逆上，喘息坐伏"之类，为实喘；"息利少气"，"气短不属，动作气索"，为虚喘。虚喘与实喘之治，《经》中已明示有补泻之别。喘可由外邪引发，也可由水气积并上凌所致，临证须认真识别，务治其本。

（三）偏枯（中风）

黄帝曰：刺节言解惑，夫子乃言尽知调阴阳，补泻有余不足，相倾移也，惑何以解之？岐伯曰：大风在身，血脉偏虚，虚者不足，实者有余，轻重不得，倾侧宛伏，不知东西，不知南北，乍上乍下，乍反乍复，颠倒无常，甚于迷惑。

黄帝曰：善。取之奈何？岐伯曰：泻其有余，补其不足，阴阳平复。用针若此，疾于解惑。黄帝曰：善。请藏之灵兰之室，不敢妄出也。

虚邪偏容于身半，其入深，内居荣卫，荣卫稍衰，则真气去，邪气独留，发为偏枯。其邪气浅者，脉偏痛。

（《灵枢·刺节真邪》）

偏枯，身偏不用而痛，言不变，志①不乱，病在分腠之间，巨针取之，益其不足，损其有余，乃可复也。痱之为病也，身无痛者，四肢不收，智乱不甚，其言微知，可治；甚则不能言，不可治也。病先起于阳，后入于阴者，先取其阳，后取其阴，浮而取之。

（《灵枢·热病》）

胃脉沉鼓涩，胃外鼓大，心脉小坚急，皆鬲②偏枯，男子发左，女子发右。不喑舌转，可治，三十日起；其从者喑，三岁起；年不满二十者，三岁死。

（《素问·大奇论》）

汗出偏沮，使人偏枯。

（《素问·生气通天论》）

太阳……所谓入中为喑者，阳盛已衰，故为喑也；内夺而厥，则为喑俳③，此肾虚也。少阴不至者，厥也。

（《素问·脉解》）

【简评】

偏枯之义，当为半身不遂，或释为半身枯萎，似是而实非。经文"偏枯，身偏不用"，可视为自定义。偏枯之重者，病发即见突然昏倒，如受重物打击，轰然倒地，遂名为"仆击偏枯"。偏枯又名

①志：《太素·卷二十五·热病说》作"知"，"知"通"智"，"志""知"于义虽皆可通，然下文云"智乱不甚"，则似可改作"智"字。
②鬲：《诸病源候论·卷一·风偏枯候》引作"为"，可据改。
③俳：《太素·卷八·经脉病解》作"痱"，可据改。

"偏风"，《素问·风论》："风之伤人也，或为寒热，或为热中，或为寒中，或为疠风，或为偏枯……风中五脏六腑之俞，亦为脏腑之风，各入其门户所中，则为偏风。"王冰注云："随俞左右而偏中之，则为偏风。"偏风一名由病位和病因共同合成，表明古医家认为风邪是本病的病因。《灵枢·九宫八风》也支持这一说法："其有三虚，而偏中于邪风，则为击仆偏枯矣。"汉以后，临床家遂称本病为"中风"，而偏枯这一古病名渐隐。

引发偏枯的因素除自然界的三虚（乘年之衰、逢月之空、失时之和）及邪风来袭外，还有自身的阳气失衡、情志过激和饮食失节等。《素问·生气通天论》"汗出偏沮，使人偏枯"，提示偏枯都是人身阳气左右失衡的结果；"大怒则形气绝，而血菀于上，使人薄厥；有伤于筋，纵，其若不容"，表明大怒当是中风的动因。《素问·通评虚实论》"凡治消瘅，仆击偏枯，痿厥，气满发逆，（甘）肥贵人则高粱之疾也"，指出了本病易发于素啖肥甘厚味，身体肥胖，不事劳力者。

关于中风的治疗，《经》中记载有二：一处为"巨针取之，益其不足，损其有余，乃可复也"，用于病在分腠之间的偏枯（《灵枢·热病》）；另一处为"泻其有余，补其不足，阴阳平复，用针若此，疾于解惑"，针对的是乍反乍复的中风（《灵枢·刺节真邪》）。二者皆着眼于恢复人身两侧的阴阳平衡，体现了整体治疗的思想。

（四）消渴

二阳结谓之消。

（《素问·阴阳别论》）

帝曰：有病口甘者，病名为何？何以得之？岐伯曰：此五气①之溢也，名曰脾瘅。夫五味入口，藏于胃，脾为之行其精气，津液在脾，故令人口甘也。此肥美之所发也，此人必数食甘美而多肥也，肥者令人内热，甘者令人中满，故其气上溢，转为消渴。治之以兰，除陈气也。

（《素问·奇病论》）

心移寒于肺，肺消，肺消者饮一溲二，死不治。

心移热于肺，传为鬲消。

大肠移热于胃，善食而瘦入，谓之食亦。

（《素问·气厥论》）

黄帝曰：人之善病消瘅者，何以候之？少俞答曰：五脏皆柔弱者，善病消瘅。

黄帝曰：何以知五脏之柔弱也？少俞答曰：夫柔弱者，必有刚强，刚强多怒，柔者易伤也。

黄帝曰：何以候柔弱之与刚强？少俞答曰：此人薄皮肤而目坚固以深者，长衡②直扬，其心刚，刚则多怒，怒则气上逆，胸中畜积，血气逆留，臗皮充肌，血脉不行，转而为热，热则消肌肤，故为消瘅，此言其人暴刚而肌肉弱者也。

（《灵枢·五变》）

心脆则善病消瘅热中。

---

①五气：张志聪注云："五气者，土气也。土位中央，在数为五。"
②衡：原作"衝"，据《灵枢·论勇》"长衡直扬"改，与《甲乙经》卷十一第六合。

肺脆则苦^①病消瘅易伤。

肝脆则善病消瘅易伤。

脾脆则善病消瘅易伤。

肾脆则善病消瘅易伤。

（《灵枢·本脏》）

夫中热消瘅则便寒，寒中之属则便热。胃中热则消谷，令人县心善饥，脐以上皮热。

（《灵枢·师传》）

邪在脾胃，则病肌肉痛。阳气有余，阴气不足，则热中善饥。

（《灵枢·五邪》）

已食如饥者，胃疸^②。

（《素问·平人气象论》）

帝曰：消瘅虚实何如？岐伯曰：脉实大，病久可治；脉悬小坚，病久不可治。

（《素问·通评虚实论》）

帝曰：夫子数言热中消中，不可服高梁芳草石药，石药发瘨，芳草发狂。夫热中消中者，皆富贵人也。今禁高梁，是不合其心；禁芳草石药，是病不愈。愿闻其说。岐伯曰：夫芳草之气美，石药之气

---

①苦：《太素·卷六·五脏命分》作"善"，与前后文例合，可据改。

②胃疸：丹波元简《素问识》云："按：疸，瘅同。即前篇所谓消中，后世所称中消渴也。"认为此即指《素问·脉要精微论》"瘅成为消中"之"瘅"，亦即后世所谓"中消"。参考老官山汉墓出土古医书《诸病二》所载"胃瘅，食多而善饥，得之饥"，其说可从。

悍，二者其气急疾坚劲，故非缓心和人，不可以服此二者。

帝曰：不可以服此二者，何以然？岐伯曰：夫热气慓悍，药气亦然，二者相遇，恐内伤脾，脾者土也而恶木，服此药者，至甲乙日更论。

（《素问·腹中论》）

【简评】

消渴，简称"消"，或名"瘅""消瘅"。经文显示，消渴之病常缘于饮食不节，多发于肥胖的特别是不事劳动的"贵人"群体；其他因素还有刚强多怒和五脏柔弱等。本病初起可有口中甜腻，久则积热内消而渐见多饮多尿、善食而瘦，消渴顽疾乃成。此型虽多见，但在临证时尚应注意不同类型消渴的存在，《经》中业已明示。如《素问·气厥论》中的"饮一溲二"之肺消，其发于"心移寒于肺"，显然没有内热，口渴与小便清长并见，口渴乃是水液流失过多所致，病势危重，乃至"死不治"。又如，《灵枢·五变》所载之"消瘅"，除热消肌肤、善食而瘦外，还见到"目坚固以深"的特殊表现。此"深"若作深浅之深解，则目坚固而深陷，显与医理不合。《说文·穴部》："突，深也，一曰灶突。"据此，"深"可作灶突（烟囱）解，则"目坚固以深"意为两目坚挺突出，临证确可见到。显然，这是一种发于情志失和，日久热积于内，多食而瘦的消渴病，称"消瘅"者，或表其内热尤甚。

《汉书·艺文志·方技略》著录的"经方十一家"中，《五脏六腑瘅十二病方》四十卷即其中的一家。说明消渴病自古便是一种多发病，业已积累了丰富的治疗经验。历代医家皆高度关注本病，自《金匮》设专篇论其证治后，后世多以三消分论，以辨其不同证候类型或疾病的不同阶段。

消渴之治，就《灵》《素》而言，虽然所列治法不多，具体方法仅有"治之以兰，除陈气也"一条，以芳香化浊为治，同时提醒医患双方均须注重早期治疗，若病成则多迁延难治。所论及的各种发病的相关因素，提示本病的预防当从节饮食、调情志、坚五脏等方面入手。

（五）癫疾

帝曰：人生而有病巅疾者，病名曰何？安所得之？岐伯曰：病名为胎病。此得之在母腹中时，其母有所大惊，气上而不下，精气并居，故令子发为巅疾也。

（《素问·奇病论》）

癫疾始生，先不乐，头重痛，视举目赤，甚[1]作极，已而烦心，候之于颜。取手太阳、阳明、太阴，血变而止。

癫疾始作而引口啼呼喘悸者，候之手阳明、太阳。左强者攻其右，右强者攻其左，血变而止。

癫疾始作，先反僵[2]，因而脊痛，候之足太阳、阳明、太阴、手太阳，血变而止。

治癫疾者，常与之居，察其所当取之处。病至视之，有过者泻[3]之。置其血于瓠壶之中，至其发时，血独动矣。不动，灸穷骨二十[4]壮。穷骨者，骶骨也。

---

①甚：《太素·卷三十·癫疾》作"其"，可据改。
②反僵：背强直发作，呈角弓反张状。
③泻：此前《太素·卷三十·癫疾》有"即"字，可据补。
④二十：《太素·卷三十·癫疾》作"二十五"。

骨癫疾者，顑①齿诸腧分肉皆满而骨居②，汗出烦悗。呕多沃③沫，气下泄④，不治。

筋癫疾者，身倦挛急大⑤，刺项大经之大杼脉。呕多沃⑥沫，气下泄，不治。

脉癫疾者，暴仆，四肢之脉皆胀而纵。脉满，尽刺之出血；不满，灸之挟项太阳，灸带脉于腰相去三寸，诸分肉本输。呕多沃⑦沫，气下泄，不治。

癫疾者，疾⑧发如狂者，死不治。

（《灵枢·癫狂》）

病初发，岁一发；不治，月一发；不治，月四五发，名曰癫病。刺诸分诸脉，其无寒者，以针调之，病已⑨止。

（《素问·长刺节论》）

帝曰：癫疾何如？岐伯曰：脉搏大滑，久自已；脉小坚急，死不治，脉悬小坚，病久不可治。

帝曰：癫疾之脉，虚实何如？岐伯曰：虚则可治，实则死。

（《素问·通评虚实论》）

---

①顑：《太素·卷三十·癫疾》作"颔"，可据改。

②居：通"倨"。直而微曲，此处用来形容骨节痉挛的状态。

③沃：《太素·卷三十·癫疾》作"涎"，可据改。今疑古医经本作"次"，《太素》作"涎"是改从今字，而"沃"是"次"之形误。

④气下泄：其表现为便失禁等。

⑤大：据《甲乙经》卷十一第二，下文"大杼脉"之"脉"字当移至此前。

⑥沃：《太素·卷三十·癫疾》作"液"。今疑古医经本亦作"次"。

⑦沃：《太素·卷三十·癫疾》同。今疑古医经本亦作"次"。

⑧疾：《太素·卷三十·癫疾》作"病"，可据改。

⑨已：原脱，据古林书堂本、读书堂本补，与《太素·卷三十三·杂刺》合。

暴挛痫眩，足不任身，取天柱。

（《灵枢·寒热病》）

【简评】

《灵》《素》两经多处的癫疾，从始生、始作及骨癫疾、筋癫疾、脉癫疾等不同类型综观之，其发作前可见先兆——"先不乐，头重痛"，发作时口角牵引怪叫——"引口啼呼"，并见角弓反张——"反僵"，继有手足痉挛——"身倦（蜷）挛急"，痰涎壅盛——"口多沃（涎）沫"，便失禁——"气下泄"，完全符合今之痫病的表现，相当于西医学所称的癫痫大发作（强直阵挛发作），而非所谓阴盛的癫病。对于此类疾病，《经》中亦有"痫惊""暴挛痫眩""痫瘈筋挛"等称谓，其"痫"皆表抽搐发作。癫与痫互用可能由来已久，马王堆医书《五十二病方》既有诸痫——婴儿病间（痫）、马间、羊间、蛇间，又有癫疾之名——"瘨（癫）疾者，取犬尾及禾在圈垣上者，段冶，溲汲以饮之"。《灵》《素》之后，《难经·五十九难》云："癫疾始发，意不乐，僵仆，直视。"与《灵枢》文略同。集先秦两汉药物学之大成的《神农本草经》（原书已佚，其内容保留于历代本草著作中），在其序例"大病之主"的四十余种疾病中列有"癫痫"之名，在防葵、独活、蛇床子、龙齿等药物主治中杂有癫痫、癫疾、痫、惊痫等不同病名，可能是时代或地域的差异。我国第一部病候学专书隋巢元方主持编撰的《诸病源候论》，在多个篇卷中对本病皆有论述，或称"五癫"（阳癫、阴癫、风癫、湿癫、劳癫）及牛、马、猪、鸡、狗之癫，或称诸痫，谓"痫者，小儿病也。十岁以上为癫，十岁以下为痫"，又分风痫、食痫、惊痫三种。无论癫与痫，所列证候多是卒仆、瘛疭、反折之类，名异而实同。癫、痫之下再分型，"盖随其感处之由立名"，"癫发之时，声形状似于马牛等，故以为名也"。唐代医学代表性著作孙思邈的《备急千金要方》，与巢氏《病源》大体相同，成人病之称为癫或癫痫，小儿一律称痫，还列出"五脏之痫"和"六畜之痫"（增一羊痫），称癫痫和痫处渐多。宋元仍之。至明以后，方书中将此种疾病一律称痫或癫痫，不再称癫。孙一奎首倡之，云："诸书有言癫狂者，有言癫痫者，有言风痫者，有言风癫者，有言惊痫者，有分癫、痫为二门者，略无定论。究其独言癫者，祖《内经》也。言癫痫，言癫狂者，祖《灵枢》也。要之，癫、痫、狂，大相径庭，非名殊而实一之谓也。《灵枢》虽编癫狂为一门，而形症两具，取治异途，较之于痫，又不相侔矣。诸书有云大人为癫，小儿为痫，此又大不然也。《素问》谓癫为胎病，自母腹中受惊所致，今乃曰小儿无癫，可乎？痫病，大人历历有之，妇人尤多，予故据经文分为三目，庶治者有所辨别云。"又云："夫癫者，或狂或愚，或歌或笑，或悲或泣，如醉如痴，言语有头无尾，秽洁不知，积年累月不愈，俗名曰心风。此志愿高大，而不遂所欲者多有之。""夫狂者，猖狂之谓也。言其病之发，猖獗刚暴，有如《伤寒论》阳明大实发狂，骂詈不避亲疏；甚则登高而歌，弃衣而走，逾墙上屋，持刀执棍，日夜不止；狎之则笑，忤之则怒，如有邪依附者是也。""夫痫，时发时止者是也。有连日发者，有一日三五发者。或因惊，或因怒，而动其痰火。发则昏昧不知人事，耳无所闻，目无所见，眩仆倒地，不省高下。甚而瘛疭抽掣，目作上视，或口眼歪斜，或口作六畜之声。将醒时必吐涎沫。彼癫狂，皆无以上证也。用此辨之，亦易详明，大抵皆痰火所致。"（《医旨绪余·癫狂痫辨》）之后，王肯堂《证治准绳·癫狂痫总论》遵孙氏之说，癫与痫混用的状况得以完结。

至于《经》中"置其血于瓠壶之中，至其发时，血独动"的记载，验之临床，并无事实根据，这种感应之说理当摒弃。

（六）狂

狂始生，先自悲也，喜忘苦怒善恐者，得之忧饥。治之取手太阴[①]、阳明，血变而止，及取足太阴、阳明。

狂始发，少卧不饥，自高贤也，自辩智也，自尊贵也，善骂詈，日夜不休。治之取手阳明、太阳、太阴、舌下少阴。视[②]之盛者，皆取之；不盛[③]，释之也。

狂，言[④]惊善笑、好歌乐、妄行不休者，得之大恐。治之取手阳明、太阳、太阴。

狂，目妄见、耳妄闻、善呼者，少气之所生也。治之取手太阳、太阴、阳明、足太阴、头、两顑[⑤]。

狂者多食，善见鬼神，善笑而不发于外者，得之有所大喜。治之取足太阴、太阳、阳明，后取手太阴、太阳、阳明。

狂而新发，未应如此者，先取曲泉左右动脉及盛者，见血，有顷[⑥]已；不已，以法取之，灸骨骶[⑦]二十壮。

（《灵枢·癫狂》）

病在诸阳脉，且寒且热[⑧]，诸分且寒且热，名曰狂。刺之虚脉，视分尽热，病已止。

（《素问·长刺节论》）

---

①阴：《太素·卷三十·惊狂》作"阳"，可据改。

②视：此后《太素·卷三十·惊狂》有"脉"字，可据补。

③不盛：此后《太素·卷三十·惊狂》有"者"字，可据补。

④言：《太素·卷三十·惊狂》作"喜"，结合《灵枢》字例，可据改为"善"。

⑤顑：《太素·卷三十·惊狂》作"颌"，可据改。

⑥有顷：《太素·卷三十·惊狂》作"食顷"。

⑦骨骶：《太素·卷三十·惊狂》作"骶骨"，可据乙。

⑧且寒且热：《素问识》疑此四字为衍。可从。

帝曰：有病怒狂者，此病安生？岐伯曰：生于阳也。

帝曰：阳何以使人狂？岐伯曰：阳气者，因暴折而难决，故善怒也，病名曰阳厥。

帝曰：何以知之？岐伯曰：阳明者常动，巨阳、少阳不动，不动而动大疾，此其候也。

帝曰：治之奈何？岐伯曰：夺其食即已。夫食入于阴，长气于阳，故夺其食即已。使之服以生铁洛①为饮，夫生铁洛者，下气疾②也。

（《素问·病能论》）

黄帝问曰：足阳明之脉病，恶人与火，闻木音则惕然而惊。钟鼓不为动，闻木音而惊，何也？愿闻其故。岐伯对曰：阳明者胃脉也，胃者土也，故闻木音而惊者，土恶木也。

帝曰：善。其恶火何也？岐伯曰：阳明主肉，其脉血气盛，邪客之则热，热甚则恶火。

帝曰：其恶人何也？岐伯曰：阳明厥则喘而惋③，惋则恶人。

帝曰：或喘而死者，或喘而生者，何也？岐伯曰：厥逆连脏则死，连经则生。

帝曰：善。病甚则弃衣而走，登高而歌，或至不食数日，逾垣上屋，所上之处，皆非其素所能也，病反能者，何也？岐伯曰：四支者，诸阳之本也，阳盛则四支实，实则能登高也。

---

①生铁洛：亦名铁浆。杨上善注："生铁落，铁浆也。"王冰注："铁洛，味辛微温平，主治下气，方俗或呼为铁浆，非是生铁液也。"洛，通落。《太素·卷三十·阳厥》作"落"，所用是其本字。
②下气疾：言下气降气之力速。
③惋：《太素·卷八·阳明脉解》作"悗"，可据改。下"惋"字同。

帝曰：其弃衣而走者，何也？岐伯曰：热盛于身，故弃衣欲走也。

帝曰：其妄言骂詈不避亲疏而歌者，何也？岐伯曰：阳盛则使人妄言骂詈不避亲疏而不欲食，不欲食故妄走也[①]。

（《素问·阳明脉解》）

大热遍身[②]，狂而妄见、妄闻、妄言，视足阳明及大络取之，虚者补之，血而实者泻之，因其偃卧，居其头前，以两手四指挟按颈动脉，久持之，卷而切推，下至缺盆中，而复止如前，热去乃止，此所谓推而散之者也。

（《灵枢·刺节真邪》）

三阳一阴，太阳脉胜，一阴不能止，内乱五脏，外为惊骇。
二阴二阳皆交至，病在肾，骂詈妄行，巅疾为狂。

（《素问·阴阳类论》）

【简评】

《经》中所载狂病，既有自悲苦怒善恐、善笑而不发于外及闭户塞牖独处等各种属阴的证型，又有自高贤、自辩智、妄言骂詈不避亲疏、登高而歌、弃衣而走等各种属阳的证型。后人称前者为癫，又叫文痴；称后者为狂，又叫武痴。可知《经》中所谓的狂，实涵盖今之癫与狂。狂病在经中也偶见称癫者，如"阳明之厥，则癫疾欲走呼，腹满不得卧，面赤而热，妄见而妄言"（《素问·厥论》），"骂詈

---

①不欲食故妄走也：《太素·卷八·阳明脉解》作"故妄言"，可将"走"据改为"言"字。
②大热遍身：本段校勘参看"疾病篇·一、外感病类·（七）温热病"。

妄行，巅（癫）疾为狂"（《素问·阴阳类论》）。此虽有"癫疾"之称，观其表现为奔走呼叫、狂言骂詈，亦非后世方书之"癫"。

见于外感热病之发狂，如"大热遍身，狂而妄见，妄闻妄言"（《灵枢·刺节真邪》），"热争则狂言及惊"（《素问·刺热》），发狂每与热甚并见，热退神即安，与上述狂病的成因及病程迥异，临证不难区分。若热病向愈，诸症悉减，而狂躁之症益显且持续不解，则可视为狂病的一个类型。

狂病之治，颇为棘手。《经》中所用多为针刺疗法，也提出了"夺其食"的禁食法和使用重镇药物生铁落饮的药物疗法，历代宗之。

（七）痹病

黄帝问曰：痹之安生？岐伯对曰：风寒湿三气杂至，合而为痹也。其风气胜者为行痹，寒气胜者为痛痹，湿气胜者为着痹也。

帝曰：其有五者何也？岐伯曰：以冬遇此者为骨痹，以春遇此者为筋痹，以夏遇此者为脉痹，以至阴遇此者为肌痹，以秋遇此者为皮痹。

帝曰：内舍五脏六腑，何气使然？岐伯曰：五脏皆有合，病久而不去者，内舍于其合也。故骨痹不已，复感于邪，内舍于肾；筋痹不已，复感于邪，内舍于肝；脉痹不已，复感于邪，内舍于心；肌痹不已，复感于邪，内舍于脾；皮痹不已，复感于邪，内舍于肺。所谓痹者，各以其时重感于风寒湿之气也。凡痹之客五脏者，肺痹者，烦满，喘而呕。心痹者，脉不通，烦则心下鼓，暴上气而喘，嗌干善噫，厥气上则恐。肝痹者，夜卧则惊，多饮数小便，上为引如怀①。肾痹者，善胀，尻以代踵，脊以代头②。脾痹者，四支解㑊，发咳呕汁，上为大塞③。肠④痹者，数饮而出不得，中气喘争，时发飧泄。胞痹者，少腹膀胱按之内痛，若沃以汤，涩于小便，上为清涕。阴气者，静则神藏，躁则消亡。饮食自倍，肠胃乃伤。淫气喘息，痹聚在肺；淫气忧思，痹聚在心；淫气遗溺，痹聚在肾；淫气乏竭，痹聚在肝；淫气肌⑤绝⑥，痹⑦聚在脾⑧。诸痹不已，亦⑨益内也。其风气胜者，其人易已也。

帝曰：痹，其时有死者，或疼久者，或易已者，其故何也？岐

①上为引如怀：王冰注云："上引少腹如怀妊之状。""引如怀"《太素·卷三·阴阳杂说》作"演坏"，杨上善注云："演当'涎'，谓涎流坏中心也。"今人王玉川云："王注以'引'为牵引之义，依下文'上为大塞''上为清涕'例之，'引'当是病状，而'如怀'乃'引'之形容词。'引'之本义为开弓，开弓使满曰'引如满月'，斟酒至满，亦称为'引'。盖'引'有盈满之义焉。'引如怀'，谓腹部膨大如引满之弓，而有似怀孕之状也。"学者从之。今考单一"怀"字训作怀孕，古书未见其例，故其说可疑。考诸古书，"演""引"古可通用，"坏""怀"古亦可通，而"怀"有胸怀之义，或"引如怀"衍"如"字，而本作"引怀"，乃形容心胸部位牵引拘急之辞。
②头：《太素·卷三·阴阳杂说》作"项"。今谓《素问》作"头"，与韵不谐，疑非是。《太素》作"项"，与"踵"为韵（皆东部字），与"头"字相较固胜。然考《庄子》有"肩高于顶"（《人世间》《大宗师》各一见），《淮南子·精神》有"脊管高于顶"，并状身态伛偻之貌，而《淮南子》文与此尤似，且"头""项""顶"三字草书相近易混，如《灵枢·杂病》"痛者（引者注：此字为衍）至顶"之"顶"，《甲乙经》卷七第八作"头"，《太素·卷二十六·厥头痛》作"项"，即是其例，若作"顶"，则与"踵"冬耕合韵（"顶"为耕部字），文气亦胜。故综合考虑，疑本作"顶"。
③大塞：郭霭春主编《黄帝内经素问校注》云："'大'疑作'不'，形误。'不'与'否'通用。《广雅·释诂四》：'否，不也。''否'通'痞'。'大塞'即'痞塞'。"郭氏此说一出，从之者众。今考《灵》《素》两经，病症名称中含有"大"字者并非仅见，如"大丁""大偻""大风""大痹""大瘕""大厥""大痛"等皆是其例，而诸"大"字皆状程度之重，故此"大塞"亦可作如是解，而不必辗转为释。
④肠：此前《太素·卷三·阴阳杂说》有"大"字。
⑤肌：《太素·卷三·阴阳杂说》作"饥"。
⑥绝：此后《太素·卷三·阴阳杂说》有"痹聚在胃"四字。
⑦痹：此前《太素·卷三·阴阳杂说》有"淫气雍塞"四字。
⑧凡痹之客五脏者……痹聚在脾：新校正云："详从上'凡痹之客五脏者'至此，全元起本在《阴阳别论》中，此王氏之所移也。"《太素·卷二十八·痹论》亦未收录本段，新校正之说可参。
⑨亦：皆；都。下文"此亦其食饮居处，为其病本也""六腑亦各有俞"中二"亦"字同。

伯曰：其入脏者死，其留连筋骨间者疼久，其留皮肤间者易已。

帝曰：其客于六腑者何也？岐伯曰：此亦其食饮居处，为其病本也。六腑亦各有俞，风寒湿气中其俞，而食饮应之，循俞而入，各舍其腑也。

帝曰：以针治之奈何？岐伯曰：五脏有俞，六腑有合，循脉之分，各有所发，各随①其过，则病瘳也。

帝曰：荣卫之气，亦令人痹乎？岐伯曰：荣者，水谷之精气也，和调于五脏，洒陈于六腑，乃能入于脉也，故循脉上下，贯五脏，络六腑也。卫者，水谷之悍气也，其气慓疾滑利，不能入于脉也，故循皮肤之中，分肉之间，熏于肓膜，散于胸腹。逆其气则病，从其气则愈，不与风寒湿气合，故不为痹。

帝曰：善。痹或痛，或不痛，或不仁，或寒，或热，或燥，或湿，其故何也？岐伯曰：痛者，寒气多也，有寒故痛也。其不痛不仁者，病久入深，荣卫之行涩，经络时疏，故不通②，皮肤不营，故为不仁。其寒者，阳气少，阴气多，与病相益，故寒也。其热者，阳气多，阴气少，病气胜，阳遭阴，故为痹热。其多汗而濡者，此其逢湿甚也，阳气少，阴气盛，两气相感，故汗出而濡也。

帝曰：夫痹之为病，不痛何也？岐伯曰：痹在于骨则重，在于脉则血凝而不流，在于筋则屈不伸，在于肉则不仁，在于皮则寒，

---

①随：《太素·卷二十八·痹论》作"治"，可据改。
②通：《太素·卷二十八·痹论》作"痛"，可据改。

故具此五者，则不痛也。凡痹之类，逢寒则虫①，逢热则纵。帝曰：善。

（《素问·痹论》）

黄帝问于岐伯曰：周痹之在身也，上下移徙，随脉其②上下，左右相应，间不容空，愿闻此痛在血脉之中邪？将在分肉之间乎？何以致是？其痛之移也，间不及下针；其熇痛之时，不及定治，而痛已止矣，何道使然？愿闻其故。岐伯答曰：此众痹也，非周痹也。

黄帝曰：愿闻众痹。岐伯对曰：此各在其处，更发更止，更居更起，以右应左，以左应右，非能周也，更发更休也。

黄帝曰：善。刺之奈何？岐伯对曰：刺此者，痛虽已止，必刺其处，勿令复起。

帝曰：善。愿闻周痹何如。岐伯对曰：周痹者，在于血脉之中，随脉以上，随③脉以下，不能左右，各当其所。

·疾病篇·

①虫：新校正云："按《甲乙经》'虫'作'急'。"《太素·卷二十八·痹论》亦作"急"。作"虫"、作"急"，诸家意见不一。清·孙诒让《札迻·卷十一·素问王冰注》："案：虫，当为'痋'之借字。《说文·疒部》：'痋，动病也。从疒，蟲省声。'故古书'痋'或作'虫'。段玉裁《说文注》谓'痋'即'疼'字。《释名》云：'疼，旱气疼疼然烦也。'疼疼，即《诗·云汉》之'虫虫'是也。盖痹逢寒则急切而疼疼然不安，则谓之痋。《巢氏诸病源候论》云：'凡痹之类，逢热则痒，逢寒则痛。'痛与疼义亦相近。王注训为'虫行'，皇甫谧作'急'，顾校（引者注：指顾观光《素问校勘记》）从之，并非也。"此说一出，从之者众。然本篇之中，"疼"字两出，"痛"字更是出现九次之多，何此处独用"痋"之借字表疼痛义？不能无疑。清末田晋藩《内经素问校证》谓："当从皇甫本作'急'。下文'逢热则纵'，是'纵'与'急'对。虫字疑上文'在于皮则寒'本作'在皮则虫'，故王注谓皮中如虫行。校书人因注文'虫谓皮中如虫行，纵谓纵缓不相就'二句并释，遂移'虫'于此。既误经文为逢寒则虫，遂以'寒'字易上文'虫'字。"考诸《太素》，"在于皮则寒"作"在皮则寒"，而"逢寒则虫"则作"逢寒则急"，田氏所疑"在于皮则寒"之"寒"本作"虫"似难成立。故著者虽倾向于作"急"，但于"虫"通"痋"之说亦不敢贸然否定。惟"虫"字之意，确不宜采信王说。

②其：《太素·卷二十八·痹论》无，可据删。

③随：《太素·卷二十八·痹论》作"循"。

黄帝曰：刺之奈何？岐伯对曰：痛从上下者，先刺其下以遏①之，后刺其上以脱之；痛从下上者，先刺其上以遏之，后刺其下以脱之。

黄帝曰：善。此痛安生？何因而有名？岐伯对曰：风寒湿气，客于外②分肉之间，迫切而为沫，沫得寒则聚，聚则排分肉而分裂也，分裂则痛，痛则神归之，神归之则热，热则痛解，痛解则厥，厥则他痹发，发则如是。帝曰：善。余已得其意矣③。此内不在脏，而外未发于皮，独居分肉之间，真气不能周，故命曰周痹。故刺痹者，必先切循其下之六经，视其虚实，及大络之血结而不通，及虚而脉陷空者而调之，熨而通之；其瘛坚，转引而行之。

黄帝曰：善。余已得其意矣，亦得其事也。九者，经巽之理，十二经脉阴阳之病也④。

（《灵枢·周痹》）

风痹淫泺，病不可已者，足如履冰，时如入汤中，股胫淫泺，烦心头痛，时呕时悗，眩已汗出⑤，久则目眩，悲以喜恐，短气不乐，不出三年死也。

（《灵枢·厥病》）

凡痹往来，行无常处者，在分肉间，痛而刺之，以月死生为

---

①遏：原作"过"，据《灵枢》原校云"一作'遏'，下同"改，与《太素·卷二十八·痹论》合。下"遏"字同。

②外：《太素·卷二十八·痹论》无，可据删。

③帝曰善余已得其意矣：张介宾云："帝曰善余已得其意矣九字，乃下文之误复于此者。"可据删。

④九者经巽之理十二经脉阴阳之病也：刘衡如云："此段与上不连，文义亦欠明了，疑是他篇错简，且有脱误。"可参。

⑤眩已汗出：刘衡如云："疑此四字当在下'久则目眩'之后。"可从。

数。用针者，随气盛衰，以为痏数，针过其日数则脱气，不及日数则气不泻，左刺右，右刺左，病已止；不已，复刺之如法。月生一日一痏，二日二痏，渐多之^①；十五日十五痏，十六日十四痏，渐少之。

（《素问·缪刺论》）

其开而遇风寒，则血气凝结，与故邪相袭，则为寒痹。

（《灵枢·贼风》）

其脉……大以涩者，为痛痹。

（《灵枢·邪客》）

黄帝问曰：营卫寒痹之为病奈何？伯高答曰：营之生病也，寒热少气，血上下行。卫之生病也，气痛时来时去，怫忾贲响，风寒客于肠胃之中。寒痹之为病也，留而不去，时痛而皮不仁。

黄帝曰：刺寒痹内热奈何？伯高答曰：刺布衣者，以火焠之。刺大人者，以药熨之。

黄帝曰：药熨奈何？伯高答曰：用淳酒^②二十升，蜀椒一升，干姜一斤^③，桂心^④一斤，凡四种，皆㕮咀，渍酒中。用绵絮一斤，细白布四丈，并内酒中。置酒马矢煴^⑤中，盖封涂，勿使泄。五日五

---

①渐多之：《太素·卷二十三·量缪刺》无此三字与下文"渐少之"三字。考"渐"作逐渐之义，较早且比较集中地出现在魏晋南北朝时期的汉译佛经中，此"渐多之"与后文"渐少之"的"渐"字显系"逐渐"之义，故疑是古注语误入正文者。本篇前文"以月死生为数，月生一日一痏，二日二痏，十五日十五痏，十六日十四痏"句中即无"渐多之""渐少之"，可资比勘。

②淳酒：亦作"醇酒"，浓厚的酒。《论衡·自然》："淳酒味甘，饮之者醉不相知。"

③斤：《太素·卷二十二·三变刺》作"升"，可据改。下"斤"字同。

④心：《太素·卷二十二·三变刺》无，可据删。

⑤煴（yūn晕）：无焰的微火。

夜，出布绵絮，曝干之，干①复渍，以尽其汁。每渍必晬其日，乃出干干②。并用滓与绵絮，复布为复巾，长六七尺，为六七巾，则用之生桑炭炙巾，以熨寒痹所刺之处，令热入至③于病所。寒，复炙巾以熨之，三十遍而止。汗出，以巾拭身，亦三十遍而止。起步内中，无见风。每刺必熨如此，病已矣。此所谓内热也。

（《灵枢·寿夭刚柔》）

着痹不去，久寒不已，卒④取其三里。

（《灵枢·四时气》）

着痹不移，䐃肉破，身热，脉偏绝，是三逆也。

（《灵枢·五禁》）

厥阴有余病阴痹⑤，不足病生热痹，滑则病狐疝风，涩则病少腹积气。少阴有余病皮痹隐轸，不足病肺痹，滑则病肺风疝，涩则病积，溲血。太阴有余病肉痹寒中，不足病脾痹，滑则病脾风疝，涩则病积，心腹时满。阳明有余病脉痹身时热，不足病心痹，滑则病心风疝，涩则病积，时善惊。太阳有余病骨痹身重，不足病肾痹，滑则病肾风疝，涩则病积，善时⑥巅疾。少阳有余病筋痹胁满，不足病肝痹，滑则病肝风疝，涩则病积，时筋急目痛。

（《素问·四时刺逆从论》）

---

①之干：《太素·卷二十二·三变刺》无此二字，可据删。
②干：《太素·卷二十二·三变刺》无。按：此处或是衍"干"字，但亦有可能本作"之"，后《太素》脱去"之"字，而《灵枢》的传抄者将"之"误认作重文符故改为"干"字。
③至：《太素·卷二十二·三变刺》无，可据删。
④卒：《太素·卷二十三·杂刺》杨注："卒，当为'焠'。"可参。
⑤厥阴有余病阴痹：本段校勘参看"病理篇·八、经络病机"。
⑥善时：《甲乙经》卷四第一作"时善"，可据乙，与上文"时善惊"句式一律。

病在筋，筋挛节痛，不可以行，名曰筋痹。刺筋上为故，刺分肉间，不可中骨也，病起筋炅，病已止。

病在肌肤，肌肤尽痛，名曰肌痹，伤于寒湿。刺大分小分，多发针而深之，以热为故。无伤筋骨，伤筋骨痈发，若变诸分尽热，病已止。

病在骨，骨重不可举，骨髓酸痛，寒气至，名曰骨痹。深者刺无伤脉肉为故，其道①大分小分骨热，病已止。

（《素问·长刺节论》）

帝曰②：人有身寒，汤火不能热，厚衣不能温，然不冻栗，是为何病？岐伯曰：是人者，素肾气胜，以水为事，太阳气衰，肾脂枯不长，一水不能胜两火，肾者水也而生于骨，肾不生则髓不能满，故寒甚至骨也。所以不能冻栗者，肝一阳也，心二阳也，肾孤脏也，一水不能胜二火，故不能冻栗，病名曰骨痹，是人当挛节也。

（《素问·逆调论》）

赤脉之至也，喘而坚，诊曰有积气在中，时害于食，名曰心痹，得之外疾，思虑而心虚，故邪从之。

白脉之至也，喘而浮，上虚下实，惊，有积气在胸中，喘而虚，名曰肺痹，寒热，得之醉而使内也。

青脉之至也，长而左右弹，有积气在心下支胠，名曰肝痹，得之寒湿，与疝同法，腰痛足清头痛。

黄脉之至也，大而虚，有积气在腹中，有厥气，名曰厥疝，女

①其道：《太素·卷二十三·杂刺》作"至其"，可据改。
②帝曰：本段校勘参看"病理篇·五、体质病理"。

465

子同法，得之疾使四支，汗出当风。

黑脉之至也，上坚而大，有积气在小腹与阴，名曰肾痹，得之沐浴清水而卧。

（《素问·五脏生成》）

今风寒客于人，使人毫毛毕直，皮肤闭而为热，当是之时，可汗而发也；或痹不仁肿痛，当是之时，可汤熨及火灸刺而去之。弗治，病入舍于肺，名曰肺痹，发咳上气。弗治，肺即传而行之肝，病名曰肝痹，一名曰厥，胁痛出食，当是之时，可按若刺耳。

（《素问·玉机真脏论》）

积寒留舍，荣卫不居，卷肉缩筋，肋肘①不得伸，内为骨痹，外为不仁，命曰不足，大寒留于溪谷也。溪谷三百六十五穴会，亦应一岁。其小痹淫溢，循脉往来，微针所及，与法相同。

（《素问·气穴论》）

骨痹，举节不用而痛，汗注烦心，取三阴②之经补之。

厥痹者，厥气上及腹，取阴阳之络，视主病也③，泻阳补阴经也。

（《灵枢·寒热病》）

---

①肋肘：《太素·卷十一·气穴》作"时"。今疑当作"肘"，《太素》作"时"或因草书"肘""时"形近而误，而《素问》则衍"肋"字。
②三阴：原校云："一本作'三阳'。"
③也：《太素·卷二十六·寒热杂说》作"者"，可据改。

蹠跛①，寒风湿之病也。

（《素问·通评虚实论》）

足太阳之筋……其病小指支，跟肿痛，腘挛，脊反折，项筋急，肩不举，腋支，缺盆中纽痛，不可左右摇。治在燔针劫刺，以知为数，以痛为输，名曰仲春痹也②。

足少阳之筋……其病小指次指支、转筋，引膝外转筋，膝不可屈伸，腘筋急，前引髀，后引尻，即上乘䏚季胁痛，上引缺盆膺乳颈，维筋急，从左之右，右目不开，上过右角，并跷脉而行，左络于右，故伤左角，右足不用，命曰维筋相交。治在燔针劫刺，以知为数，以痛为输，名曰孟春痹也。

足阳明之筋③……其病足中指支，胫转筋，脚跳坚，伏兔转筋，髀前肿，㿉疝，腹筋急，引缺盆及颊，卒口僻，急者目不合，热则筋纵，目不开，颊筋有寒则急，引颊移口，有热则筋纵，缓不胜收，故僻。……治在燔针劫刺，以知为数，以痛为输，名曰季春痹也。

足太阴之筋……其病足大指支，内踝痛，转筋痛，膝内辅骨痛，阴股引髀而痛，阴器纽痛下引脐，两胁痛引膺中，脊内痛。治在燔针劫刺，以知为数，以痛为输，命曰孟④秋痹也。

足少阴之筋……其病足下转筋，及所过而结者皆痛及转筋，病在此者主痫瘛及痉，在外者不能俯，在内者不能仰，故阳病者腰反折不能俯，阴病者不能仰。治在燔针劫刺，以知为数，以痛为输，在内者

---

①蹠跛：以行走困难、步态不正、甚至经常跌倒为主症的疾病。《方言》："楚曰蹠，自关而西秦晋之间曰跛。"《说文·足部》："楚人谓跳跃曰蹠。""跛，行不正也。"
②也：原脱，据医统正脉本补，与《太素·卷十三·经筋》合。
③足阳明之筋：本段校勘参看"病理篇·八、经络病机"。下文"足太阴之筋""手心主之筋""手少阴之筋"三段同。
④孟：《太素·卷十三·经筋》作"仲"，可据改。

熨引饮药。此筋折纽，纽发数甚者，死不治，名曰仲①秋痹也。

足厥阴之筋……其病足大指支，内踝之前痛，内辅痛，阴股痛转筋，阴器不用，伤于内则不起，伤于寒则阴缩入，伤于热则纵挺不收，治在行水清阴气②，其病转筋者。治在燔针劫刺，以知为数，以痛为输，命曰季秋痹也。

手太阳之筋……其病小指支，肘内锐骨后廉痛，循臂阴入腋下，腋下痛，腋后廉痛，绕肩胛引颈而痛，应耳中鸣痛引颔，目瞑良久乃得视，颈筋急则为筋瘘颈肿，寒热在颈者。治在燔针劫刺之③，以知为数，以痛为输，其为肿者，复而锐④之。本支者，上曲牙，循耳前，属目外眦，上颔，结于角。其痛当所过者支转筋。治在燔针劫刺，以知为数，以痛为输⑤，名曰仲夏痹也。

手少阳之筋……其病当所过者即支转筋，舌卷。治在燔针劫刺，以知为数，以痛为输，名曰季夏痹也。

手阳明之筋……其病当所过者支痛及转筋，肩不举，颈不可左右视。治在燔针劫刺，以知为数，以痛为输，名曰孟夏痹也。

手太阴之筋……其病当所过者支转筋痛，甚成息贲，胁急吐血。治在燔针劫刺，以知为数以痛为输，名曰仲冬痹也。

手心主之筋……其病当所过者支转筋，前及胸痛息贲。治在燔针劫刺，以知为数，以痛为输，名曰孟冬痹也。

手少阴之筋……其病当所过者支转筋，筋痛。治在燔针劫刺，以

---

①仲：《太素·卷十三·经筋》作"孟"，可据改。

②气：通"器"。《甲乙经》卷二第六正作"器"。

③之：《太素·卷十三·经筋》无，可据删。

④锐：《太素·卷十三·经筋》作"兑"。今谓作"锐"、作"兑"，于义皆有不合。疑其字本作"镜"或"夐"（"镜"之古字），俗书则作"鈂"或"兔"，分别与"锐""兑"相近，故致此误。且"锐""兑"又为古今字，无论原作"镜"还是"夐"，误作"锐"或"兑"后，再变即为"兑"或"锐"。

⑤本支者……以痛为输：此与本篇"手少阳之筋"条文字重复，《甲乙经》卷二第五无，可据删。

灵素新编

知为数，以痛为输。其成伏梁唾血脓者，死不治。经筋之病，寒则反折筋急，热则筋弛纵不收，阴痿不用。阳急则反折，阴急则俯不伸。焠刺者，刺寒急也，热则筋纵不收，无用燔针。名曰季冬痹也。

（《灵枢·经筋》）

【简评】

痹之义，按《素问·五脏生成》篇所云："血凝于肤者为痹。"又谓心痹、肺痹、肝痹、肾痹等皆与"有积气"有关，意为凝结、积滞致不通达即为痹。临证属气血不通之病甚多，"病在阳者名曰风，病在阴者名曰痹"（《灵枢·寿夭刚柔》），痹病似乎占有内科杂病的半壁江山，故灵素两经多篇涉痹，并设《痹论》《周痹》之痹病专篇。痹病固多，但须注意诸痹间的同异。就其发生来说，以风、寒、湿特别是风寒湿三气杂至所致者为多，亦有得于忧思和劳伤者；就病位而言，既有皮、肉、脉、筋骨之表，也有五脏六腑及胸、喉之里，还可扩及十二经筋。后世医学论痹，多宗《素问·痹论》之理，推行三痹（行痹、痛痹、着痹）之说，而以脏腑命名之痹，多据其主症而另立其名，不再保留古称。

（八）痿病

黄帝问曰：五脏使人痿，何也？岐伯对曰：肺主身之皮毛，心主身之血脉，肝主身之筋膜，脾主身之肌肉，肾主身之骨髓。故肺热叶焦，则皮毛虚弱急①薄著②，则生痿躄也；心气热，则下脉厥而

---

① 急：《新编黄帝内经纲目》校云："与上下'虚弱''薄著'等字义不相协，疑衍，当删。"可从。

② 薄著：同义复词，即"附着"。《灵枢·根结》有"皮肤薄著"语，可证此二字不可断开。

上，上则下脉虚，虚则生脉痿，枢折挈①，胫纵而不任地也；肝气热，则胆泄口苦，筋膜干，筋膜干则筋急而挛，发为筋痿；脾气热，则胃干而渴，肌肉不仁，发为肉痿；肾气热，则腰脊不举，骨枯而髓减，发为骨痿。

帝曰：何以得之？岐伯曰：肺者，脏之长也，为心之盖也。有所失亡，所求不得，则发肺鸣，鸣则肺热叶焦。故曰：五脏因肺热叶焦，发为痿躄。此之谓也。悲哀太甚，则胞络绝，胞络绝则阳气内动，发则心下崩，数溲血也。故《本病》曰：大经空虚，发为肌②痹，传为脉痿。思想无穷，所愿不得，意淫于外，入房太甚，宗筋③弛纵，发为筋痿，及为白淫④。故《下经》曰：筋痿者，生于肝，使内也。有渐于湿，以水为事，若有所留，居处相⑤湿，肌肉濡渍，痹而不仁，发为肉痿。故《下经》曰：肉痿者，得之湿地也。有所远行劳倦，逢大热而渴，渴则阳气内伐，内伐则热舍于肾，肾者水脏也，今水不胜火，则骨枯而髓虚，故足不任身，发为骨痿。故《下经》曰：骨痿者，生于大热也。

帝曰：何以别之？岐伯曰：肺热者，色白而毛败；心热者，色

---

①枢折挈：王冰注云："膝腕枢纽如折去而不相提挈。"今多据此云"挈"前脱一"不"字，并谓"枢折不挈"形容关节弛缓，不能提举活动，犹如枢轴之折。今考《太素·卷二十五·五脏痿》亦无"不"字，据王注补"不"字，似无确据。考"挈"可通"绝"，则"折挈"构成同义复词，"枢折挈"即"枢折"，杨上善注"枢折"，或即此故。《释名·释形体》云："枢，机也，腰髀股动摇如枢机也。"说明汉代"枢"特指"髋关节"。据此作解，则文义更胜。《灵枢·根结》云："枢折即骨繇不安于地。"亦认为下肢痿软无力乃"枢折"所致，理与此同。
②肌：《太素·卷二十五·五脏痿》作"脉"，可据改。
③宗筋：指男子前阴。
④白淫：指遗精、滑精、白浊等症。
⑤相：《甲乙经》卷十第四作"伤"，学者多主张据改。考"伤""相"古声相近，段玉裁皆归于"十部"，于理可通假为用，虑及《太素》亦作"相"，故不妨认为"相"为"伤"之借字。

赤而络脉溢；肝热者，色苍而爪枯；脾热者，色黄而肉蠕动①；肾热者，色黑而齿槁。

帝曰：如夫子言可矣。论言：治痿者，独取阳明。何也？岐伯曰：阳明者，五脏六腑之海，主闰②宗筋，宗筋主束骨而利机关也。冲脉者，经脉之海也，主渗灌溪谷，与阳明合于宗筋，阴阳总宗筋之会，会于气街，而阳明为之长，皆属于带脉，而络于督脉。故阳明虚则宗筋纵，带脉不引，故足痿不用也。

帝曰：治之奈何？岐伯曰：各补其荥而通其俞，调其虚实，和其逆顺，筋脉骨肉，各以其时受月，则病已矣。帝曰：善。

（《素问·痿论》）

脾脉……微缓为风痿，四肢不用，心慧然若无病。

（《灵枢·邪气脏腑病形》）

脾病者，身重，善肌肉痿，足不收，行善瘛，脚下痛，虚则腹满，肠鸣，飧泄，食不化，取其经，太阴阳明少阴血者。

（《素问·脏气法时论》）

帝曰：脾病而四支不用，何也？岐伯曰：四支皆禀气于胃，而

---

①蠕动：《太素·卷二十五·五脏痿》作"濡动"，《太平御览》卷三百七十五《人事部》引作"软"，郭霭春主编《黄帝内经素问校注》云："按：《史记·匈奴传》索隐引《三苍》：'蠕音软。''濡''软'通。是'蠕''濡''软'三字音义同。'动'疑为'蠕'之旁记字，误入正文。"今之学者多从之。今谓"濡""蠕"古可通借，"蠕动"本《灵》《素》两经习用之词，故《太素》之"濡"，实为"蠕"字之借；至于《太平御览》作"软"，疑是"蠕"之音误，且脱去"动"字。若"动"真如郭氏所言为旁记字，恰可说明古人已认定"濡"即"蠕"。验之临床，肌肉蠕动确为痿病患者常见症状，故郭氏之说不可从。
②闰：《太素·卷二十五·五脏痿》作"润"，可据改。

不得至经①，必因于脾，乃得禀也。今脾病不能为胃行其津液，四支不得禀水谷气，气日以衰，脉道不利，筋骨肌肉，皆无气以生，故不用焉。

（《素问·太阴阳明论》）

黄帝曰：人之亸②者，何气使然？岐伯曰：胃不实则诸脉虚，诸脉虚则筋脉③懈惰，筋脉懈惰则行阴用力，气不能复，故为亸。因其所在，补分肉间。

亸，因其所在，补分肉间。

（《灵枢·口问》）

帝曰④：人之肉苛者，虽近衣絮，犹尚苛也，是谓何疾？岐伯曰：荣气虚，卫气实也。荣气虚则不仁，卫气虚则不用，荣卫俱虚，则不仁且不用，肉如故也。人身与志不相有，曰死。

（《素问·逆调论》）

太阳为开⑤，阳明为阖，少阳为枢。……阖折则气无所止息而痿疾起矣，故痿疾者取之阳明，视有余不足。无所止息者，真气稽留，邪气居之也。

（《灵枢·根结》）

---

①至经：新校正云："按《太素》'至经'作'径至'。"可据改。今考仁和寺本《太素》作"侄至"，"侄"为"径"之俗字。

②亸：《太素·卷二十七·十二邪》作"掸"，并"瘫痪"之意。下二"亸"字同。

③脉：《太素·卷二十七·十二邪》作"肉"，可据改。下"脉"字同。

④帝曰：本段校勘参看"病理篇·九、精神气血病机"。

⑤太阳为开：本段校勘参看"病理篇·八、经络病机"。

下气不足，则乃为痿厥心悗，补足外踝下留之[1]。

痿厥心悗，刺足大指间上二寸留之，一曰足外踝下留之。

（《灵枢·口问》）

痿厥者，张而刺之，可令立快也。

（《灵枢·本输》）

痿厥为四末束悗，乃疾解之，日二，不仁者十日而知，无休，病已止。

（《灵枢·杂病》）

【简评】

痿病的主要表现为肢体失用，"肌肉痿""肌肉不仁""筋急而挛"等为其不同的兼症。其肢体失用的范围和程度在不同的病例上会有很大的差异。所谓"四肢不用"，除风痿外多为笼统的提法，它可以是"胫纵而不任地"，可以是"腰脊不举"，可以是"足不任身"，也可以释轻度无力。致痿之因，既有环境因素（水湿与大热），也有人自身的劳伤（体劳和房劳），而反复申明的"有所失亡""悲哀太甚""思想无穷"等情志因素及《素问·疏五过论》所言"始富后贫，虽不伤邪，皮焦筋屈，痿躄为挛"之社会心理因素，是古医家独具慧眼处。精神因素在痿病的发生和发展过程中的作用是不可忽视的。

痿病之治，《经》中力主"治痿独取阳明"，但也强调了"各补其

---

①下气不足……补足踝下留之：校勘参看"病理篇·六、阴阳表里虚实寒热病机"。

荥而通其俞，调其虚实，和其逆顺"的辨治原则。采用的疗法有针刺和束肢，未提药物。治疗方法尚嫌简略，但从所列精详的病因病机，足可提示医者从多方面加以防治。

（九）厥病

黄帝问曰：厥之寒热者，何也？岐伯对曰：阳气衰于下，则为寒厥；阴气衰于下，则为热厥。

帝曰：热厥之为热也，必起于足下者，何也？岐伯曰：阳气起于足五指之表，阴脉者①集于足下而聚于足心，故阳气胜则足下热也。

帝曰：寒厥之为寒也，必从五指而上于膝者，何也？岐伯曰：阴气起于五指之里，集于膝下而聚于膝上，故阴气胜则从五指至膝上寒。其寒也，不从外，皆从内也。

帝曰：寒厥何失而然也？岐伯曰：前阴者，宗筋之所聚，太阴、阳明之所合也。春夏则阳气多而阴气少，秋冬则阴气盛而阳气衰。此人者质壮，以秋冬夺于所用，下气上争，不能复，精气溢下，邪气因从之而上也，气因于中，阳气衰，不能渗营其经络，阳气日损，阴气独在，故手足为之寒也。

帝曰：热厥何如而然也？岐伯曰：酒入于胃，则络脉满而经脉虚，脾主为胃行其津液者也，阴气虚则阳气入，阳气入则胃不和，胃不和则精气竭，精气竭则不营其四支也。此人必数醉，若饱以入房，气聚于脾中不得散，酒气与谷气相薄，热盛于中，故热遍于身，内热而溺赤也。夫酒气盛而慓悍，肾气有衰，阳气独胜，故手足为之热也。

①阴脉者：《太素·卷二十六·寒热厥》无，可据删。

帝曰：厥，或令人腹满，或令人暴不知人，或至半日远至一日乃知人者，何也？岐伯曰：阴气盛于上则下虚，下虚则腹胀满；阳气盛于上，则下气重上而邪气逆，逆则阳气乱，阳气乱则不知人也。

帝曰：善。愿闻六经脉之厥状病能也。岐伯曰：巨阳之厥，则肿首头重，足不能行，发为眴仆。阳明之厥，则癫疾欲走呼，腹满不得卧，面赤而热，妄见而妄言。少阳之厥，则暴聋颊肿而热，胁痛，胻不可以运。太阴之厥，则腹满䐜胀，后不利，不欲食，食则呕，不得卧。少阴之厥，则口①干溺赤，腹满心痛。厥阴之厥，则少腹肿痛，腹胀，泾②溲不利，好卧屈膝，阴缩肿③，胻内热。盛则泻之，虚则补之，不盛不虚，以经取之。

太阴厥逆④，胻急挛，心痛引腹，治主病者。少阴厥逆，虚满呕变⑤，下泄清，治主病者。厥阴厥逆，挛腰痛，虚满前闭，谵言，治主病者。三阴俱逆，不得前后，使人手足寒，三日死。太阳厥逆，僵仆，呕血善衄，治主病者。少阳厥逆，机关不利，机关不利者，腰不可以行，项不可以顾，发肠痈不⑥可治，惊者死。阳明厥逆，喘咳身热善惊，衄呕血⑦。

手太阴厥逆，虚满而咳，善呕沫⑧，治主病者。手心主、少阴厥

①口：《太素·卷二十六·寒热厥》作"舌"，可据改。
②泾：《灵枢·本神》有"经溲不利"语，虽属脾实之证，但可证此字当作"经"。此作"泾"者，疑是涉其后"溲"字类化使然，或是因草书致误。
③阴缩肿：史常永《素问新考》云："疑阴缩肿应为阴缩囊肿。"可参。
④太阴厥逆：此前《太素·卷二十六·经脉厥》有"足"字，可据补，下文"少阴厥逆""厥阴厥逆""太阳厥逆""少阳厥逆""阳明厥逆"诸条同。如此，则足三阴三阳经厥证与下文手三阴三阳经厥证相呼应。
⑤呕变：同义复词，呕吐。
⑥不：《太素·卷二十六·经脉厥》杨上善注云"发肠痈，病犹可疗之"，疑为"犹"之误字。
⑦血：此后《太素·卷二十六·经脉厥》有"不可治，惊者死"，可据补。
⑧沫：此前《太素·卷二十六·经脉厥》有"唾"字，可据补。

逆，心痛引喉，身热死，不①可治。手太阳厥逆，耳聋泣出，项不可以顾，腰不可以俯仰，治主病者。手阳明、少阳厥逆，发喉痹，嗌肿，痉②，治主病者。

（《素问·厥论》）

阳气者，烦劳则张，精绝，辟积于夏，使人煎厥，目盲不可以视，耳闭不可以听，溃溃乎若坏都，汩汩乎不可止。阳气者，大怒则形气绝，而血菀于上，使人薄厥。有伤于筋，纵，其若不容。

（《素问·生气通天论》）

脉至如喘，名曰暴厥。暴厥者，不知与人言。

（《素问·大奇论》）

少阴……所谓少气善怒者，阳气不治，阳气不治，则阳气不得出，肝气当治而未得，故善怒。善怒者，名曰煎厥。

（《素问·脉解》）

络之与孙脉俱输于经，血与气并，则为实焉。血之与气并走于上，则为大厥，厥则暴死，气复反则生，不反则死。

（《素问·调经论》）

一上不下，寒厥到膝，少者秋冬死，老者秋冬生。

（《素问·方盛衰论》）

---

①不：此后《太素·卷二十六·经脉厥》有"热"字，可据补。
②痉："痉"之俗讹字。新校正云："按全元起本'痉'作'痉'。"

厥逆为病也，足暴清，胸若将裂，肠①若将以刀切之，烦而不能食，脉大小皆涩，暖取足少阴，清取足阳明，清则补之，温则泻之。

（《灵枢·癫狂》）

厥，胸满面肿，唇漯漯然②，暴言难，甚则不能言，取足阳明。

（《灵枢·杂病》）

邪客于手足少阴、太阴、足阳明之络，此五络皆会于耳中，上络左角。五络俱竭，令人身脉皆动，而形无知也，其状若尸，或曰尸厥。刺其足大指内侧爪甲上去端如韭叶，后刺足心，后刺足中指爪甲上各一痏，后刺手大指内侧去端如韭叶，后刺手心主③少阴锐骨之端各一痏，立已；不已，以竹管吹其两耳，鬄其左角之发方一寸，燔治④，饮以美酒一杯，不能饮者灌之，立已。

（《素问·缪刺论》）

厥逆连脏则死，连经则生。

（《素问·阳明脉解》）

治厥者，必先熨调和其经⑤掌与腋、肘与脚、项与脊以调之，火气已通，血脉乃行，然后视其病，脉淖泽者，刺而平之，坚紧者，破

---

①肠：《太素·卷三十·厥逆》作"腹"。"腹""肠"二字，俗皆可作"腸"，故"腹""肠"有可通之理，今谓当以"腹"字为是。

②漯漯然：即湿湿然，湿润貌。明·方以智《通雅·卷八·释诂·謰语》："古人形相似则随笔用之，漯、濕、淫互通。"

③心主：《太素·卷二十三·量缪刺》无，可据删。

④治：《太素·卷二十三·量缪刺》作"冶"，可据改。冶，犹言弄碎。

⑤调和其经：详文义，疑是古注误入正文。

·疾病篇·

而散之，气下乃止，此所谓以解结者也。

（《灵枢·刺节真邪》）

帝曰：善。有病膺肿颈痛，胸满腹胀，此为何病？何以得之？岐伯曰：名厥逆。

帝曰：治之奈何？岐伯曰：灸之则喑，石之则狂，须其气并，乃可治也。

帝曰：何以然？岐伯曰：阳气重上，有余于上，灸之则阳气入阴，入则喑；石之则阳气虚，虚则狂；须其气并而治之，可使全也。

（《素问·腹中论》）

刺热厥者，留针反为寒；刺寒厥者，留针反为热。刺热厥者，二阴一阳；刺寒厥者，二阳一阴。所谓二阴者，二刺阴也；一阳者，一刺阳也。

（《灵枢·终始》）

热厥取足太阴、少阳，皆留之；寒厥取足阳明、少阴于足，皆留之。

（《灵枢·寒热病》）

【简评】

厥为气逆，是多种疾病发生的重要机制。《经》中带"厥"及"厥逆"字样的病症甚多，其可归于厥病者为昏厥与肢厥。昏厥即"暴不知人"之厥，其昏仆无知每为突发，若病中渐至昏迷者一般不称为厥。肢厥即四肢末端出现异常的寒或热，以肢冷者为多。暴厥中，有一厥不复或短时苏醒的大厥，有易发于暑热季节的煎厥，有大怒引发的薄厥，有邪客于手足少阴等五络的尸厥等。肢厥多为外邪侵犯所致，寒伤阳气，可"寒厥到膝"。《厥论》中的"阳气衰于下则为寒厥，阴气衰于下则为热厥"，又发于饮食劳伤，致体内阴阳失调。此热厥为手足热，并见身热溺赤，与《伤寒论》厥阴病之热厥亦见手足寒者不同，应予注意。另外，一些冠以或缀以"厥"字的病证，如厥头痛、厥心痛、臂厥、骭厥、踝厥、阳厥及诸经之厥，皆属意于厥逆之病机，似不应入厥病之列。

昏厥为急症，必须立即救治。寒厥与热厥，则须温阳或益阴，缓图可痊。

（十）水肿

黄帝问曰：少阴何以主肾？肾何以主水？岐伯对曰：肾者至阴也，至阴者盛水也。肺者太阴①也，少阴者冬脉也。故其本在肾，其末在肺，皆积水也。

帝曰：肾何以能聚水而生病？岐伯曰：肾者，胃之关也，关门②不利，故聚水而从其类也。上下溢于皮肤，故为胕肿。胕肿者，聚水而生病也。

帝曰：诸水皆生于肾乎？岐伯曰：肾者牝脏也，地气上者属于肾而生水液也，故曰至阴。勇而劳甚则肾汗出，肾汗出逢于风，内不得入于脏腑，外不得越于皮肤，客于玄府，行于皮里，传为胕肿，本之于肾，名曰风水。所谓玄府者，汗空也。

帝曰：水俞五十七处者，是何③主也？岐伯曰：肾俞五十七穴，

①肺者太阴：《太素·卷十一·气穴》作"肾者少阴"，可据改。
②门：《太素·卷十一·气穴》作"闭"，可据改。
③何：此后《太素·卷十一·气穴》有"所"字，可据补。

积阴之所聚也，水所从出入也。尻上五行行五者，此①肾俞。故水病下为胕肿②大腹，上为喘呼、不得卧者，标本俱病，故肺为喘呼，肾为水肿。肺为逆，不得卧，分为相输俱受者③，水气之所留也。伏菟上各二行、行五者，此肾之街也，三阴之所交结于脚也。踝上各一行、行六者，此肾脉之下行也，名曰太冲。凡五十七穴者，皆脏之阴络④，水之所客也。

（《素问·水热穴论》）

水俞五十七穴者，尻上五行、行五，伏菟上两行，行五，左右各一行，行五，踝上各一行、行六穴。髓空在脑后三分，在颅际锐骨之下，一在龂基下，一在项后中复骨下，一在脊骨上空，在风府上，脊骨下空，在尻骨下空。数髓空在面侠鼻，或骨空在口下当两肩⑤。两髆骨空，在髆中之阳。臂骨空在臂阳，去踝四寸，两骨空之间。股骨上空在股阳，出上膝四寸。骭骨空在辅骨之上端。股际骨空在毛中动下。尻骨空在髀骨之后，相去四寸。扁骨有渗理凑，无髓孔，易髓无空。

（《素问·骨空论》）

邪气内逆，则气为之闭塞而不行，不行则为水胀。

阴阳气道不通，四海闭塞，三焦不泻，津液不化，水谷并行肠

---

①此：此后《太素·卷十一·气穴》有"皆"字，可据补。
②胕肿：古林书堂、读书堂本并作"胕肿"，王注云："水下居于肾，则腹至足而胕肿。"疑其本作"胕肿"，后因王注有"胕肿"一词而致误。若本作"胕肿"，则王注言至足皆肿无据。考《脏气法时论》有"肾病者，腹大胫肿"之文，亦堪为旁证。
③分为相输俱受者：《太素·卷十一·气穴》作"分之相输受者"，杨注："肾以主水，肺以主气，故曰分之。二气通聚，故曰相属受也。"
④脏之阴络：《太素·卷十一·气穴》作"脏阴之终"，疑本作"脏阴之络"。
⑤两肩：《太素·卷十一·骨空》杨上善注云："两肩，有本为'唇'也。"可参。

胃之中，别于回肠，留于下焦，不得渗膀胱，则下焦胀，水溢则为水胀。

（《灵枢·五癃津液别》）

帝曰：其有不从毫毛而生[1]，五脏阳以竭也，津液充郭，其魄独居，孤精[2]于内，气耗于外，形不可与衣相保，此四极急而动中，是气拒于内，而形施于外，治之奈何？岐伯曰：平治于权衡，去宛陈莝[3]，微动四极[4]，温衣，缪刺其处，以复其形；开鬼门，洁净腑，精以时服，五阳已布，疏涤五脏。故精自生，形自盛，骨肉相保，巨气乃平。帝曰：善。

（《素问·汤液醪醴论》）

肾病者，腹大胫肿，喘咳身重，寝汗[5]出，憎风。

（《素问·脏气法时论》）

肾风之状[6]，多汗恶风，面庞然浮肿，脊痛，不能正立，其色炲，隐曲不利，诊在肌上，其色黑。

（《素问·风论》）

---

①而生：古林书堂本、读书堂本、《太素·卷十九·知汤药》作"生而"，可据乙，并以"而"字属下读。

②孤精：梅花本据守山阁校本乙为"精孤"，似不必。

③去宛陈莝：即去宛莝陈，指祛除体内久郁的水液。

④微动四极：此前古林书堂本、读书堂本并有"是以"二字，可据补。

⑤寝汗：《素问·六元正纪大论》王注："寝汗谓睡中汗，发于胸嗌颈掖之间也。俗呼为盗汗，误。"

⑥肾风之状：本段校勘参看"疾病篇·一、外感病类·（一）中风（伤风）"。

帝曰：有病肾风者，面胕痝然，壅害于言①，可刺不②？岐伯曰：虚不当刺，不当刺而刺，后五日其气必至。

帝曰：其至何如？岐伯曰：至必少气时热，时热从胸背上至头，汗出手热，口干苦渴，小便黄，目下肿，腹中鸣，身重难以行，月事不来，烦而不能食，不能正偃，正偃则咳，病名曰风水，论在《刺法》中。

帝曰：愿闻其说。岐伯曰：邪之所凑，其气必虚。阴虚者，阳必凑之，故少气时热而汗出也。小便黄者，少腹中有热也。不能正偃者，胃中不和也。正偃则咳甚，上迫肺也。诸有水气者，微肿先见于目下也。

帝曰：何以言？岐伯曰：水者阴也，目下亦阴也，腹者至阴之所居，故水在腹者，必使目下肿也。真气上逆，故口苦舌干。卧不得正偃，正偃则咳出清水也。诸水病者，故不得卧，卧则惊，惊则咳甚也。腹中鸣者，病本于胃也，薄脾则烦不能食。食不下者，胃脘隔也。身重难以行者，胃脉在足也。月事不来者，胞脉闭也。胞脉者，属心而络于胞中，今气上迫肺，心气不得下通，故月事不来也。帝曰：善。

（《素问·评热病论》）

帝曰：有病痝然，如有水状，切其脉大紧，身无痛者，形不

---

① 壅害于言："壅"字王冰、马莳、吴崐属上读，张介宾、张志聪、高世栻属下读，兹从后者。至于其义，今人史常永《素问新考》云："《广雅·释诂》：'壅，障也。'壅害于言，即障害于言。这是说因风水而致颜面庞肿很重，以致障碍说话。"可参。另，李今庸云："此'害'字则读为'曷'……即是读'遏'。则此文所谓'壅害'者，乃言'壅遏'也；其所谓'壅害于言'者，乃言'壅遏于言'也……'言'与'音'通……'壅遏于言'，即'壅遏于音'也。风水壅遏于上，肺金不清，说话则音声不能轻扬，以致'声如从室中言'而为今之所谓'鼻音'。"（《古医书研究》）亦可参。

② 不：通"否"。《吕氏春秋·开春论·爱类》："公取之代乎？其不与？"清·于鬯《香草续校书·内经素问》云："不之言否也。"

瘦，不能食，食少，名为何病？岐伯曰：病生在肾，名为肾风。肾风而不能食，善惊，惊已，心气痿者死。帝曰：善。

（《素问·奇病论》）

颈脉动喘疾[1]咳，曰水。目裹微肿，如卧蚕起之状，曰水。
面肿曰风。足胫肿曰水。

（《素问·平人气象论》）

黄帝问于岐伯曰[2]：水与肤胀、鼓胀、肠覃、石瘕、石水，何以
别之？岐伯答曰：水始起也，目窠上微肿，如新卧起之状，其颈脉
动，时咳，阴股间寒，足胫瘇，腹乃大，其水已成矣。以手按其腹，
随手而起，如裹水之状，此其候也。

（《灵枢·水胀》）

视人之目窠上微痈[3]，如新卧起状，其颈脉动，时咳，按其手足
上，窅而不起者，风水肤胀也。

（《灵枢·论疾诊尺》）

肾脉……微大为石水，起脐已下至小腹腄腄然，上至胃脘，死
不治。

（《灵枢·邪气脏腑病形》）

---

①喘疾：《太素·卷十五·尺寸诊》作"疾喘"，可据乙，并于"疾"后加逗号。
②黄帝问于岐伯曰：本段校勘参看"诊法篇·五、切诊·（三）扪患处"。
③视人之目窠上微痈：本段校勘参看"诊法篇·五、切诊·（三）扪患处"。

483

肾肝并沉为石水，并浮为风水。

（《素问·大奇论》）

阴阳结斜，多阴少阳，曰石水，少腹肿。

（《素问·阴阳别论》）

肝脉……其软而散，色泽者，当病溢饮。溢饮者，渴暴多饮而易入肌皮肠胃之外也。

（《素问·脉要精微论》）

肺移寒于肾，为涌水。涌水者，按腹不坚，水气客于大肠，疾行则鸣濯濯，如囊裹浆水之病也。

（《素问·气厥论》）

风痃[1]肤胀，为五十七痏，取皮肤[2]之血者，尽取之。

徒痃[3]，先取环谷下三寸，以铍针针之，已刺而筒之，而内之，入而复之，以尽其痃，必坚来，缓则烦悗，来急则安静，间一日刺之，痃尽乃止。饮闭药，方刺之时徒饮之，方饮无食，方食无饮，无食他食，百三十五日。

（《灵枢·四时气》）

风逆，暴四肢肿，身漯漯，唏然时寒，饥则烦，饱则善变[4]，取

---

①痃：《太素·卷二十三·杂刺》作"水"，可据改。
②取皮肤：《太素·卷二十三·杂刺》作"腹皮"，可据改。
③徒痃：本段校勘参看"论治篇·四、疗法·（七）手术疗法"。
④变：呕吐。

手太阴表里、足少阴、阳明之经，肉清取荥，骨清取井经①也。

（《灵枢·癫狂》）

黄帝曰：刺节言去爪，夫子乃言刺关节肢络②，愿卒闻之。岐伯曰：腰脊者，身之大关节也；肢胫③者，人之管④以趋翔也；茎垂者，身中之机，阴精之候，津液之道也。故饮食不节，喜怒不时，津液内溢，乃下留⑤于睾，血⑥道不通，日大不休，俯仰不便，趋翔不能，此病荥⑦然有水，不上不下，铍石所取，形不可匿，常⑧不得蔽，故命曰去爪。帝曰：善。

（《灵枢·刺节真邪》）

【简评】

作为后世通用的病名"水肿"，在《经》中仅见的几处都是以症状之名出现的。如，《素问·水热穴论》"水病下为胕肿大腹，上为喘呼不得卧者，标本俱病，故肺为喘呼，肾为水肿"之"水肿"与"喘呼""不得卧"同为具体症状，而"水病"则总括诸症，当为病名。相对而言，各篇所称的"肾风""风水""风痓肤胀""水胀""石水""涌水""徒疢""溢饮"等，可视为水病不同类型的名称。名称

①经：《太素·卷三十·风逆》无，可据删。
②肢络：《太素·卷二十二·五节刺》作"之支络"，可据改。杨上善注："支络，孙络也。"
③肢胫：《太素·卷二十二·五节刺》作"股胻"，"胻""胫"义通，可据改"肢"为"股"。
④管：《太素·卷二十二·五节刺》作"所"，可据改。
⑤留：《太素·卷二十二·五节刺》作"溜"，可据改。
⑥血：《太素·卷二十二·五节刺》作"水"，可据改。
⑦荥：原作"荣"，据医统正脉本改，与《太素·卷二十二·五节刺》合。
⑧常：裳，下衣。《说文·巾部》："常，下帬也……裳，常或从衣。"《释名·释衣服》云："下曰裳，裳，障也，所以自障蔽也。"

的不同，往往反映了发病过程、肿胀部位及病情变化的特点。当然，诸水之中也存在名异而实同者，出现频次皆高的肾风与风水的关系尤当辨之。有学者据《素问·评热病论》所记载的肾风虚不当刺而刺出现若干变证，"病名曰风水，论在《刺法》中"，认为肾风误治演变成风水重症，这是一种误读。肾风并非轻症，"肾风而不能食，善惊，惊已，心气痿者死"（《素问·奇病论》），脾胃衰败和心气痿弱常是肾风的严重转归；诸篇的风水也不是误治之后才命的名。之所以有肾风和风水二名，且用于同一病例（《评热病论》所论肾风是对一个典型病例的分析），是因为二者并无实质差异，正如《素问·水热穴论》所说："肾汗出逢于风……本之于肾，名曰风水。"

水病之起可有风、寒等外界因素，亦可"不从毫毛而生"，得之于体内阴阳失调。内外因素损害脏腑功能，"五脏阳以竭（遏）"，"三焦不泻，津液不化"，致水液停聚于中，泛溢于外。津液不化多为阳虚，故水病初起每呈阳虚之象，恶风畏寒，阴股间寒。在疾病进展中，偶见少气时热、口干渴、小便黄等虚火上炎之症，乃属阴虚型病例，临证须明察。

水病之治，针刺"水俞五十七处"为通用方法，缘于这些俞穴为"水之所客也"。《汤液醪醴论》提出了更为详细的理法，其中既有"平治于权衡"协调阴阳的治疗原则，"去宛陈莝"清除体内水液废物的治疗目标，还有"开鬼门，洁净府"发汗利小便、"缪刺其处"刺络放血等方法。特别是强调了肿消形复之后，务求"五阳以布"，俾五脏之阳宣畅布达，困扰五脏的阴浊尽行涤荡，方能精生形盛，病愈而不复发。《灵枢·四时气》用筒针放腹腔积水之法，术式很先进，但只能做应急治标之用，用之不当亦会耗伤正气。

（十一）胀病

黄帝曰：脉之应于寸口，如何①而胀？岐伯曰：其脉大坚以涩者，胀也。

黄帝曰：何以知脏腑之胀也？岐伯曰：阴为脏，阳为腑。

黄帝曰：夫气之令人胀也，在于血脉之中耶？脏腑之内乎？岐伯曰：三②者皆存焉，然非胀之舍也。

黄帝曰：愿闻胀之舍。岐伯曰：夫胀者，皆在于脏腑之外，排脏腑而郭胸胁，胀皮肤，故命曰胀。

岐伯曰：……营气循脉卫气逆③为脉胀，卫气并脉循分为肤胀。三里而泻，近者一下，远者三下，无问虚实，工在疾泻。

黄帝曰：愿闻胀形。岐伯曰：夫心胀者，烦心短气，卧不安。肺胀者，虚满而喘咳。肝胀者，胁下满而痛引小腹。脾胀者，善哕，四肢烦悗，体重不能胜衣，卧不安④。肾胀者，腹满引背，央央然⑤，腰髀痛。六腑胀：胃胀者，腹满，胃脘痛，鼻闻焦臭，妨于食，大便难。大肠胀者，肠鸣而痛濯濯，冬日重感于⑥寒则飧泄不化⑦。小肠胀者，少腹䐜胀，引腰而痛。膀胱胀者，少腹满而气癃。三焦胀者，气满于皮肤中，轻轻⑧然而不坚。胆胀者，胁下痛胀，口

---

①如何：《太素·卷二十九·胀论》作"何如"，可据乙。
②三：《灵枢经》原校云"一云二字"，与《太素·卷二十九·胀论》合，可据改。
③卫气逆：《太素·卷二十九·胀论》无，可据删。
④卧不安：《太素·卷二十九·胀论》无，可据删。
⑤央央然：不畅貌。央，通"怏"。《太素·卷二十九·胀论》作"怏然"，所用是其本字，唯脱一字耳。
⑥濯濯冬日重感于：刘衡如校云："此七字盖涉前《邪气脏腑病形》篇大肠病而衍，'濯濯'谓肠中水声，不连于'鸣'而连于'痛'，文理不通，尤为衍误之明证，应据《脉经》卷六第八及《千金》卷十八第一删。"可从。
⑦不化：此前《太素·卷二十九·胀论》有"食"字，可据补。
⑧轻轻：《太素·卷二十九·胀论》作"㲉㲉"，可据改。

中苦，善太息。凡此诸胀者①，其道在一，明知逆顺，针数不失。泻虚补实，神去其室，致邪失正，真不可定，粗之所败，谓之夭命。补虚泻实，神归其室，久塞其空，谓之良工。

黄帝曰：胀者焉生？何因而有②？岐伯曰：卫气之在身也，常然③并脉循分肉④，行有逆顺，阴阳相随，乃得天和，五脏更始⑤，四时循⑥序，五谷乃化。然后厥气在下，营卫留止，寒气逆上，真邪相攻，两气相搏⑦，乃合为胀也。

黄帝曰：善。何以解惑？岐伯曰：合之于真，三合而得。帝曰：善。

黄帝问于岐伯曰：《胀论》言：无问虚实，工在疾泻，近者一下，远者三下。今有其三而不下者，其过焉在？岐伯对曰：此言陷于肉肓而中气穴者也。不中气穴，则气内闭；针不陷肓，则气不行；上⑧越中肉，则卫气相乱，阴阳相逐。其于胀也，当泻不泻，气故不下。三而不下，必更其道。气下乃止，不下复始，可以万全，乌有殆者乎？其于胀也，必审其胗⑨，当泻则泻，当补则补，如鼓应桴，恶有不下者乎？

（《灵枢·胀论》）

黄帝曰：肤胀何以候之？岐伯曰：肤胀者，寒气客于皮肤之间，鼙鼙然不坚，腹大，身尽肿，皮厚，按其腹，窅而不起，腹色不

---

①者：《太素·卷二十九·胀论》无，可据删。
②有：此后《太素·卷二十九·胀论》有"名"字，可据补。
③然：《太素·卷二十九·胀论》无，可据删。
④肉：《太素·卷二十九·胀论》无，可据删。
⑤始：《太素·卷二十九·胀论》作"治"，可据改。
⑥循：古林书堂本、《太素·卷二十九·胀论》并作"有"，可据改。
⑦搏：《太素·卷二十九·胀论》作"薄"，二字古可通用。
⑧上：《太素·卷二十九·胀论》作"不"，可据改。
⑨胗："胗"之俗字，通"诊"。《太素·卷二十九·胀论》作"诊"，所用是其本字。

变，此其候也。

鼓胀何如？岐伯曰：腹胀[1]身皆大，大与肤胀等也，色苍黄，腹筋[2]起，此其候也。

黄帝曰：肤胀、鼓胀，可刺邪？岐伯曰：先泻其胀[3]之血络，后调其经，刺[4]去其血络也。

（《灵枢·水胀》）

黄帝曰：卫气之留于腹中，稽[5]积不行，苑蕴不得常所，使人肢[6]胁，胃中满，喘呼逆息者，何以去之？伯高曰：其气积于胸中者，上取之；积于腹中者，下取之；上下皆满者，傍取之。

黄帝曰：取之奈何？伯高对曰：积于上，泻人迎、天突、喉中；积于下者，泻三里与气街；上下皆满者，上下取之，与季胁之下一寸[7]；重者，鸡足取之。诊视其脉大而弦急，及绝不至者，及腹皮急甚者，不可刺也。黄帝曰：善。

（《灵枢·卫气失常》）

厥而腹向向然，多寒气，腹中縠縠[8]，便溲难，取足太阴。

---

①胀：《太素·卷二十九·胀论》无，可据删。
②筋：《太素·卷二十九·胀论》作"脉"，字虽异而义并通。
③胀：《太素·卷二十九·胀论》作"腹"，可据改。今谓"腹""肠"俗皆可作"腸"，而"肠"俗亦可作"胀"，故此字先由"腹"字俗体"腸"误作"肠"，再误而为"胀"。若本作"胀"，则意不可解。
④刺：此前《太素·卷二十九·胀论》有"亦"字，可据补。
⑤稽：原作"搐"，据医统正脉本改。
⑥肢：详文义，疑是"支"字之误。
⑦季胁之下一寸：原校云："一本云季胁之下深一寸。"与《甲乙经》卷九第四同。
⑧縠縠：《太素·卷二十六·厥头痛》作"荥荥"。縠縠，水声也（《玉篇·水部》）；荥荥，或作"漾漾""潡潡"，亦指水声，故二者于义皆通。然"縠縠"不见于他书，而"荥荥""漾漾""潡潡"则有相关用例，故疑古医经本作"荥荥"。

小①腹满大，上走胃至心，渐渐身时寒热，小便不利，取足厥阴。腹满，大便不利，腹大，亦②上走胸嗌，喘息喝喝然，取足少阴③。腹满，食不化，腹向向然，不能大便，取足太阴。

（《灵枢·杂病》）

黄帝问曰：有病心腹满，旦食则不能暮食，此为何病？岐伯对曰：名为鼓胀④。

帝曰：治之奈何？岐伯曰：治之以鸡矢醴，一剂知，二剂已。

帝曰：其时有复发者，何也？岐伯曰：此饮食不节，故时有病也。虽然其病且已，时故当病，气聚于腹也。

（《素问·腹中论》）

厥逆腹胀满，肠鸣，胸满不得息，取之下胸二胁⑤咳而动手者，与背腧以手按之立快者是也。

（《灵枢·癫狂》）

腹暴满，按之不下，取手太阳经络者，胃之募也，少阴俞去脊

①小：《太素·卷三十·刺腹满数》作"少"，可据改。
②亦：《太素·卷三十·刺腹满数》无，可据删。
③少阴：《太素·卷三十·刺腹满数》杨注："有本少阴为少阳"，《甲乙经》卷七第九即作"少阳"。
④鼓胀：新校正云："《太素》'鼓'作'谷'。"可据改为"谷胀"。今考仁和寺本《太素·卷二十九·胀论》作"鼓脉胀"，疑是传抄之误，亦当据新校正所引正之。宋·张锐《鸡峰普济方》云："若心腹满，旦食暮不能食，此由脾元虚弱，不能克制于水，水气上行，浸渍于土，土湿则不能运化水谷，气不宣流，上下痞塞，故令人中满，旦则阳气方长，谷气易消，故能食，暮则阴气方进，谷不得化，故不能食，其脉沉实而滑，病名谷胀。"与本篇所论相合。看来，谷胀乃脾胃虚弱、谷食不化所致，以心腹胀满、旦食则不能暮食为主要表现的疾病，与以腹胀、身皆大、色苍黄、腹筋起为主症的鼓胀截然有别。至于用鸡屎治疗消化不良，20世纪60年代仍有用者，据说疗效甚佳。
⑤胁：《太素·卷三十·厥逆》作"肋"，可据改。

椎三寸傍五，用员利针。

（《素问·通评虚实论》）

胀取三阳。

（《灵枢·九针十二原》）

（十二）积聚

是故虚邪之中人也①，始于皮肤，皮肤缓则腠理开，开则邪从毛发入，入则抵深，深则毛发立，毛发立则淅然，故皮肤痛。留而不去，则传舍于络脉，在络之时，痛于肌肉，其痛之时息，大经乃代。留而不去，传舍于经，在经之时，洒淅喜惊。留而不去，传舍于输，在输之时，六经不通，四肢则肢节痛，腰脊乃强。留而不去，传舍于伏冲之脉，在伏冲之时，体重身痛。留而不去，传舍于肠胃，在肠胃之时，贲响腹胀，多寒则肠鸣飧泄，食不化，多热则溏出糜。留而不去，传舍于肠胃之外，募原之间，留着于脉，稽留而不去，息而成积。或着孙脉，或着络脉，或着经脉，或着输脉，或着于伏冲之脉，或着于膂筋，或着于肠胃之膜原，上连于缓筋，邪气淫泆，不可胜论。

黄帝曰②：愿尽闻其所由然。岐伯曰：其着孙络之脉而成积者，其积往来上下，臂手孙络之居也，浮而缓，不能句积而止之，故往来移行；肠胃之间水，凑渗注灌，濯濯有音，有寒则䐜䐜满雷引，故时切痛。其着于阳明之经，则挟脐而居，饱食则益大，饥则益小。其着于缓筋也，似阳明之积，饱食则痛，饥则安。其着于肠胃之募原也，痛而外连于缓筋，饱食则安，饥则痛。其着于伏冲之脉者，揣之应手

疾病篇·

---

①是故虚邪之中人也：本段校勘参看"病理篇·十、病传与预后"。
②黄帝曰：本段校勘参看"诊法篇·五、切诊·（三）扪患处"。

491

而动，发手则热气下于两股，如汤沃之状。其着于膂筋在肠后者，饥则积见，饱则积不见，按之不得。其着于输之脉者，闭塞不通，津液不下，孔窍干壅。此邪气之从外入内，从上下也。

黄帝曰：积之始生，至其已成，奈何？岐伯曰：积之始生，得寒乃生，厥乃成积也。

黄帝曰：其成积奈何？岐伯曰：厥气生足悗，悗①生胫寒，胫寒则血脉凝涩②，血脉凝涩则寒气上入于肠胃，入于肠胃则䐜胀，䐜胀则肠外之汁沫迫聚不得散，日以成积。卒然多食饮则肠满，起居不节，用力过度，则络脉伤，阳络伤则血外溢，血外溢则衄血，阴络伤则血内溢，血内溢则后血，肠胃之络伤，则血溢于肠外，肠外有寒，汁沫与血相抟，则并合凝聚不得散，而积成矣③。卒然外中于寒，若内伤于忧怒，则气上逆，气上逆则六输不通，温气不行，凝血蕴里④而不散，津液涩渗⑤，着而不去，而积皆成矣。

（《灵枢·百病始生》）

帝曰：病有少腹盛，上下左右皆有根，此为何病？可治不？岐伯曰：病名曰伏梁。

---

① 悗：《太素·卷二十七·邪传》有"足"字，可据补。

② 涩：《太素·卷二十七·邪传》作"泣"字，疑更近古医经原貌，而"泣"当如俞樾《读书余录·内经素问》所论"疑'沍'字之误"。另，《太素》无下"血脉凝涩则"五字。

③ 卒然多食饮……而积成矣：校勘参看"病理篇·四饮食劳伤病机·（三）外伤"。

④ 里：《太素·卷二十七·邪传》作"裹"，可据改。

⑤ 涩渗：《太素·卷二十七·邪传》作"泣澡"，《甲乙经》卷八第二作"凝涩"。今疑作"泣"者更近古医经原貌，而"泣"当如俞氏所疑即"沍"字之误。但无论"泣澡"还是"涩渗"皆属不词，今谓"澡""渗"皆非是，而其字当本作"燥"，因俗书"燥"可作"熸"或"㷇"，涉上文"涩"或"泣"即可误作"渗"或"澡"。若果作"燥"，则当属下文构成"燥着"一词，此词《后汉书》卷八十二下"华佗传"曾用之。《甲乙经》卷八第二作"凝涩"，或是后人臆改。另，古林书堂本《素问·至真要大论》王冰注语"湿气在下，以苦泄之，以淡渗之，则皆燥也"是"燥"误为"澡"，《论衡·艺增篇》"兵顿血流，辄燥入土"是"渗"误为"燥"，皆可作为助证。

帝曰：伏梁何因而得之？岐伯曰：裹大脓血，居肠胃之外，不可治。治之，每切按之致死。

帝曰：何以然？岐伯曰：此下则因阴①，必下脓血，上则迫胃脘生②鬲，侠③胃脘内痈。此久病也，难治。居齐上为逆，居齐下为从，勿动亟夺。论在《刺法》中。

帝曰：人有身体髀股胻皆肿，环齐而痛，是为何病？岐伯曰：病名伏梁④，此风根也。其气溢于大肠而着于肓，肓之原在齐下，故环齐而痛也。不可动之，动之为水、溺涩之病。

（《素问·腹中论》）

帝曰：人有身体髀股胻皆肿，环齐而痛，是为何病？岐伯曰：病名曰伏梁，此风根也。其气溢于大肠而着于肓，肓之原在齐下，故环齐而痛也。不可动之，动之为水、溺涩之病。

（《素问·奇病论》）

心脉……微缓为伏梁，在心下，上下行，时唾血。

肺脉……滑甚为息贲上气。

肝脉……微急为肥气，在胁下，若覆杯。

脾脉……微大为疝⑤气，腹里⑥大脓血，在肠胃之外。

肾脉……微急为沉厥，奔豚，足不收，不得前后。

（《灵枢·邪气脏腑病形》）

---

①因阴：孙鼎宜曰："因当作困，形误。困阴、迫胃对文。"可参。

②生：《太素·卷三十·伏梁》作"出"，可据改。

③侠：《太素·卷三十·伏梁》作"使"，可据改。

④帝曰……病名伏梁：《太素·卷三十·伏梁》无，王冰注云："此二十六字，错简在《奇病论》中。若不有此二十六字，则下文无据也。"

⑤疝：《脉经》卷三第三作"痞"，《难经·五十六难》有"痞气"，可据改。

⑥里：《脉经》卷三第三作"裹"，可据改。

手太阴之筋……其病当所过者支转筋痛，甚成息贲，胁急吐血。

手心主之筋……其病当所过者支转筋，前①及胸痛息贲。

手少阴之筋……其病内急，心承伏梁，下为肘网②……其成伏梁唾血脓③者，死不治。

（《灵枢·经筋》）

肝高则上支贲切胁，悗，为息贲。

（《灵枢·本脏》）

小肠移热于大肠，为虙瘕，为沉。

（《素问·气厥论》）

帝曰：病胁下满，气逆，二三岁不已，是为何病？岐伯曰：病名曰息积。此不妨于食，不可灸刺，积为导引服药，药不能独治也。

（《素问·奇病论》）

二阳三阴④，至阴皆在，阴不过阳，阳气不能止阴，阴阳并绝，浮为血瘕，沉为脓胕。阴阳皆壮，下至阴阳。上合昭昭，下合冥冥，诊决生死之期，遂合岁首。

（《素问·阴阳类论》）

---

①前：《太素·卷十三·经筋》无，可据删。
②网：《太素·卷十三·经筋》作"纲"，可据改。
③血脓：《太素·卷十三·经筋》作"脓血"，可据乙。
④二阳三阴：本段校勘参看"病理篇·八、经络病机"。

肠覃何如？岐伯曰：寒气客于肠外，与卫气相抟^①，气不得荣^②，因有所系，癖而内着，恶气乃起，瘜肉乃生。其始生也，大如鸡卵，稍以益大；至其成^③，如怀子之状，久者离岁，按之则坚，推之则移，月事以时下，此其候也。

石瘕何如？岐伯曰：石瘕生于胞中。寒气客于子门，子门闭塞，气不得通，恶血当泻不泻，衃以留止，日以益大，状如怀子，月事不以时下，皆生于女子，可导而下。

（《灵枢·水胀》）

黄帝曰：人之善病肠中积聚者，何以候之？少俞答曰：皮肤薄而不泽，肉不坚而淖泽，如此则肠胃恶，恶则邪气留止，积聚乃伤^④。脾胃之间，寒温不次，邪气稍至，稸积留止，大聚乃起。

（《灵枢·五变》）

病在少腹有积，刺皮^⑤以下，至少腹而止，刺侠脊两傍四椎间，刺两髂季胁肋间，导腹中气热下已。

（《素问·长刺节论》）

---

①抟：古林书堂本作"搏"，《太素·卷二十九·胀论》作"薄"，"搏""薄"古可通用，参考《灵枢》字例，可改作"搏"。
②荣：通"营"。《太素·卷二十九·胀论》作"营"，所用是其本字。
③成：此后《太素·卷二十九·胀论》有"也"字，可据补。
④伤：《甲乙经》卷八第一《备急千金要方》卷十一第五并上作"作"，可据改。
⑤皮髓：据新校正所引，全元起本作"皮髓"，（引者注：此据古林书堂本，读书堂、顾从德本"髓"并作"髓"。）宋臣疑是"皮骬"之误；《太素·卷廿三·杂刺》作"腹齐"，杨上善注语中作"齐腹"。今谓此处当以作"腹齐"为是，"齐"通"脐"，腹脐即肚脐，亦可单称脐。杨注作"齐腹"，疑是传抄中误倒。详全元起、王冰注语，或云"脐傍埵起"，或云"齐下同身之五寸横约文"，疑二人所据本本作"齐腹"（由"腹齐"误倒而来）。"皮"，或由"齐"字下部残损进而之误。"腹"字从肉从复，肉旁骨旁俗书可以互代，"复""盾"俗书形近，"盾""遁"同声又可互代（如"踹""踬"皆"遁"之俗字，是其佳证），故辗转误作"髓""髓"。至于"髓"字，则又是在"髓"的基础上再次发生形误而成。

495

虚邪之入于身也深①，寒与热相抟，久留而内着，寒胜其热，则骨疼肉枯，热胜其寒，则烂肉腐肌为脓，内伤骨内伤骨为骨蚀。有所疾前筋，筋屈不得伸，邪气居其间而不反，发于筋溜。有所结，气归之，卫气留之，不得反，津液久留，合而为肠溜，久者数岁乃成，以手按之柔。已有所结，气归之，津液留之，邪气中之，凝结日以易甚，连以聚居，为昔瘤，以手按之坚。有所结，深中骨，气因于骨，骨与气并，日以益大，则为骨疽。有所结，中于肉，宗气归之，邪留而不去，有热则化而为脓，无热则为肉疽。凡此数气者，其发无常处，而有常名也。

（《灵枢·刺节真邪》）

【简评】

《经》中的积、积聚包括体内生长的肿物（瘤、息肉）、脏腑器官肿大及积气、脓血停聚一处而占据一定位置之类的疾病。由于病位不同，又有肥气、息贲、伏梁、痞气、奔豚、息积、筋瘤、肠瘤、昔瘤、骨瘤、肉瘤、血瘕、石瘕、肠覃等具体名称。积与聚原本同义，《难经》之后始有积有形在五脏、聚无形在六腑之说。瘕为实体肿物，亦非后世所谓"瘕者，假也"。《灵》《素》中皆未见"症"字。

积聚病症复杂而顽固，两经全面审视其发生过程，认定外界之虚邪、情志之忧怒、饮食劳伤等皆是致病之因，而寒凝、气滞、血瘀、津停（痰结）则是其生成的要素，不同的类型又各有特点。

此类疾病除常规诊察外，独重触诊，通过揣、按、推不同方法

①虚邪之入于身也深：本段校勘参看"病理篇·一、百病起始"。

来判定肿物的大小、硬度和可否移动。

两经对积聚的治疗，记载偏少。

（十三）黄疸

身痛，而①色微黄，齿垢黄，爪甲上黄，黄疸也。

（《灵枢·论疾诊尺》）

溺黄赤，安卧者，黄疸。
目黄者，曰黄疸。

（《素问·平人气象论》）

弗治，肝传之脾，病名曰脾风，发瘅，腹中热，烦心出黄，当此之时，可按可药可浴。

（《素问·玉机真脏论》）

黄帝曰：黄疸暴痛，癫疾厥狂，久逆之所生也，五脏不平，六腑闭塞之所生也。

（《素问·通评虚实论》）

风气与阳明入胃，循脉而上至目内眦，其人肥则风气不得外泄，则为热中而目黄。

（《素问·风论》）

---

①而：《太素·卷十六·杂诊》作"面"，可据改。

497

疾病篇

【简评】

《灵》《素》两经以面黄、目黄、溺黄赤为黄疸病的主要外候，后世临证也一直以此为诊断指标。黄疸的成因，《经》中或谓风气入阳明与胃，或谓肝病传脾，提示风邪外感和病气传变的不同背景，且有新发与久逆之别，其最终病位皆落在脾胃。湿热发黄之说并未见诸经中，当系后人的发挥。

（十四）噎膈

隔塞闭绝，上下不通，则暴忧之病也。

（《素问·通评虚实论》）

一阳发病，少气善咳善泄，其传为心掣，其传为隔。
三阳结谓之隔。

（《素问·阴阳别论》）

饮食不下，膈塞不通，邪在胃脘，在上脘则刺①抑而下之，在下脘则散而去之。

（《灵枢·四时气》）

肝大则逼胃迫咽，迫咽则苦膈中，且胁下痛。

（《灵枢·本脏》）

---

①刺：《甲乙经》卷九第七无，可据删。

脾脉……微急为膈中，食饮入而还出，后沃沫。

（《灵枢·邪气脏腑病形》）

太阴为开①，厥阴为阖，少阴②为枢。故开折则仓廪无所输膈洞，膈洞者取之太阴，视有余不足，故开折者气不足而生病也。阖折即气绝而喜悲，悲者取之厥阴，视有余不足。枢折则脉有所结而不通，不通者取之少阴，视有余不足，有结者皆取之不足③。

（《灵枢·根结》）

气为上膈④者，食饮入而还出。

虫为下膈，下膈者，食晬时乃出。

（《灵枢·上膈》）

（十五）呕吐哕噫

寒气客于肠胃，厥逆上出，故痛而呕也。

（《素问·举痛论》）

太阴……所谓上走心为噫者，阴盛而上走于阳明，阳明络属心，故曰上走心为噫也。所谓食则呕者，物盛满而上溢，故呕也。

少阴……所谓呕咳上气喘者，阴气在下，阳气在上，诸阳气浮，无所依从，故呕咳上气喘也。

（《素问·脉解》）

---

①开：《太素·卷十·经脉根结》作"关"，可据改。下两"开折"之"开"字同。

②阴：原作"阳"，据古林书堂本、医统正脉本改，与《太素·卷十·经脉根结》合。

③不足：《太素·卷十·经脉根结》无，可据删。

④上膈：《太素·卷二十六·虫痈》重"上膈"二字，可据补。

心病者……其变病，刺郄中血者。

（《素问·脏气法时论》）

善呕，呕有苦，长太息，心中憺憺，恐人将捕之，邪在胆，逆在胃，胆液泄则口苦，胃气逆则呕苦，故曰呕胆。取三里以下胃气逆，则①刺少阳血络以闭胆逆②，却调其虚实以去其邪。

（《灵枢·四时气》）

胆病者，善太息，口苦，呕宿汁，心下澹澹，恐人将捕之，嗌中吩吩然，数唾，在③足少阳之本末，亦视其脉之陷下者灸之，其寒热者取阳陵泉。

（《灵枢·邪气脏腑病形》）

胃为气逆为哕，为恐。

（《素问·宣明五气》）

黄帝曰：人之哕者，何气使然？岐伯曰：谷入于胃，胃气上注于肺。今有故寒气与新谷气俱还入于胃，新故相乱，真邪相攻，气并相逆，复出于胃，故为哕。补手太阴，泻足少阴。

黄帝曰：人之噫者，何气使然？岐伯曰：寒气客于胃，厥逆从下上散，复出于胃，故为噫。补足太阴、阳明，一曰补眉本也④。

肺主为哕，取手太阴、足少阴。

---

①则：《太素·卷二十三·杂刺》无，可据删。
②逆：《太素·卷二十三·杂刺》无，疑涉上文"胃气逆"而衍，可据删。
③在：此前《太素·卷十一·腑病合输》有"候"字，可据补。
④一曰补眉本也：详文义，疑是古校语误入正文。

噫者，补足太阴、阳明。

（《灵枢·口问》）

病深者，其声哕①。

（《素问·宝命全形论》）

热病……汗不出，大颧发赤，哕者死。

（《灵枢·热病》）

哕②，以草刺鼻，嚏，嚏而已；无息，而疾迎引之③，立已；大惊之，亦可已。

（《灵枢·杂病》）

【简评】

哕，呃逆的古称。哕可为偶发的轻症，亦可为重病的一个指征——"病深者，其声哕"。对于后者，临证中必须高度重视。

①哕：《素问悬解·卷七·宝命全形论》黄元御释作"哕噫"。李今庸云："'其声哕'之句下，当据《素问·三部九候论篇第二十》中'若有七诊之病，其脉候亦败者死矣，必发哕噫'之文补一'噫'字而作'其声哕噫'之句，则义通而文句齐矣。"（《读古医书随笔》）今谓以上二说虽有可参之处，但于字义论，"哕"不可兼"噫"；于声韵论，经文本以"泄""败""废""哕"为韵（皆月部字），若补"噫"字（属之部字），则不合韵。或可于"哕"前补一"噫"字，如此则叶韵，且"噫哕"亦古书习用之语（《素问·示从容论》"哕噫"，《太素·卷十六·脉论》即作"噫哕"）。
②哕：原作"岁"，据《太素·卷三十·疗哕》改。
③无息而疾迎引之：谓屏住呼吸，并快速逆着呃逆时上逆之气引导气机，亦即疾速咽气。迎，逆也。

·疾病篇·

（十六）泄利

湿胜则濡泻。

（《素问·阴阳应象大论》）

久风为飧泄。

（《素问·脉要精微论》）

久风入中，则为肠风飧泄。

（《素问·风论》）

肠中热[①]，则出黄如糜，脐以下皮寒。胃中寒则腹胀，肠中寒则肠鸣飧泄。胃中寒、肠中热，则胀而且泄；胃中热、肠中寒，则疾饥，小腹痛胀。

（《灵枢·师传》）

寒气客于小肠，小肠不得成聚，故后泄腹痛矣。

（《素问·举痛论》）

食饮不节，起居不时者，阴受之。……阴受之，则入五脏。……入五脏，则䐜满闭塞，下为飧泄，久为肠澼。

（《素问·太阴阳明论》）

---

①肠中热：本段校勘参看"论治篇·二治疗原则·（五）顺之而治"。

飧泄取三阴。

（《灵枢·九针十二原》）

飧泄补三阴之上，补阴陵泉，皆久留之，热行乃止。

（《灵枢·四时气》）

春伤于风，邪气留连，乃为洞泄。

（《素问·生气通天论》）

肾脉……微缓为洞，洞者，食不化，下嗌还出；……小甚为洞泄。

（《灵枢·邪气脏腑病形》）

腹鸣而满，四肢清，泄，其脉大，是二逆也。

其腹大胀，四末清，脱形，泄甚，是一逆也；……咳，呕，腹胀且飧泄，其脉绝，是五逆也。

（《灵枢·玉版》）

（十七）便秘

膀胱移热于小肠，鬲肠不便，上为口糜。

（《素问·气厥论》）

热气留于小肠[1]，肠中痛瘅热焦渴，则坚干不得出，故痛而闭不

---

[1]热气留于小肠：本段校勘参看"诊法篇·四、问诊"。

通矣。

（《素问·举痛论》）

（十八）小便失常

膀胱不利为癃，不约为遗溺。

（《素问·宣明五气》）

三焦者[①]，足少阳太阴之所将，太阳之别也，上踝五寸，别入贯腨肠，出于委阳，并太阳之正，入络膀胱，约下焦，实则闭癃，虚则遗溺，遗溺则补之，闭癃则泻之。

（《灵枢·本输》）

膀胱病者，小腹偏肿而痛，以手按之，即欲小便而不得，肩上热若脉陷，及足小指外廉及胫踝后皆热若脉陷，取委中央。

（《灵枢·邪气脏腑病形》）

小腹痛肿，不得小便，邪在三焦约，取之太阳大络，视其络脉与厥阴小络结而血者，肿上及胃脘，取三里。

（《灵枢·四时气》）

帝曰：有癃者，一日数十溲，此不足也。身热如炭，颈膺如格，人迎躁盛，喘息气逆，此有余也。太阴脉微，细如发者，此不足也。其病安在？名为何病？岐伯曰：病在太阴，其盛在胃，颇在肺，病名曰厥，死不治。此所谓得五有余、二不足也。

---

①三焦者：本段校勘参看"经络篇·九、腧穴·（二）五输"。

帝曰：何谓五有余、二不足？岐伯曰：所谓五有余者，五病之气有余也；二不足者，亦[1]病气之不足也。今外得五有余，内得二不足，此其身不表不里，亦正死明矣。

（《素问·奇病论》）

内闭不得溲，刺足少阴、太阳与骶上以长针，气逆则取其太阴、阳明，厥阴[2]甚取少阴、阳明动者之经也。

（《灵枢·癫狂》）

癃，取之阴跷及三毛上及[3]血络出血。

（《灵枢·热病》）

（十九）遗精、白浊

客于阴器，则梦接内。

（《灵枢·淫邪发梦》）

怵惕思虑者则伤神，神伤则恐惧，流淫而不止。

恐惧而不解则伤精，精伤则骨酸痿厥，精时自下。

（《灵枢·本神》）

思想无穷，所愿不得，意淫于外，入房太甚，宗筋弛纵，发为筋痿，及为白淫。

（《素问·痿论》）

---

①亦：此后《太素·卷三十·厥死》有"二"字，可据补。
②阴：《太素·卷三十·厥逆》无，可据删。
③及：详其文义，疑此字为衍。

（二十）前阴病

足太阴之筋[①]……其病……阴股引髀而痛，阴器纽痛下引脐，两胁痛引膺中，脊内痛。

足厥阴之筋……其病……阴股痛转筋，阴器不用，伤于内则不起，伤于寒则阴缩入，伤于热则纵挺不收。治在行水清阴气。

经筋之病，寒则反折筋急，热则筋弛纵不收，阴痿不用。

（《灵枢·经筋》）

肝脉……微大为肝痹，阴缩，咳引小腹。

肾脉……大甚为阴痿。

（《灵枢·邪气脏腑病形》）

足厥阴之别，名曰蠡沟……其病气逆则睾肿卒疝，实则挺长，虚则暴痒，取之所别也。

（《灵枢·经脉》）

（二十一）睡眠异常

帝曰：善。人有卧而有所不安者，何也？岐伯曰：脏有所伤及，精有所之寄，则安[②]，故人不能悬[③]其病也。

帝曰：人之不得偃卧者，何也？岐伯曰：肺者脏之盖也，肺气

---

①足太阴之筋：本段校勘参看"经络篇·七、十二经筋"。

②脏有所伤及精有所之寄则安：《太素·卷三十·卧息喘逆》作"脏有所伤，及精有所乏，倚则不安"（引者注：新校正所引无"乏"字，疑脱），文义略为可观，然终不如《甲乙经》卷十二第三作"脏有所伤，情有所倚，则卧不安"通顺明了。惟古医经旧貌如何，今已难确考。

③悬：远也。悬，古作"县"。《淮南子·主术》："其于以瑜兵马县矣。"高诱注云："县，远也。"

盛则脉大，脉大则不得偃卧。论在《奇恒》《阴阳》中。

（《素问·病能论》）

黄帝问于伯高曰：夫邪气之客人也，或令人目不瞑、不卧出^①者，何气使然？伯高曰：五谷入于胃也，其糟粕、津液、宗气分为三隧。故宗气积于胸中，出于喉咙，以贯心脉而行呼吸焉。营气者，泌其津液，注之于脉，化以为血，以荣四末，内注五脏六腑，以应刻数焉。卫气者，出其悍气之慓疾，而先行于四末、分肉、皮肤之间而不休者也，昼日行于阳，夜行于阴。常从足少阴之分间，行于五脏六腑^②。今厥气客于五脏六腑，则卫气独卫其外，行于阳，不得入于阴，行于阳则阳气盛，阳气盛则阳跷陷^③，不得入于阴，阴虚，故目不瞑。

黄帝曰：善。治之奈何？伯高曰：补其不足，泻其有余，调其虚实，以通其道而去其邪，饮以半夏汤一剂，阴阳已通，其卧立至。

黄帝曰：善。此所谓决渎壅塞，经络大通，阴阳和得^④者也。愿闻其方。伯高曰：其汤方以流水千里以外者八升，扬之万遍，取其清五升煮之，炊以苇薪，火^⑤沸，置秫米一升，治^⑥半夏五合，徐炊，令竭为一升半，去其滓，饮汁一小杯，日三，稍益，以知^⑦为度。故

---

①不卧出："卧出"为汉代熟语，为睡着、熟睡之义，如西汉末东汉初人桓谭《新论·祛蔽》"咸百年左右乃死，死时忽如卧出者"即是其例。"不卧出"，即睡不着。

②五谷入于胃也……行于五脏六腑：校勘参看"藏象篇·四、生命物质与生命活动·（二）气、血、津、液·1.气血津液的生成和作用"。

③陷：《太素·卷十二·营卫气行》作"满"，可据改。

④和得：同义复词，契合。

⑤火：《太素·卷十二·营卫气行》作"大"，可据改。

⑥治：《太素·卷十二·营卫气行》作"冶"，可据改。另，马王堆汉墓出土古医书《五十二病方》"冶菌桂""冶矾""冶黄芩""冶半夏"等词习见，可为助证。冶，捣碎。

⑦知：愈也。《方言》："南楚病愈者谓之差，或谓之间，或谓之知。知，通语也。"

·疾病篇·

其病新发者，覆杯则卧，汗出则已矣；久者，三饮而已也。

（《灵枢·邪客》）

黄帝曰：病而不得卧①者，何气使然？岐伯曰：卫气不得入于阴，常留于阳，留于阳则阳气满，阳气满则阳跷盛，不得入于阴则阴气虚，故目不瞑也。

黄帝曰：病目而②不得视者，何气使然？岐伯曰：卫气留于阴，不得行于阳，留于阴则阴气盛，阴气盛则阴跷满，不得入于阳则阳气虚，故目闭也。

黄帝曰：人之多卧者，何气使然？岐伯曰：此人肠胃大而皮肤湿③，而分肉不解焉。肠胃大则卫气留久，皮肤湿则分肉不解，其行迟。夫卫气者，昼日常行于阳，夜行于阴，故阳气尽则卧，阴气尽则寤。故肠胃大，则卫气行留久；皮肤湿，分肉不解，则行迟。留于阴也久，其气不清④，则欲瞑，故多卧矣。其肠胃小，皮肤滑以缓，分肉解利，卫气之留于阳也久，故少瞑⑤焉。

黄帝曰：其非常经也，卒然多卧者，何气使然？岐伯曰：邪气留于上膲，上膲闭而不通，已食若饮汤，卫气留久⑥于阴而不行，故卒然多卧焉。

黄帝曰：善。治此诸邪奈何？岐伯曰：先其脏腑，诛其小过，后调其气，盛者泻之，虚者补之，必先明知其形志之苦乐，定乃

①卧：此后《太素·卷二十七·七邪》有"出"字，可据补。今谓"卧出"为汉代熟语，即熟睡、睡着之意，《灵枢》无"出"字，疑为浅人所删。

②目而：《太素·卷二十七·七邪》作"而目"，可据乙。

③湿：《太素·卷二十七·七邪》作"濇"，今简化字作"涩"，可据改。下二"湿"字同。

④清：《太素·卷二十七·七邪》作"精"，可据改。

⑤瞑：《太素·卷二十七·七邪》作"卧"，可据改。

⑥留久：《甲乙经》卷十二第三作"久留"，《太素·卷二十七·七邪》作"反留"，作"久留"是。

取之。

（《灵枢·大惑论》）

（二十二）善忘

黄帝曰：人之善忘者，何气使然？岐伯曰：上气不足，下气有余，肠胃实而心肺虚，虚则营卫留于下久之^①，不以时上，故善忘也。

（《灵枢·大惑论》）

肾盛怒而不止则伤志，志伤则喜忘其前言，腰脊不可以俯仰屈伸，毛悴色夭，死于季夏。

（《灵枢·本神》）

血并于下，气并于上，乱而喜忘。

（《素问·调经论》）

（二十三）汗出异常

肺脉……其软而散者，当病灌汗。

阳气有余为身热无汗，阴气有余为多汗身寒。

（《素问·脉要精微论》）

故饮食饱甚，汗出于胃。惊而夺精，汗出于心。持重远行，汗出于肾。疾走恐惧，汗出于肝。摇体劳苦，汗出于脾。

（《素问·经脉别论》）

---

①之：《太素·卷二十七·七邪》无，可据删。

肾病者，腹大胫肿，喘咳身重，寝汗出，憎风。

（《素问·脏气法时论》）

汗出偏沮，使人偏枯。

魄汗未尽，形弱而气烁。

（《素问·生气通天论》）

黄帝曰：人之善病风厥漉汗者，何以候之？少俞答曰：肉不坚，腠理疏，则善病风。

黄帝曰[①]：何以候肉之不坚也？少俞答曰：䐃肉不坚而无分理理者粗理，粗理而皮不致者腠理疏。此言其浑然者。

（《灵枢·五变》）

阳加于阴，谓之汗。

（《素问·阴阳别论》）

（二十四）眩晕

徇蒙招尤，目冥耳聋，下实上虚，过在足少阳、厥阴，甚则入肝。

（《素问·五脏生成》）

髓海不足，则脑转耳鸣，胫酸眩冒，目无所见，懈怠安卧。

（《灵枢·海论》）

---

①黄帝曰：本段校勘参考"病理篇·五、体质病理"。

清浊相干，……气……乱于头，则为厥逆，头重眩仆。

（《灵枢·五乱》）

上气不足，脑为之不满，耳为之苦鸣，头为之苦倾，目为之眩[1]。

目眩头倾，补足外踝下留之。

（《灵枢·口问》）

邪中于项[2]，因逢其身之虚，其入深，则随眼系以入于脑，入于脑则脑转，脑转则引目系急，目系急则目眩以转矣。邪其精，其精所中不相比也则精散，精散则视歧，视歧见两物。目者，五脏六腑之精也，营卫魂魄之所常营也，神气之所生也。故神劳则魂魄散，志意乱。是故瞳子黑眼法于阴，白眼赤脉法于阳也，故阴阳合传而精明也。目者，心使也，心者，神之舍也，故神精乱而不转，卒然见非常处，精神魂魄，散不相得，故曰惑也。

（《灵枢·大惑论》）

（二十五）头痛

厥头痛，面若肿起而烦心，取之足阳明、太阴[3]。

厥头痛，头脉痛，心悲善泣，视头动脉反盛者，刺尽去血，后调足厥阴。

厥头痛，贞贞头重而痛，泻头上五行，行五，先取手少阴，后

①眩：《太素·卷二十七·十二邪》作"瞑"，可据改。下"眩"字同。
②邪中于项：本段校勘参看"藏象篇·八、若干生理现象·（五）登高眩惑"。
③足阳明太阴：《太素·卷二十六·厥头痛》作"足阳明太阳"，然杨上善注云："手足阳明及手足太阳。"知此前脱"手"字，可据改为"手足阳明、太阳"。

取足少阴。

厥头痛，意善忘，按之不得，取头面左右动脉，后取足太阴。

厥头痛，项先痛，腰脊为应，先取天柱，后取足太阳。

厥头痛，头痛甚，耳前后脉涌有热，泻出其血，后取足少阳。

真头痛，头痛甚，脑尽痛，手足寒至节，死不治。

头痛不可取于腧者，有所击堕，恶血在于内，若肉①伤，痛未已，可则②刺，不可远取也。

头痛不可刺者，大痹为恶，日作者，可令少愈，不可已。

头半寒痛，先取手少阳、阳明，后取足少阳、阳明。

（《灵枢·厥病》）

刺家不诊③，听病者言。在头头疾痛，为藏针之，刺至骨病已上，无伤骨肉及皮，皮者道也。

（《素问·长刺节论》）

膀胱足太阳之脉……是动则病冲头痛，目似脱，项如拔。

胆足少阳之脉……是主骨所生病者，头痛颔痛，目锐眦痛。

（《灵枢·经脉》）

帝曰：人有病头痛以数岁不已，此安得之？名④为何病？岐伯曰：当有所犯大寒，内至骨髓，髓者以脑为主，脑逆故令头痛，齿亦痛，病名曰厥逆。帝曰：善。

（《素问·奇病论》）

---

①肉：《太素·卷二十六·厥头痛》作"内"，可据改。
②则：《太素·卷二十六·厥头痛》作"即"，可据改。
③刺家不诊：本段校勘参看"刺法灸法篇·四、施针原则·（八）头身四肢病之刺"。
④名：《太素·卷三十·头齿痛》作"是"，可据改。

帝曰：病热而有所痛者，何也？岐伯曰：病热者，阳脉也，以三阳之动也。人迎一盛少阳，二盛太阳，三盛阳明。入阴也①。夫阳入于阴，故病在头与腹，乃䐜胀而头痛也。帝曰：善。

（《素问·腹中论》）

邪客于足太阳②之络，令人头项肩痛，刺足小指爪甲上与肉交者各一痏，立已；不已，刺外踝下三痏，左取右，右取左，如食顷已。

（《素问·缪刺论》）

阳迎③头痛，胸满不得息，取人迎。

（《灵枢·寒热病》）

头痛巅疾，下虚上实，过在足少阴、巨阳，甚则入肾。

心烦头痛，病在鬲中，过在手巨阳、少阴。

（《素问·五脏生成》）

气上不下，头痛巅疾。求阳不得，求阴不审，五部隔无征，若居旷野，若伏空室，绵绵乎属不满日。

（《素问·方盛衰论》）

---

① 入阴也：详其文义，疑此三字为衍。

② 足太阳：《太素·卷二十三·量缪刺》杨上善注云："足太阳支正之络。"考支正本为手太阳之络，疑古医经及杨注本作"手太阳"，因《素问》《灵枢》乃至《伤寒论》多以头项痛为足太阳病，故后人在传抄中误作"足太阳"。若古医经本作"足太阳"，杨氏断不至言"足太阳支正之络"也。若古医经果真作"手太阳"，则后文"足小指"亦当作"手小指"。

③ 迎：《太素·卷二十六·寒热杂说》作"逆"，可据改。

疾病篇

巅①痛，刺手阳明与巅之盛脉出血。

巅②痛，刺足阳明曲周动脉见血，立已；不已，按人迎于经，立已。

（《灵枢·杂病》）

头痛耳鸣，九窍不利，肠胃之所生也。

（《素问·通评虚实论》）

（二十六）心痛

厥心痛，与背相控，善瘈，如从后触其心，伛偻者，肾心痛也，先取京骨、昆仑；发狂③不已，取然谷。

厥心痛，腹胀胸满，心尤痛甚，胃心痛也，取之大都、太白。

厥心痛，痛如以锥针刺其心，心痛甚者，脾心痛也，取之然谷、太溪。

厥心痛，色苍苍如死状，终日不得太息，肝心痛也，取之行间、太冲。

厥心痛，卧若徒居心痛间，动作痛益甚，色不变，肺心痛也，取之鱼际、太渊。

真心痛，手足清至节，心痛甚，旦发夕死，夕发旦死。

心痛不可刺者，中有盛聚，不可取于腧。

（《灵枢·厥病》）

心痛引腰脊，欲呕，取足少阴。

---

①巅：《太素·卷三十·颔痛》作"颔"，可据改。下"巅"字同。
②巅：《太素·卷三十·颔痛》作"颊"，可据改。
③狂：《太素·卷二十六·厥心痛》作"针"，可据改。

心痛腹胀，啬啬然大便不利，取足太阴。

心痛引背，不得息，刺足少阴；不已，取手少阳。

心痛引小腹满，上下无常处，便溲难，刺足厥阴。

心痛，但短气不足以息，刺手太阴。

心痛，当九节刺之；按①已，刺按之立已；不已，上下求之，得之立已。

（《灵枢·杂病》）

邪在心，则病心痛喜悲，时眩仆，视有余不足而调之其输也。

（《灵枢·五邪》）

手心主、少阴厥逆，心痛引喉，身热，死不可治。

（《素问·厥论》）

心与背相引而痛者，……寒气客于背俞之脉则脉泣，脉泣则血虚，血虚则痛，其俞注于心，故相引而痛；按之则热气至，热气至则痛止矣。

（《素问·举痛论》）

心脉……微急为心痛引背，食不下。

（《灵枢·邪气脏腑病形》）

帝曰：愿闻缪刺奈何？取之何如？岐伯曰：邪客于足少阴之络，令人卒心痛暴胀，胸胁支满，无积者，刺然骨之前出血，如食顷

---

①按：《太素·卷二十六·厥心痛》作"不"，可据改。

而^①已，不已^②，左取右，右取左。病新发者，取^③五日已。

（《素问·缪刺论》）

背与心相控而痛，所治天突与十椎及上纪^④。上纪者胃脘也，下纪者关元也。

（《素问·气穴论》）

（二十七）胸胁痛

肝病者，两胁下痛引少腹，令人善怒，虚则目䀮䀮无所见，耳无所闻，善恐如人将捕之，取其经厥阴与少阳；气逆则头痛，耳聋不聪，颊肿，取血者。

心病者，胸中痛，胁支满，胁下痛，膺背肩甲间痛，两臂内痛，虚则胸腹大，胁下与腰相引而痛，取其经少阴、太阳、舌下血者；其变病，刺郄中血者。

（《素问·脏气法时论》）

邪客于足少阳之络，令人胁痛不得息，咳而汗出，刺足小指次指爪甲上与肉交者各一痏，不得息立已，汗出立止，咳者温衣饮食，一日已。左刺右，右刺左，病立已。不已，复刺如法。

邪客于足太阳之络，令人拘挛背急，引胁而痛^⑤，刺之从项始，数脊椎侠脊疾按之，应手如痛，刺之傍三痏，立已。

（《素问·缪刺论》）

---

①而：详文义，疑其字为衍。
②不已：《太素·卷二十三·量缪刺》无，可据删。
③取：《太素·卷二十三·量缪刺》无，可据删。
④上纪：此后《太素·卷十一·气穴》有"下纪"二字，可据补。
⑤痛：此后《太素·卷二十三·量缪刺》有"内引心而痛"，可据补。

背胸邪系阴阳左右，如此其病前后痛涩，胸胁痛而不得息，不得卧，上气短气偏痛，脉满起斜出尻脉，络胸胁支心贯鬲，上肩加天突，斜下肩交十椎下。

（《素问·气穴论》）

少阳所谓心胁痛者……阳气尽而阴气盛，故心胁痛也。

阳明……所谓胸痛少气者，水气在脏腑也，水者阴气也，阴气在中，故胸痛少气也。

（《素问·脉解》）

寒气客于厥阴之脉，厥阴之脉者，络阴器系于肝，寒气客于脉中，则血泣脉急，故胁肋与少腹相引痛矣。

（《素问·举痛论》）

邪在肝，则两胁中痛，寒中，恶血在内，行善掣，节时脚肿①，取之行间以引胁下，补三里以温胃中，取血脉以散恶血，取耳间青脉以去其掣。

（《灵枢·五邪》）

胁络季胁引少腹而痛胀，刺譩譆。

（《素问·骨空论》）

---

①邪在肝……节时脚肿：校勘参看"病理篇·七、脏腑病机"。

（二十八）腰痛

足太阳脉令人腰痛，引项脊尻，背如重状，刺其郄中太阳正经出血，春无见血。

少阳令人腰痛，如以针刺其皮中，循循然不可以俯仰，不可以顾，刺少阳成骨之端出血，成骨在膝外廉之骨独起者，夏无见血。

阳明令人腰痛，不可以顾，顾如有见者，善悲，刺阳明于胻前三痏，上下和之，出血，秋无见血。

足少阴令人腰痛，痛引脊内廉①，刺少阴于内踝上②二痏，春无见血，出血太多，不可复也。

厥③阴之脉令人腰痛，腰中如张弓弩弦，刺厥阴之脉，在腨踵鱼腹之外，循之累累然，乃刺之，其病令人善④言默默⑤然不慧，刺之三痏。

解脉令人腰痛，痛引肩，目䀮䀮然，时遗溲，刺解脉，在膝筋肉分间郄外廉之横脉出血，血变而止。

解脉令人腰痛如引带⑥，常如折腰状，善恐，刺解脉在郄中结络如黍米，刺之血射以黑，见赤血而已。

同阴之脉令人腰痛，痛如小锤⑦居其中，怫然肿，刺同阴之脉，在外踝上绝骨之端，为三痏。

阳维之脉令人腰痛，痛上怫然肿，刺阳维之脉，脉与太阳合腨

①痛引脊内廉：《太素·卷三十·腰痛》作"引脊内痛"，可据改。
②上：《太素·卷三十·腰痛》作"下"。
③厥：《太素·卷三十·腰痛》作"居"，可据改。下"厥"字同。王冰注云："厥阴，一经作'居阴'，是传写草书'厥'字为'居'也。"今考本篇所言经脉，多不在十二经脉之列，故疑王说非是。
④善：《太素·卷三十·腰痛》无，可据删。
⑤默默：古林书堂本、读书堂本、《太素·卷三十·腰痛》并作"嘿嘿"，二字古可通用。
⑥引带：《太素·卷三十·腰痛》作"别"，可据改。
⑦锤：《太素·卷三十·腰痛》作"针"，可据改。

灵素新编

下间，去地一尺所。

衡络①之脉令人腰痛，不可以俯仰，仰则恐仆，得之举重伤腰，衡络绝，恶血归之，刺之在郄阳、筋之间，上郄数寸，衡居为二痏出血。

会阴之脉令人腰痛，痛上漯漯然汗出，汗干令人欲饮，饮已欲走，刺直阳之脉上三痏，在跷上郄下五②寸横居，视其盛者出血。

飞阳之脉令人腰痛，痛上怫怫然，甚则悲以恐，刺飞阳之脉，在内踝上五③寸，少阴之前，与阴维之④会。

昌阳之脉令人腰痛，痛引膺，目䀮䀮然，甚则反折，舌卷不能言，刺内筋为二痏，在内踝上大筋前太阴后，上踝二⑤寸所。

散脉令人腰痛而热，热甚生烦，腰下如有横木居其中，甚则遗溲，刺散脉，在膝前骨肉分间，络外廉束脉，为三痏。

肉里之脉令人腰痛，不可以咳，咳则筋缩急，刺肉里之脉为二痏，在太阳之外，少阳绝骨之后。

腰痛侠脊而痛至⑥头几几⑦然，目䀮䀮，欲僵仆，刺足太阳郄中出血。

腰痛，上寒，刺足太阳、阳明；上热，刺足厥阴；不可以俯仰，刺足少阳；中热而喘，刺足少阴，刺郄中出血。

腰痛，上寒，不可顾，刺足阳明；上热，刺足太阴；中热而喘，刺足少阴；大便难，刺足少阴；少腹满，刺足厥阴；如折不可以

①衡络：《太素·卷三十·腰痛》作"衝（今简化为'冲'）绝"。下"衡绝"同。

②五：《太素·卷三十·腰痛》作"三"。

③五：《太素·卷三十·腰痛》作"二"。

④之：《太素·卷三十·腰痛》无，可据删。

⑤二：《太素·卷三十·腰痛》作"三"。

⑥痛至：此后疑有脱文，《灵枢·杂病》有"厥挟脊而痛者至顶，头沉沉然，目䀮䀮然，腰脊强，取足太阳腘中血络"，与此文相类，或可据补"项"字。

⑦几几：《太素·卷三十·腰痛》作"沉沉"，或可据改。

俯仰，不可举，刺足太阳；引脊内廉，刺足少阴。

腰痛引少腹控䏚，不可以仰，刺腰尻交者，两髁胂上，以月生死为痏数，发针立已，左取右，右取左。

（《素问·刺腰痛》）

邪客于足太阴之络，令人腰痛，引少腹控䏚，不可以仰息，刺腰尻之解，两胂之上，是腰俞①，以月死生为痏数，发针立已，左刺右，右刺左。

（《素问·缪刺论》）

腰痛，痛上寒，取足太阳、阳明；痛上热，取足厥阴；不可以俯仰，取足少阳②；中热而喘，取足少阴、腘中血络。

（《灵枢·杂病》）

腰痛不可以转摇，急引阴卵，刺八髎与痛上，八髎在腰尻分间。

（《素问·骨空论》）

帝曰：有病厥者，诊右脉沉而紧，左脉浮而迟不然③，病主安在？岐伯曰：冬诊之，右脉固当沉紧，此应四时，左脉浮而迟，此逆

---

① 是腰俞：《太素·卷二十三·量缪刺》无，可据删。
② 足少阳：《太素·卷三十·腰痛》作"足太阳"，可据改。
③ 左脉浮而迟不然：《太素·卷十六·杂诊》作"左脉不然"，《甲乙经》卷九第八作"左手浮迟，不知"。新校正云："按《甲乙经》'不然'作'不知'。"是宋臣欲从《甲乙》校改也，今人或从之。史常永云："余谓'然'当训明，……是则'不然病主安在'，犹不明病主安在。《甲乙经》作'不知'，意与不明同。"并谓王注中"沈殆审之同声假借，审亦明也"。今疑古医经本与《太素》同，作"左脉不然"，故王冰注云："不然，言不沉也。"杨上善注云："左手不得沉紧得浮迟，故曰不然也。"今本《素问》"浮而迟"三字，疑是后人援下文"浮而迟"三字以释"不然"之义，后误入正文，当据《太素》删。

四时，在左当主病在肾，颇关在肺，当腰痛也。

帝曰：何以言之？岐伯曰：少阴脉贯肾络肺，今得肺脉，肾为之病，故肾为腰痛之病也。

（《素问·病能论》）

（二十九）项背四肢痛

厥挟脊而痛者[①]至顶，头沉沉然，目眈眈然，腰脊强，取足太阳腘中血络。

膝中痛，取犊鼻，以员利针，发而间之，针大如牦，刺膝无疑。

项痛，不可俯仰，刺足太阳；不可以顾，刺手太阳也。

（《灵枢·杂病》）

膺腧中膺，背腧中背，肩膊[②]虚者取之上。

（《灵枢·终始》）

坐而膝痛，治其机。立而暑解[③]，治其骸关。膝痛，痛及拇指，治其腘。坐而膝痛如物隐[④]者，治其关。膝痛不可屈伸，治其背内。连胻若折，治阳明中俞髎。若别，治巨阳、少阴荥。淫泺胻酸，不能久立，治少阳之维，在外[⑤]上五寸。

（《素问·骨空论》）

---

① 者：《太素·卷二十六·厥头痛》无，可据删。

② 膊：《太素·卷二十二·三刺》作"髆"。俗书"月"旁、"骨"旁每可互换，故"膊"即"髆"也。《说文·骨部》云："髆，肩甲也。"

③ 暑解：清·尤怡《医学杜书记·卷上·〈素问〉传写之误》云："'暑解'当是'骨解'，言骨散堕如解也。'暑'与'骨'相似，传写之误也。"可参。

④ 隐：硌。王梵志诗云："乍可刺你眼，不可隐我脚。"

⑤ 外：此后《太素·卷十一·骨空》有"踝"字，可据补。

521

邪客于臂掌之间，不可得屈，刺其踝后，先以指按之，痛乃刺之，以月死生为数，月生一日一痏，二日二痏，十五日十五痏，十六日十四痏。

邪客于足少阳之络，令人留于枢中痛，髀不可举，刺枢中以毫针，寒则久留针，以月死生为数，立已。

（《素问·缪刺论》）

足[①]髀不可举，侧而取之，在枢合中，以员利针，大针不可刺[②]。

（《灵枢·厥病》）

（三十）腹痛

邪在脾胃……阳气不足，阴气有余，则寒中肠鸣腹痛。

（《灵枢·五邪》）

大肠病者，肠中切痛而鸣濯濯，冬日重感于寒即泄，当脐而痛，不能久立，与胃同候，取巨虚上廉。

胃病者，腹䐜胀，胃脘当心而痛，上肢[③]两胁，膈咽不通，食饮不下，取之三里也。

小肠病者，小腹痛，腰脊控睾而痛，时窘之后，当耳前热，若寒甚，若独肩上热甚，及手小指次指之间热若脉陷者，此其候也，手太阳病也，取之巨虚下廉。

---

①足：《太素·卷三十·髀疾》无，可据删。
②刺：《太素·卷三十·髀疾》无，可据删。
③肢：《脉经》卷六第六作"支"，可据改。《太素·卷十一·府病合输》作"交"，乃"支"字形误。《甲乙经》卷九第七作"楮"，义与"支"同。

膀胱病者，小腹偏肿而痛，以手按之，即欲小便而不得，肩上热若脉陷，及足小指外廉及胫踝后皆热若脉陷，取委中央。

（《灵枢·邪气脏腑病形》）

寒气客于肠胃之间，膜原之下，血不得散，小络急引故痛，按之则血气散，故按之痛止。

寒气客于冲脉，冲脉起于关元，随腹直上，寒气客则脉不通，脉不通则气因之，故喘动应手矣。

厥气客于阴股，寒气上及少腹，血泣在下相引，故腹痛引阴股。

寒气客于五脏，厥逆上泄，阴气竭，阳气未入，故卒然痛死不知人，气复反则生矣。

痛宿昔成积者，……寒气客于小肠膜原之间，络血之中，血泣不得注于大经，血气稽留不得行，故宿昔而成积矣。

（《素问·举痛论》）

肠①中不便，取三里，盛泻之，虚补之。

（《灵枢·四时气》）

腹痛，刺脐左右动脉，已刺按之，立已；不已，刺气街，已刺按之，立已。

（《灵枢·杂病》）

---

①肠：《太素·卷二十三·杂刺》作"胀"而属上读，《甲乙经》卷九第七作"腹"，可改作"腹"。"腹"俗可作"膓"，与"肠"之异体同形，故传世本《灵枢》误为"肠"；而"肠"俗又作"胀"，《太素》之"胀"当即"肠"之俗字，杨上善不识"胀"为"肠"，故属上读。

厥逆为病也，足暴清，胸若将裂，肠①若将以刀切之，烦而不能食，脉大小皆涩，暖取足少阴，清取足阳明，清则补之，温则泻之。

（《灵枢·癫狂》）

帝曰：人有尺脉数②甚，筋急而见，此为何病？岐伯曰：此所谓疹筋，是人腹必急，白色黑色见，则病甚。

（《素问·奇病论》）

（三十一）疝

任脉为病，男子内结七疝。

督脉者……此生病，从少腹上冲心而痛，不得前后，为冲疝……督脉生病治督脉，治在骨上，甚者在齐下营。

（《素问·骨空论》）

病在少腹，腹痛不得大小便，病名曰疝，得之寒，刺少腹两股间，刺腰髁骨间，刺而多之，尽炅病已。

（《素问·长刺节论》）

三阳为病发寒热，下为痈肿，及为痿厥腨㾓，其传为索泽，其传为颓疝。

（《素问·阴阳别论》）

黄脉之至也，大而虚，有积气在腹中，有厥气，名曰厥疝，女

---

①肠：《太素·卷三十·厥逆》作"腹"，可据改。
②尺脉数：《太素·卷三十·疹筋》作"尺数"，杨上善注云："有本为'尺瘦'也。"

子同法，得之疾使四支，汗出当风。

（《素问·五脏生成》）

帝曰：诊得心脉而急，此为何病？病形何如？岐伯曰：病名心疝，少腹当有形也。

帝曰：何以言之？岐伯曰：心为牡脏，小肠为之使，故曰少腹当有形也。

（《素问·脉要精微论》）

弗治，脾传之肾，病名曰疝瘕，少腹冤热而痛，出白，一名曰蛊，当此之时，可按可药。

（《素问·玉机真脏论》）

寸口脉沉而弱，曰寒热及疝瘕、少腹痛。

脉急者，曰疝瘕、少腹痛。

（《素问·平人气象论》）

心疝暴痛，取足太阴、厥阴，尽刺去其血络。

男子如蛊，女子如怚①，身体腰脊如解，不欲饮食，先取涌泉见血，视跗上盛者，尽见血也。

（《灵枢·热病》）

厥阴所谓癃疝，妇人少腹肿者，厥阴者辰也，三月阳中之阴，

---

①怚：《甲乙经》卷八第一作"阻"，《太素·卷三十·如蛊如姐疾》作"姐"。今谓此三者，字异而义同，而"阻"字更为通用。本病亦称"阻病""恶阻""阻极"。（西晋竺法护《生经》："怀妊受胎，发此阻极，而以恶食。"）

邪在中，故曰癞疝、少腹肿也。

所谓癫癃疝肤胀者，曰阴亦盛而脉胀不通，故曰癫癃疝也。

（《素问·脉解》）

邪客于足厥阴之络，令人卒疝暴痛，刺足大指爪甲上与肉交者各一痏，男子立已，女子有顷已，左取右，右取左。

（《素问·缪刺论》）

肾脉大急沉，肝脉大急沉，皆为疝。心脉搏滑急为心疝，肺脉沉搏为肺疝。三阳急为瘕，三阴急为疝。

（《素问·大奇论》）

厥阴……滑则病狐疝风。

少阴……滑则病肺风疝。

太阴……滑则病脾风疝。

阳明……滑则病心风疝。

太阳……滑则病肾风疝。

少阳……滑则病肝风疝。

（《素问·四时刺逆从论》）

心脉……微滑为心疝引脐，小腹鸣。

肝脉……滑甚为㿉疝。

脾脉……滑甚为㿉癃，微滑为虫毒蛔蝎腹热；涩甚为肠㿉，微涩为内癀①，多下脓血。

（《灵枢·邪气脏腑病形》）

【简评】

综观《黄帝内经》所论疝病，以前阴肿痛为主症，乃男女皆有之病。然后人渐不知其本义，至明代已是"但言男子之疝，而全不知妇人之疝"，故张介宾《景岳全书》批评说："殊失之矣。"

《黄帝内经》论疝，病位涉及五脏六腑、三阴三阳，而证候则有寒有热。自张子和始，以寒疝、水疝、筋疝、血疝、气疝、狐疝、癀疝为七疝，并据足厥阴肝经主筋、环阴器而上入小腹等理论，创"为疝者，必本之厥阴"之说；其后，朱丹溪、戴原礼皆遵子和之说，称"疝本属厥阴之一经"，与经旨大异。

（三十二）血证

阳络伤则血外溢，血外溢则衄血；阴络伤则血内溢，血内溢则后血。

（《灵枢·百病始生》）

心脉……微缓为伏梁，在心下，上下行，时唾血……微涩为血溢。

肺脉……微急为肺寒热，怠惰，咳唾血……微滑为上下出血。涩甚为呕血。

（《灵枢·邪气脏腑病形》）

疾病篇

---

①内癀：《太素·卷十五·五脏脉诊》作"内溃"，与下文"多下脓血"合，可据改。

肺脉搏坚而长，当病唾血。

肝脉搏坚而长，色不青，当病坠若搏，因血在胁下，令人喘逆。

（《素问·脉要精微论》）

肺咳之状，咳而喘息有音，甚则唾血。

（《素问·咳论》）

春善病鼽衄。

（《素问·金匮真言论》）

脾移热于肝，则为惊衄。

胞移热于膀胱，则癃溺血。

（《素问·气厥论》）

少阴……所谓咳则有血者，阳脉伤也，阳气未盛于上而脉满，满则咳，故血见于鼻也。

（《素问·脉解》）

暴瘅内逆，肝肺相抟①，血溢鼻口，取天府。

（《灵枢·寒热病》）

①抟：古林书堂本作"搏"，《太素·卷二十六·寒热杂说》作"薄"，"搏""薄"古可通用，参考《灵枢》字例，可改作"搏"。

脉至而搏，血衄身热者，死。

（《素问·大奇论》）

衄而不止，脉大，是三逆也；咳且溲血，脱形，其脉小劲，是四逆也；……如是者，不过十五日而死矣。

腹胀便血①，其脉大，时绝，是二逆也；咳，溲血，形肉脱，脉搏，是三逆也；呕血，胸满引背，脉小而疾，是四逆也；……如是者，不及一时而死矣。

（《灵枢·玉版》）

衄而不止②衃，血流，取足太阳；衃血③，取手太阳；不已，刺宛骨下；不已，刺腘中出血。

（《灵枢·杂病》）

病注④下血，取曲泉。

（《灵枢·厥病》）

悲哀太甚，则胞络绝，胞络绝则阳气内动，发则心下崩，数溲血也。

（《素问·痿论》）

少阴……涩则病积溲血。

（《素问·四时刺逆从论》）

----

①腹胀便血：本段校勘参看"刺法灸法篇·四、施针原则·（十三）刺禁"。
②止：《太素·卷三十·衄血》无，可据删。
③血：《太素·卷三十·衄血》无，可据删。
④注：《太素·卷三十·癃泄》作"泄"，可据改。

529

结阴者，便血一升，再结二升，三结三升。

（《素问·阴阳别论》）

雷公曰①：于此有人，四支解堕，喘咳血泄，而愚诊之，以为伤肺，切脉浮大而紧，愚不敢治，粗工下砭石，病愈多出血，血止身轻，此何物也？

帝曰：子所能治，知亦众多，与此病失矣。譬以鸿飞，亦冲于天。夫圣人之治病，循法守度，援物比类，化之冥冥，循上及下，何必守经。今夫脉浮大虚者，是脾气之外绝，去胃外归阳明也。夫二火不胜三水，是以脉乱而无常也。四支解堕，此脾精之不行也。喘咳者，是水气并阳明也。血泄者，脉急血无所行也。若夫以为伤肺者，由失以狂也。不引《比类》，是知不明也。夫伤肺者，脾气不守，胃气不清，经气不为使，真脏坏决，经脉傍绝，五脏漏泄，不衄则呕，此二者不相类也。

（《素问·示从容论》）

（三十三）虫病

黄帝曰：气为上膈②者，食饮入而还出，余已知之矣。虫为下膈，下膈者，食晬时乃出，余未得其意，愿卒闻之。岐伯曰：喜怒不适，食饮不节，寒温不时，则寒汁流于肠中，流于肠中则虫寒，虫寒则积聚，守于下管，则肠胃充郭，卫气不营，邪气居之。

（《灵枢·上膈》）

---

①雷公曰：本段校勘参看"哲理篇·三、认知与思维"。下段同。
②上膈：《太素·卷二十六·虫痛》重"上膈"二字，可据补。

肠中有虫瘕及蛟蛔①，皆不可取以小针。心肠②痛懑，作痛肿聚，往来上下行，痛有休止，腹热喜渴涎出者，是蛟蛔也，以手聚按而坚持之，无令得移，以大针刺之，久持之，虫不动，乃出针也。恭③腹懑痛，形中上者。

（《灵枢·厥病》）

肘后粗，以下三四寸热者，肠中有虫。

（《灵枢·论疾诊尺》）

中热则胃中消谷，消谷则虫上下作，肠胃充郭故胃缓，胃缓则气逆，故唾出。

（《灵枢·五癃津液别》）

甘入于胃，其气弱小，不能上至于上焦，而与谷留于胃中，者④令人柔润者也，胃柔则缓，缓则虫动，虫动则令人悗心。

（《灵枢·五味论》）

脾脉……微滑为虫毒蛔蝎腹热。

（《灵枢·邪气脏腑病形》）

---

①蛟蛔：《甲乙经》卷九第二作"蛔蛟"，《千金要方》卷十三第六作"蛔咬"，《外台秘要·卷七·心痛方八首》作"蛔虫咬"，皆不易解。史常永云："蛟当是蚊之讹。""凡生类行，皆曰蚊。""蛔虫蠕动，宜曰蚊蛔。"其说可从。今考仁和寺本《太素·卷二十六·厥心痛》本亦作"蛟蛔"，然因"蛟"之俗体似"蚊"，故学者多误释为"蚊蛔"。

②肠：《太素·卷二十六·厥心痛》作"腹"。按："腹""肠"俗皆可作"腸"，故易相混俗，今疑作"腹"为是。

③恭：刘衡如疑此字为"并心"二字误合为一，学者或从其说。今谓此字实为"拼"之别体俗字，即烦闷之义，而"恭腹"犹言"腹恭"也。

④者：此前《太素·卷二·调食》有"甘"字，可据补。

531

（三十四）其他内科杂证

1. 欠

黄帝曰[①]：人之欠者，何气使然？岐伯答曰：卫气昼日行于阳，夜半则行于阴。阴者主夜，夜者卧。阳者主上，阴者主下。故阴气积于下，阳气未尽，阳引而上，阴引而下，阴阳相引，故数欠。阳气尽阴气盛，则目瞑；阴气尽而阳气盛，则寤矣。泻足少阴，补足太阳。

肾主为欠，取足少阴。

（《灵枢·口问》）

2. 嚏

黄帝曰：人之嚏者，何气使然？岐伯曰：此阴气盛而阳气虚，阴气疾而阳气徐，阴气盛而阳气绝，故为嚏。补足太阳，泻足少阴。

嚏者，阴与阳绝，故补足太阳，泻足少阴。

（《灵枢·口问》）

3. 嚏

黄帝曰：人之嚏者，何气使然？岐伯曰：阳气和利，满于心，出于鼻，故为嚏。补足太阳荣[②]、眉本。一曰眉上也[③]。

嚏者，补足太阳、眉本。

（《灵枢·口问》）

---

①黄帝曰：本段校勘参看"藏象篇·八·若干生理现象·（一）睡眠与觉醒"。
②荣：《太素·卷二十七·十二邪》同，文义不属。考杨注云："太阳荣在通谷。"知字当作"荥"。
③一曰眉上也：详文义，疑是古校语误入正文。

4. 太息

黄帝曰：人之太息者，何气使然？岐伯曰：忧思则心系急，心系急则气道约，约则不利，故太息以伸出之。补手少阴、心主、足少阳留之也。

太息，补手少阴、心主、足少阳留之。

（《灵枢·口问》）

5. 涎下

黄帝曰：人之涎下者，何气使然？岐伯曰：饮食者，皆入于胃，胃中有热则虫动，虫动则胃缓，胃缓则廉泉开，故涎下。补足少阴。

涎下，补足少阴。

（《灵枢·口问》）

6. 不嗜食

安卧，小便黄赤，脉小而涩者，不嗜食。

（《灵枢·论疾诊尺》）

喜怒而不欲食，言益小①，刺足太阴；怒而多言，刺足少阳。

（《灵枢·杂病》）

黄帝曰：人之善饥而不嗜食者，何气使然？岐伯曰：精气并于脾，热气留于胃，胃热则消谷，谷消故善饥；胃气逆上则胃脘寒，

---

①小：《太素·卷三十·喜怒》作"少"，可据改。

故^①不嗜食也。

（《灵枢·大惑论》）

少阴……所谓恶闻食臭者，胃无气，故恶闻食臭也。

（《素问·脉解》）

7. 食亦

大肠移热于胃，善食而瘦入，谓之食亦。胃移热于胆，亦曰食亦。

（《素问·气厥论》）

8. 骨繇

太阳为开^②，阳明为阖，少阳为枢。故开折则肉节渎而暴病起矣，故暴病者取之太阳，视有余不足，渎者皮肉宛膲而弱也。阖折则气无所止息而痿疾起矣，故痿疾者取之阳明，视有余不足。无所止息者，真气稽留，邪气居之也。枢折即骨繇而不安于地，故骨繇者取之少阳，视有余不足，骨繇者节缓而不收也，所谓骨繇者摇故也，当穷^③其本也。

（《灵枢·根结》）

9. 关格

反四时者，有余为精，不足为消。应太过，不足为精；应不

---

① 故：此前《太素·卷二十七·七邪》有"胃管寒"，据《灵枢》字例，可据补"胃脘寒"。
② 太阳为开：本段校勘参看"病理篇·八、经络病机"。
③ 穷：《太素·卷十·经脉根结》作"覈"，可据改。

足，有余为消。阴阳不相应，病名曰关格。

（《素问·脉要精微论》）

故邪在腑则阳脉不和^①，阳脉不和则气留之，气留之则阳气盛矣。阳气太盛则阴不利，阴脉不利则血留之，血留之则阴气盛矣。阴气太盛，则阳气不能荣也，故曰关。阳气太盛，则阴气弗能荣也，故曰格。阴阳俱盛，不得相荣，故曰关格。关格者，不得尽期而死也。

（《灵枢·脉度》）

10. 转筋

转筋者，立而取之，可令遂已。

（《灵枢·本输》）

转筋于阳治其阳，转筋于阴治其阴，皆卒刺之。

（《灵枢·四时气》）

11. 蹇

蹇，膝伸不屈，治其楗。

（《素问·骨空论》）

12. 重言

是故厌小而疾^②薄，则发气疾，其开阖利，其出气易；其厌大而厚，则开阖难，其气出迟，故重言也。

（《灵枢·忧恚无言》）

---

①故邪在腑则阳脉不和：本段校勘参看"病理篇·六、阴阳表里虚实寒热病机"。
②疾：《甲乙经》卷十二第二无，可据删。

13. 微病

黄帝曰：邪之中人，其病形何如？岐伯曰：虚邪之中身也，洒淅动形。正邪之中人也微，先见于色，不知于身，若有若无，若亡若存，有形无形，莫知其情。

（《灵枢·邪气脏腑病形》）

血气未并，五脏安定，邪客于形，洒淅起于毫毛，未入于经络也，故命曰神之微。……帝曰：刺微奈何？岐伯曰：按摩勿释，着针勿斥，移气于不足，神气乃得复。

血气未并，五脏安定，皮肤微病，命曰白气微泄。……帝曰：刺微奈何？岐伯曰：按摩勿释，出针视之，曰我将深之，适人必革，精气自伏，邪气散乱，无所休息，气泄腠理，真气乃相得。

血气未并，五脏安定，孙络外溢，则经有留血。……帝曰：刺留血奈何？岐伯曰：视其血络，刺出其血，无令恶血得入于经，以成其疾。

血气未并，五脏安定，肌肉蠕动，命曰微风。……帝曰：刺微奈何？岐伯曰：取分肉间，无中其经，无伤其络，卫气得复，邪气乃索。

血气未并，五脏安定，骨节有动。……帝曰：刺未并奈何？岐伯曰：即取之，无中其经，邪所乃能立虚。

（《素问·调经论》）

14. 喑

暴喑气鞕[1]，取扶突与舌本出血。

（《灵枢·寒热病》）

三、疮疡及外伤

（一）痈疽

黄帝曰[2]：……余已知血气之平与不平，未知痈疽之所从生，成败之时，死生之期，有远近，何以度之，可得闻乎？岐伯曰：……夫血脉营卫，周流不休，上应星宿，下应经数。寒邪客于经络之中则血泣，血泣则不通，不通则卫气归之，不得复反，故痈肿。寒气化为热，热胜则腐肉，肉腐则为脓，脓不泻则烂筋，筋烂则伤骨，骨伤则髓消，不当骨空，不得泄泻，血枯空虚，则筋骨肌肉不相荣，经脉败漏，熏于五脏，脏伤故死矣。

黄帝曰：愿尽闻痈疽之形，与忌曰[3]名。岐伯曰：痈发于嗌中，名曰猛疽，猛疽不治，化为脓，脓不泻，塞咽，半日死；其化为脓者，泻[4]则合[5]豕膏，冷食[6]，三日而已。发于颈，名曰夭疽，其痈大以赤黑，不急治则热气下入渊腋，前伤任脉，内熏肝肺，熏肝肺十余日而死矣。阳留[7]大发，消脑留项，名曰脑烁，其色不乐，项痛而如刺以针，烦心者死不可治。发于肩及臑，名曰疵痈，其状赤黑，

---

①鞕：通“鞭”，哽塞，哽阻。《太素·卷二十六·寒热杂说》作“鞭”，所用是其本字。
②黄帝曰：本段校勘参看“病理篇·九、精神气血病机”。
③曰：《太素·卷二十六·痈疽》作“日”，可据改。
④泻：此后《太素·卷二十六·痈疽》有“已”字，可据补。
⑤合：《太素·卷二十六·痈疽》作“含”字，可据改。
⑥冷食：此前《太素·卷二十六·痈疽》有“毋”字，可据补。
⑦留：《太素·卷二十六·痈疽》作“气”，可据改。

急治之，此令人汗出至足，不害五脏，痈发四五日逞①焫之。发于腋下，赤坚者，名曰米疽，治之以砭石，欲细而长，疏②砭之，涂已③豕膏，六日已，勿裹之；其痈坚而不溃者，为马刀挟瘿④，急治之。发于胸，名曰井疽，其状如大豆，三四日起，不早治，下入腹，不治，七日死矣。发于膺，名曰甘疽，色青，其状如谷实⑤蒌瓜，常苦寒热，急治之，去其寒热，十岁死⑥，死后出脓。发于胁，名曰败疵，败疵者女子之病也，灸之，其病大痈脓，治之，其中乃有生肉，大如赤小豆，剉䔖翘草根各一升，以水一斗六升煮之，竭为取⑦三升，则⑧强饮，厚衣坐于釜上，令汗出至足已。发于股胫⑨，名曰股胫疽⑩，其状不甚变，而痈脓搏骨，不急治，三十日死矣。发于尻，名曰锐疽，其状赤坚大，急治之，不治，三十日死矣。发于股阴，名曰赤施，不急治，六十⑪日死；在两股之内，不治，十⑫日而当死。发于膝，名曰疵痈⑬，其状大痈，色不变，寒热，如坚石，勿石，石之者死，须其柔乃石之者生。诸痈疽之发于节而相应者，不可治也。发于阳者，百日死；发于阴者，三十⑭日死。发于胫，名曰兔啮，其状赤至骨，急治之，不治害人也。发于内踝，名曰走缓，其状痈也，

---

①逞：《太素·卷二十六·痈疽》作"逆"，可据改。

②疏：《太素·卷二十六·痈疽》作"数"。

③已：通"以"。《太素·卷二十六·痈疽》作"以"，所用是其本字。

④瘿：《太素·卷二十六·痈疽》作"婴"，可据改。婴，颈前也。

⑤谷实：即楮实。

⑥十岁死：此前《甲乙经》卷十一第九下有"不急治"三字，可据补。

⑦取：《太素·卷二十六·痈疽》无，可据删。

⑧则：《太素·卷二十六·痈疽》作"即"，可据改。

⑨股胫：《太素·卷二十六·痈疽》《千金翼方》卷二十三第二并作"股胻"，义与"股胫"同。《诸病源候论·卷三十二·疽候》作"股阳"。

⑩股胫疽：《太素·卷二十六·痈疽》作"脱疽"，《诸病源候论·卷三十二·疽候》作"兑疽"，《千金翼方》卷二十三第二作"股脱疽"。

⑪六十：《太素·卷二十六·痈疽》《诸病源候论·卷三十二·疽候》并作"六"。

⑫十：《太素·卷二十六·痈疽》《诸病源候论·卷三十二·疽候》并作"六十"。

⑬痈：《太素·卷二十六·痈疽》作"疽"，可据改。

⑭三十：此前《太素·卷二十六·痈疽》作"四十"。

色不变，数石其输而止其寒热，不死。发于足上下，名曰四淫，其状大痛①，急治之，百日死。发于足傍，名曰厉痈②，其状不大，初如小指发，急治之，去其黑者，不消辄益，不治，百日死。发于足指，名脱痈，其状赤黑，死不治；不赤黑，不死。不衰，急斩之，不则死矣。

黄帝曰：夫子言痈疽，何以别之？岐伯曰：营卫③稽留于经脉之中，则血泣而不行，不行则卫气从之而不通，壅遏而不得行，故热。大热不止，热胜则肉腐，肉腐则为脓。然不能陷④，骨髓不为燋枯，五脏不为伤，故命曰痈。

黄帝曰：何谓疽？岐伯曰：热气淳盛，下陷肌肤，筋髓⑤枯，内连五脏，血气竭，当其痈下，筋骨良肉皆无余，故命曰疽。疽者，上之皮夭以坚，上⑥如牛领之皮。痈者，其皮上薄以泽。此其候也。

（《灵枢·痈疽》）

邪溢气壅⑦，脉热肉败，荣卫不行，必将为脓，内销骨髓，外破大腘，留于节凑，必将为败。

（《素问·气穴论》）

黄帝曰：余以小针为细物也，夫子乃言上合之于天，下合之于地，中合之于人，余以为过针之意矣。愿闻其故。岐伯曰：何物大于

疾病篇

---

①痛：此后《太素·卷二十六·痈疽》有"不色变"三字，结合《灵枢》文例，似可据补"色不变"三字。

②痈：《太素·卷二十六·痈疽》作"疽"，可据改。下"痈"字同。

③卫：《甲乙经》卷十一第九下作"气"，可据改。

④陷：此后《太素·卷二十六·痈疽》有"于骨髓"三字，可据补。

⑤髓：此后《太素·卷二十六·痈疽》有"骨"字，可据补。

⑥上：疑涉上文而误，《甲乙经》卷十一第九下作"状"，可据改。

⑦邪溢气壅：本段校勘参看"经络篇·九、腧穴·（一）'三百六十五'穴"。

天①乎？夫大于针者，唯五兵者焉。五兵者，死之备也，非生之具。且夫人者，天地之镇也，其不②可不参乎？夫治民③者，亦唯针焉。夫针之与五兵，其孰小乎？

黄帝曰④：病之生时，有喜怒不测，饮食不节，阴气不足，阳气有余，营气不行，乃发为痈疽。阴阳不通，两热相抟，乃化为脓，小针能取之乎？岐伯曰：圣人不能使化者，为之邪不可留也。故两军相当，旗帜相望，白刃陈于中野者，此非一日之谋也。能使其民令行禁止，士卒无白刃之难者，非一日之教也，须臾之得也。夫至使身被痈疽之病，脓血之聚者，不亦离道远乎！夫痈疽之生，脓血之成也，不从天下，不从地出，积微之所生也。故圣人自治于未有形也，愚者遭其已成也。

黄帝曰：其已⑤形不予⑥遭，脓已成不予见，为之奈何？岐伯曰：脓已成，十死一生，故圣人弗使已成，而明为良方，著之竹帛，使能者踵而传之后世，无有终时者，为其不予遭⑦也。

黄帝曰：其已有脓血而后遭乎⑧，不导之以小针治乎？岐伯曰：以小治小者其功小，以大治大者多害。故其已成脓血者，其唯砭石、

---

① 天：《太素·卷二十三·痈疽逆顺刺》作"针"，可据改。

② 不：《太素·卷二十三·痈疽逆顺刺》无，可据删。

③ 民：《太素·卷二十三·痈疽逆顺刺》作"人"，疑是避唐太宗李世民名讳所改。

④ 黄帝曰：本段校勘参看"病理篇·六、阴阳表里虚实寒热病机"。

⑤ 已：此后《太素·卷二十三·痈疽逆顺刺》有"有"字，可据补。

⑥ 予：《太素·卷二十三·痈疽逆顺刺》作"子"，杨上善释作"百姓"。后"不予见"同此。按：刘衡如主张据《太素》改为"子"，并云："《论语》皇疏'子是有德之称，古者称师爲子也'，此间乃帝称岐伯之辞。"郭霭春《黄帝内经灵枢校注语译》主张据《太素》改且遵杨上善注。今谓"予"有"之"义，故"不予遭"犹言不之遭（遇也），"不予见"犹言不之见。《论语·子路》"予无乐乎为君，唯其言而莫予违也"（《韩非子·难一》"莫予违"作"莫之为"），《诗经·陈风·墓门》"夫也不良，歌以讯之；讯予不顾，颠倒思予"，皆"予"用作"之"之例。

⑦ 予遭：《太素·卷二十三·痈疽逆顺刺》作"遭子"，疑字有误倒。

⑧ 遭乎：《太素·卷二十三·痈疽逆顺刺》作"遭子"。今疑"乎""子"皆"予"字之误，而"遭乎"为"予遭"之误倒。

灵素新编

铍锋之所取也。

黄帝曰：多害者，其不可全乎？岐伯曰：其在逆顺焉。

黄帝曰：愿闻逆顺。岐伯曰：以为伤者，其白眼青，黑眼小，是一逆也；内药而呕者，是二逆也；腹痛渴甚，是三逆也；肩项中不便，是四逆也；音嘶色脱，是五逆也。除此五者，为顺矣。

（《灵枢·玉版》）

三阳为病发寒热，下为痈肿，及为痿厥腨㾓，其传为索泽，其传为颓疝。

（《素问·阴阳别论》）

帝曰：善。有病颈痈者，或石治之，或针灸治之，而皆已，其真安在？岐伯曰：此同名异等者也。夫痈气之息者，宜以针开除去之。夫气盛血聚者，宜石而泻之。此所谓同病异治也。

（《素问·病能论》）

阴与阳别，寒与热争，两气相抟，合为痈脓者也。故为之治针，必令其末如剑锋，可以取大脓。

黄帝曰：愿闻身形应九野奈何？岐伯曰：请言身形之应九野也。左足应立春，其日戊寅己丑。左胁应春分，其日乙卯。左手应立夏，其日戊辰己巳。膺喉首头应夏至，其日丙午。右手应立秋，其日戊申己未。右胁应秋分，其日辛酉。右足应立冬，其日戊戌己亥。腰尻下窍应冬至，其日壬子。六腑、膈下三脏应中州，其大禁，大禁^①太一所在之日及诸戊己。凡此九者，善候八正所在之处，所主左右上

①大禁：《甲乙经》卷十一第九下无，可据删。

疾病篇

下身体有痈肿者，欲治之，无以其所直之日溃治之，是谓天忌日也。

（《灵枢·九针论》）

身有五部：伏兔一；腓二，腓者腨也；背三；五脏之腧四；项五。此五部有痈疽者死。

凡刺之害，中而不去则精泄，不中而去则致气；精泄则病甚而恇，致气则生为痈疽也。

（《灵枢·寒热病》）

痈不知所，按之不应手，乍来乍已，刺手太阴傍三痏与缨脉各二。

掖痈大热，刺足少阳五；刺而热不止，刺手心主三，刺手太阴经络者大骨之会各三。

暴痈筋緛，随分而痛，魄汗不尽，胞气不足，治在经俞。

（《素问·通评虚实论》）

肾移寒于肝①，痈肿少气。脾移寒于肝，痈肿筋挛。

（《素问·气厥论》）

凡刺痈邪无迎陇②，易俗移性不得脓，脆道更行去其乡，不安处所乃散亡。诸阴阳过痈者，取之其输泻之。

（《灵枢·刺节真邪》）

---

①肝：新校正云："按全元起本云'肾移寒于脾'……《甲乙经》亦作'移寒于脾'。王因误本，遂解为肝，亦智者之一失也。"《太素·卷二十六·寒热相移》亦作"脾"，可据改。

②凡刺痈邪无迎陇：本段校勘参看"刺法灸法篇·四、施针原则·（十二）五节之刺、五邪之刺"。

治腐①肿者刺腐上，视痈小大深浅刺，刺大者多血，小者深之，必端内针为故止。

（《素问·长刺节论》）

（二）瘰疬

黄帝问于岐伯曰：寒热瘰疬在于颈腋者，皆何气使生？岐伯曰：此皆鼠瘘寒热之毒气也，留②于脉而不去者也。

黄帝曰：去之奈何？岐伯曰：鼠瘘之本，皆在于脏，其末上出于颈腋之间，其浮于脉中而未内着于肌肉而外为脓血者，易去也。

黄帝曰：去之奈何？岐伯曰：请从其本引其末，可使衰去而绝其寒热。审按其道以予之，徐往徐来以去之。其小如麦者，一刺知，三刺而已。

黄帝曰：决其生死③奈何？岐伯曰：反其目视之，其中有赤脉，上④下贯瞳子，见一脉，一岁死；见一脉半，一岁半死；见二脉，二岁死；见二脉半，二岁半死；见三脉，三岁而死。见赤脉⑤不下贯瞳子，可治也。

（《灵枢·寒热》）

肺脉……微涩为鼠瘘，在颈支腋之间，下不胜其上，其应善酸矣。

（《灵枢·邪气脏腑病形》）

---

①腐：《太素·卷二十三·杂刺》作"痈"，可据改。下"腐"字同。
②留：《太素·卷二十六·寒热瘰疬》作"堤"，可据补。
③生死：《太素·卷二十六·寒热瘰疬》作"死生"，可据乙。
④上：此前《太素·卷二十六·寒热瘰疬》有"从"字，可据补。
⑤脉：此后《太素·卷二十六·寒热瘰疬》有"而"字，可据补。

胆足少阳之脉……是主骨所生病者，头痛颔痛，目锐眦痛，缺盆中肿痛，腋下肿，马刀侠瘿，汗出振寒。

（《灵枢·经脉》）

发于腋下……其痈坚而不溃者，为马刀挟瘿，急治之。

（《灵枢·痈疽》）

鼠瘘寒热，还刺寒府，寒府在附膝外解营。

（《素问·骨空论》）

（三）内痈

黄帝问曰：人病胃脘痈者，诊当何如？岐伯对曰：诊此者当候胃脉，其脉当沉细，沉细者气逆，逆者人迎甚盛，甚盛则热。人迎者，胃脉也，逆而盛，则热聚于胃口而不行，故胃脘为痈也。

（《素问·病能论》）

少阳厥逆，机关不利，机关不利者，腰不可以行，项不可以顾，发肠痈不可治，惊者死。

（《素问·厥论》）

喜怒不适，食饮不节，寒温不时，则寒汁流于肠中，流于肠中则虫寒，虫寒则积聚，守于下管，则肠胃充郭，卫气不营，邪气居之。人食则虫上食，虫上食则下管虚，下管虚则邪气胜之，积聚以留，留则痈成，痈成则下管约。其痈在管内者，即①而痈深；其痈在

---

　①即：《太素·卷二十六·虫痈》作"则沉"，可据改补。

外者，则痛外而痛浮，痛上皮热。

黄帝曰：刺之奈何？岐伯曰：微按其痛，视气所行，先浅刺其傍，稍内益深，还而刺之，毋过三行，察其沉浮，以为深浅。已刺必熨，令热入中，日使热内，邪气益衰，大痛乃溃。伍以参①禁，以除其内，恬憺无为，乃能行气，后以咸②苦，化谷乃下矣。

（《灵枢·上膈》）

肝脉……大甚为内痈，善呕衄；……脾脉……微涩为内溃③，多下脓血。肾脉……涩甚为大痈。

（《灵枢·邪气脏腑病形》）

（四）痔疮

因而饱食，筋脉横解，肠澼为痔。

（《素问·生气通天论》）

肾脉……微涩为不月、沉痔。

（《灵枢·邪气脏腑病形》）

（五）外伤

有所堕坠，恶血留内，若有所大怒，气上而不下，积于胁下，则伤肝。

（《灵枢·邪气脏腑病形》）

---

①伍以参：《太素·卷二十六·虫痈》作"以参伍"，可据乙。
②咸：《太素·卷二十六·虫痈》作"酸"，可据改。
③溃：《太素·卷二十五·五脏脉诊》作"溃"，可据改。

身有所伤，血出多，及中风寒，若有所堕坠，四支懈惰不收，名曰体惰，取其小腹脐下三结交。三结交者，阳明、太阴也，脐下三寸关元也。

（《灵枢·寒热病》）

头痛不可取于腧者^①，有所击堕，恶血在于内，若肉伤，痛未已，可则刺，不可远取也。

（《灵枢·厥病》）

维筋急，从左之右，右目不开，上过右角，并跷脉而行，左络于右，故伤左角，右足不用，命曰维筋相交。

（《灵枢·经筋》）

人有所堕坠，恶血留内，腹中满胀，不得前后，先饮利药，此上伤厥阴之脉，下伤少阴之络，刺足内踝之下，然骨之前血脉出血，刺足跗上动脉；不已，刺三毛上各一痏，见血立已，左刺右，右刺左。善悲惊不乐，刺如右方^②。

（《素问·缪刺论》）

灸寒热之法……犬所啮之处灸之三壮，即以犬伤病法灸之。

（《素问·骨空论》）

---

①头痛不可取于腧者：本段校勘参看"疾病篇·二、内科杂病·（二十五）头痛"。
②右方：古书竖排，右方即前方，即今横排书籍之上方。

灵素新编

四、妇科疾患

（一）月经失常

脾气……实则腹胀，经溲不利。

（《灵枢·本神》）

二阳之病发心脾[①]，有不得隐曲，女子不月，其传为风消，其传为息贲者，死不治。

（《素问·阴阳别论》）

肾脉……微涩为不月。

（《灵枢·邪气脏腑病形》）

帝曰：有病胸胁支满者，妨于食，病至则先闻腥臊臭，出清液，先[②]唾血，四支清，目眩，时时前后血，病名为何？何以得之？岐伯曰：病名[③]血枯，此得之年[④]少时有所大脱血，若醉入房中，气竭肝伤，故月事衰少不来也。

·疾病篇·

---

①脾：《太素·卷三·阴阳杂说》作"痹"，可据改。《素问·四时刺逆从论》有"阳明……不足病心痹"，与此处所论理论相合。

②先：清·于鬯《香草续校书·内经素问》云："此'先'字当因上文'先'字而衍。"可据删。

③名：此后《太素·卷三十·血枯》有"曰"字，可据补。

④年：《太素·卷三十·血枯》无，可据删。

帝曰：治之奈何？复以何术？岐伯曰：以四乌鲗骨，一藘茹①，二物并合之，丸以雀卵，大如小豆，以五丸为后饭②，饮以鲍鱼汁，利肠中③及伤肝也。

（《素问·腹中论》）

（二）妊娠

阴搏阳别，谓之有子。

（《素问·阴阳别论》）

妇人④手少阴脉动甚者，妊子也。

（《素问·平人气象论》）

女子手少阴脉动甚者，妊子。

（《灵枢·论疾诊尺》）

---

①藘茹：新校正云："按《甲乙经》及《太素》'藘茹'作'藺茹'。详王注性味乃藺茹，当改'藘'作'藺'。"今考仁和寺本《太素》作"芦茹"，与新校正所言有别。"藘""藺""芦"三字古可通用，故"藘茹""藺茹""芦茹"实即一物。关于其药，旧说不同，或指为藺茹（王冰），或云是茜草（张介宾）。或因藺茹古多作外用药，故明清以来学者多认同茜草之说。然茜草古称"茹藘"而非"藘茹"，故虽有张介宾"茹藘亦名藘茹"之说与张志聪、高世栻"藘茹当作茹藘"之论，指"藘茹"为茜草终难服人。考《太平御览》卷九九三引《吴普本草》云："桔梗，一名符扈，一名白药，一名利如，一名梗草，一名卢如。"知"桔梗"有"卢如"之别名。"卢"古可通"芦"，或此"藘茹"即《吴普本草》之"卢如"，亦即桔梗。

②后饭：《太素·卷三十·血枯》杨上善注："食后服之。"《素问·病能论》王冰注："饭后药先，谓之后饭。"二说义正相反。《医心方·卷一·服药节度第三》云："《葛氏方》云：凡服药不言先食后食者，皆在食前。其应食后者，自各说之。"据此，似食前服药为常例而无交待的必要，故此"后饭"或当以杨注为是。

③肠中：《太素·卷三十·血枯》作"胁中"，新校正云："按别本一作'伤中'。"详后文云"伤肝"，疑此当以"伤中"为是。

④妇人：《太素·卷十五·尺寸诊》《灵枢·论疾诊尺》并作"女子"。《广雅·释亲》："男子谓之丈夫，女子谓之妇人。"

帝曰：善。何以知怀子之且生①也？岐伯曰：身②有病③而无邪脉④也。

（《素问·腹中论》）

（三）子喑

黄帝问曰：人有重身，九月而喑，此为何也？岐伯对曰：胞之络脉绝也。帝曰：何以言之？岐伯曰：胞络者系于肾，少阴之脉贯肾系舌本，故不能言。

帝曰：治之奈何？岐伯曰：无治也，当十月复。《刺法》曰：无损不足，益有余，以成其疹，然后调之⑤。所谓无损不足者，身羸瘦，无用镵石也；无益其有余者，腹中有形而泄之，泄之则精出而病独擅中，故曰疹成也。

（《素问·奇病论》）

（四）带下

任脉为病，男子内结七疝，女子带下瘕聚。

督脉……此生病……其女子不孕、癃、痔、遗溺、嗌干。督脉生病治督脉，治在骨上，甚者在齐下营。

（《素问·骨空论》）

---

①怀子之且生：犹言孕妇行将分娩。之，助词。郭霭春主编《黄帝内经素问校注》云："'之'有'与'义。"程士德主编《素问注释汇粹》云："'且生'，从下文'身有病而无邪脉'分析，似指整个孕期，而非单指临产。"皆不可从。
②身：孕也。《诗经·大雅·大明》："大任有身，生此文王。"毛亨传："身，重也。"郑玄笺："重，谓怀孕也。"
③病：指明显的不适、痛苦或异常表现。
④邪脉：不正常的脉象。
⑤然后调之：新校正云："此四字，本全元起注文，误书于此，当删去之。"可从。

（五）崩漏

阴虚阳搏，谓之崩。

（《素问·阴阳别论》）

新产及大血之后，是五夺也。此皆不可泻。

（《灵枢·五禁》）

（六）产后发热

帝曰：乳子①而病热，脉悬小者何如？岐伯曰：手足温则生，寒则死。

帝曰：乳子中风，热②，喘鸣肩息者，脉何如？岐伯曰：喘鸣肩息者，脉实大也，缓则生，急则死。

（《素问·通评虚实论》）

（七）石瘕

石瘕何如？岐伯曰：石瘕生于胞中。寒气客于子门，子门闭塞，气不得通，恶血当泻不泻，衃以留止，日以益大，状如怀子，月事不以时下，皆生于女子，可导而下。

（《灵枢·水胀》）

①乳子：犹言产后。《说文·乙部》："人及鸟生子曰乳，兽曰产。"
②热：此前《太素·卷十六·虚实脉诊》有"病"字，可据补。

五、小儿病

（一）癫痫

帝曰：人生而有病巅①疾者，病名曰何？安所得之？岐伯曰：病名为胎病。此得之在母腹中时，其母有所大惊，气上而不下，精气并居，故令子发为巅疾也。

（《素问·奇病论》）

（二）惊风

刺痫惊脉五，针手太阴各五，刺经太阳五，刺手少阴经络傍者一②，足阳明一，上踝五寸刺三针。

（《素问·通评虚实论》）

（三）婴儿病候

婴儿病，其头毛皆逆上者，必死。耳间青脉起者，掣痛。大便赤③瓣④，飧泄，脉小者，手足寒，难已；飧泄，脉小，手足温，泄⑤易已。

（《灵枢·论疾诊尺》）

---

①巅：通"癫"。《太素·卷三十·癫疾》作"癫"，所用是其本字。王冰注云："巅，谓上巅，则头首也。"盖未明通假之论，不可从。

②刺手少阴经络傍者一：《太素·卷三十·刺痫惊数》作"刺手少阳经络者傍一寸"。详其文例，知《太素》"者傍"二字当乙作"傍者"疑因此误乙，文义不通，后又有人臆填"寸"字，当据《素问》乙删。唯"少阴""少阳"二者，未详孰是。日人森立之《素问考注》主张从《太素》，并云："所云手少阳经傍一寸者，即手阳明大肠经也，盖谓偏历穴。《医心方》卷二'偏历主癫疾'。"实难奉为定论。

③赤：此后《太素·卷十六·杂诊》有"青"字，可据补。

④瓣：原作"辦"，据《太素·卷十六·杂诊》改。

⑤泄：《太素·卷十六·杂诊》无，可据删。

六、五官病

（一）眼病

夫精明者，所以视万物，别白黑，审短长。以长为短，以白为黑，如是则精衰矣。

（《素问·脉要精微论》）

足阳明有挟鼻入于面者，名曰悬颅，属口，对入系目本，视有过者取之，损有余，益不足，反者益甚。

足太阳有通项入于脑者[①]，正属目本，名曰眼系，头目苦痛取之，在项中两筋间，入脑乃别。阴跷、阳跷，阴阳相交，阳入阴，阴出阳，交于目锐眦，阳气盛则瞋目，阴气盛则瞑目。

（《灵枢·寒热病》）

目中赤痛，从内眦始，取之阴跷。

（《灵枢·热病》）

邪其精[②]，其精所中不相比也则精散，精散则视歧，视歧见两物。

（《灵枢·大惑论》）

液者，所以灌精濡空窍者也，故上液之道开则泣，泣不止则液竭，液竭则精不灌，精不灌则目无所见，故命曰夺精。补天柱经侠

灵素新编

[①]足太阳有通项入于脑者：本段校勘参看"藏象篇·八·若干生理现象·（一）睡眠与觉醒"。

[②]邪其精：本段校勘参看"藏象篇·八、若干生理现象·（五）登高眩惑"。

颈①。

（《灵枢·口问》）

邪客于足②阳跷之脉，令人目痛从内眦始，刺外踝之下半寸所各二痏，左刺右，右刺左，如行十里顷而已。

（《素问·缪刺论》）

夫志悲者惋，惋则冲阴，冲阴则志去目，志去③则神不守精，精神去目，涕泣出也。且子独不诵不念④夫经言乎？厥则目无所见。夫人厥则阳气并于上，阴气并于下，阳并于上则火独光也，阴并于下

①颈：《太素·卷二十七·十二邪》作"项"，可据改。
②足：《太素·卷二十三·量缪刺》无，可据删。
③志去目志去：《太素·卷二十九·水论》作"志〻去〻目"，疑本作"志去目，志去目"，《素问》脱"目"字，《太素》"目"下脱重文符（〻）。
④独不诵不念：《太素·卷二十九·水论》作"独不诵念"。今谓以"独不念"连言为古书恒见之反诘语，如《汉书·楚元王传》"独不念先王之德与？"即是其例。此"念"与"思"同义。疑古医经本亦作"独不念"，《太素》作"独不诵念"，此作"独不诵不念"，皆由古注语误入正文而成，盖读古医经者以"念"为诵读之义，故或旁注"诵"字以训"念"，或旁注"不诵"以释"不念"，误入正文则成"独不诵念"或"独不诵不念"。当然，也有可能先误作"独不诵念"或"独不诵不念"，进而误作"独不诵不念"或"独不诵念"。另，王力谓"念"的诵念、诵读义晚出，当属可信。《汉书·张禹传》"欲为《论》，念张文"，清人周寿昌云："念，背诵也。今犹云读书为念书。"王先谦从之。实则此"念"字作思解文自可通，释作诵念则难免孤证之嫌。"念"之诵义，似始于汉译佛经，隋唐常用，以"诵"释古医经"念"字，或亦此时人所为。

足①寒，足寒则胀也。夫一水不胜五火②，故目眦盲③，是以冲风泣下而不止。夫风之中目也，阳气内守于精，是火气燔目，故见风则泣下也。有以比之，夫火疾风生乃能雨④，此之类也。

（《素问·解精微论》）

（二）耳病

邪客于手阳明之络，令人耳聋，时不闻音，刺手大指次指爪甲上，去端如韭叶各一痏，立闻。不已，刺中指爪甲上与肉交者，立闻。其不时闻者，不可刺也。耳中生风者，亦刺之如此数。左刺右，右刺左。

耳聋，刺手阳明；不已，刺其通脉⑤出耳前者。

（《素问·缪刺论》）

肝病者……气逆则头痛，耳聋不聪，颊肿，取血者。

肺病者……虚则少气，不能报息，耳聋，嗌干，取其经太阴、足

---

①足：此前《太素·卷二十九·水论》有"手"字，可据补。下"足"字同。

②五火：《太素·卷二十九·水论》作"两火"，可据改。《素问·逆调论》云："肝一阳也，心二阳也，肾孤脏也，一水不能胜二火。"亦是其证。

③目眦盲：《太素·卷二十九·水论》作"目眦而盲"，古林书堂本、读书堂本新校正云："《甲乙经》无'眦'字"，与今本《甲乙经》卷十二第一作"目盲"相合，顾从德本作"无'盲'字"，与今本《甲乙经》有异。考王冰注云"眦，视也"，未详何据，恐非。杨上善注释仅云"盲"，不知其对"眦"的理解为何。今疑当从《太素》作"目眦而盲"，《素问》脱"而"字。考"眦"可通"渍"（《周礼·夏官·羊人》："凡沉辜、侯禳、衅、积。"郑注："积，古书为'眦'，郑司农云'眦读为渍'。"），张家山汉墓出土古医书《脉书》云"在目，泣出为浸"，而"渍""浸"义同，故"目渍"即泪多之意（福建方言称眼泪为目渍，或亦可为助证），与后文"泣下"义甚谐。

④夫火疾风生乃能雨：新校正云："按《甲乙经》无'火'字，《太素》云'天之疾风乃能雨'，无'生'字。"今天《甲乙经》《太素》与新校正所言一致，可据《太素》改。

⑤刺其通脉：史常永《素问新考》云："应作刺其过脉。上经文说：'治诸经，刺之所过者，不病则缪刺之。'"

太阳之外、厥阴内血者。

（《素问·脏气法时论》）

少阳之厥，则暴聋颊肿而热。

手太阳厥逆，耳聋泣出。

（《素问·厥论》）

暴厥而聋，偏塞闭不通，内气暴薄也；不从内外中风之病，故瘦^①留着也。

（《素问·通评虚实论》）

三焦手少阳之脉……是动则病耳聋浑浑焞焞。

（《灵枢·经脉》）

聋而不痛者，取足少阳；聋而痛者，取手阳明。

（《灵枢·杂病》）

暴聋气蒙，耳目不明，取天牖。

（《灵枢·寒热病》）

耳聋无闻，取耳中。耳鸣，取耳前动脉。耳痛不可刺者，耳中有脓，若有干耵聍，耳无闻也。耳聋，取手^②小指次指爪甲上与肉交者，先取手，后取足。耳鸣，取手足中指爪甲上，左取右，右取左，

---

①瘦：疑为"廋"之讹字。廋，隐藏。
②手：此后《太素·卷三十·癃泄》作"足"，可据补。下"手"字同。

先取手，后取足。

（《灵枢·厥病》）

太阳……所谓耳鸣者，阳气万物盛上而跃，故耳鸣也。

（《素问·脉解》）

黄帝曰：人之耳中鸣者，何气使然？岐伯曰：耳者宗脉之所聚也，故胃中空则宗脉虚，虚则下溜，脉有所竭者，故耳鸣。补客主人，手大指爪甲上与肉交者也。

耳鸣，补客主人、手大指爪甲上与肉交者。

（《灵枢·口问》）

黄帝曰：刺节言发蒙，余不得其意。夫发蒙者，耳无所闻，目无所见，夫子乃言刺腑输，去腑病，何输使然？愿闻其故。岐伯曰：妙乎哉问也！此刺之大约，针之极也，神明之类也，口说书卷，犹不能及也。请言发蒙耳，尚疾于发蒙也。

黄帝曰：善。愿卒闻之。岐伯曰：刺此者，必于日中，刺其听宫，中其眸子，声闻于耳，此其输也。

黄帝曰：善。何谓声闻于耳？岐伯曰：刺邪①以手坚按其两鼻窍而疾偃，其声必应于针也。

黄帝曰：善。此所谓弗见为之，而无目视，见而取之，神明相得者也。

（《灵枢·刺节真邪》）

---

①刺邪：《太素·卷二十二·五节刺》作"邪刺"，可据乙。

（三）鼻病

故人之鼻洞①涕出不收者，颃颡不开②，分气失也。

（《灵枢·忧恚无言》）

胆移热于脑，则辛頞鼻渊，鼻渊者，浊涕下不止也，传为衄衊、瞑目，故得之气厥也。

（《素问·气厥论》）

（四）咽喉病

邪客于手少阳之络，令人喉痹舌卷，口干心烦，臂外廉痛，手不及头，刺手中③指次指爪甲上，去端如韭叶各一痏，壮者立已，老者有顷已，左取右，右取左，此新病数日已。

邪客于足少阴之络，令人嗌痛不可内食，无故善怒，气上走贲上，刺足下中央之脉各三痏，凡六刺，立已，左刺右，右刺左；嗌中肿，不能内唾，时不能出唾者，刺④然骨之前出血，立已，左刺右，右刺左。

（《素问·缪刺论》）

手阳明少阳厥逆，发喉痹，嗌肿，痓，治主病者。

（《素问·厥论》）

喉痹舌卷，口中干，烦心心痛，臂内廉痛，不可及头，取手小

·疾病篇·

---

①鼻洞：病名。其主症即如下文所云"涕出不收"。洞，疾流貌。
②开：《甲乙经》卷十二第二作"闭"，可据改。
③中：《太素·卷二十三·量缪刺》作"小"，可据改。
④刺：此前《太素·卷二十三·量缪刺》有"缪"字，可据补。

557

指次指爪甲下，去端如韭叶。

（《灵枢·热病》）

厥气走喉而不能言，手足清，大便不利，取足少阴。

嗌干，口中热如胶，取足少阴。

喉痹，不能言，取足阳明；能言，取手阳明。

（《灵枢·杂病》）

三阳者，至阳也，积并则为惊，病起疾风，至如霹砺，九窍皆塞，阳气滂溢，干嗌喉塞。

（《素问·著至教论》）

太阳……所谓入中为喑者，阳盛已衰，故为喑也。

厥阴……所谓甚则嗌干热中者，阴阳相薄而热，故嗌干也。

（《素问·脉解》）

五邪所乱：……搏阴则为喑。

（《素问·宣明五气》）

黄帝问于少师曰：人之卒然忧恚，而言无音者，何道之塞？何气出行，使音不彰？愿闻其方。少师答曰：咽喉者，水谷之道也。喉咙者，气之所以上下者也。会厌者，音声之户也。口唇者，音声之扇也。舌者，音声之机也。悬雍垂者，音声之关也。颃颡者，分气之所泄也。横骨者，神气所使，主发舌者也[1]。……是故……人卒然

①黄帝问于少师曰……主发舌者也：校勘参看"藏象篇·二、藏象模式·（九）官窍"。

无音者，寒气客于厌，则厌不能发，发不能下至其①开阖不致②，故无音。

黄帝曰：刺之奈何？岐伯曰：足之少阴，上系于舌，络于横骨，终于会厌。两泻其血脉，浊气乃辟。会厌之脉，上络任脉，取之天突，其厌乃发也。

（《灵枢·忧恚无言》）

肝脉骛暴，有所惊骇，脉不至若喑，不治自已。

（《素问·大奇论》）

（五）口腔病

帝曰：有病口甘者，病名为何？何以得之？岐伯曰：此五气③之溢也，名曰脾瘅。夫五味入口，藏于胃，脾为之行其精气，津液在脾，故令人口甘也。此肥美之所发也，此人必数食甘美而多肥也，肥者令人内热，甘者令人中满，故其气上溢，转为消渴。治之以兰，除陈气也。

帝曰：有病口苦取阳陵泉④口苦者，病名为何？何以得之？岐伯曰：病名曰胆瘅。夫肝者，中之将也，取决于胆，咽为之使。此人者，数谋虑不决，故胆虚气上溢，而口为之苦。治之以胆募俞，治⑤在《阴阳十二官相使》中。

（《素问·奇病论》）

疾病篇

---

①其：此后《甲乙经》卷十二第二有"机扇，机扇"四字，可据补。
②致：《甲乙经》卷十二第二作"利"，可据改。
③五气：张志聪注云："五气者，土气也。土位中央，在数为五。"
④口苦取阳陵泉：《太素·卷三十·胆瘅》无，疑是古注误入正文，当删。
⑤治：《太素·卷三十·胆瘅》无，可据删。

膀胱移热于小肠，鬲肠不便，上为口糜。

（《素问·气厥论》）

重舌，刺舌柱以铍针也。

（《灵枢·终始》）

黄帝曰：人之自啮舌者，何气使然？岐伯曰[①]：此厥逆走上，脉气辈至也。少阴气至则啮舌，少阳气至则啮颊，阳明气至则啮唇矣。视主病者则补之。

自啮舌，视主病者则补之。

（《灵枢·口问》）

臂阳明有入頄遍齿者，名曰大迎，下齿龋取之，臂[②]恶寒补之，不恶寒泻之。足[③]太阳有入頄[④]遍齿者，名曰角孙，上齿龋取之，在鼻与頄前，方病之时其脉盛，盛则泻之，虚则补之。一曰取之出鼻外[⑤]。

舌纵涎下，烦悗，取足少阴。

（《灵枢·寒热病》）

灵素新编

---

① 岐伯曰：原脱，据《太素·卷二十七·十二邪》补。
② 臂：详其文例，疑衍。
③ 足：刘衡如校云：应据《甲乙》卷十二第六改为"手"。今详《太素·卷二十六·寒热杂说》亦作"足"。考此前云"臂阳明"而不称"手阳明"，用词较古，而"臂"经治"下齿龋"，"足"经治"上齿龋"，适成对比，疑本段所载是与后世不尽相同的经络学说，而《甲乙经》所载已是皇甫谧甚或是更晚的医家臆改而成，故改"足"为"手"当慎重。
④ 頄：《太素·卷二十六·寒热杂说》作"颊"，可据改。
⑤ 一曰取之出鼻外：详其文例，疑是古校语误入正文。

齿痛，不恶清饮，取足阳明；恶清饮，取手阳明。

（《灵枢·杂病》）

诊龋齿痛，按其阳①之来，有过者独热，在左左②热，在右右热，在上上热，在下下热。

（《灵枢·论疾诊尺》）

邪客于足阳明之经③，令人鼽衄，上齿寒，刺足中指次指④爪甲上与肉交者各一痏，左刺右，右刺左。

齿龋，刺手阳明；不已，刺其脉入齿中⑤，立已。

缪传引上齿，齿唇寒痛，视其手背脉血者去之，足阳明中指爪甲上一痏，手大指次指爪甲上各一痏，立已，左取右，右取左。

（《素问·缪刺论》）

·疾病篇·

---

①阳：此后《太素·卷十六·杂诊》有"明"字，可据补。
②左：原作"右"，据医统正脉本改，与《太素·卷十六·杂诊》合。
③经：《太素·卷二十三·量缪刺》作"络"，可据改。
④次指：《太素·卷二十三·量缪刺》无，可据删。
⑤中：此后《太素·卷二十三·量缪刺》有"者"字，可据补。

养生篇

一、养生要义

昔在黄帝，生而神灵，弱而能言，幼而徇齐，长而敦敏①，成而登天②，乃问于天师，曰：余闻上古之人，春秋皆度百岁，而动作不衰；今时之人，年半百而动作皆衰者，时世异耶？人将③失之耶？岐伯对曰：上古之人，其知道者，法于阴阳，和于术数，食饮有节，起居有常④，不妄作劳⑤，故能形与神俱，而尽终其天年，度百岁乃去。今时之人不然也，以酒为浆，以妄为常，醉以入房，以欲竭其

---

①敦敏：森立之注云："凡敦厚者，多失于愚痴；敏达者，多陷于轻忽。今敦厚而敏达，所以拔出凡人也。"

②成而登天：王冰注云："后筑鼎于鼎湖山，鼎成而白日升天。"古今学者多认为此注事涉神仙家言，不甚妥当，故以成年而等天子之位为解（清·俞樾首倡之），实则此语本道教中人王冰所补，其以鼎成升天之说释之自无不可。

③人将：详文义，二字误倒，当乙转。

④常：新校正云："按全元起注本云'饮食有常节，起居有常度……'，《太素》同。"南朝梁陶弘景《养性延命录·教诫篇》引《素问》云："饮食有节，起居有度。"可据改"常"作"度"，以与"者""数""俱""去"叶韵。

⑤不妄作劳：清·胡澍《素问校义》主张据新校正所引全元起本与《太素》校"作劳"为"不作"，并谓："'作'与'诈'同。""'不妄'与'不作'相为文。""'作'，古读若'胙'，上与'者''数''度'为韵，下与'俱''去'为韵。""而'作劳'连文，殊不成义。"今考《尚书·盘庚》有"不昏作劳"，东汉·张衡《西京赋》有"何必昏于作劳"，皆"作劳"连文，故知胡氏之说不可从。详南朝梁陶弘景《养性延命录·教诫篇》作"不妄动作"，"作"与"者""数""度""俱""去"叶韵，疑古医经本作"不妄劳作"。陶氏书作"不妄动作"，于其语序犹存旧貌，惟疑涉上文"动作不衰"语而误"劳"为"动"。今本《素问》作"作劳"，疑是受前引《尚书》《西京赋》"昏于作劳"之文的影响而误倒，且"何必昏于作劳"与"不妄劳作"在主张上亦颇为相近。

精，以耗①散其真，不知持满，不时②御神，务快其心，逆于生乐，起居无节，故半百而衰也。

（《素问·上古天真论》）

是故圣人不治已病治未病，不治已乱治未乱，此之谓也。夫病已成而后药之，乱已成而后治之，譬犹渴而穿井，斗而铸锥③，不亦晚乎！

（《素问·四气调神大论》）

二、养生之法

故智者之养生也，必顺四时而适寒暑，和喜怒而安居处，节阴阳而调刚柔。如是则僻邪不至，长生久视。

（《灵枢·本神》）

---

①耗：通"好"，爱好，嗜好。新校正云："按《甲乙经》'耗'作'好'。"（今本《甲乙经》卷十一第七作"耗"，与新校正所说不合，疑是后人妄改。）陶弘景《养生延命录》引作"好"，皆是其证。

②不时：不按时，引申为无规律。新校正云："按别本'时'作'解'。"疑是后世不解"不时"之意所改。今人多据胡澍之说，谓"时"为"善"义，"不时"即不善于，然"时"作"善"解乃"好"之谓，非"善于"之义，故不可从。

③锥：读书堂本、《太素·卷二·顺养》并作"兵"，可据改。今谓"兵"俗体有作"兵"者，与"隹"形近，抄者或涉上"铸"字类化而添"金"旁，或思兵为金铸而妄安"金"旁，皆形近"锥"形，终致误作"锥"字。另，古林书堂本疑本亦作"兵"，故后人用墨笔改作"锥"字，若本作"锥"，则无烦改字矣。

夫上古圣人之教下也，皆谓之①：虚邪贼风，避之有时，恬愉②虚无，真气从之，精神内守，病安从来？是以志闲而少欲，心安而不惧，形劳而不倦，气从以顺，各从其欲，皆得所愿。故美其食，任其服，乐其俗，高下不相慕，其民故曰③朴。是以嗜欲不能劳其目，淫邪不能惑其心，愚智贤不肖不惧于物，故合于道。所以能年皆度百岁，而动作不衰者，以其德全不危也。

（《素问·上古天真论》）

春三月，此谓发陈④，天地俱生，万物以荣，夜卧早起，广步于庭，被发缓形，以使志生，生而勿杀，予而勿夺，赏而勿罚，此春气之应，养生之道也。逆之则伤肝，夏为寒变⑤，奉长者少。

夏三月，此谓蕃秀⑥，天地气交，万物华实，夜⑦卧早起，无厌于日，使志无怒，使华英成秀，使气得泄，若所爱在外，此夏气之应，养长之道也。逆之则伤心，秋为痎疟，奉收者少。冬至重病⑧。

①上古圣人之教下也皆谓之：新校正云："按全元起注本云：'上古圣人之教也，下皆为之。'《太素》《千金》同。杨上善云：'上古圣人使人行者，身先行之，为不言之教。不言之教，胜有言之教，故下百姓仿行者众，故曰下皆为之。'"自胡澍起，学者多主张当从杨注，指责王冰不达"谓"通"为"，并升"下"字于"也"字之上，以"上古圣人之教下也"为句，"皆谓之"三字属下而失经旨。今考《素问·阴阳应象大论》新校正云"详'帝曰'至'信其然乎'，全元起本及《太素》在'上古圣人之教也'上"，知本篇现有结构为王冰所定，疑王氏因其文若作"上古圣人之教也，下皆为之"，则与上文"上古之人，其知道者"方"能形与神俱，而尽终其天年，度百岁乃去"有矛盾，故特意改作今貌。如此，既可避免与上文的矛盾，又可彰显上古圣人在教导子民时一视同仁的美德。
②愉：古林书堂本、读书堂本并作"憺"，与音释合，可据改。考诸《说文》，"愉"义为"忧"，"憺"为"静"，此处亦以作"憺"为胜，然"愉"又可借作"憺"，顾本作"愉"当是后世传抄所改，其因或与"愉"字便于书写有关。
③曰：新校正云："按别本'曰'作'日'。"汉隶"曰""日"形近难辨，详其文义，别本可从。
④发陈：同义复词，犹言敷布。
⑤寒变：古病名。指寒性呕吐。变，呕。旧注多以寒性病变为释，不可从。
⑥蕃秀：同义复词，茂盛。
⑦夜：《太素·卷二·顺养》作"晚"，与冬三月"早卧晚起"适相对应，疑是。
⑧冬至重病：《素问识》云："据前后文例，四字恐剩文。"可从。

养生篇

秋三月，此谓容平①，天气以急，地气以明，早卧早起，与鸡俱兴，使志安宁，以缓秋刑，收敛神气，使秋气平，无外其志，使肺气清，此秋气之应，养收之道也。逆之则伤肺，冬为飧泄，奉藏者少。

冬三月，此谓闭藏，水冰地坼②，无扰乎阳，早卧晚起，必待日光，使志若伏若匿，若有私意，若已有得，去寒就温，无泄皮肤，使气亟夺③，此冬气之应，养藏之道也。逆之则伤肾，春为痿厥，奉生者少。

天气清净光明者也，藏德不止，故不下也。天明则日月不明，邪害空窍，阳气者闭塞，地气者冒明，云雾不精，则上应白露不下。交通不表，万物命故不施，不施则名木多死。恶气不④发，风雨不节，白露不下，则菀槁不荣。贼风数至，暴雨数起，天地四时不相保，与道相失，则未央绝灭。唯圣人从之，故身无奇病，万物不失，生气不竭。逆春气，则少阳不生，肝气内变。逆夏气，则太阳不长，心气内洞。逆秋气，则太阴⑤不收，肺气焦满。逆冬气，则少阴不藏，肾气独沉⑥。

夫四时阴阳者，万物之根本也。所以⑦圣人春夏养阳，秋冬养阴，以从其根，故与万物沉浮于生长之门。逆其根，则伐其本，坏其

---

①容平：同义复词，从容和缓。

②水冰地坼：水凝结，地开裂。冰，"凝"之古字。《淮南子·诠言》有"地坼水凝"，可为助证。

③亟夺：《太素·卷二·顺养》作"不极'，可据改。或古医经本作"不亟"，因其不易解，故《素问》误作"亟夺"；因"亟"通"极"，为疲惫之义，故《太素》以"极"字易之。

④不：《太素·卷二·顺养》无，可据删。

⑤太阴：与下"少阴"互误，当互易。《素问识》云："以太阳、少阳例推之，此以时令而言之，乃'太阴''少阴'疑是互误。"

⑥独沉：独，通"浊"，《太素·卷二·顺养》作"浊沉"，所用是其正字。沉，本作"沈"，通"默"，《说文》："沈……一曰浊默也。""浊默"为同义复词，浊垢之义。又，新校正引《太素》作"沉浊"，与今本有别，疑是误倒。

⑦所以：《太素·卷二·顺养》作"是以"，可据改。今谓"所以""是以"虽含义无别，但"所以"一词始见于汉魏之后，古医经自当以作"是以"为是。

灵素新编

真矣。故阴阳四时者，万物之终始也，死生之本也，逆之则灾害生，从之则苛疾不起，是谓得道。道者，圣人行之，愚者佩①之。从阴阳则生，逆之则死。从之则治，逆之则乱。反顺为逆，是谓内格。

（《素问·四气调神大论》）

帝曰②：调此二者奈何？岐伯曰：能知七损八益，则二者可调。不知用此，则早衰之节也。年四十，而阴气自半也，起居衰矣；年五十，体重，耳目不聪明矣；年六十，阴痿，气大衰，九窍不利，下虚上实，涕泣俱出矣。故曰：知之则强，不知则老，故同出而名异耳。智者察同，愚者察异，愚者不足，智者有余，有余则耳目聪明，身体轻强，老者复壮，壮者益治。是以圣人为无为之事，乐恬憺之能，从欲快志于虚无之守，故寿命无穷，与天地终，此圣人之治身也。

是故天地之动静③，神明为之纲纪，故能以生长收藏，终而复始。惟贤人上配天以养头，下象地以养足，中傍人事以养五脏。天气通于肺，地气通于嗌，风气通于肝，雷气通于心，谷气通于脾，雨气通于肾。六经为川，肠胃为海，九窍为水注之气。以天地为之阴阳，阳之汗，以天地之雨名之；阳之气，以天地之疾风名之。暴气象雷，逆气象阳。故治不法天之纪，不用地之理，则灾害至矣。

（《素问·阴阳应象大论》）

阴阳和平之人，居处安静，无为惧惧，无为欣欣，婉然从物，

·养生篇·

---

① 佩：通"倍"，违背、违反之义。《荀子·大略》："一佩易之。"杨倞注云："佩，或为'倍'。"

② 帝曰：本段校勘参看"哲理篇·二、气、阴阳、五行·（二）阴阳·3.法阴阳"。

③ 是故天地之动静：本段校勘参看"哲理篇·一、天人观"。

569

或与不争，与时变化，尊则谦谦，谭而不治，是谓至治。

（《灵枢·通天》）

食饮衣服，亦欲适寒温，寒无凄怆，暑无出汗。食饮者，热无灼灼，寒无沧沧。寒温中适，故气将持，乃不致邪僻也。

（《灵枢·师传》）

三、养生之境

黄帝曰：余闻上古有真人者，提挈天地，把握阴阳，呼吸精气，独立守神，肌肉若一，故能寿敝天地[①]，无有终时，此其道生。中古之时，有至人者，淳德全道，和于阴阳，调于四时，去世离俗，积精全神，游行天地之间，视听八达[②]之外，此盖益其寿命而强者也，亦归于真人。其次有圣人者，处天地之和，从八风之理，适嗜欲于世俗之间，无恚嗔之心，行不欲离于世，被服章[③]，举不欲观[④]于俗，外不劳形于事，内无思想之患，以恬愉为务，以自得为功，形体不敝，精神不散，亦可以百数。其次有贤人者，法则天地，象似[⑤]日

---

①寿敝天地：寿尽天地，即寿与天地相终，犹言与天地同寿。王冰注云："敝，尽也。"尽即终、竟之义，其意是说"寿敝天地"即寿尽天地，亦即寿与天地相终之义。然后世注家不解，歧说颇多，尤以沈祖绵之说影响最巨。沈氏曰："'敝'字误，疑'敌'字也，与下文'无有终时'一贯。"今之学者从之者众。考"寿敝天地"之外，古书中尚有"寿蔽天地"（《史记·龟策传》）、"寿弊天地"（《抱朴子·内篇·仙药》）、"寿毕天地"（《神仙传·卷十·李根》）、"寿獘天地"（《医心方·卷二十六·延年方第一》引《金匮录》）等，而"敝""蔽""弊""毕""獘"皆可训为尽、终、竟，而与"寿敌天地"相类的用法则于古无征，故知沈说必不可从。
②达：古林书堂本、读书堂本并作"远"，可据改。
③被服章：新校正云："详'被服章'三字疑衍，此三字上下文不属。"可据删。
④观：显示；炫耀。《汉书·严安传》"以观欲天下"，颜师古注云："孟康曰：观，犹显也。师古曰：显示之，使其慕欲也。"
⑤象似："象""似"同义，皆取象效法之谓。

月，辩列①星辰，逆从②阴阳，分别四时，将从③上古，合同于道，亦可使益寿而有极时。

（《素问·上古天真论》）

---

①辩列：辩，通"辨"，分别；列，分别。
②逆从：逆，迎合；从，顺从。
③将从：同义复词，顺从，随从。

附录

《素问》与《灵枢》

　　《素问》合《灵枢》即为《黄帝内经》，这几为医界千余年来的共识，而质疑此结论者古今皆不乏其人。这是中国医学史上的一桩公案。率先提出《素问》加《针经》（《灵枢》的前期书名）为《黄帝内经》的是皇甫谧。他于曹魏甘露年间（魏曹髦甘露元年，相当于公元256年）著《针灸甲乙经》，在自序中说："按《七略》《艺文志》，《黄帝内经》十八卷。今有《针经》九卷，《素问》九卷，二九十八卷，即《内经》也。亦有所亡失……《九卷》是原本经脉，其义深奥，不易览也。又有《明堂孔穴针灸治要》，皆黄帝岐伯选事也。三部同归，文多重复，错互非一……乃撰集三部，使事类相从，删其浮辞，除其重复，论其精要，至为十二卷。"文中的《九卷》系《针经》之前用名。从序中可以看出，皇甫谧著书时并未见到《七略》及《汉志》所著录的十八卷古本《黄帝内经》，但他认为《黄帝内经》在流传中已分为各九卷本的两部书。揆其所据理由，可有三条：一是两书的卷数相加，恰合《黄帝内经》之卷数；二是《针经》《素问》及《明堂孔穴针灸治要》，"皆黄帝岐伯选事也"，指三书中皆可见黄帝同岐伯等臣子问答医事，此体例与《黄帝内经》书名相契；三是"三部同归，大多重复"，意为三部书的内容多有相类甚至相同之处，故其认定《针经》和《素问》曾为同一部书，同时将偏重于针灸技术的《明堂孔穴针灸治要》列于医经之外。

《针灸甲乙经》问世五百年后，唐人王冰对《素问》进行了全面的整理和注释。他在自序中称："班固《汉书·艺文志》曰：《黄帝内经》十八卷。《素问》即其经之九卷也，兼《灵枢》九卷，乃其数焉。"王冰认同皇甫谧的说法，特将《素问》名为《黄帝内经素问》；在其次注本中，又指《针经》为《灵枢》。

皇甫谧和王冰的说法虽有一定根据，但没有说明十八卷古本《黄帝内经》在流传过程中是怎样析为两部书的。若探究这个不应回避的问题，在旁证材料基本阙如的情况下，似可从研究《素问》和《灵枢》本身特别是两书的关联性入手。本文拟从两书引用古文献状况、文字重出、篇章间互引互解，以及书中所显示出的学术体系与内容的异同等方面进行分析比较，进而探讨两书与古本《黄帝内经》的传承关系。

一、古医经引录

《素问》和《灵枢》都多次引用古医经文献做为立论依据，使许多失传的更为古老的文献资料得以保存。《素问》引录的古经有《揆度》《奇恒》《五色》《脉变》《玉机》《针经》《九针》《热论》《刺法》《下经》《本病》《阴阳》《上经》《金匮》《阴阳十二官相使》《阴阳传》《比类》《脉经（经脉？）上下篇》《从容》《诊轻（经）》《五中》《明堂》《终始》《经脉》《奇恒之势》《形法》等，不下26种。《灵枢》有《针经》《大要》《刺法》《禁服（脉）》《脉度》《本脏》《九针》《针论》《逆顺五体》《外揣》《大数》《终始》等，不下12种。所引古经，有的只提到书名或篇名，有的引述了少许原文。从中不难看出，《素问》引录面明显大于《灵枢》。两书皆引的古经为《针经》《九针》《刺法》和《终始》。

对《针经》的引录，两书各有1篇次。《灵枢·九针十二原》：

"勿使被毒药，无用砭石，欲以微针通其经脉，调其血气……先立《针经》……推而次之，令有纲纪，始于一，终于九焉。""始于一，终于九"，透露出《针经》由九卷或九篇构成。《素问·八正神明论》："法往古者，先知《针经》也。"此"往古"的《针经》，当即《九针十二原》所本之《针经》，两篇的内容皆为对《针经》的运用和发挥。

对《九针》的引录，两书各有2篇次。《灵枢·外揣》："余闻《九针》九篇，余亲授其调，颇得其意。夫九针者，始于一而终于九，然未得其要道也。"《灵枢·禁服（脉）》："细子得受业，通于《九针》六十篇。"《素问·八正神明论》："三部九候为之原，《九针》之论不必存也。"《素问·离合真邪论》："余闻《九针》九篇，夫子乃因而九之，九九八十一篇，余尽通其意矣。"四处言《九针》的文字传出的信息是，《九针》初为九篇，后增至六十篇，又被号称岐伯的医家增至八十一篇。还有，《针经》始于一终于九，《九针》亦始于一终于九，由是推之，"往古"的《针经》与初始的《九针》九篇，可能为同一著作的不同传本。

对《刺法》的引录，《灵枢》2次，《素问》4次。《灵枢·官针》："《刺法》曰：始刺浅之，以逐邪气而来血气；后刺深之，以致阴气之邪；最后刺极深之，以下谷气。"《灵枢·逆顺》："《刺法》曰：无刺熇熇之热，无刺漉漉之汗，无刺浑浑之脉，无刺病与脉相逆者。"《素问·评热病论》："有病肾风者，面胕庞然，壅害于言……病名曰风水，论在《刺法》中。"《素问·腹中论》："伏梁……裹大脓血，居肠胃之外，不可治，治之每切按之致死……论在《刺法》中。"《素问·奇病论》："《刺法》曰：无损不足，益有余，以成其疹，然后调之。"《素问·调经论》："余闻《刺法》言，有余泻之，不足补之。"《官针》《逆顺》《奇病论》和《调经论》四处引文，皆属刺之理，且文气相近，可认定皆出自同一古经《刺法》。而《评热病论》和《腹中论》的"论在《刺法》中"，显指对风水和伏梁的证治及具体取穴、手法等。既名为《刺法》，实应包含针刺原则和若干疾病的适宜治法。故可认为六篇称引的《刺法》系一部内容丰富、理法兼备的古医经，为《灵枢》《素问》的源头之一。

对《终始》的引录，两书各一篇次。《灵枢·终始》："凡刺之道，毕于《终始》。""必先通十二经脉之所生病，而后可得传于《终始》矣。"从文义可知，"可得传"的"终始"，为古经篇名，其在流传过程中，经增益发挥，而形成《灵枢·终始》这篇长文。《素问·疏五过论》："谨守此治，与经相明，《上经》《下经》，《揆度》《阴阳》，《奇恒》《五中》，决以《明堂》，审于《终始》，可以横行。"将《终始》开列于群经之中，皆为习医者受术必读的重要医书。

毫无疑问，《素问》和《灵枢》所引录的数十部古医经，以及未出具书名或篇名只用"故曰""曰""经言"等引出的古经文句，都是构成两书基础的重要文献。两书多处引录了相同的古医经，表明二者存在着亲缘关系。值得注意的是，两书所引的相同文献，都属于针刺理论与方法的专著。《灵枢》引录的其他文献，如《禁脉》《针论》《大要》等，亦为经络针灸之类，另如《脉度》《逆顺五体》等属解剖学著作，所占分量较少，致《灵枢》大部分篇章皆论经络刺灸。皇甫谧为《灵枢》早期传本《九卷》取名《针经》，可谓名实相符。与《灵枢》共引的四部古医经，在《素问》引录的大量文献中只占很小一部分，其他多为哲理、诊法、病机、证治之类，因而《素问》的内容更为广博，医理更为精详，经络刺灸只是全书的重要部分之一，与《灵枢》有显著不同。

二、文字重出及互引互解

《素问》与《灵枢》两书间，乃至一书之内的篇章间，都有文字重出和互引互解之处。这不仅表明两书的亲缘关系，还可以从中看到医学理论与技术的发展传承过程。

（一）文字重出

1. 标本与病传 并见于《素问·标本病传论》和《灵枢》的《病本》《病传》。《灵枢·病本》全篇内容及文字，与《素问·标本病传论》的标本部分相同。但后者在标本先后诸条之前，设"病有标本，刺有逆从"的大段论述。《灵枢·病传》主论疾病的传变与预后，《素问·标本病传论》的后半部分"夫病传者"内容与之同，但是表述方式有异。如，前者的"病先发于心，一日而之肺，三日而之肝，五日而之脾，三日不已，死，冬夜半，夏日中"，后者则写成"心病先心痛，一日而咳，三日胁支痛，五日闭塞不通，身痛体重，三日不已死，冬夜半，夏日中"。对此小异，林亿新校正云："详《素问》言其病，《灵枢》言其脏，《甲乙经》乃并《素问》《灵枢》二经之文，而病与脏兼举之。"又，《灵枢·病传》篇首部分提到导引行气、跷摩、灸、熨、刺等多种疗法之名及"病之变化、淫传绝败而不可治者"的理论探讨，亦为《素问·标本病传论》所无。两书三篇间的同异错互之变，或祖本为一，于流传中有所损益分合，而后分别收入《素问》和《灵枢》中。

2. 血气形志及五气 见于《素问·血气形志》《素问·宣明五气》和《灵枢·九针论》等篇。《素问·血气形志》："夫人之常数，太阳常多血少气，少阳常少血多气，阳明常多气多血，少阴常少血多气，厥阴常多血少气，太阴常多气少血，此天之常数。"该篇继论十二经脉的表里相合、形志苦乐之五种及相应的疗法。这些记述，

《灵枢·九针论》以几乎相同的文字收载于篇中。另外，《灵枢·五音五味》于篇末也记有六经血气之多少。关于六经气血多少，三篇的三阳经皆同，而三阴经则互异，恐为传写之误。《素问·宣明五气》之"五味所入""五脏所藏""五味所禁"等五气诸条，大部分亦见于《灵枢·九针论》，其"五味所禁"条，《九针论》设"五走""五裁"二条，且有"咸走血"与"苦走血""苦走骨"与"咸走骨"的出入。此数篇中，以《九针论》篇幅最大，实包含了《血气形志》和《宣明五气》两篇的内容，而这些内容仅为全篇的三分之一，且与篇中主论的九针并无直接关系。由此似可推想，此类内容在古本曾与前段有关九针的内容书写在同一卷帛书上，有的整理者将整卷所有内容合在一起定为一篇，取名《九针论》；有的整理者将后半部分单独抄出，而为《血气形志》和《宣明五气》，此二篇作非问答体；而后，不同的传本被分别编到《灵枢》和《素问》中。

3. 六经气终　见于《素问·论要经终论》和《灵枢·终始》。《诊要经终论》由四时误刺、刺禁和经脉之终三部分构成，《终始》由寸口人迎诊法、诸病刺法、刺禁和经脉之终四部分构成。刺禁两篇同见，但前者之禁为针刺的危险部位，后者之禁为各种因素所致的脉乱气散。经脉之终，两处记载略同，除厥阴终者条文字全同外，余五条文字皆有小异，以《素问》较顺畅，且有"此十二经之所败也"的结束语。

4. 逾季发病　见于《素问·生气通天论》《素问·阴阳应象大论》和《灵枢·论疾诊尺》。《阴阳应象大论》："故重阴必阳，重阳必阴。故曰：冬伤于寒，春必温病；春伤于风，夏生飧泄；夏伤于暑，秋必痎疟；秋伤于湿，冬生咳嗽。"《生气通天论》无"重阴必阳，重阳必阴"及"故曰"，而为"因于露风，乃生寒热。是以春伤于风，邪气留连，乃为洞泄；夏伤于暑，秋为痎疟；秋伤于湿，上逆而咳，发为痿厥；冬伤于寒，春必温病。四时之气，更伤五脏"。《论疾诊尺》在色、脉、尺肤等大量诊法文字之后，出现了与《素问》二篇相近的段落："四时之变，寒暑之胜，重阴必阳，重阳必阴。故阴主寒，阳主热，故寒甚则热，热甚则寒。故曰：寒生热，热生寒，此阴阳之变也。故曰：冬伤于寒，春生瘅热；春伤于风，夏生后泄肠澼；夏伤于暑，秋生痎疟；秋伤于湿，冬生咳嗽。是谓四时之序也。"三处小异大同，似在传抄、整理及收编过程中，对同一祖本各有损益而成。

5. 疟病发作规律 见于《素问·疟论》和《灵枢·岁露论》。两篇对一日一发疟之发作时间逐日延后，以及二日一发疟的发作原理，关键字句大体相同。如"邪气客于风府，循膂而下，卫气一日一夜大会于风府，其明日日下一节，故其作也晏"（《疟论》），"其内抟（搏）于五脏，横连募原，其道远，其气深，其行迟，不能日作，故次日乃稽积而作焉"（《岁露论》）。两篇文字出入不大，但说明性语句以《素问》偏多。《岁露论》论疟，列在开头一段，属文章中"黄帝问于岐伯曰"部分；更多的篇幅是通过"黄帝问于少师曰"，讨论八正虚邪伤人发病问题。而《疟论》为疟病证治的专篇，除单日疟、间日疟外，还论及温疟、寒疟、瘅疟等疟病多种类型，自比《岁露论》疟论详备。如此同异，或是由于《岁露论》直接录自古本，《疟论》及亦收入《素问》的《刺疟》则为后续之作使然。

两书文字相近的篇段还有一些，如《素问·脏气法时论》和《灵枢·五味》皆有五脏与属性相生的谷、肉、果、菜相宜的记载，《素问·脉要精微论》中夹于脉诊中的一段梦境与《灵枢·淫邪发梦》约半篇文字雷同，《素问·调经论》之五有余、五不足与《灵枢·本神》的五脏虚实大同小异等等，在此不再详举了。

（二）互引互解

1.《灵枢·九针十二原》与《灵枢·小针解》《素问·针解》篇等

《灵枢·小针解》逐句诠释了《九针十二原》全篇长文近半的针法理论。《灵枢·九针论》补充论证了《九针十二原》所载九种针具的形制和治疗作用的关系。《灵枢·四时气》只诠释了《九针十二原》的一处经文，即"睹其色，察其目，知其散复。一其形，听其动静，知其邪正"。显然三篇撰著时间有先后，而为汇编者一并收入一书之中。《素问·针解》亦诠释了《九针十二原》的部分针法，所解与《小针解》多有不同。其释九针部分，"一天，二地，三人，四时，五音，六律，七星，八风，九野"与《九针论》同，而"人皮应天，人肉应地，人脉应人"云云，又与《九针论》殊异。《素问·离合真邪论》只解《九针十二原》"其来不可逢，其往不可追。知机之道者，不可挂以发，不知机道，叩之不发"数句。每句引文前有"故曰"，引文之后都有"此之谓也"，明示解语与引文的关系。显然，诸篇以《九针十二原》为最早，直承古本，其余各篇则为后续之作，应于"余闻九针九篇，夫子乃因而九之，九九八十一篇"之说。

2.《灵枢·经脉》与《素问·阳明脉解》《素问·脉解》

《素问·阴阳脉解》所称"足阳明之脉病，恶人与火，闻木音则惕然而惊"，"病甚则弃衣而走，登高而歌"，引自《灵枢·经脉》足阳明"是动"病的部分证候，亦见于马王堆帛书《阴阳十一脉灸经》。对"闻木音惕然而惊"的解释为"土恶木也"，采用了五行相胜理论。《素问·脉解》解释了六经病候，依次为太阳、少阳、阳明、太阴、少阴、厥阴，其次序与《阴阳十一脉灸经》略同，而与《灵枢·经脉》大异。所解证候，如太阳的"头痛"，少阳的"鼻衄""腹肿""心胁痛""不可以反侧"，阳明的"洒洒振寒""登高而歌，弃衣而走"，太阴的"胀""噫""得后与气则快然如衰"，少阴的"喘""坐起则目䀮䀮无所见"，厥阴的"癫疝""妇人少腹肿""腰脊痛不可以俯仰"，并见于《灵枢·经脉》和《阴阳十一脉灸经》。有的证候只见于《灵枢·经脉》而不见于《阴阳十一脉灸经》，如太阳的"狂颠疾"。有的证候只见于《阴阳十一脉灸经》而不见于《灵枢·经脉》，如少阴的"少气善怒"。亦有两篇皆不见者，如太阳的"偏虚为跛""喑痱"，阳明的"胫肿而股不收""胸痛少气"等。对此，参照《灵枢》详注《素问》的王冰曾颇感困惑，谓："此一篇殊与前后的经文不相连接，别释经脉发病之源，与《灵枢经》流注同，所指殊异。"看来，《素问·脉解》释诸脉之病候所据之本，可能是经脉理论传承和发展过程中晚于《阴阳十一脉灸经》而早于《灵枢·经脉》的古经。与《阳明脉解》释病候涉五行理论不同，《脉解》主用阴阳和月建理论，此又与《灵枢·阴阳系日月》相类。《脉解》和《阴阳系日月》两篇皆持正月建寅之说，采用了汉武帝太初元年（公元前104年）颁布的新历法太初历。在经脉与月份相配属上，两篇又存在明显差异。

3.《灵枢·官能》与《素问·八正神明论》

《灵枢·官能》有一段关于从细微变化中，及早发现疾病迹象的精彩论述："法于往古，验于来今，观于窈冥，通于无穷，粗之所不见，良工之所贵，莫知其形，若神髣髴。"此番妙论之解却在《素问·八正神明论》中："法往古者，先知《针经》也。验于来今者，先知日之寒温，月之虚盛，以候气之浮沉，而调之于身，观其立有验也……视之无形，尝之无味，故谓冥冥，若神髣髴。""粗之所不见，良工之所贵"的一个典型例子便是"邪气之中人也，洒淅动形。正邪之中人也微，先见于色，不知于其身，若有若无，若亡若存，有形无形，莫知其情。是故上工之取气，乃救其萌芽；下工守其已成，因败其形。"(《灵枢·官能》)《八正神明论》遂解释说:"虚邪者,八正之虚邪气也。正邪者,身形若用力,汗出腠理开,逢虚风,其中人也微,故莫知其情,莫见其形。上工救其萌芽,必先见三部九候之气,尽调不败而救之,故曰上工。下工救其已成,救其已败。救其已成者,言不知三部九候之相失,因病而败之也。"《八正神明论》采用《素问》有专篇阐述的三部九候脉诊为标准,确定是否属于疾病的萌芽期。在《灵枢》一些篇章盛赞九针之时,《八正神明论》推崇三部九候理论,称"三部九候为之原,九针之论不必存也"。《素问·离合真邪论》也说:"不知三部者,阴阳不别,天地之分。""不知三部九候,故不能久长。"

三、《素问》与《灵枢》理论体系及主要内容之比较

《素问》与《灵枢》分别汇集了大量的医经篇卷,内容广博宏富,皆论及天人关系,人的生命活动,人体的结构与功能、疾病的发生、诊察和防治,充分吸收了多种自然科学知识,并以中国古代哲学为指导思想,建立了藏象学说、病因病机学说、诊法学说、疾病学说、论治学说、养生学说等,将气、阴阳、五行等哲学概念成功地引进并融合于医学之中。通过比较,两书不仅在总体上各有所侧重,如前所述《灵枢》偏重经脉九针理论,《素问》多种基本理论兼收,而且在各项学说之内也有详略精粗之不同。

(一)天人关系

两书多篇都大谈天人关系,有的还占用了很大篇幅。《素问》论天人关系,多着重阐述天人相关的理论。认为天地是万物之母,人是天之子,人必须顺应自然,"夫四时阴阳者,万物之根本也"(《素问·四气调神大论》),"人以天地之气生,四时之法成","人生于地,悬命于天,天地合气,命之曰人。人能应四时者,天地为之父

母；知万物者，谓之天子"（《素问·宝命全形论》）。主张"人与天地相参"（《素问·咳论》），"上应天光历纪，下副四时五行"（《素问·三部九候论》），"圣人之起度数，必应于天地。故天有宿度，地有经水，人有经脉"（《素问·离合真邪论》），"法天则地，随应而动，和之者若响，随之者若影，道无鬼神，独来独往"（《素问·宝命全形论》），"天有四时五行，以生长收藏，人有五脏化五气，以生喜怒悲忧恐"（《素问·阴阳应象大论》）等。《灵枢》亦称"人与天地相参"，"与日月相应"（《灵枢·岁露》），天人相参、相合，既有象也有数："人之合于天道也，内有五脏，以应五音、五色、五时、五味、五位也；外有六腑，以应六律，六律建阴阳诸经而合之十二月、十二辰、十二节、十二经水、十二时、十二经脉者：此五脏六腑之所以应天道"（《灵枢·经别》），"经脉十二者，外合于十二经水，而内属于五脏六腑"，"此人之所以参天地而应阴阳也"（《灵枢·经水》），"足之十二经脉，以应十二月，月生于水，故在下者为阴；手之十指，以应十日，日主火，故在上者为阳"（《灵枢·阴阳系日月》）。《灵枢》的《五十营》《营气》《营卫生会》《卫气行》等多篇，详细论述了营卫二气在体内运行的路径和周次，"天周二十八宿，宿三十六分，人气行一周，千八分。日行二十八宿，人经脉上下、左右、前后二十八脉，周身十六丈二尺"，"气行交通于中，一周于身，下水二刻……气行五十营于身，水下百刻"（《灵枢·五十营》），"营在脉中，卫在脉外，营周不休，五十而复大会……如是无已，与天地同纪"（《灵枢·营卫生会》），"血脉营卫，周流不休，上应星宿，下应经数"（《灵枢·痈疽》）。《素问》与《灵枢》在天人关系的论述上是互补的。

（二）阴阳五行

《素问》和《灵枢》几乎所有篇章皆涉阴阳，涉及五行者亦复不少。有的篇章专门围绕阴阳或五行或阴阳五行立论，如《素问》的《阴阳应象大论》《金匮真言论》《阴阳离合论》《脏气法时论》《宣明五气》和《灵枢》的《阴阳系日月》《五味》《五音五味》等。《灵枢·阴阳系日月》以"阴阳者，有名而无形，故数之可十，离之可百，数之可千，推之可万"为阴阳下了定义，而《素问·阴阳应象大论》则总括了阴阳学说的内涵，"阴阳者，天地之道也，万物之纲纪，变化之父母，生杀之本始，神明之府也"。强调阴阳五行之重要，《素问》有"生之本，本于阴阳"（《生气通天论》），"人生有形，不离阴阳"，"木得金而伐，火得水而灭，土得木而达，金得火而缺，水得土而绝，万物尽然，不可胜竭"（《宝命全形论》），"治病必求于本"（《阴阳应象大论》），"谨熟阴阳，无与众谋"（《阴阳别论》）；《灵枢》有"明于阴阳，如惑之解，如醉之醒"（《病传》），"其不可蔽，不失阴阳也"，"远者司外揣内，近者司内揣外，是谓阴阳之极，天地之盖，请藏之灵兰之室，弗敢使泄也"（《外揣》），"天地之间，六合之内，不离于五，人亦应之，非徒一阴一阳而已也"（《通天》）。论阴阳五行的具体应用，两书中俯拾皆是，不胜枚举。例如：用于指导养生，有"法于阴阳""把握阴阳""和于阴阳""逆从阴阳"（《素问·上古天真论》），"智者之养生也，必顺四时而适寒暑，和喜怒而安居处，节阴阳而调刚柔，如是则僻邪不至，长生久视"（《灵枢·本神》）；用于说明人体结构与功能，有"阴中有阴，阳中有阳……言人身之阴阳，则背为阳，腹为阴……此皆阴阳表里、内外雌雄相输应也，故以应天之阴阳也"，"五脏应四时，各有收受……东方青色，入通于肝，开窍于目……"（《素问·金匮真言论》），"五脏者，所以参天地、副阴阳而连四时、化五节者也"（《灵枢·本脏》），"心藏神，肺藏魄，肝藏魂，脾藏意，肾藏志，是谓五脏所藏"（《素问·宣明五气》）；用于说明病因和病机，有"夫邪之生也，或生于阴，或生于阳。其生于阳者，得之风雨寒暑；其生于阴者，得之饮食居处，阴阳喜怒"（《素问·调经论》），"三部之气各不同，或起于阴，或起于阳……喜怒不节则伤脏，脏伤则病起于阴也；清湿袭虚，则病起于下；风雨袭虚，则病起于上，是谓三部"（《灵枢·百病始生》），"五行有序，四时有分，相顺则治，相逆则乱"（《灵枢·五乱》）；在诊法，有"察色按脉，先别阴阳"（《素问·阴阳应象大论》），"微妙在脉，不可不察，察之有纪，从阴阳始，始之有经，从五行生，生之有度，四时为宜……是故声合五音，色合五行，脉合阴阳"（《素问·脉要精微论》），"所谓阴者，真脏也，见则为败，败必死也。所谓阳者，胃脘之阳也。别于阳者，知病处也；别于阴者，知死生之期"（《素问·阴阳别论》），"气口候阴，人迎候阳"（《灵枢·四时气》），"言阴与阳，合于五行，五脏六腑，亦有所藏，四时八风，尽有阴阳，各得其位，合于明堂"（《灵枢·官能》）；于治疗，有"审其阴阳，以别柔刚，阳病治阴，阴病治阳，定其血气，各守其乡"（《素问·阴阳应象大论》），"合人形而法四时五行而治……五行者，金木水火土也，更贵更贱，以知死生，以决成败，而定五脏之气，间甚之时，死生之期也"（《素问·脏气法时论》），"圣人之治病也，必知天地阴阳，四时经纪，五脏六腑，雌雄表里"（《素问·疏五过论》），"阳中有阴，阴中有阳，审知阴阳，刺之有方"（《灵枢·寿夭刚柔》），"和气之方，必通阴阳，五脏为阴，六腑为阳"，"阴盛而阳虚，先补其阳，后泻其阴而和之。阴虚而阳盛，先补其阴，后泻其阳而和之"（《灵枢·终始》）。

从上述引文看，《素问》与《灵枢》对阴阳和五行的运用都很普遍和充分，难分伯仲，而就阐述其原理上，以《素问》为多。《素问》还对阴阳的平衡、互根、消长、转化及升降之运动方式皆有表述和实例，体现了更强的理论性。

（三）藏象

"藏象"这一极富科学含义的术语出自《素问·六节藏象论》，篇中既有藏象的专论，又将二字挂在篇名上，凸现藏象理论的重要。该篇同《素问·金匮真言论》《素问·阴阳应象大论》中关于天地人诸多事物的五行类属，以及《素问·五脏生成》等，共同构建了"四时五脏阴阳"藏象系统结构，将人身划分为以五脏为中心，内连形体官窍，外应阴阳四时的五大功能系统。另外，《素问·灵兰秘典论》以朝廷的君臣等级不同为喻，提出来以君主之官心为统帅的"十二脏相使"的另一种藏象模式，《素问·五脏别论》完善了器官的分类。《灵枢》总结了上古时期的人体解剖学成就，进行了体表的度量切循和死后内脏的解剖，留下了脉度、骨度和消化道各段长度和容量的准确数据，并提出了与藏象系统结构不完全相同的一些说法："脏腑之在胸胁腹里之内也，若匣匮之藏禁器也，各有次舍，异名而同处……胃之五窍者，闾里门户也"（《胀论》），"五脏六腑，心为之主，耳为之听，目为之候，肺为之相，肝为之将，脾为之卫，肾为之主外"（《五癃津液别》），"五脏六腑者，肺为之盖……心为之主……肝者主为将……脾者主为卫……肾者主为外"（《师传》）。《素问·灵兰秘典论》的十二官之论，可能即在此基础上进一步加工所得。《灵枢》阐述了精、神、气、血、津液的生成与作用，对营卫二气的运行进行了描述和论证。在藏象系统结构方面，《本输》和《本脏》两篇提出了脏与腑的表里配属关系，两篇之间又略有不同，《本输》认为三焦为孤腑，而《本脏》称"肾合三焦、膀胱"。五脏开窍见于《脉度》和《五阅五使》两篇。《灵枢》的《论勇》《五变》《逆顺肥瘦》《阴阳二十五人》《通天》皆是论体质的专篇，言人的气质、性格、行为之异，亦为藏象学说的引伸。《素问》论体质相对偏少，只有《逆调论》一个专篇。

（四）经络

《灵枢》详细记载了十二经脉的起止、走行及与内脏的连属关系，记载了十五络、十二经别、十二经筋，提出跷脉有阴阳，简述了其走行，提及督、任二脉之名及长度，未言其循行路径。关于腧穴，偏于记述一些重要的或富于特征性的穴位，如《九针十二原》的十二原穴，《本输》的井、荥、腧（原）、经、合穴，即五脏二十五腧、六腑三十六腧，《根结》的经脉起止点等。《素问》言经脉，多为《灵枢》未详或未提及者。如《骨空论》所载之任脉、督脉外加冲脉，皆详其走行；《刺腰痛论》载阳维、阴维脉，并略陈其走行；《痿论》提及带脉，称其可引动经腰腹部纵行之足三阳、足三阴及冲、任、督计九脉之经气，意中亦有带脉系围腰腹一周作环状走行；《皮部论》记载了十二皮部。《素问》以《气穴论》《气府论》《骨空论》《水热穴论》详记腧穴的名称、部位，《气穴论》与《气府论》皆申明全身三百六十五穴，所列腧穴的实数与三百六十五之常数不符，《水热穴论》之"热病五十九腧"亦与《灵枢·热病》之"五十九刺"差异甚大。

（五）疾病

关于疾病的发生，是两书多篇所普遍讨论的问题。《灵枢》的《百病始生》《贼风》《九宫八风》《岁露论》《五变》《论勇》，皆是论病因和发病的专篇。"夫百病之始生也，皆生于风雨寒暑，清湿喜怒。喜怒不节则伤脏，风雨则伤上，清湿则伤下"，这是《灵枢·百病始生》对多种致病因素及其作用的概括，这种表述模式也见于《灵枢·口问》和《灵枢·顺气一日分为四时》两篇中，此两篇皆在"喜怒"前去"清湿"而易以"阴阳"（指房事），"喜怒"后加"饮食居处"，更为全面。《素问》中亦有类似的表述，但已着眼于病因分类，"夫邪之生也，或生于阴，或生于阳。其生于阳者，得之风雨寒暑；

其生于阴者，得之饮食居处，阴阳喜怒"(《素问·调经论》)。至《素问·阴阳应象大论》更将病因五行化为"天有四时五行，以生长收藏，以生寒暑燥湿风。人有五脏化五气，以生喜怒悲忧（或作思）恐"，"怒伤肝"，"喜伤心"，"思伤脾"，"忧伤肺"，"恐伤肾"，后人由此再发展为六淫七情伤人的病因模式。

关于疾病的诊察，两书皆有记述诊法的专篇，《素问》的《脉要精微论》《平人气象论》《玉机真脏论》《三部九候论》《移精变气论》《经脉别论》和《灵枢》的《五色》《论疾诊尺》皆属之，散见于两书多篇的的诊法内容也极为丰富。就切诊而言，《灵枢》多用寸口、人迎合诊法，见之于《终始》《经脉》《禁服》《五色》《论疾诊尺》等篇，其诊病原理是"气口候阴，人迎候阳"(《四时气》)；《素问》则着重阐述寸口诊法，称"气口独为五脏主"(《五脏别论》)，"气口成寸，以决死生"(《经脉别论》)。脉象种类，《灵枢》记载了缓、急、小、大、滑、涩、浮、沉、紧、坚、盛、虚、代、陷下等十余种，而《素问》则有浮（毛）、沉（石）、迟、数、长、短、大、小、粗、细、滑、涩、弦、钩、缓、急、坚、紧、躁、静、搏、鼓、散、盛、虚、喘、结、代、弱，以及脉至如丸泥、至如横格、至如涌泉、至如颓土、至如悬绝、至如交漆、至如悬雍、至如偃刀，并主五脏死的真脏脉等达数十种。尺肤诊，在《灵枢》主要论及尺肤寒温滑涩的主病，且有肘所、手所、肘前、肘后等不同诊察部位；《素问》则将左右两侧尺肤各分尺内、中附上、上附上三段，分候脏腑、胸腹、肢体之病。看来，两书所载诊法内容也是互补的，其中也存在详略精粗之别。

关于疾病的种类，两书所载皆甚多，常在一篇之中或详或略地举出多个病证。若就某一病证的专篇专论而言，则以《素问》为多，如《热论》《疟论》《咳论》《痹论》《痿论》等。《灵枢》也有论某病的专篇，但所论内容没有《素问》深入和系统，如《热论》之与《灵枢·热病》，《痹论》之与《灵枢·周痹》，相较起来差异是很大的。

关于疾病的治疗，两书皆以针刺为主导，尤以《灵枢》为甚。《灵枢》所载刺法种类繁多，仅《官针》一篇就集中介绍了"应九变"的九刺、"应十二经"的十二节刺和"应五脏"的五刺，达26种之多。对九针的形制及应用，也在多篇中予以明示。《素问》则着意于治疗理论的阐述，治疗原则和方法的制定。特别是载有丰富的药物学理论，运用阴阳五行和脏腑补泻理论说明药物的性能，为制方选药提供了理论依据。

四、《素问》《灵枢》与《黄帝内经》

通过对《素问》和《灵枢》的比较，可以看出两书确实存在着十分密切的关系，因此对其"以类相从"是可行的。但仅据此及书的卷数、书内篇章多采用黄帝与臣子的问答体叙事，便认为《素问》和《灵枢》相加即是汉志著录的十八卷本《黄帝内经》，证据显然不够充分。古代简帛医书经传抄、损益及重新整理，卷数会有变化，对约占总篇数七分之一的并无问答体的篇章，也须考虑无问答体的缘由，以及是否有其他来源。

皇甫谧未曾看到《黄帝内经》，早皇甫氏数十年的王叔和，也未见过《黄帝内经》。王所著的《脉经》收录了大量诊病资料，《脉经》卷三诸篇之末，特标明"四时经"或"《素问》《针经》、张仲景"，以表明材料的来源，全书皆未提《黄帝内经》。再推至东汉末年的张仲景，他在著《伤寒杂病论》时，所勤求的古训计有"《素问》《九卷》《八十一难》《胎颅药录》《阴阳大论》"，也是有《素问》《九卷》，而无《黄帝内经》。张仲景约在东汉灭亡（公元220年曹魏代汉）前十年完成该著作。这就是说，最晚在东汉后期，《素问》和未定书名暂

附录

591

以卷数称之的《九卷》已各自成书行世。

东汉以降，历魏晋南北朝至隋统一，在史志上未再现汉志所著录的医学图书，学者确信这批图书包括医经七家、经方十一家、房中八家、神仙七家，尽已失传或散佚，《黄帝内经》当不会例外地幸免。如此大批量亡佚，必曾遭到大的变故。自汉成帝年间刘向、刘歆父子牵头整理图书以来，最大的一次变故莫过于两汉间的战乱。西汉末年，朝纲紊乱，危机四伏，王莽篡汉后，迅即爆发了农民大起义，各地豪强也乘机起事，天下大乱，"众合数百万，所在寇掠"（《后汉书·光武帝本纪》）。刘玄更始军和赤眉义军，先后攻入京师长安，大肆掠夺，"城中粮食尽，遂收载珍宝，因大纵火烧宫室"，"发掘诸陵，取其宝货"（《后汉书·刘盆子传》）。历史学家范文澜说："长安经更始军、赤眉军相继破坏，西京二百年文物，几乎全毁了。"（范文澜《中国通史（第二册）》）珍藏于皇室秘府及官宦宅第的书籍的命运，也就可想而知了。

从医学发展史上看，社会动荡及战乱对医学事业虽有很大影响，但不会长久停滞。医疗实践不会停止，散佚的医书也并非完全绝迹，那些流传到民间医学团体和个人手中的书籍，会有一定的存留。值东汉一朝中兴之后，朝廷和地方医疗机构恢复重建，太医令、医丞、药丞职务分立，朝野医师众多。国家、团体及个人又有条件收集整理图书，战乱中流散的典籍又有机会再度汇编成书。《黄帝内经》等医经七家幸存篇卷以及其他相关资料，被汇编者收入《素问》和《九卷》，是有其可能性的。两书所采用的问答体，或仿《黄帝内经》与《黄帝外经》之遗篇，或仿汉志神仙家著作《黄帝岐伯按摩》之类的题义而为之。一些非冠以黄帝之名的医书，入编之后也改为岐黄之论，或不以问答体例出现。如《素问》中未以君臣问答形式的《大奇论》，其全部文字见于王叔和《脉经》中，而篇名为《扁鹊诊诸反逆死脉要诀》；《素问·脉要精微论》的五色诊的"五欲""五不欲"，《灵枢·寒热》诊寒热瘰疬的诊目法，《灵枢·论疾诊尺》诊龋齿一节和诊血脉颜色的黄疸一节，见于《脉经·扁鹊华佗察声色要诀》。这是扁鹊学派著作被编入《素问》和《灵枢》的明证。另外，两书篇章中所设问答对象的不同，也表明历史上形成的许多医学团体和流派都在书中占有一定的位置。岐伯被称为"天师""夫子"，学术地位最高，回答黄帝之问最多，几贯全书。除岐伯外，黄帝与伯高的问答，重在人体解剖和不同形气之刺；与少俞的问答，重在体质类型；与少师的问答，重在疾病的发生。雷公年幼，身份为受业弟子，黄帝遂为指导者，二人主要讨论经脉和诊病要领。这样，《素问》并《灵枢》即成为涵盖藏象、经络、病因病机、诊病方法、疾病证治、养生，并涉及天地自然、社会人事、医学历史、医事教育，体现秦汉医学最高水平的巨著。其内容之厚重，体系之完整，哲理之深邃，远非仅为医经七家之一，篇卷只为医经总卷数（175卷）十分之一的十八卷本《黄帝内经》所能承载。

总之，《素问》和《灵枢》收集、整理、编辑了以《黄帝内经》为首的中国早期医学理论著述，因而一般地将两书说成是《黄帝内经》亦未为不可。特别是这种说法已通行了一千多年，医界内外，无不知晓，似无更改的必要，故笔者于此仅申之于学界。

五、结论

《素问》与《灵枢》的篇卷中，皆征引了大量的古医经文献，传承了中国古代医学成果。一些古经为两书共引，表明两书有共同的理论源头，存在着亲缘关系。

两书文字重出及互引互解，昭示两书在相近的时间里相继汇编成帙。《灵枢》多个篇段被《素问》引用并加以诠释，显然被引之书问世在前，至少是被解释的篇章撰著于前。一书内不同篇间的引用诠释现象，亦当同样看待。

两书的学术思想、理论体系基本一致，但某一类具体内容每有详略精粗之别。一般来说，《素问》多数篇章叙述及说理较明晰，撰著或定稿时间当偏后。

《素问》和《灵枢》的汇编成书时间，约在东汉一朝中兴之后。朝野医界人士，有组织地广泛收集整理在战乱中散佚的医学文献，相继编成《灵枢》(《九卷》)和《素问》，遂使后人得瞻以《黄帝内经》为代表的古医经遗胤。源远流长的中国古代医学凭借《素问》和《灵枢》，薪火相传，持续发展至今。

本文未涉及王冰补入《素问》的运气七篇。此七篇与《素问》《灵枢》的关系，另见《"七篇大论"是〈素问〉与〈灵枢〉的后续之作》。

"七篇大论"是《素问》与《灵枢》的后续之作

"七篇大论"指唐宋以来《素问》传本中主论运气学说的七篇文章，包括《天元纪大论》《五运行大论》《六微旨大论》《气交变大论》《五常政大论》《六元正纪大论》和《至真要大论》。此七篇首见于唐代中叶王冰整理的《黄帝内经素问》，居全书24卷中的19、20、21、22四卷。王冰本之前的医学文献中，收录《素问》几乎全部文字的《针灸甲乙经》（曹魏甘露年间皇甫谧撰）和《黄帝内经太素》（唐初杨上善撰注），皆不见运气七篇的只言片语。南北朝时期齐梁间人全元起所撰《素问》最早的注本，存九卷本《素问》中的八卷，为王冰整理《素问》的底本，亦无此七篇的篇目和内容。何以《素问》流传数百年后，诸传本不曾见到的运气七篇内容忽而出现了呢？对此，王冰在《黄帝内经素问序》中作了这样的说明："虽复年移代革，而授学犹存，惧非其人，而时有所隐，故第七一卷，师氏藏之，今之奉行，惟八卷尔。"意为载运气七篇文字的第七卷，是由于先师秘藏而不见于世本。于是在整理时，便"兼旧藏之卷，合八十一篇二十四卷，勒成一部"，而臻《素问》全帙。传至宋代，详加考核该书的林亿等人对王冰的说法颇存疑问："详《素问》第七卷，亡亦久矣……冰自谓得旧藏之卷，今窃疑之。仍观《素问》四卷，篇卷浩大，不与《素问》前后篇卷等。又且所载之事，与《素问》余篇略不相通。窃疑此七篇乃《阴阳大论》之文，王氏取以补所亡之卷。"

宋臣的质疑，甚有道理，"七篇大论"是否为《阴阳大论》之遗文亦有待考证。但在宋以后，人们对林亿之言多不予理会，宁信"七篇大论"为《素问》原有之文。如金·刘完素发挥《至真要大论》病机理论的两部专著，书名皆冠以"素问"，分别为《素问玄机原病式》和《素问气机保命集》，明清许多《素问》注家如马莳、吴昆、张介宾、张志聪等，注本皆一仍王冰之旧。惟日人丹波元简父子，于所撰《素问识》和《素问绍识》中舍七篇而不注。近现代学者虽注意到"七篇大论"与《素问》它篇的差异，但在引述其相关内容甚至两遗篇时，仍泛称"经曰"。此种剪不断、理还乱的局面，当须认真梳理，以明"七篇大论"与《素问》究竟是什么关系，其与"《素问》余篇"相通还是不通。这也关乎"七篇大论"的撰著年代及其历史地位。

一、"七篇大论"与"《素问》余篇"有相通处

"七篇大论"与"《素问》余篇"乃至《灵枢》之间，除在文章形式上采用黄帝君臣问答体例外，在内容上亦多有相通之处。在学术结构上，皆以天地人三才观为主导，以阴阳五行来说明宇宙间万事万物生成变化之道。《素问·著至教论》谓："道上知天文，下知地理，中知人事，可以长久。"《灵枢·逆顺肥瘦》谓："圣人之为道者，上合于天，下合于地，中合于人事，必有明法。"《气交变大论》则有："《上经》曰：夫道者，上知天文，下知地理，中知人事，可以长久。"与《著至教论》同，并且标明了这段话的出处——《上经》。《上经》是《素问》前的古经，"上经者，言气之通天也"（《素问·病能论》）。

全面而深入地阐述阴阳和五行在医学中运用的《素问·阴阳应象大论》，篇中的许多观点和语句都再现于"七篇大论"之中。"阴

阳者，天地之道也，万物之纲纪，变化之父母，生杀之本始，神明之府也"，这段话冠以"五运"二字，便一字不差地出现在《天元纪大论》中。《五运行大论》还全录了《阴阳应象大论》关于事物五行类属的大段文字，每一行中增"其性""其德""其用""其化""其政""其令""其眚"，以为运气学说之用。

在建立运气学说的过程中，"七篇大论"对阴阳和五行理论有所拓展和深化。《素问·阴阳离合论》说："阴阳者，数之可十，推之可百，数之可千，推之可万。"这段话复见于《五运行大论》，但续以"天地阴阳者，不以数推，以象之谓也"。这就是说，阴阳所表征的是宏观整体之象，万千事物皆因其象而应于阴阳，通过取象比类，由此及彼，由天到人，其大无外，其小无内，全部归于阴阳的体系之中。"以象之谓"之于运气学说，即通过观察天象、天时、天气的变化，探求天地气交之中生物生化乃至人群疾病发生和流行的某些规律。

《素问·金匮真言论》《素问·阴阳应象大论》《素问·脏气法时论》等篇详述了事物的五行属性及相生相胜关系，然尚无五行乘侮的相关术语，"七篇大论"则全面表述了五行间的各种关系。《六微旨大论》说："亢则害，承乃制，制则生化，外列盛衰，害则败乱，生化大病。"总结了自然现象中，亢制相承生化有序，无制则亢极为害，生化败乱，体现了五行的生克制化法则。《五运行大论》更为明确地提出了乘侮概念："气有余，则制己所胜而侮所不胜；其不及，则己所不胜侮而乘之，己所胜轻而侮之。"类似的表述又见于《素问·六节藏象论》："未至而至，此谓太过，则薄所不胜，而乘所胜也，命曰气淫……至而不至，此谓不及，则所胜妄行，而所生受病，所不胜薄之也，命曰气迫。"轻、薄、乘、侮，皆为侵凌之意，而后乘和侮成为克伐太过和反被克伐的术语。《六节藏象论》的这段文字，属于该篇篇首论运气内容的一部分，总共七百多字，亦不见于《甲乙经》《太素》，林亿校书时已疑为"王氏之所补"。察其中有"此上帝所秘，先师传之也"句，表明此七百多字当系"旧藏之卷"的内容，但不知何故未入"七篇"，而置于《六节藏象论》中。

《素问·玉机真脏论》和《素问·脏气法时论》等篇的五脏虚实病候，《灵枢·经脉》的"是动则病"，分别再现于《气交变大论》和《至真要大论》。如，《素问·玉机真脏论》谓"春脉……太过则令人善忘，忽忽眩冒而巅疾"，在《气交变大论》则有"岁末太过，脾土受邪……甚则忽忽善怒，眩冒巅疾"；《素问·脏气法时论》谓"心病者，胸中痛，胁支满，胁下痛，膺背肩胛痛，两臂内痛"，在《气交变大论》则有"岁火不及，寒乃大行……民病胸中痛，胁支满，两胁痛，膺背肩胛间及两臂内痛"；《灵枢·经脉》谓"胃足阳明之脉……是动则病洒洒振寒，善呻（伸）数欠颜黑"，"脾足太阴之脉……是动则病舌本强，食则呕，胃脘痛，腹胀善噫，得后与气则快然如衰，身体皆重"，在《至真要大论》则作"岁厥阴在泉，风淫所胜……民病洒洒振寒，善伸数欠，心痛支满，两胁里急，饮食不下，鬲咽不通，食则呕，腹胀善噫，得后与气，则快然如衰，身体皆重"。如此等等，病候相类相重处甚多。值得注意的是，病候虽同，但发生的背景却未必一样。五脏虚实病候和经气异动病候，换个地方竟成了岁运及六气失常的后果，且为五行乘侮所致，足以令人产生此系简单袭用与移植文献之疑，并非运气家直接观察所得。

"七篇大论"的《五常政大论》和《至真要大论》载有许多关于药性理论的文句，与"《素问》余篇"亦密切相关。《素问·阴阳应象大论》以药物气味厚薄之阴阳不同归属论药性，归结为"辛甘发散为阳，酸苦涌泄为阴"。《至真要大论》亦有"五味阴阳之用"，称"辛甘发散为阳，酸苦涌泄为阴，咸味涌泄为阴，淡味渗泄为阳"，重复了《阴阳应象大论》的话，又作了一些补充。继之又谓："六者或收或散，或缓或急，或燥或润，或耎或坚，以所利而行之，调其气使其平也。"又与《素问·脏气法时论》"辛酸甘苦咸，各有所利，或散或收，或缓或急，或坚或软，四时五藏，病随五味所宜也"的大意甚至文字皆同。

"七篇大论"除内容与"《素问》余篇"及《灵枢》多有相通之处外，各篇在行文中亦多见相同的导语、短语。《六微旨大论》开篇云："呜呼远哉！天之道也，如迎浮云，若视深渊，视深渊尚可测，迎浮云莫知其极。"此段话恰是《素问·疏五过论》的开头语。《气交变大论》近结尾处有"肖者瞿瞿，莫知其妙，闵闵之当，孰者为良"，"所谓精光之论，大圣之业，宣明大道"和"余闻之，善言天者，必应于人，善言古者，必验于今"，分别见于《素问·灵兰秘典论》和《素问·举痛论》。《天元纪大论》中的"余愿闻而藏之，上以治民，下以治身，使百姓昭著，上下和亲，德泽下流，子孙无忧，传之后世，无有终时"和"敬之者昌，慢之者亡，无道行私，必得天殃"，分别见于《灵枢·师传》和《灵枢·终始》。《灵枢·九针十二原》的"知其要者，一言而终，不知其要，流散无穷"的夸赞之语，又见于《六元正纪大论》和《至真要大论》，且缀以"此之谓也"，示为引文。凡此等等，不胜枚举。

二、"七篇大论"与"《素问》余篇"主旨大不同

"七篇大论"虽与"《素问》余篇"及《灵枢》有诸多相通之处，然其主旨则大异。"七篇大论"深入演绎阴阳五行，是将其作为说理工具，并结合干支甲子配属系统，编制运气历法，以作为推算气候变化周期进而预测疾病发生和流行的公式："天以六为节，地以五为制……五六相合而七百二十气，为一纪，凡三十岁；千四百四十

气，凡六十岁，而为一周。不及太过，斯皆见矣"（《天元纪大论》），"天气始于甲，地气始于子，子甲相合，命曰岁立，谨候其时，气可与期"（《六微旨大论》），"太过者先天，不及者后天，所谓治化而人应之也"（《气交变大论》）。以预测为基础，设定其治法，"故治病者，必明六化分治，五味五色所生，五脏所宜，乃可以言盈虚病生之绪也……故曰：谨候气宜，无失病机，此之谓也"（《至真要大论》）。

按"《素问》余篇"之中，已有一些季节多发病以及关于疾病发生和传变的预测，但都大概言之，尚未构成严密的体系和标准模式。如，《素问·金匮真言论》称"春气者，病在头；夏气者，病在脏；秋气者，病在肩背；冬气者，病在四肢。故春善病鼽衄，仲夏善病胸胁，长夏善病洞泄寒中，秋善病风疟，冬善病痹厥"，《素问·玉机真脏论》《素问·脏气法时论》《素问·标本病传论》和《灵枢·本神》《灵枢·师传》等篇也有病气按五行生克传变及预测病情间甚乃至死期之论。特别是《灵枢·九宫八风》《灵枢·岁露论》两篇记述了九宫八风占术，以冬至日或正月朔日所观的风向，预测全年的气候、灾情和疾病的发生，其中还有"乘年之衰""逢年之盛"的说法；《灵枢·五变》更有"先立其年，以知其时，时高则起，时下则殆，虽不陷下，当年有冲通，其病必起"近于气运之语。但这些仅能视为运气学说的前期理念，尚不能与五运六气体系相提并论。

将阴阳五行引入运气体系，所谓"五运阴阳"者，呈现出新的格局。十干支的阴阳五行配属，本是甲乙为木、丙丁为火、戊己为土、庚辛为金、壬癸为水，甲、丙、戊、庚、壬为阳干，乙、丁、己、辛、癸为阴干。在五运，予以重新组合，而为"土主甲己，金主乙庚，水主丙辛，木主丁壬，火主戊癸"（《五运行大论》）。用纪岁运，则谓"甲己之岁，土运统之；乙庚之岁，金运统之；丙辛之岁，水运统之；丁壬之岁，木运统之；戊癸之岁，火运统之"（《天元纪大论》）。其根据是所引天文著作《太始天元册》之文，"丹天之气经于牛女戊分，黅天之气经于心尾己分，苍天之气经于危室柳鬼，素天之气经于亢氐昴毕，玄天之气经于张翼娄胃"。丹、黅、苍、素、玄即赤、黄、青、白、黑五色，对应火、土、木、金、水；牛、女、心、尾、危、室、柳、鬼、亢、氐、昴、毕、张、翼、娄、胃为周天二十八宿之中的星宿，用以标定方位。某气经某星宿，为古望气家"观察"所得，借以确定戊癸主火运，甲己主土运，丁壬主木运，乙庚主金运，丙辛主水运。

六气说亦始于运气体系。"《素问》余篇"言一年中的气候，有春、夏、秋、冬四气说和春、夏、长夏、秋、冬五气说。五气为风、暑、湿、燥、寒，对应五行木、火、土、金、水。至"七篇大论"，在五气的基础上又添一火而成六气，"寒、暑、燥、湿、风、火，天之阴阳也，三阴三阳上奉之；木、火、土、金、水、火，地之阴阳也，生、长、化、收、藏下应之"。（《天元纪大论》）六气既对应阴阳，又与十二支相配：风化厥阴，热化少阴，湿化太阴，火化少阳，燥化阳明，寒化太阳；子午应少阴，丑未应太阴，寅申应少阳，卯酉应阳明，辰戌应太阳，巳亥应厥阴。地之阴阳含君火与相火。这种组合的结果，形成了厥阴风木、少阴君火、太阴湿土、少阳相火、阳明燥金、太阳寒水的格局。通常所谓亥子为水、寅卯为木、午巳为火、申酉为金、辰戌丑未为土，至此已大变。与十干化运一样，十二支化气亦利于演绎六气的各种变化。总之，"七篇大论"借助于阴阳五行干支甲子的多重组合，建立了运气体系。这或是林亿新校正所谓"所载之事，与《素问》余篇略不相通"之处。

"七篇大论"与"《素问》余篇"及《灵枢》另一显著不同点是所习用的疗法，一者只用药物，一者多用针刺。"《素问》余篇"

和《灵枢》似由深通经络理论偏爱针灸疗法的医家写就，针论颇多，刺法精详，言治病每以针独当之，鲜言药物。《灵枢·九针十二原》甚至说："勿使被毒药，无用砭石，欲以微针通其经脉，调其血气……令终而不灭，久而不绝，易用难忘，为之经纪。"大力倡导针刺疗法，视为诸法之首选。而"七篇大论"则大肆铺陈"五味阴阳之用"，据药物的寒、热、温、凉及收、散、缓、急、燥、润、软、坚之性，进行不同的组合，分别应对某岁、某气、太过、不及、司天、在泉等不同气运状态下的病治。还在《神农本草经》的基础上，提出了君臣佐使组方原则，规划了大、小、缓、急、奇、偶、重七方之制。所提出的"逆者正治，从者反治"的正治法与反治法，"反佐以取之"的反佐法，"有毒无毒，固宜常制"的用药法度等，皆丰富并细化了药物疗法，在药性理论和临证应用上都明显超过了"《素问》余篇"的水平。

三、"七篇大论"的撰著年代及其学术地位

通过对"七篇大论"与"《素问》余篇"的比较，可以看出二者之间渊源甚深。"七篇大论"别出新意，建立了气候周期性变化的理论模式及以此为基础的缜密的疾病预测学，其主旨确与《素问》"略不相通"，因而不会是《素问》传世过程中所亡佚的第七卷，应是一部独立的专著。

《素问》和《灵枢》是古老的医经类著作，但这两部巨著未曾著录于《汉书·艺文志》。而《汉书·艺文志》是据我国第一部图书目录刘歆的《七略》"删其要，以备篇籍"。也就是说，在西汉晚期刘向、刘歆及医家李柱国整理方技类图书时，未见到名为《素问》的著作，经他们整理的医学理论性著作是以《黄帝内经》为首的"医经七家"。由于战乱等原因，包括《黄帝内经》在内的医经著作没有

一部以原貌流传下来。东汉时期传于世的《素问》和《九卷》（后名为《针经》《灵枢》），很有可能是在社会稳定之后，对流散于民间的古医经再行收集、整理、汇编之作。两部书保存了《黄帝内经》等著作的重要内容，担当了传承战国秦汉以来医学理论成就的重任。

"七篇大论"既与《素问》和《灵枢》关系十分密切，文中还多次引述过《上经》《大要》《脉法》等更为古老的文献，因而其撰著年代当与《素问》《灵枢》较为接近。从其内容和用语全面受《素问》《灵枢》的影响来看，"七篇大论"颇似《素问》和《灵枢》的后续之作。

"七篇大论"较《素问》和《灵枢》更多地引进了天文历法知识，以为演绎气运变化之前提，我们可以通过所使用的天文历法的时代特点来探讨文章的撰著年代。《素问》《灵枢》称"贤人上配天以养头，下象地以养足"（《素问·阴阳应象大论》），"天圆地方，人头圆足方以应之"（《灵枢·邪客》），显系最古老的盖天说。在纪日、纪月、纪年上，《素问》和《灵枢》多用干支记日、十二支纪月；有的篇章提到月建，以正月为岁首，符合汉武帝太初元年制订的《太初历》，尚未使用干支纪年。"七篇大论"所引《太始天元册》为天文知识的主要依据，各篇均采用干支纪年。《五运行大论》："天垂象，地成形，七曜纬虚，五行丽地……地为人之下，太虚之中者也……冯乎……大气举之也。"《天元纪大论》："考《太始天元册》文曰：太虚寥廓，肇基化元，万物资始，五运终天，布气真灵，总统坤元，九星悬朗，七曜周旋，曰阴曰阳，曰柔曰刚，幽显既位，寒暑弛张，生生化化，品物咸章。"谓大地位于广大无边的虚空之中，靠大气托举而不坠落，众星亦然。这种说法基本与广泛流行于东汉的"宣夜说"相符。《晋书·天文志》载："汉秘书郎郗萌记先师相传云：天了无质……日月众星，自然浮生虚空之中，其行其止皆须气焉。是以七曜或逝或住，或顺或逆，伏见无常，进退不同，由乎无所根系，故各异也。"《五运行大论》文既符合"宣夜说"，表明"七篇大论"之撰著当在"宣夜说"出现之后。

郗萌所述之"宣夜说"和《天元纪大论》《五运行大论》中都提到的"七曜"，指的是日、月和木、火、土、金、水五星。日月加五星古称"七政"。"七曜"之称，在史志文献中始见于《后汉书》。《后汉书·方术列传》载班固上疏推荐善方术占候的谢夷吾，文中有"上以光七曜之明，下以厌率土之望"。此荐书写于汉章帝时（公元80年前后），表明当时已有善方术的人推演日月五星以作星占之用。其后，汉桓帝延熹年间（158～168），有学者刘陶也上疏举荐两地方官员，称"斯实中兴之良佐，国家之柱臣也。宜还本朝，挟辅王室，上齐七曜，下镇万国"（《后汉书·刘陶传》）。看来七曜之术已在东汉中期兴于朝野。"陶著书数十万言，又作《七曜论》《匡老子》《反韩非》《复孟轲》，及上书言当世便事、条教、赋、奏、书、记、辩疑，凡百余篇"（《后汉书·刘陶传》）。专论日月五星的文章也诞生了。再后，于东汉末期灵帝熹平年间（172～178），天文学家刘洪"上作《七曜术》"（《后汉书·律历志》），又参与修订历法，"至熹平中，刘洪改为《干象》，推天七曜之符，与天地合其叙"（《晋书·律历志》）。《干象》即《干象历》，《七曜术》后人也称作《七曜历》。七曜进入朝廷敕命编修的历法，其作用和影响自非一般。《天元纪大论》等篇出现了"七曜周旋""七曜纬虚"，且有"远观其象，虽远可知也"之语，表明"七曜术"已为医家所用，其时当在七曜理论成熟即《七曜历》问世之后。

"七篇大论"中所谓"甲己之岁""乙庚之岁"云云，表明所使用的是干支纪年法。一般认为，干支纪年的正式使用始于东汉章帝元和二年（85）《后汉四分历》创制之时。此亦有助于证明"七篇大论"只能撰写于东汉中期以后。

问世于东汉末年的《伤寒杂病论》，从书中的内容来看，明显存在着"七篇大论"的影响。此书系张仲景于汉献帝建安十年（206）稍后完成，在流传过程中全书渐离析，经后人整理为《伤寒论》和《金匮要略》两个传本。《金匮要略方论》首篇记有："问曰：有未至而至，有至而不至，有至而不去，有至而太过，何谓也？师曰：冬至之后，甲子夜半少阳起。少阳之时，阳始生，天得温和。以未得甲子，天因温和，此为未至而至也；以得甲子而天未温和，为至而不至也；以得甲子而天大寒不解，此为至而不去也；以得甲子而天温如盛夏五六月时，此为至而太过也。"这显然是吸收了《六微旨大论》关于"有至而至，有至而不至，有至而太过，何也？岐伯曰：至而至者和；至而不至，来气不及也；未至而至，来气有余也"的理论，并以冬至后甲子日的天气状态为例加以说明。仲景关注节气的失常引致疾病发生，但并未采用运气历法预测疾病，更多地是在临证中运用"七篇大论"的治疗理论。《至真要大论》说："逆者正治，从者反治。"提出了据疾病的不同表现而使用正治法或反治法。正治法即"寒者热之，热者寒之"之类，反治法为"热因热用，寒因寒用，塞因塞用，通因通用"。两类治法在《伤寒论》和《金匮要略》中都能找到许多应用的实例，特别是反治法，针对寒热真假和虚实真假而设，仲景用得极为精当。如，伤寒少阴病的通脉四逆汤证（317条），为"热因热用"；厥阴病的"伤寒，脉滑而厥者，里有热，白虎汤主之"（350条），为"寒因寒用"；少阴三急下证之一"自利清水，色纯青，心下必痛，口干燥者，急下之，宜大承气汤"（321条），为"通因通用"等。《五常政大论》说："治热以寒，温而行之；治寒以热，凉而行之。"《至真要大论》说："反佐以取之，所谓寒热温凉，反从其病也。"皆提出了服药或药物组方中的反佐法，《伤寒论》"少阴病，下利，脉微者，与白通汤。利不止，厥逆无脉，干呕烦者，白通加猪胆汁汤主之"即是其用，寒性的猪胆汁起着反佐作用。仲景书已受"七篇大论"的影响，表明"七篇大论"之作先于《伤寒杂病论》。

关于"七篇大论"的作者，就其内容和文体上看，当是熟悉天文历算的著名医家，更可能是通达天文、气象、历法、象数和医学的大学问家。观诸篇文字，气势如虹，文采斐然，论证切要，纲目有序。诸如"出入废则神机化灭，升降息则气立孤危"（《六微旨大论》），"气始而生化，气散而有形，气布而蕃育，气终而象变，其致一也"（《五常政大论》），如此精妙之语，各篇屡见不鲜。而描绘气象和地貌变化，更有神来之笔，"土郁之发，岩谷震惊，雷殷气交，埃昏黄黑，化为白气，飘骤高深，击石飞空，洪水乃从，川流漫衍，田牧土驹"，"木郁之发……太虚苍埃，天山一色"，"松吟高山，虎啸岩岫"，"火郁之发……山泽燔燎，材木流津，广厦腾烟，土浮霜卤"（《六元正纪大论》）。状物如画，读之若身临其境。此等笔力雄健之文，堪比汉魏大赋，亦非彼时文坛圣手所不能为。

"七篇大论"文成之后，不知何种原因长期湮没不闻，竟成"秘本"。虽在王冰本《素问》中再现，但唐时运气学并未兴起。至宋代经校正医书局校刊并付梓印行之后，才广为流传，且有后继之作。北宋末年，朝廷大力提倡运气，甚至颁布《运历》，预测疾病，还一度将运气学说纳入医学教育内容，作为考试的重点。于是，五运六气成为医界的热门，运气学说一跃而成为显学（范行准《中国医学史略》）。此后，金元医家不同学派之间的争鸣，从学术背景上看，运气学说当是其由头之一。

运气学说时兴千余年来，赞誉者固多，质疑之声也从未间断，其争议的焦点是气候变化周期及疾病的预测。古今拘守《运气历法》按图索骥者，均不乏其人。但不少务实的医家，接受运气学说后能够理性地看待，灵活地运用。金代著名医家张子和，对运气学说深信不疑，但在医疗实践中亦发现疾病的发生与按气运预测并不完全符合，必须变通用之，遂谓"病如不是当年气，看与何年运气同。只向某年求治法，方知都在《至真》中"（《华扁生死诀·运气歌》）。明末医家张景岳，穷研《黄帝内经》数十年，对运气学说进行了全面系统的诠释，他在争议中的态度是："读运气者，当知天道有是理，不当曰理必如是也……凿执者本非智士，而不谕者又岂良材。""故善察运气者，必当顺天以察运，因变以求气。"（《类经·运气类》持论比较公允。

"七篇大论"创制运气历法，通贯天文、地理、气象、生物和医学，是继《素问》《灵枢》的另一部较为古老的以医学为落脚点的涵盖多学科理论的著作。它在前人重阴阳四时月令的基础上，沿用占星、望气等预测之说，深入探讨五年、六年、十年、三十年乃至六十年间的气候变化规律，提出了若干种周期。就研究气候变化周期及与之相关的疾病发生与流行来说，它是有益的，深化了天象、气象、生物生化和人类生命活动的一体观，成为一部系统的气象医学著作。其致病弱点也正是由于偏于象数化的预测，将构不成严格周期的气象变化，硬是纳入到编排精确的运气历法中。加之中华大地幅员广大，"百里之内，晴雨不同；千里之邦，寒暖各异"；而干支纪日、纪年之事，亦皆由人定，非自然规律自身之标志。故预测失准，应在意料之中。

如果放下关于预测问题的争议，全方位地看待"七篇大论"，其创新之处仍可圈可点。如，阴阳五行学说在医学领域的拓展和深化，某种异常气候条件下的疾病发生和流行，病机求属理论，药物疗法的五味阴阳之用、组方原则及正治、反治、反佐法等，都是其重要的学术成就，在《素问》《灵枢》的基础上有所前进、有所创新，对其后的医学理论和实践产生过较大影响。因此，"七篇大论"在医学发展史上应占一席之地。